Mäder · Weidenauer
Innovative Arzneiformen

Innovative Arzneiformen

Ein Lehrbuch für Studium und Praxis

Herausgegeben von
Karsten Mäder, Halle
Uwe Weidenauer, Weinheim

Unter Mitarbeit von
Daniela Allhenn, Bonn
Moritz Beck-Broichsitter, Marburg
Gerrit Borchard, Genf
Jörg Breitenbach, Ludwigshafen
Jörg Breitkreutz, Düsseldorf
Heike Bunjes, Braunschweig
Lea Ann Dailey, London
Wolfgang Frieß, München
Pascal Furrer, Genf
Achim Göpferich, Regensburg
Robert Gurny, Genf
Michael Horstmann, Andernach
Oskar Kalb, Basel
Walter Kamm, Frankfurt
Claudia Kegel, Halle
Thomas Kissel, Marburg
Sandra Klein, Halle
Peter Kleinebudde, Düsseldorf
Alf Lamprecht, Bonn
Carsten Rudolph, München
Katja Schmid, München
Isabell Andrea Schöttle, Frankfurt
Rolf Schubert, Freiburg
Florence Siepmann, Lille
Jürgen Siepmann, Lille
Regine Süss, Freiburg
Markus Thommes, Düsseldorf
Werner Weitschies, Greifswald
Sandra Wiedersberg, Andernach

mit 165 Abbildungen und 59 Tabellen

WVG Wissenschaftliche Verlagsgesellschaft Stuttgart

Hinweise
Alle Angaben in diesem Buch wurden sorgfältig geprüft. Dennoch können die Herausgeber, Autoren und der Verlag keine Gewähr für deren Richtigkeit übernehmen.

Ein Markenzeichen kann warenzeichenrechtlich geschützt sein, auch wenn ein Hinweis auf etwa bestehende Schutzrechte fehlt.

Bibliografische Information der Deutschen Nationalbibliothek
Die Deutsche Nationalbibliothek verzeichnet diese Publikation in der Deutschen Nationalbibliografie; detaillierte bibliografische Daten sind im Internet unter http://dnb.d-nb.de abrufbar.

ISBN 978-3-8047-2455-6

Birkenwaldstr. 44, 70191 Stuttgart
www.wissenschaftliche-verlagsgesellschaft.de

Printed in Germany
Layout, Satz und Illustrationen: schreiberVIS, Seeheim in Zusammenarbeit mit Elke Göpfert, Thurid Wadewitz und Stefan Weber
Druck und Bindung: Druckpartner Rübelmann, Hemsbach
Umschlaggestaltung: Atelier Schäfer, Esslingen
Umschlagabbildung: Nach Prof. T. Scheibel, Lehrstuhl für Biomaterialien, Universität Bayreuth: Potenzielle Arzneiformen der Zukunft – Spinnenseidenproteine als mögliche neue Hilfsstoffe. Die Abbildung zeigt das Modell einer derzeit noch im Forschungsstadium befindlichen, zukünftig denkbaren parenteralen Applikation einer Spinnenseidenlösung mit enthaltenem Wirkstoff (siehe Kap. 20, Abschn. 6 ff).

Vorwort

Das vorliegende Buch stellt innovative Arzneiformen vor und wendet sich an Studenten der Pharmazie, an Apotheker in Offizin, Industrie und Krankenhaus sowie an andere Wissenschaftler in Gesundheitsbehörden und der pharmazeutischen Industrie. Es versteht sich als eine Ergänzung zu den Standardlehrbüchern der pharmazeutischen Technologie.

Das Buch entstand aus einer Kooperation von Universität und Industrie bzw. Unternehmensberatung. Diese einander ergänzenden akademischen und praxisbezogenen Sichtweisen tragen zur kontroversen Diskussion und holistischen Betrachtung der verschiedenen Themen bei, was sich im Gesamtwerk widerspiegelt. Gerade deshalb sind die Herausgeber glücklich, dass kompetente Wissenschaftler verschiedener Universitäten und der Pharmaindustrie als Autoren gewonnen werden konnten.

Es werden die Notwendigkeit und das Potenzial innovativer Galenik aufgezeigt und moderne Hilfsstoffe sowie innovative orale Arzneiformen vorgestellt. Die Betrachtung physiologischer Hürden und daraus abgeleiteter galenischer Strategien ermöglicht neue Erkenntnisse zur zielgerichteten Optimierung oraler Wirkstoffträgersysteme. Freisetzungsmechanismen für Depotarzneiformen sind für die Optimierung peroraler, parenteraler und transdermaler Formen notwendig. Außerdem werden innovative pulmonale, parenterale, transdermale und okulare Arzneiformen vorgestellt und es erfolgt eine abschließende Gesamtbetrachtung sowie ein Ausblick auf künftige Entwicklungen. Dabei werden auch Aspekte wie therapeutische Notwendigkeit und Markterfolg der jeweiligen Arzneiformen diskutiert.

Ein einheitlicher Kapitelaufbau und das Hervorheben von Definitionen und Merksätzen erleichtern das Erfassen der wichtigsten Merkmale.

Wir wünschen den Lesern Vergnügen und Erkenntnisgewinn. Für Hinweise auf Fehler oder weitere Verbesserungsvorschläge sind wir stets offen.

Halle (Saale) und Weinheim,
im Sommer 2009

Karsten Mäder   Uwe Weidenauer

Inhalt

Anhang

Abkürzungsverzeichnis

α1-AT	α-1-Antitrypsin
AAV	Adenoassoziierte Viren
Ad	Adenoviren
ADA	Adenosin Deaminase
AIDS	Erworbenes Immundefektsyndrom (engl. Acquired immune deficiency syndrome)
AMD	Altersabhängige Makuladegeneration
AMG	Arzneimittelgesetz (Gesetz über den Verkehr mit Arzneimitteln)
APC	Antigen-präsentierende Zelle (engl. Antigen-presenting cell)
APV e.V.	Arbeitsgemeinschaft für Pharmazeutische Verfahrenstechnik
ARDS	Respiratorisches Distress-Syndrom des Erwachsenen (engl. Adult respiratory distress symptome)
ATP	Adenosintriphosphat
AUC	Fläche unter der (Plasmaspiegel-Zeit-) Kurve
BCG	The Boston Consulting Group
BCRP	Brustkrebs Resistenzprotein (engl. Breast cancer resistance protein)
BCS	Biopharmazeutisches Klassifizierungssystem (engl. Biopharmaceutical Classification System)
Caco-2	Humane Kolonkarzinomzellen (Standardmodell des BCS-Systems zur Messung der Permabilität)
CD	Zirkulardichroismus (engl. Circular dichroism)
CD	Cyclodextrin
Cer	Ceramid
CF	Zystische Fibrose (engl. Cystic fibrosis)
CFTR	An der Oberfläche von Zellen festsitzendes Protein, sog. Chloridkanal (engl. Cystic fibrosis transmembrane conductance regulator)
CHEMS	Cholesterol-Hemisuccinat
C_{max}	Maximale Plasmaspiegelkonzentration
CMC	Kritische Mizellbildungskonzentration
CMC	Carboxymethylcellulose
CMV	Cytomegalievirus
COPD	Chronisch obstruktive Lungenerkrankung (engl. Chronic obstructive pulmonary disease)
CR	Kontrollierte Freisetzung (engl. Controlled release)
CTAB	Cetyl-Trimethyl-Ammonium-Bromid
CTDC	Gezielt im Kolon freisetzende Kapsel (engl. Colon target delivery capsule)
CYP	Cytochrom-P
Da	Dalton (g/mol)
DAB	Deutsches Arzneibuch
DBP	Dibutylphtalat
DC-Chol	N,N-Dimethyldiaminoethyl-N-carbamoylcholesterol
dDAVP	1-Deaminocystein-8-D-arginin Vasopressin
DE	Deutschland
DEAE	Diethylaminoethyl-dextran
DL_{CO}	Kohlenmonoxid-Diffusionskapazität
DLS	Dynamische Lichtstreuung (engl. Dynamic light scattering)
DMSO	Dimethylsulfoxid
DNA	Desoxyribonukleinsäure (engl. Deoxyribonucleic acid)
DOGS	Dioctadecylamidoglycylspermin
DOPE	Dioleoylphosphatidylethanolamin
DOTAP	1,2-Dioleoyloxy-3-trimethylammonium-propan
DPhG	Deutsche Pharmazeutische Gesellschaft
DPI	Pulverinhalator (engl. Dry powder inhaler)
DPPC	Dipalmitoylphosphatidylcholin

DRV	Dehydratation/Rehydratations-Vesikel (engl. Dehydration/rehydration vesicle)
DSC	Differenzialthermoanalyse (engl. Differential scanning calorimetry)
DSPE-PEG	Distearoyl-phosphatidyl-ethanolamin mit PEG-Kette
EDO	Einmaldosis (Applikationssysteme, z.B. für Augentropfen)
EDTA	Ethylendiamintetraacetat bzw. Ethylendiamintetraessigsäure
EG	Europäische Gemeinschaft
ELISA	Enzymgekoppelter Immunadsorptionstest (engl. Enzyme-linked immunosorbent assay)
EMEA	European Medicines Agency
EPO	Erythropoietin
EPR	Beschleunigte Permeation und Retention (engl. Enhanced permeation and retention)
ESI	Elektronenspray Detektion (engl. Electron spray detection)
EU	Europäische Union
EVA	Ethylenvinylacetat
FAM	Fertigarzneimittel
Fc	Konstante Domäne eines Immunglobulins mit Fc-Rezeptor-Bindungsstelle
FCKW	Fluorchlorkohlenwasserstoffe
FDA	US Amerikanische Lebensmittel- und Arzneimittel-Überwachungsbehörde (engl. Food and Drug Administration)
FDDF	Schnell auflösende Arzneiform (engl. Fast-dissolving drug formulation)
FEV_1	Ein-Sekunden-Kapazität (engl. Forced expiratory volume in 1 second)
FFF	Feldfluss Fraktionierung (engl. Field-flow fractionation)
FKDP	Fumaryldiketopiperazin
FMT	Schnell schmelzende Tablette (engl. Fast-melting tablet)
FSH	Follikelstimulierendes Hormon
FT-IR	Fouriertransformierte Infrarotspektroskopie (engl. Fourier-transformed infrared spectroscopy)
G-CSF	Granulozyten Kolonie stimulierender Faktor (engl. Granulocyte colony stimulating factor)
GIT	Gastrointestinaltrakt
GKV	Gesetzliche Krankenversicherung
GM-CSF	Granulozyten Makrophagen Kolonie stimulierender Faktor (engl. Granulocyte macrophage colony stimulating factor)
GMG	Gesetz zur Modernisierung der gesetzlichen Krankenversicherung - kurz: GKV-Modernisierungsgesetz
GMP	Gute Herstellungspraktiken (engl. Good manufacturing practices)
GRAS	Generell als sicher eingestuft, von der FDA (engl. Generally regarded as safe)
GST	Glutathion-S-Transferase
GulUA	Guluronsäure
HEC	Hydroxyethylcellulose
HEPA	Hoch effiziente Schwebstofffilter (engl. High efficiency-particulate airfilter)
HFA	Hydrofluoralkane
HGH	Menschliches Wachstumshormon (engl. Human growth hormone)
HIV	Humane Immundefizienz-Virus (engl. Human immunodeficiency virus), Erreger der AIDS (s.o.) Krankheit
HLB	Hydrophile lipophile Balance
HPC	Hydroxypropylcellulose
L-HPC	Niedrigsubstituierte Hydroxypropylcellulose (engl. Low substituted Hydroxypropylcellulose)
HPLC	Hochleistungsflüssigkeitschromatographie (engl. High performance liquid chromatography)
HPMC	Hydroxypropylmethylcellulose

HPMCP	Hydroxypropylmethylcellulosephthalat
HPS	Hydroxypropylstärke
I.E.	Internationale Einheiten
IEP	Isoelektrischer Punkt
IDD	Unlösliche Wirktstoffträgersysteme (engl. Insoluble drug delivery systems)
iDMS	Insulin Diabetes Management System
IEF	Isoelektrische Fokussierung
IFN	Interferon
IGF	Insulinähnlicher Wachstumsfaktor (engl. Insulin-like growth factor)
IgG	Immunglobulin G
IgM	Immunglobulin M
IL	Interleukin
IMMC	Motilitätsmuster des Magens (engl. Interdigestive migrating myoelectric complex)
IPEC	Internationaler Ausschuss für Pharmazeutische Hilfsstoffe (engl. International Pharmaceutical Excipient Council)
IPK	In-Prozess-Kontrolle
IQWiG	Institut für Qualität und Wirtschaftlichkeit
KBE	Koloniebildende Einheit
LC	Flüssigchromatographie (engl. Liquid chromatography)
LDL	Lipoproteine geringer Dichte (engl. Low density lipoproteins)
LFCS	Lipidformulierungs-Klassifizierungs-System (eng. lipid formulation classification system)
LHRH	Luteinisierendes Hormon Releasing Hormon
LMWH	Heparinanaloga mit niedrigem Molekulargewicht (engl. Low molecular weight heparin)
logP	Verteilungskoeffizient (zur Bestimmung des Wasser-/Öl-Verteilungsverhaltens von Substanzen)
LPR	Lipoprotein geringer Dichte-assoziierter Proteinrezeptor (engl. Low density lipoprotein-related protein rezeptor)
LRP	Lungen Resistenz-verbundenes Protein (engl. Lung resistance-related protein)
LUV	Große unilamellare Vesikel (engl. Large unilamellar vesicles)
MHC	Haupthistokompatibilitätskomplex (engl. Major histocompatibility complex)
Mab/ mAbs	Monoklonaler Antikörper (engl. Monoclonal antibody)
Mal-PEG-DSPE	Maleimido-Distearoyl-phosphatidylethanolamin mit PEG-Kette
ManUA	β-D-Mannuronsäure
MBP	Mono-n-butylphtalat
MCC	Mikrokristalline Cellulose
MDI	Dosieraerosole (engl. Metered dose inhalers)
MDT	Mund-lösende Tabletten (engl. Mouth-dissolving tablet)
MEK	Minimal effektive Konzentration
MLV	Große multilamellare Vesikel (engl. Multilamellar large vesicles)
MMAD	Aerodynamischer Durchmesser (engl. Mass median aerodynamic diameter)
MMC	Motilitätsmuster des Magens (engl. Migrating motor complex)
MOA	Wirkprinzip (engl. Mode of action)
MP	Mikropartikel
MRP	Multidrug resistance-related protein
MRT	Magnetresonanztomographie
MS	Multiple Sklerose
MS	Massenspektrometrie
MTK	Minimal toxische Konzentration
MUPS	Multiple Unit Pellet Systeme (= Arzneiformen, die aus vielen Pellets zusammengesetzt sind, i.d.R. Tabletten oder Kapseln)

MVB	Multivesikuläre Körperchen (engl. Multivesicular bodies)
MVV	Multivesikulare Vesikel
Na-CMC	Natrium-Carboxymethylcellulose
nFcR	Neonataler Fc-Rezeptor
NLC	Nanostrukturierte Lipidcarrier (engl. Nanostructured lipid carriers)
NLS	Nuclear localization sequence
NMR	Kern(spin)resonanzspektroskopie (engl. Nuclear magnetic resonance)
NPS	Nanopartikuläre Systeme
NRF	Neues Rezeptur-Formularium
NSV	Nichtionische Vesikel (engl. Non-ionic surfactant vesicles)
ODT	Im Mund schnell zerfallende Tabletten (engl. Orodispersible tablets)
OLV	Große oligolamellare Vesikel (engl. Oligolamellar large vesicles)
OROS	Orales osmotisches System
OSA	Octenylsuccinat
OTC	Ornithin Transcarbamylase
O/W	Öl-in-Wasser
t-PA	Gewebe Plasminogen Aktivator (engl. Tissue plasminogen activator)
u-PA	Urokinasetyp Plasminogen Aktivator (engl. Urokinase type plasminogen activator)
PAP	Pulmonale Alveolarproteinose
PBMA	Poly(n-butyl-methacrylat)
PC	Phosphatidylcholin
PCS	Photonenkorrelationsspektroskopie
pDMAE-MA	poly(2-N-(dimethylaminoethyl) methacrylat
PE	Polyethylen
PE	Phosphatidylethanolamin
PEG	Polyethylenglykol (Syn. Macrogol)
PEI	Polyethylenimin
PEO	Polyethylenoxid
PEPT1	Oligopeptidtransporter vom Typ 1
PEPT2	Oligopeptidtransporter vom Typ 2
PET	Polyethylenterephthalat
PEVA	Poly(ethylen-co-vinylacetat)
PG	Phosphatidylglycerol
PGA	Polyglykolsäure (engl. Polyglycolic acid)
PGP	P-Glycoprotein
Ph.Eur.	Europäisches Arzneibuch (Pharmacopoeia Europoeia)
PIB	Polyisobutylen
PLA	Polymilchsäure (engl. Poly lactic acid)
PLGA	Polyglykol-co-milchsäure (engl. Poly(lactic-co-glycolic acid))
PP	Polypropylen
PS	Phosphatidylserin
PSA	Druckempfindliche Klebemassen (engl. Pressure sensitive adhesives)
PTH	Parathormon
PVA	Polyvinylalkohol
PVAc	Polyvinylacetat
PVC	Polyvinylchlorid
PVdC	Polyvinylidenchlorid
PVP	Polyvinylpyrrolidon
PVP/VA	Polyvinylpyrrolidon-vinylacetat Copolymer
REACH	Verordnung zur Registrierung, Bewertung, Zulassung und Beschränkung von Chemikalien (engl. Registration, Evaluation, Authorisation and Restriction of Chemicals)
smRNA	Small interfering RNA
RDDF	Schnell auflösende Arzneiform (engl. Rapidly dissolving dosage form)
RDT	Schnell auflösende Tablette (engl. Rapidly dissolving tablet)
RES	Retikuloendotheliales System
REV	Phasenumkehrprozess (engl. Reverse-phase evaporation)
RISC	RNA induced silencing complex

RNA	Ribonukleinsäure (engl. Ribonucleic acid)
mRNA	Messenger Ribonukleinsäure (engl. Messenger ribonucleic acid)
shRNA	small hairpin RNA
RNAi	RNA Interferenz
ROMP	Ringöffnende Polymerisation
RSV	Humanes Respiratorisches Synzytial-Virus (engl. Respiratory-Syncytial-Virus)
SC	Stratum Corneum, Hornzellschicht der Epidermis
SCID	Severe combined immunodeficiency
SDM	Standarddispergiermethode
SDS	Natriumdodecylsulfat (engl. Sodium-dodecylsulfat)
SDS-PA-GE	Natriumdodecylsulfat Polyacrylamid-Gelelektrophorese (engl. Sodium dodecylsulfate polyacrylamide gel electrophoresis)
SEDDS	Selbstemulgierende Wirkstoffträgersysteme mit modifizierter Freisetzung (engl. Self-emulsifying drug delivery system)
SERM	Selektive Estrogen Rezeptor Modulatoren
SESD	Spontan emulgierende Lösungsmitteldiffusion (engl. Spontaneous emulsification solvent diffusion)
shRNA	Small hairpin RNA
SIP	Sterilize-in-Place
siRNA	Small interfering RNA
SIS	Polyisopren
SLN	Feste Lipid-Nanopartikel (engl. Solid lipid nanopartikel)
SLPI	Sekretorischer Leukoprotease Inhibitor
SMEDDS	Selbstmikroemulgierende Wirkstoffträgersysteme mit modifizierter Freisetzung (engl. Self-micro-emulsifying drug delivery system)
SOP	Standardarbeitsanweisung (engl. Standard operating procedure)
Sph	Sphingomyelin
SPION	Supermagnetische Eisenoxid-Nanopartikel (engl. Superparamagnetic iron oxide nanoparticles)
SUV	Kleine unilamellare Vesikel (engl. Small unilamellar vesicles)
TCR	T-Zell Rezeptor (engl. T-cell receptor)
TG	Triglyceride
TLR	Toll-like Rezeptor
TLR9-L	Toll-like Rezeptor 9-Ligand
T_{max}	Zeit der maximalen Plasmaspiegelkonzentration
TPGS	Tocopheryl-polyethylenglygol-1000-succinat bzw. Tocophersolan
TPN	Totale parenterale Ernährung (engl. Total parenteral nutrition)
TTS	Transdermales Therapeutisches System
USP	Amerikanisches Arzneibuch (engl. United States Pharmacopoeia)
UTR	Untranslatierte Region
VEGF	Vaskular-endothelialer Wachstumsfaktor (engl. Vascular endothelial growth factor)
VfA	Verband forschender Arzneimittelhersteller e. V.
WHO	Weltgesundheitsorganisation (engl. World Health Organization)
W/O	Wasser-in-Öl
W/O/W	Wasser-in-Öl-in-Wasser (Doppelemulsion)
X-SCID	X-chromosomal vererbter kombinierten Immundefekt
ZNS	Zentrales Nervensystem
ZOK	Kinetik nullter Ordnung (engl. Zero order kinetic)
ZVK	Zentraler Venenkatheter

Adressen

Herausgeber

Prof. Dr. Karsten Mäder
Martin-Luther-Universität
Halle-Wittenberg
Institut für Pharmazie
Wolfgang-Langenbeck-
Straße 4
D-06120 Halle (Saale)
karsten.maeder@
pharmazie.uni-halle.de

Dr. Uwe Weidenauer
Beethovenstraße 5
D-69469 Weinheim
uwe.weidenauer@gmx.de

Mitarbeiter

Daniela Allhenn
Rheinische Friedrich-
Wilhelms-Universität
Pharmazeutisches Institut,
Pharmazeutische Technologie
und Biopharmazie
Gerhard-Domagk-Straße 3
D-53121 Bonn

Moritz Beck-Broichsitter
Philipps-Universität Marburg
Institut für Pharmazeutische
Technologie und Biopharmazie
Ketzerbach 63
D-35037 Marburg

Prof. Dr. Gerrit Borchard
Universität Genf
Abteilung
Pharmazeutische Technologie
und Biopharmazie
Quai Ernest-Ansermet 30
CH-1211 Genf

Dr. Jörg Breitenbach
Abbott GmbH & Co. KG
SOLIQS
Drug Delivery Business
Knollstraße
D-67061 Ludwigshafen

Prof. Dr. Jörg Breitkreutz
Heinrich-Heine-Universität
Institut für Pharmazeutische
Technologie und Biopharmazie
Universitätsstraße 1
D-40225 Düsseldorf

Prof. Dr. Heike Bunjes
Technische Universität
Carola-Wilhelmina
Institut für Pharmazeutische
Technologie
Mendelssohnstrasse 1
D-38106 Braunschweig

Dr. Lea Ann Dailey
King's College
Department of Pharmacy
150 Stamford Street
UK-SE1 9NH London

Prof. Dr. Wolfgang Frieß
Ludwig-Maximilians-Universität
Department für Pharmazie,
Pharmazeutische Technologie
und Biopharmazie
Butenandtstraße 5
D-81377 München

Dr. Pascal Furrer
Universität Genf
Abteilung Pharmazeutische
Technologie und Biopharmazie
Quai Ernest-Ansermet 30
CH-1211 Genf

Prof. Dr. Achim Göpferich
Universität Regensburg
Naturwissenschaftliche Fakultät IV,
Lehrstuhl Pharmazeutische
Technologie
Universitätsstraße 31
D-93053 Regensburg

Prof. Dr. Robert Gurny
Universität Genf
Abteilung Pharmazeutische
Technologie und Biopharmazie
Quai Ernest-Ansermet 30
CH-1211 Genf

Dr. Michael Horstmann
LTS Lohmann Therapie-Systeme AG
Lohmannstraße 2
D-56626 Andernach

Dr. Oskar Kalb
Novartis
Pharma AG
Pharmazeutische und
Analytische Entwicklung
Werk St. Johann-360.5.01
CH-4056 Basel

Dr. Walter Kamm
Sanofi-Aventis
Deutschland GmbH
Industriepark Hoechst
Gebäude H770
D-65926 Frankfurt

Claudia Kegel
Martin-Luther-Universität
Halle-Wittenberg
Institut für Pharmazie
Wolfgang-Langenbeck-
Straße 4
D-06120 Halle (Saale)

Prof. Dr. Thomas Kissel
Philipps-Universität Marburg
Institut für
Pharmazeutische Technologie
und Biopharmazie
Ketzerbach 63
D-35037 Marburg

Sandra Klein
Martin-Luther-Universität
Halle-Wittenberg
Institut für Pharmazie
Wolfgang-Langenbeck-Straße 4
D-06120 Halle (Saale)

Prof. Dr. Peter Kleinebudde
Heinrich-Heine-Universität
Institut für
Pharmazeutische Technologie
und Biopharmazie
Universitätsstraße 1
D-40225 Düsseldorf

Prof. Dr. Alf Lamprecht
Rheinische Friedrich-Wilhelms-Universität
Pharmazeutisches Institut,
Pharmazeutische Technologie und Biopharmazie
Gerhard-Domagk-Straße 3
D-53121 Bonn

Dr. Carsten Rudolph
Ludwig-Maximilians-Universität
Forschungszentrum
der Kinderklinik und Poliklinik
Dr. von Haunersches Kinderspital
Lindwurmstraße 2a
D-80337 München

Katja Schmid
Ludwig-Maximilians-Universität
Department für Pharmazie,
Pharmazeutische Technologie
und Biopharmazie
Butenandtstraße 5
D-81377 München

Dr. Isabell Andrea Schöttle
Sanofi-Aventis
Deutschland GmbH
Industriepark Hoechst
Gebäude H770
D-65926 Frankfurt

Prof. Dr. Rolf Schubert
Albert-Ludwigs-Universität
Institut für Pharmazeutische
Wissenschaften,
Lehrstuhl für Pharmazeutische
Technologie und Biopharmazie
Hermann-Herder-Straße 9
D-79104 Freiburg

Dr. Florence Siepmann
Université Lille Nord de France
College of Pharmacy
3, rue du Professor Languesse
B. P. 83
F-59006 Lille Cedex

Prof. Dr. Jürgen Siepmann
Université Lille Nord de France
College of Pharmacy
3, rue du Professor Languesse
B. P. 83
F-59006 Lille Cedex

Prof. Dr. Regine Süss
Albert-Ludwigs-Universität
Institut für Pharmazeutische
Wissenschaften,
Lehrstuhl für Pharmazeutische
Technologie und Biopharmazie
Sonnenstraße 5
D-79104 Freiburg

Dr. Markus Thommes
Heinrich-Heine-Universität
Institut für Pharmazeutische
Technologie und Biopharmazie
Universitätsstraße 1
D-40225 Düsseldorf

Prof. Dr. Werner Weitschies
Ernst-Moritz-Arndt-Universität
Institut für Pharmazie,
Biopharmazie und
Pharmazeutische Technologie
Friedrich-Ludwig-Jahn-Straße 17
D-17487 Greifswald

Dr. Sandra Wiedersberg
LTS Lohmann Therapie-Systeme AG
Lohmannstraße 2
D-56626 Andernach

Uwe Weidenauer,
Karsten Mäder

1 Innovative Arzneiformen und moderne Galenik

Dieses einleitende Kapitel stellt die unterschiedlichen Sichtweisen zur Innovation dar. Der Begriff der Innovation wird aus Sicht von Wissenschaft, Industrie und Patienten verschieden interpretiert. Diese Perspektiven werden erläutert. Im Rahmen des wachsenden Kostendrucks und der damit verbundenen Gesundheitsreformen hat sich der Blick auf innovative Arzneimittel und moderne Arzneiformen verändert. Die Deutsche Pharmazeutische Gesellschaft (DPhG) und das neu gegründete Institut für Qualität und Wirtschaftlichkeit (IQWiG) haben hier unterschiedliche Ansichten zu innovativen Arzneimitteln, die in diesem Kapitel aufgezeigt werden.

Innovative pharmazeutische Technologien werden sich nur am Markt durchsetzen, wenn sie den diversen Interessen der Patienten, der pharmazeutischen Industrie und der staatlich gelenkten Gesundheitsökonomie gerecht werden.

1 Innovation und innovative Arzneimittel

1.1 Innovation

Sprachlich leitet sich der Begriff *Innovation* aus den beiden lateinischen Begriffen *novus* „das Neue“ bzw. *innovatio* „etwas neu Geschaffenes“ ab. In unserem Sprachraum wird der Begriff heute etwas ungenau im Sinne von neuen Ideen oder Erfindungen und teilweise deren wirtschaftliche Umsetzung verwendet.

Der Begriff Innovation kann je nach Perspektive unterschiedlich interpretiert werden. Um diese verschiedenen Perspektiven zu verdeutlichen, wird in den folgenden Abschnitten die Sichtweise von Wissenschaft, Industrie und Patienten näher beschrieben.

1.1.1 Innovation aus Sicht der Wissenschaft

Der Innovationsprozess kann als Kreislauf dargestellt werden. Aus der Sicht der Wissenschaft beginnt dieser Kreislauf mit der Entwicklung einer neuen Technologie, die die Grundvoraussetzung für die Erschaffung von etwas Neuem ist ▸**Abb. 1.1** (technologiegetriebener Marktansatz). In diesem frühen Stadium werden die Herstellungskosten für eine spätere kommerzielle Arzneiform nicht berücksichtigt. In der Regel ist das zu diesem Zeitpunkt auch noch nicht möglich. Häufig steht zudem noch nicht fest, welcher Wirkstoff mithilfe der neuen Technologie verarbeitet werden kann.

Im nächsten Schritt erfolgt die Vermarktung der Technologie, um sie kommerziell verfügbar zu machen. Da heute viele Großunternehmen ihre Forschung ausgelagert oder eingestellt haben, erfolgt dies oft durch kleine, neue Unternehmen, die Start-up-Firmen mit teilweise weniger als zehn Mitarbeitern. Der Nutzen für die pharmazeutische Industrie kann unterschiedlich sein: Die neue Technologie kann eine Therapieform ermöglichen, sie kann eindeutige Vorteile bezüglich der Nebenwirkungen und/oder Wechselwirkungen bringen oder eine Verlängerung des Patentschutzes eines Arzneimittels durch Formulierungspatente bedeuten.

In der folgenden Stufe wird das Produktdesign mit seiner Wirtschaftlichkeit eingeschätzt. Die eigentliche Entwicklung beginnt mit einer Machbarkeitsstudie, in der eine Abschätzung

▼ **Abb. 1.1** Innovation aus der Sicht der Wissenschaft (technologiegetriebener Marktansatz): Der Innovationszyklus beginnt aus der Perspektive der Wissenschaft mit der Entwicklung neuer Technologien.

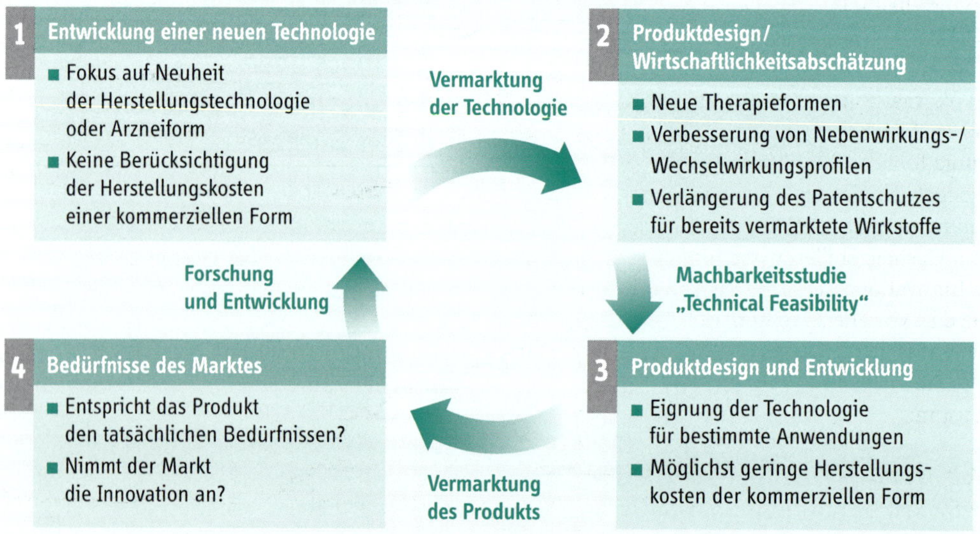

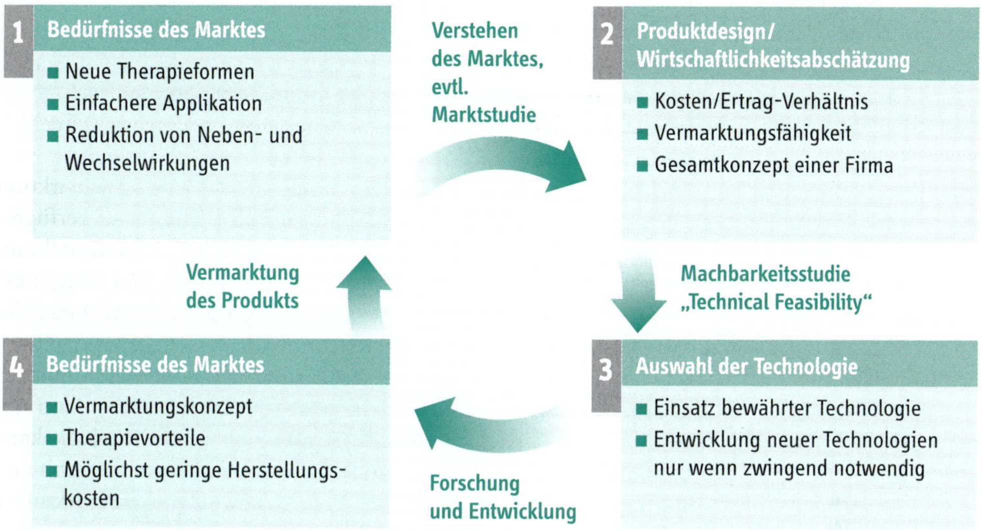
1 Bedürfnisse des Marktes
■ Neue Therapieformen
■ Einfachere Applikation
■ Reduktion von Neben- und Wechselwirkungen
Verstehen des Marktes, evtl. Marktstudie
2 Produktdesign/ Wirtschaftlichkeitsabschätzung
■ Kosten/Ertrag-Verhältnis
■ Vermarktungsfähigkeit
■ Gesamtkonzept einer Firma
Machbarkeitsstudie „Technical Feasibility"
3 Auswahl der Technologie
■ Einsatz bewährter Technologie
■ Entwicklung neuer Technologien nur wenn zwingend notwendig
Forschung und Entwicklung
4 Bedürfnisse des Marktes
■ Vermarktungskonzept
■ Therapievorteile
■ Möglichst geringe Herstellungskosten
Vermarktung des Produkts

▲ **Abb. 1.2** Innovation aus der Sicht der Industrie (marktgetriebener Technologieansatz): Der Innovationszyklus beginnt aus der Perspektive der Industrie mit der Erkennung der Bedürfnisse der Marktes.

vorgenommen wird, ob das Formulierungsziel überhaupt erreicht werden kann. Erst wenn diese erfolgreich ist, beginnt die weitere Entwicklung des neuen Produkts. Bei einer industriellen Anwendung sind die Herstellungskosten der späteren kommerziellen Arzneiform von enormer Bedeutung. Die innovative Arzneiform muss im industriellen Maßstab möglichst preisgünstig herzustellen sein, wobei das Preisverhältnis des Wirkstoffs zur Arzneiform wesentlich ist.

Sofern die Entwicklung erfolgreich ist, kann die Vermarktung des innovativen Produkts erfolgen. Dieser Kreislauf birgt für die Industrie einige Risiken: Der Markt muss diese technologiegetriebene Innovation annehmen und die Bedürfnisse der Patienten müssen erfüllt werden. Deshalb stellen wissenschaftlich getriebene Innovationen enorme Risiken für die Industrie dar. Vor allem wenn man bedenkt, dass die Neuentwicklung eines innovativen Arzneimittels unter Umständen eine dreistellige Millionensumme kosten kann.

1.1.2 Innovation aus Sicht der Industrie

Betrachtet man den Innovationskreislauf aus der Sicht der Wissenschaft, wird das enorme wirtschaftliche Risiko für die Industrie klar. Um dieses Risiko so gering wie möglich zu halten, ist das Vorgehen eines Fabrikationsbetriebs in der Regel anders ▸**Abb. 1.2**. Der Innovationskreislauf beginnt mit einem grundlegenden Verständnis des Marktes, um die tatsächlichen Bedürfnisse herauszufinden (marktgetriebener Technologieansatz). Dies wird oft durch Marktstudien unterstützt. Die Bedürfnisse können z.B. neue Therapieformen, eine vereinfachte Applikation oder die Reduktion der Neben- und Wechselwirkungen eines bereits auf dem Markt befindlichen Arzneimittels sein.

Durch dieses Wissen ist es den Firmen möglich, ein Produktdesign zu erstellen und eine erste Wirtschaftlichkeitsbetrachtung vorzunehmen. In diesem Zusammenhang ist die Vermarktungsfähigkeit sehr wichtig, außerdem muss das innovative Arzneimittel auch zum Gesamtkonzept und somit zur Strategie einer Firma passen, die in erster Linie durch die bearbeiteten Therapiegebiete bestimmt wird.

Auf dieser Basis kann nun die Auswahl der geeigneten Technologie erfolgen. Zunächst ist das jeweilige Unternehmen bemüht ein bewährtes technisches Verfahren einzusetzen, da die

Entwicklung einer neuen Technik immer sehr zeit- und kostenintensiv sowie risikoreich ist. Nur wenn das Entwicklungsziel nicht mit bewährten Technologien erreicht werden kann, ist es erforderlich, eine neue zu entwickeln. Alternativ kann am Markt nach innovativen Technologien gesucht und diese zum Beispiel von Start-up-Firmen in Lizenz übernommen werden.

Nun beginnt die eigentliche Arbeit der Forschungs- und Entwicklungsabteilung. Verschiedene Punkte stehen besonders im Fokus: Die Arzneiform muss gut zu vermarkten sein, es müssen sich mehr oder weniger eindeutige Therapievorteile ergeben und die Herstellungskosten der kommerziellen Form sollten möglichst gering sein.

Erst nach erfolgreichem Abschluss der Entwicklung kann die Vermarktung des innovativen Arzneimittels bzw. der innovativen Arzneiform erfolgen. Die Wahrscheinlichkeit eines Markterfolgs ist für ein Produkt, das aus industrieller Innovation heraus entwickelt wurde, wesentlich höher als bei einer wissenschaftlich bzw. technologisch getriebenen Innovation.

1.1.3 Innovation aus Sicht der Patienten

Verbraucher nehmen Innovationen nur dann an, wenn das Neuartige auch klar ersichtlich ist. Im Fall eines innovativen Arzneimittels ist dies sehr speziell, da die Gesundheit jedes Einzelnen in unserer Gesellschaft als Allgemeingut angesehen wird. Insofern hat jeder Einzelne (u. U. Patient) auch hohe Ansprüche an Arzneimittel und somit natürlich im Speziellen an die neuen bzw. innovativen Arzneimittel.

Erwartet werden oft (innovative) Arzneimittel mit hoher Wirksamkeit, die keinerlei Neben- oder Wechselwirkungen haben. Sie sollten möglichst nicht an Tieren untersucht werden, müssen aber am Menschen absolut sicher sein. Oft werden pflanzliche Wirkstoffe als besser angesehen, da viele Patienten mit „Chemie nichts zu tun haben" möchten. Außerdem müssen die Arzneimittel qualitativ hochwertig sein, dürfen aber auf keinen Fall zu viel kosten. Daneben muss die Anwendung dezent, einfach und schnell sein.

Diese ambivalente und realitätsferne Sichtweise wird aber von den Nichtfachleuten nicht als solche erkannt. Pharmazeutische Hersteller, aber auch Forscher in der Wirtschaft und Wissenschaft tun sich im Umgang mit diesen Erwartungen sehr schwer. Erschwerend kommt hinzu, dass durch Internet und attraktive Werbeveranstaltungen höchst zweifelhafte Versprechen alternativer Methoden stark und effektiv verbreitet werden (insbesondere zur Therapie von Krebserkrankungen).

Neben der individuellen Beurteilung durch die Patienten erfolgt zusätzlich eine Beurteilung des innovativen Arzneimittels durch das öffentliche Gesundheitswesen. Das innovative Arzneimittel muss eine Therapieverbesserung darstellen. Außerdem wird eine maximale Wirkung und Qualität bei trotzdem minimalem Preis erwartet. Dem Patienten muss nebenbei eine möglichst einfache und sichere Anwendung möglich sein.

Letztendlich wird ein innovatives Arzneimittel am Markt durch den Patienten selbst und verschiedene gesetzliche Institutionen (Zulassungsbehörden, IQWiG, Krankenkassen; siehe auch Abschn. 1.2) beurteilt ▸ **Abb. 1.3**. Sofern die Sichtweise auf das innovative Arzneimittel bzw. die innovative Arzneiform nicht von allen Seiten aus positiv ist, kann es schnell zum Scheitern am Markt kommen.

1.2 Beurteilung innovativer Arzneimittel

Seit dem Inkrafttreten des GKV-Modernisierungsgesetzes (GMG) im Jahre 2004 müssen Arzneimittel eine vierte Zulassungshürde nehmen. Neben der Qualität, Wirksamkeit und Unbedenklichkeit, die im Rahmen des Zulassungsverfahrens durch die Zulassungsbehörden geprüft wird, muss eine Wirtschaftlichkeitsprüfung (Kosten-Nutzen-Bewertung) durch das neu eingerichtete Institut für Qualität und Wirtschaftlichkeit im Gesundheitswesen (IQWiG) erfolgen. Der pharmazeutischen Industrie sollen hierdurch Anreize geschaffen werden, verstärkt Innovationen mit therapeu-

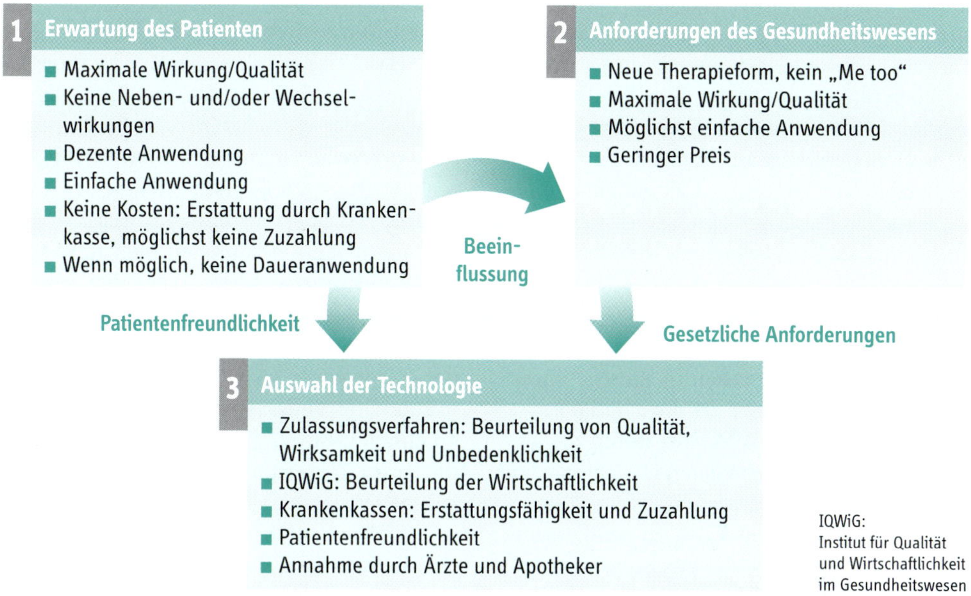

▲ **Abb. 1.3** Innovative Arzneimittel aus der Sicht der Patienten und des Gesundheitswesens: Die Beurteilung und der damit verbundene Erfolg hängt im Wesentlichen von zwei Faktoren ab: den Erwartungen des Patienten und den Anforderungen des Gesundheitswesens.

tischem Mehrwert zu schaffen. Die konkrete Aufgabe des IQWiG ist es, für jedes verordnungsfähige Arzneimittel einschließlich derer mit noch patentgeschützten Wirkstoffen eine Nutzenbewertung zu erarbeiten.

Um eine Beurteilung der Innovation von Arzneimitteln vornehmen zu können, hat die Deutsche Pharmazeutische Gesellschaft (DPhG) unter Mitarbeit der Arbeitsgemeinschaft für Pharmazeutische Verfahrenstechnik (APV e.V.) ein Positionspapier erarbeitet, in dem Kriterien für die Beurteilung von Arzneimittelinnovationen vorgestellt werden. Die DPhG unterscheidet in die drei Kategorien Sprunginnovation, Schrittinnovation und Scheininnovation. Außerdem werden keineswegs nur neue Wirkstoffe als Innovation verstanden, sondern auch neue Arzneiformen.

1.2.1 Sprunginnovationen

Als Sprunginnovationen sind völlig neue Wirkstoffe anzusehen, die damit die ersten Vertreter einer neuen Stoffklasse sind. Sprunginnovationen besitzen zwar die größte Innovationshöhe, weisen aber häufig auch Schwächen auf, z. B. mangelnde Selektivität oder ungünstige pharmakokinetische Eigenschaften. In diesem Fall treten die nachfolgenden Schrittinnovationen häufig an die Stelle der eigentlichen Sprunginnovation.

1.2.2 Schrittinnovationen

Schrittinnovationen auf der Ebene der Wirkstoffe zeichnen sich durch eine schrittweise Optimierung bereits bekannter Wirkstoffe aus. Diesen auf diesem Weg entstandenen Wirkstoffen wird häufig der innovative Charakter abgesprochen. Zur optimierten Pharmakotherapie sind aber auch solche Schritte notwendig, sodass man hier zwar von einer geringeren Innovationshöhe sprechen kann, man sollte die Schrittinnovation aber nicht unterbewerten. Im Gegenteil, häufig stellen die Schrittinnovationen überhaupt erst den Weg zur optimalen Pharmakotherapie dar. Einige prominente Beispiele sind Carbutamid, ein orales

Antidiabetikum mit unerwünschter chemotherapeutischer Wirkung, gefolgt von der Schrittinnovation Tolbutamid, einem reinen oralen Antidiabetikum, und später Glibenclamid mit erhöhter Wirkstoffpotenz. Diese Liste könnte mit zahlreichen Substanzen aus den Familien der Betablocker, Diuretika, Calciumantagonisten, Gyrasehemmern, Cephalosporinen oder H1-Antihistaminika fortgesetzt werden.

1.2.3 Innovative Arzneiformen als Schrittinnovationen

Neue Arzneiformen stellen in diesem Sinne Schrittinnovationen dar, da die Therapie mit einem vorhandenen Wirkstoff durch die gezielte Entwicklung oder Weiterentwicklung der Arzneiform verbessert wird. Die Entwicklung der neuen Arzneiform kann zu reduzierten Nebenwirkungen und/oder Wechselwirkungen führen, was eine Erhöhung der Arzneimittelsicherheit nach sich ziehen kann. Auch weitere Aspekte können relevant sein, z. B. eine verbesserte Compliance durch eine ermöglichte Langzeittherapie.

1.2.4 Scheininnovationen

Scheininnovationen sind Wirkstoffe, deren Wirkungsprinzip dem bereits zugelassener Arzneimittel entspricht. Häufig werden Arzneimittel mit solchen Wirkstoffen auch als „me-too" Präparate bezeichnet. Aus Sicht des IQWiG würde dies für einen neuen Wirkstoff die Einordnung in eine „Festbetragsgruppe" bedeuten (s. u.).

Diese pauschale Bewertung ist aber in vielen Fällen nicht angebracht. Die als solche bezeichnete Scheininnovation kann z. B. ein Arzneimittel sein, das lediglich wenige Monate später am Markt erscheint als die so bezeichnete Sprunginnovation. Häufig beginnen mehrere forschende Arzneimittelhersteller zur gleichen Zeit mit der Entwicklung neuer Wirkstoffe aus der gleichen chemischen Verbindungsklasse. In diesem Fall würde nur der zuerst vermarktete Wirkstoff als Sprunginnovation bezeichnet werden und die später am Markt erscheinenden Substanzen würden als Scheininnovation abgetan.

1.2.5 Methode zur Kosten-Nutzen-Bewertung des IQWiG

Das IQWiG hat mittlerweile eine Methode zur Kosten-Nutzen-Analyse als Grundlage zur Einschätzung der Wirtschaftlichkeit von Arzneimitteln vorgestellt. Hierbei soll zunächst eine Nutzenbewertung erfolgen, die Analyse der Kosten kommt erst dann in Betracht, wenn sich das Präparat in einer bestimmten Indikation besser als das bisher verwendete Arzneimittel erweist.

Sofern das zu beurteilende Arzneimittel lediglich genauso gut ist wie das bisher verwendete oder wenn sich ein Zusatznutzen aufgrund einer unzureichenden Datenlage nicht erkennen lässt, erfolgt eine Eingruppierung in die Festbetragsgruppe. Handelt es sich um ein konkurrenzloses und wirkungsvolles Präparat, so entfällt ebenfalls die Prüfung. Dann kann der Hersteller den Preis frei bestimmen und die Erstattung von den Krankenkassen ist gegeben. Eine dritte Kategorie stellen Arzneimittel dar, die einen Zusatznutzen aufweisen. Hier erfolgt eine Prüfung, ob es auch effizient ist. Dies ist der Fall, wenn das Arzneimittel bei gleichen Kosten einen höheren Nutzen aufweist oder bei gleichem Nutzen kosteneffizienter ist.

Es bleibt abzuwarten, ob sich dieses System in der Praxis bewährt. Trotz aller Diskussion muss in Betracht gezogen werden, dass eine negative Bewertung und damit keine Möglichkeit der Erstattungsfähigkeit den Markterfolg des einen oder anderen innovativen Arzneimittels stark beeinflusst. Einige Beispiele sind auch in den Kapiteln des Buches beschrieben.

2 Galenische Innovationen

Galenische Innovationen lassen sich auf verschiedenen Wegen realisieren:

- Entwicklung neuer Darreichungsformen (z. B. Trinkstrohhalm, in-situ-bildende Implantate)
- Entwicklung neuer oder optimierter Prozesstechnologien
- Entwicklung neuer Hilfsstoffe

Eine Innovation kann auch durch die Kombination dieser Wege erreicht werden. Der Druck zur Entwicklung neuer Produkte und Verfahren entsteht aus dem Wettbewerb innerhalb der Pharmaindustrie. Durch Innovation ist es möglich, die Arzneimittelsicherheit zu erhöhen und häufig auftretende Probleme (mangelnde Stabilität, geringe und schwankende Resorption, schnelle Ausscheidung etc.) zu lösen. Des Weiteren können durch Formulierungspatente Monopolstellungen verlängert oder aber umgangen werden.

Die innovative Technologie der Arzneiformung konnte einige gravierende Formulierungsprobleme der vergangenen Jahrzehnte lösen. Hierbei sollten die therapeutischen Vorteile für die Patienten natürlich im Fokus stehen. Daneben besteht für die vermarktenden Firmen auch ein enormer kommerzieller Vorteil. Innovative Arzneiformen ermöglichen in einigen Fällen einen verlängerten Patentschutz durch Formulierungspatente, die Erschließung neuer Märkte und Therapiegebiete sowie ein gesteigertes Prestige.

Aktuell haben in der galenischen Forschung und Entwicklung zwei Gebiete Priorität:

1. Formulierung schwerlöslicher Wirkstoffe und
2. Formulierung empfindlicher Makromoleküle (Proteine, RNA, DNA).

Bei der Formulierung schwerlöslicher Wirkstoffe (BCS-Klassen II oder IV) besteht z.B. die Aufgabe, nach oraler Gabe eine hohe und reproduzierbare Resorption zu erreichen und die Nahrungsmittelabhängigkeit zu minimieren. Hier konkurrieren unter anderem Lipidsysteme mit Kosolvenzien und amorphen Einbettungen sowie Nanopartikel. Als Technologien kommen Schmelz- und Sprüheinbettung, Nassmahlung und Hochdruckhomogenisation zum Einsatz.

Während den Hilfsstoffen in den vergangenen Jahrzehnten nahezu kein Stellenwert beigemessen wurde, stehen diese seit einigen Jahren im Mittelpunkt (siehe Kap. 2). Es wurde zunehmend erkannt, dass Hilfsstoffe oft sehr komplexe Stoffgemische sind, die neben ihrer eigentlichen Funktion (z.B. bessere Benetzung, Verzögerung der Freisetzung) weitere Wirkungen besitzen können. Die Produkte verschiedener Hersteller lassen sich trotz „gleicher Arzneibuchqualität" nicht beliebig austauschen. Ein weiterer Trend besteht in der Bereitstellung von Mehrkomponentenprodukten, die sich funktionell von reinen Hilfsstoffmischungen unterscheiden. Ebenso sind auch innovative Arzneimittelvormischungen erwähnenswert, z.B. das Ibuprofen-Direkttablettiergemisch der Firma BASF.

In den vergangenen Jahren haben innovative Formulierungstechnologien bei der Lösung therapeutischer Probleme eine entscheidende Rolle gespielt. Erfolgreich waren und sind Ansätze, die sich industriell umsetzen lassen. Dies setzt ein „Scale-up" voraus, d.h. die oft mehrstufige Überführung des Prozesses aus kleinen Laboransätzen in große Produktionsmaßstäbe. Weiterhin müssen neben geringen Kosten eine hohe Reproduzierbarkeit und geringe Störanfälligkeit gegeben sein.

Ein Paradebeispiel für die Bedeutung von innovativen Formulierungen sind **Mikroemulsionen**, die für Ciclosporin entwickelt wurden und 1994 auf den Markt kamen. Durch sie konnte die Nahrungsmittelabhängigkeit der Resorption stark vermindert und die Variabilität der Pharmakokinetik erheblich gesenkt werden (siehe Kap. 5).

In den letzten Jahren haben ebenfalls **Nanopartikel** den Weg aus der Forschung auf den Markt gefunden, wobei eine etablierte Technik aus einem anderen Bereich (Nassmahlung von Silberkristallen für die Fotofilme) auf die Pharmaindustrie übertragen wurde (siehe Kap. 4). Die Schmelzextrusion ist ein weiteres Beispiel für eine neue Pharmatechnologie (und „alte Technologie" in der Kunststoffindustrie), die vielseitig einsetzbar ist und bereits zu neuen Marktprodukten geführt hat (siehe Kap. 6). Eine weitere Technologie, die in den Pharmabereich „importiert" wurde, ist die **Hochdruckhomogenisation**, die seit langer Zeit im Nahrungsmittelbereich eingesetzt worden ist.

Neben der Übernahme von etablierten Technologien aus anderen Bereichen kann man auch Innovation mit pharmazeutischen Standardtechnologien erzielen. Beispielsweise wird durch eine geschickte Kombination von Sprühtrocknung mit Hilfsstoffen eine innovative Arzneiform realisiert, z.B. eine amorphe Einbettung.

Der Wunsch vieler Erfinder neuer Technologien ist es, diese möglichst breit anwenden zu können, was in gewissem Umfang sicherlich möglich ist. Das beste Beispiel einer solchen funktionierenden Plattformtechnologie ist die Tablettierung. Als weitere Plattformtechnologien sind die Pelletierung durch Extrusion/Sphäronisation oder Beschichten in der Wirbelschicht sowie die Sprüh- und Gefriertrocknung anzusehen. „**Plattformtechnologie**" heißt, dass ein bestimmtes Verfahren mit den entsprechenden Geräten genutzt wird und möglichst breit einsetzbar ist. Man sollte nicht davon ausgehen, dass solche Technologien universell und wirkstoffunabhängig eingesetzt werden können. Im Allgemeinen ist eine mehr oder weniger aufwendige Optimierung der Formulierungsbestandteile und der Prozessführung notwendig.

2.1 Erfolgreiche Marktstrategien

Ein galenisch innovatives Produkt sichert noch keinen Erfolg auf dem Markt. Als Erstes sei hier das Paradebeispiel des Augeninserts Ocusert® genannt, das aufgrund mangelnden Verkaufs in den meisten Ländern Ende der 1990er-Jahre vom Markt genommen wurde.

2.1.1 Negativ verlaufene Produkteinführungen

Ein aktuelles Beispiel war noch weitaus kostenintensiver: Große Hoffnungen beruhten auf der Innovation, Insulin pulmonal zu verabreichen, auf diese Formulierungstechnologie hat sich gleich ein halbes Dutzend pharmazeutischer Unternehmer bzw. Entwicklungskonsortien gestürzt. Die Vermarktung des ersten **inhalativen Insulins** unter dem Markennamen Exubera® wurde nach gerade einmal 19 Monaten eingestellt. Es stellt sich nun die Frage, warum diese innovative Insulin-Arzneiform, der man Milliardenumsätze vorausgesagt hatte, am Markt gescheitert ist? In dieser Frage steckt eigentlich schon die Antwort: Exubera® ist am Markt gescheitert! In den folgenden Abschnitten wird ein Erklärungsansatz versucht.

Viele Erfolgsgeschichten von innovativen Produkten begannen im Silicon Valley in den USA, selten handelte es sich hierbei um Arzneimittel. Beispielhaft sind hier die Produkte der Firma Microsoft oder Apple zu nennen, deren Erfolge oft in einer „Garage" vor Ort begannen. Junge Leute hatten zündende Ideen und konnten diese in Form von Technologien und innovativen Produkten umsetzen. Den Rest der Geschichte kennt fast jeder, die Produkte wurden zu weltweit verbreiteten Massenverkaufshits und die Erfinder zu Berühmtheiten und teilweise Milliardären. Was hat das nun mit Exubera® zu tun? Die Idee zur Entwicklung entstand ebenfalls im Silicon Valley. Exubera® wurde von der Firma Nektar Therapeutics (vorher: Inhale Therapeutic Systems) entwickelt und die Produktidee stammt von Wissenschaftlern.

Exubera® (siehe Kap. 16) wurde in zwei geringen Dosierungen vermarktet, eignete sich zur Therapie von Typ-II-Diabetikern und konnte teilweise die Applikation von kurz wirksamen Insulinformulierungen bzw. Insulinanaloga bei Typ-I-Diabetikern ersetzen. Typ-II-Diabetiker werden üblicherweise mit oralen Antidiabetika therapiert, z. B. mit Sulfonylharnstoffen. Diese werden in Form von kleinen Tabletten eingenommen und die Tagestherapiekosten betragen wenige Cents.

Wo liegt nun die Innovation aus Sicht der Patienten bei Umstellung auf Exubera®? Die Therapie erfordert die Inhalation mit einem unhandlichen Inhalator. Zudem kostet sie jeden Monat mehrere Hundert Euro, die nicht von den Krankenkassen erstattet werden. Der minimale Therapievorteil, den es angeblich geben soll, wiegt diese gravierenden Nachteile nicht auf. Bei der Therapie von Typ-I-Diabetikern kann nur ein Teil der parenteralen Insulintherapie ersetzt werden. Für die Applikation eines Basalinsulins ist weiterhin die Therapie mit einer Nadel erforderlich. Moderne Insulinpens sind dezent und die Applikation wird von den Diabetikern als wenig störend empfunden, aber der Einsatz des unhandlichen Exubera®-Inhalators sehr wohl. Die Therapiekosten liegen über denen parenteral applizierter Insuline und die Bewertung durch das IQWiG fiel negativ aus, weshalb die Therapiekosten nicht von den Krankenkassen übernommen wurden.

Zusammenfassend ist zu sagen, dass die Triebkraft für die Entwicklung der Wille und der Ehrgeiz war, ein Peptid stabil zu formulieren und dies über die Lunge systemisch zu applizieren. Dies stellte eine echte technologische Innovation dar. Dennoch ergaben sich für den Patienten keine Therapievorteile, sodass es sich aus seiner Perspektive um keine Innovation handelte. Deshalb hat der Markt dieses Präparat abgelehnt.

Des Weiteren soll Kaletra® als ausgewähltes Beispiel vorgestellt werden. Als das **HIV-Kombinationspräparat** Kaletra® (siehe Kap. 6) auf den Markt kam, handelte es sich um eine ölige Lösung der beiden HIV-Proteaseinhibitoren Ritonavir und Lopinavir. Nach Einnahme einer Weichgelatinekapsel wird im Magen-Darm-Trakt eine Emulsion gebildet. Diese Arzneiform hat zahlreiche Nachteile: Zum einen führt die permanente Einnahme eines Tensidgemisches zu erheblichen gastrointestinalen Störungen mit starken Durchfällen. Zum anderen weisen die beiden Wirkstoffe in der öligen Lösung nur eine geringe Stabilität auf, sodass die kommerzielle Form über eine Kühlkette vertrieben werden muss. In Ländern der Dritten Welt ist eine Kühlkette kaum realisierbar, womit das für HIV-Kranke lebenswichtige Arzneimittel nicht verfügbar ist.

Hier machte sich der pharmazeutische Hersteller Gedanken und bediente sich einer bewährten Technologie, der Schmelzextrusion. Die Schmelzextrusion ist eine seit Jahrzehnten bewährte Technologie in verschiedenen industriellen Bereichen, z. B. in der Kunststoffverarbeitung (Spritzguss) oder der Lebensmittelherstellung (z. B. Herstellung von Gummibärchen und Cornflakes). In der Herstellung von Arzneimitteln hatte die Schmelzextrusion bis zu diesem Zeitpunkt nur einmal bewiesen, dass sie zur Arzneimittelformulierung geeignet ist. Bei der Herstellung einer Verapamil-Retardformulierung (Isoptin®, in Polen vermarktet) konnte am Markt kein Erfolg erzielt werden und die Vermarktung des Präparats wurde von dem pharmazeutischen Unternehmer eingestellt.

2.1.2 Positiv verlaufene Produkteinführungen

Die echte Innovation von Kaletra® Meltrex® liegt in der Kombination einer bewährten Technologie mit einer bewährten Wirkstoffstoffkombination. Um den Erfordernissen des HIV-Marktes gerecht zu werden, erfolgt die Entwicklung dieser neuen Arzneiform. Durch eine Schmelzextrusion in ein wasserlösliches Polymer sind die beiden Wirkstoffe auch ohne Kühlkette über Jahre lagerstabil und können in den Ländern der Dritten Welt vertrieben werden, in denen Millionen von HIV-Infizierten leben. Außerdem ist die gastrointestinale Verträglichkeit dieser Arzneiform wesentlich besser als die der Emulsionsformulierung. Deshalb leiden die Patienten nicht mehr unter permanenten gastrointestinalen Störungen wie z. B. Durchfällen. Bei dieser innovativen Arzneiform hat der Hersteller die Bedürfnisse des Marktes erkannt und die optimale Arzneiform für den Markt entwickelt. Hierbei wurde auf eine bewährte Technologie zurückgegriffen, die allerdings unter großem Aufwand für den bestimmten Zweck weiterentwickelt werden musste.

Beispiele für Innovationen, die den Markt erobert haben, sind Pulveraerosole (Durchbruch in den 1990er-Jahren) und schnell zerfallende Retardarzneiformen („Schmelztabletten"), die in den letzten Jahren ihren Siegeszug angetreten haben (siehe Kap. 3).

Eine interessante Innovation stellt das Produkt ClaroSIP® dar, das 2005 auf den Markt eingeführt wurde. Ein **pelletgefüllter Trinkhalm** dient zur Applikation eines Antibiotikums für Kinder. Die Kinder können sich ihr Lieblingsgetränk zur Einnahme auswählen, sodass eine hohe Compliance gewährleistet ist. Neben der neuen Darreichungsform Trinkhalm sind die durch Extrusion/Sphäronisation hergestellten Pellets ebenfalls innovativ, da sie statt des Standards MCC aus Carrageen bestehen, das eine bessere Freisetzung des Wirkstoffs gestattet. Ob und wie sich die Innovation behaupten wird, muss auch hier der Markt zeigen.

Zusammenfassung

In diesem ersten Kapitel wurde der Begriff „innovative Arzneiform" aus dem Blickwinkel von Wissenschaft, Industrie und Patienten beleuchtet. Es wurde gezeigt, dass Innovation unterschiedlich definiert wird und eine Unterscheidung anhand der Begriffe Schein-, Sprung- und Schrittinnovation möglich und sinnvoll ist. Diese Innovationen werden von verschiedenen staatlichen Institutionen und Interessengruppen unterschiedlich bewertet. Zusammenfassend lässt sich festhalten, dass sich nur Innovationen, die vom Patienten angenommen, von der Krankenkasse bezahlt und von der Pharmaindustrie mit entsprechendem Gewinn produziert und verkauft werden können, am Markt behaupten.

Überblick über die folgenden Kapitel dieses Buches

Kapitel 2: Überblick über innovative Hilfsstoffe

Hier wird der wachsenden Bedeutung von Hilfsstoffen Rechnung getragen. Sie werden als oft komplexe Mischungen vorgestellt, neue Hilfsstoffe werden diskutiert und aktuelle Trends aufgezeigt.

Kapitel 3 bis 8: Perorale innovative Arzneiformen

Diese Kapitel stellen perorale Arzneiformen in den Mittelpunkt. Im Kapitel 3 werden schnell zerfallende Retardarzneiformen beschrieben, die in den letzten Jahren verstärkt in den Markt eingeführt wurden. Die galenische Optimierung peroral applizierter schwerlöslicher Wirkstoffe zum Erreichen hoher und reproduzierbarer Bioverfügbarkeiten ist ein sehr wichtiges Thema in der pharmazeutischen Industrie.

Die Kapitel 4 bis 6 behandeln verschiedene Technologien, die hierzu eingesetzt werden. Nanopartikuläre Systeme für die orale Gabe werden in Kapitel 4 erläutert, Mikroemulsionen und Schmelzextrusion als alternative Verfahren in den Kapiteln 5 und 6 vorgestellt.

Die zielgerichtete Entwicklung oraler Retardarzneiformen hat in den letzten Jahren verstärkt Impulse erhalten, da neue Erkenntnisse über die Physiologie des Magen-Darm-Trakts erzielt wurden. Diese und die daraus abzuleitenden galenischen Strategien werden im Kapitel 7 beschrieben.

Pellets haben aufgrund ihrer biopharmazeutischen und technologischen Vorteile in den letzten Jahren eine immer größere Verbreitung gefunden. Der gegenwärtige Stand der Pellettechnologien und sich abzeichnende Weiterentwicklungen werden im Kapitel 8 vorgestellt.

Kapitel 9: Beschreibung verschiedener Freisetzungsmechanismen

Dieses Kapitel hat für verschiedene Applikationsformen Gültigkeit: Hier werden Freisetzungsmechanismen aus Retard- und Depotarzneiformen vorgestellt. Das Verständnis dieser physikalisch-chemischen Phänomene ist für alle Arzneiformen mit modifizierter Freisetzung von Bedeutung.

Kapitel 10 bis 15: Parenterale innovative Arzneiformen

In diesen Kapiteln stehen parenterale Darreichungsformen im Mittelpunkt. Das Liposom ist keineswegs eine alte Arzneiform, dies wird überzeugend in Kapitel 10 dargestellt. Die großen Herausforderungen und die Fortschritte auf dem Gebiet des „Gene Delivery" werden im anschließenden Kapitel 11 beschrieben.

Kapitel 12 zeigt die Vielfalt der parenteralen Lipidsysteme auf Basis von Nanoemulsionen und Lipidnanopartikeln. Das moderne Gebiet der Wirkstofffreisetzung aus Biomaterialien wird in Kapitel 13 beschrieben. Moderne Proteintherapeutika haben in einer geradezu revolutionären Art und Weise den Einzug auf dem Arzneimittelmarkt gehalten. Die Spezifika ihrer Herstellung und Formulierung werden in Kapitel 14 erläutert. Trends und Hintergründe parenteral applizierter Mikropartikel werden in Kapitel 15 diskutiert.

Kapitel 16 und 17:
Pulmonale innovative Arzneiformen

Diese beiden Kapitel widmen sich der pulmonalen Applikation. Die lange, kostenintensive Entwicklungsgeschichte und nur sehr kurze Marktpräsenz des ersten pulmonal applizierten Insulins (Exubera®) hat generell Fragen der Bioverfügbarkeit, Sicherheit und des Kosten-Nutzen-Verhältnisses der inhalativen Verabreichung von Proteinen und Peptiden aufgeworfen, die in Kapitel 16 behandelt werden. Dennoch ist der Stellenwert der pulmonalen Therapie weiter steigend und Kapitel 17 gibt einen interessanten Blick in die Pipeline der pulmonalen Therapeutika.

Kapitel 18 und 19:
Transdermale und ophthalmologische innovative Arzneiformen

Der gegenwärtige Stand und die zukünftigen Aspekte transdermaler therapeutischer Systeme werden in Kapitel 18 erörtert. Kapitel 19 widmet sich neuen Formulierungskonzepten bei Augenarzneien.

Kapitel 20:
Innovative Arzneiformen der letzten zehn Jahre

Das abschließende Kapitel beschreibt beispielhaft einige innovative Arzneiformen der vergangenen zehn Jahre und gibt einen Ausblick auf mögliche zukünftige Systeme und Materialien.

Claudia Kegel, Sandra Klein,
Karsten Mäder

Neue Hilfsstoffe – Mehrwert oder nur Mehrkosten?

2

Generell werden Hilfsstoffe eingesetzt, um die Herstellung einer Arzneiform zu ermöglichen und zu erleichtern. Darüber hinaus können durch ihren Einsatz die Freisetzung gezielt gesteuert und die physikalisch-chemische Stabilität erhöht werden. Die Qualität eines Arzneimittels ergibt sich aus den verwendeten Wirk- und Hilfsstoffen und den zur Formulierung angewandten Techniken.

In den letzten Jahren hat sich die Einschätzung von Hilfsstoffen stark gewandelt. Es reifte die Erkenntnis, dass sie nicht nur als „passive Verdünnungsmittel" der Wirkstoffe anzusehen sind. Als multifunktionelle Komponenten können sie zum Teil aktiv in biologische Prozesse eingreifen (z. B. Wechselwirkung mit Effluxpumpen) oder durch Stoffwechselprozesse deren Funktion verändern (z. B. durch Verdauung von Emulgatoren und Lipiden).

Durch gezielte (Ko-)Prozessierung wurden neue Hilfsstoffe geschaffen, deren Eigenschaften denen der Einzelkomponenten überlegen sind. Stoffe, die vor allem bisher in Lebensmitteln genutzt wurden, finden zunehmend Anwendung in der Pharmaindustrie. Außerdem haben chemisch neue Substanzen bereits Marktreife erlangt. Im Folgenden wird ein Überblick über neue Entwicklungen und Trends bei den Hilfsstoffen gegeben, wobei wichtige Stoffklassen wie Cellulosen, Stärken und Lipide noch einmal hervorgehoben werden.

1 Grundlegendes zu Hilfsstoffen

1.1 Anforderungen an Hilfsstoffe

Hilfsstoffe, die zur Herstellung von Arzneimitteln bestimmt sind, müssen verschiedene Anforderungen erfüllen. Sie sollen chemisch inert, physiologisch gut verträglich und toxikologisch unbedenklich sein. Daneben sollen sie eine gleichbleibende chemische und physikalische Qualität aufweisen und die für die pharmazeutische Anwendung notwendige mikrobielle Reinheit besitzen.

Es wird eine Vielzahl unterschiedlicher Hilfsstoffe anorganischen und organischen, pflanzlichen und tierischen Ursprungs genutzt. So sind in der Roten Liste (2008) 1107 Hilfsstoffe gelistet! Die unterschiedlichen Denominationen vieler Hilfsstoffe führen häufig zu einer großen Unübersichtlichkeit. Als Beispiele seien hier Sucroseester genannt, welche auch als Saccharoseester, Sucrosemonopalmitat oder Zuckerester gelistet werden.

Zu beachten ist, dass nach dem Arzneimittelgesetz (AMG) die Zubereitung und damit auch die enthaltenen Hilfsstoffe den Nachweis für Qualität und Unbedenklichkeit erbringen müssen. Neue Hilfsstoffe werden somit den gleichen pharmakologisch-toxikologischen Untersuchungen unterworfen wie neue Wirkstoffe (REACH-Verordnung; Bauer et al. 2006). Die geforderten Untersuchungen sind außerordentlich kostenintensiv, sodass aus ökonomischen Gründen nur wenige chemisch neue Substanzen als Hilfsstoff Marktreife erreichen. Im Gegensatz dazu sind bei neuen Prozessierungstechniken bekannter Substanzen die Hürden niedriger, da auf existierende pharmakologisch-toxikologische Daten zurückgegriffen werden kann. Es ist jedoch zu prüfen, ob sich durch eine Veränderung der Größenverteilung (z. B. Nanometer vs. Mikrometer) oder durch Hilfsstoff-Hilfsstoff-Wechselwirkungen neue Sicherheitsbedenken ergeben können.

1.2 Anwendungsmöglichkeiten in Beispielen

Hilfsstoffe kommen aus sehr unterschiedlichen chemischen Stoffklassen. Die wichtigsten Vertreter sind Polysaccharide (mit einer Vielzahl von Cellulose- und Stärkederivaten), Proteine, Lipide und anorganische Stoffe. Ebenso vielfältig sind ihre Einsatzmöglichkeiten (siehe ▸ Tab. 2.1). Klassische Beispiele sind Füllstoffe, Fließregulierungsmittel, Solubilisatoren oder Gelbildner. Häufig kann ein Hilfsstoff unterschiedliche Aufgaben übernehmen (Multifunktionalität). Hydroxypropylmethylcellulose (HPMC) als Beispiel wird neben ihrer Funktion als Matrixbildner für kontrolliert freisetzende Tabletten auch als Filmbildner, Feuchtbindemittel, Hydrogelbildner sowie als Stabilisator für Suspensionen und Emulsionen eingesetzt.

Hilfsstoffe sind keine Erfindung des neuen Jahrtausends, sondern werden schon seit langer Zeit in kontrollierter Qualität zur Produktion von Arzneimitteln verwendet. Es stellen sich daher folgende Fragen:

▸▸ Definition

Hilfsstoffe sind Substanzen, die zur Herstellung von Arzneimitteln benötigt werden und ihre Funktionalität entscheidend beeinflussen können, jedoch keine pharmakologische Eigenwirkung besitzen. Diese Beschreibung entspricht eher der älteren Definition, denn die exakte Abgrenzung zwischen Hilfsstoff und Wirkstoff ist zunehmend nicht mehr gegeben. So können auch Hilfsstoffe gerade wegen ihrer Multifunktionalität zur Wirkung beitragen oder mit anderen Bestandteilen der Zubereitung interagieren. Der International Pharmaceutical Excipient Council (IPEC) versteht unter Hilfsstoffen „alle Substanzen, die neben dem Wirkstoff im Herstellungsprozess verwendet und in der gesamten Zubereitung enthalten sind" (Gohel 2005).

▼ **Tab. 2.1** Typische Anwendungsgebiete für Hilfsstoffe (Beispiele)

Feste Arzneiformen	Halbfeste Arzneiformen	Flüssige Arzneiformen
Füllstoffe	Emulgatoren	Emulgatoren
Bindemittel	Solubilisatoren	Solubilisatoren
Fließregulierungsmittel	Gelbildner	Verdickungsmittel
Schmiermittel	Medizinische Pflegemittel	Lösungsmittel
Formtrennmittel	Konservierungsmittel	Konservierungsmittel
Sprengmittel	Antioxidanzien	Antioxidanzien
Filmbildner	Resorptionsbeschleuniger	Entschäumer
Weichmacher	Farbpigmente	Puffer

- Werden wirklich neue Hilfsstoffe gebraucht?
- Gibt es galenische Problemstellungen, die durch Standardhilfsstoffe wie z.B. MCC, Lactose und SDS nicht abgedeckt werden?
- Wie definiert sich ein „neuer" oder ein „besserer" Hilfsstoff?

Hilfsstoffe haben einen entscheidenden Anteil an der Entwicklung, Herstellung und Qualität von Arzneiformen. Arzneimittel müssen den Wirkstoff reproduzierbar und mit einer geringen Variabilität unter verschiedensten Bedingungen freisetzen. Die Freisetzung und Resorption sollte möglichst unabhängig von der Nahrungs- und Genussmitteleinnahme sein. Dies stellt eine sehr große Herausforderung dar, da viele Wirk- und Hilfsstoffe durch unterschiedliche Scherkräfte, pH-Werte, Ionenarten und -stärken, enzymatische Prozesse, Mischmizellen und Nahrungsbestandteile komplex beeinflusst werden können. Ein Beispiel für die mögliche Auswirkung von Alkohol auf die Freisetzung von Wirkstoffen stellt die modifiziert freisetzende Hydromorphinformulierung Palladone® SR dar, die bei gleichzeitiger Einnahme von Alkohol zur unkontrollierten Freisetzung (engl. *dose dumping*) führte, sodass sie 2005 vom US-Markt genommen wurde. Als Folge davon setzte eine intensive Forschung bei pharmazeutischen Unternehmen und Hilfsstoffherstellern nach ethanolresistenten Hilfsstoffen und Formulierungen ein.

Lactose. Sind „alte" Hilfsstoffe wie Lactose nicht mehr gut genug? Lactose ist in unterschiedlichen Qualitäten verfügbar, einfach oder prozessiert in sprühgetrockneter Form, und wird auch noch häufig als Füllstoff eingesetzt. Allerdings muss mit Nebenwirkungen durch Lactoseunverträglichkeit des Patienten gerechnet werden. Als Alternative sind Calciumphosphate oder Cellulosepulvermischungen in Betracht zu ziehen (JRS Pharma 2006). Ein weiterer Nachteil der Lactose ist ihre mögliche Inkompatibilität mit Verbindungen, die primäre Amine enthalten (Maillard-Reaktion).

Wechsel von Hilfsstoffen. Dennoch ist ein Austausch eines Hilfsstoffs bei der Arzneimittelherstellung keine einfache Angelegenheit. Schon kleine Veränderungen, die bei unterschiedlichen Chargen auftreten (Batch-Batch-Variationen), können zu großen Qualitätsschwankungen der Arzneiform führen. Um Variabilitäten innerhalb verschiedener Chargen und Qualitätsunterschiede zwischen den verschiedenen Herstellern in Zukunft zu verringern, werden die Hilfsstoffmonografien im Europäischen Arzneibuch (Ph. Eur.) nach und nach um die Rubrik „Funktionalitätsbezogene Eigenschaften" (engl. *functionality related characteristics*) erweitert. Die Substanzen müssen dann zusätzlichen Kriterien entsprechen, d.h., Größenverteilung oder auch Viskositäten müssen sich in dem vom Arzneibuch festgelegten Bereich befinden.

Verhalten der Hilfsstoffe. Allerdings wird man nicht völlig ausschließen können, dass auch weiterhin galenisch sichtbare Unterschiede zwischen den Qualitäten verschiedener Hersteller bestehen, obwohl die vorhandene

Merke

Das Verhalten des Hilfsstoffs in der Arzneiform ergibt sich aus der Grundqualität des eingesetzten Materials, der umgebenden Matrix (Wirk- und Hilfsstoffe), der Prozessierung und aus den Freisetzungsbedingungen. Aus diesen Gründen können sich zwei Hilfsstoffqualitäten unter bestimmten Umständen gleich (z. B. gleiche Viskosität eines HPMC-Gels) und unter anderen Bedingungen verschieden verhalten (z. B. unterschiedliche Freisetzungskinetik aus HPMC-Tabletten).

Arzneibuchspezifikation erfüllt wird. Dies liegt zum einen daran, dass die Spezifikationen eine gewisse Bandbreite umfassen (z. B. HPMC-Viskositäten von 80 bis 120 %), zum anderen, dass nicht alle funktionellen Parameter erfasst werden bzw. erfasst werden können (z. B. Geschwindigkeit der Quellung, Wechselwirkungen mit Wirkstoffen und anderen Hilfsstoffen).

Bei der Viskositätsmessung werden vollständig hydratisierte Systeme (Gleichgewichtszustand) betrachtet, währenddessen für die Freisetzung aus HPMC die Kinetik der Hydratisierung, Quellung und Erosion entscheidend sind.

Nicht gelistete Hilfsstoffe. Für Hilfsstoffe, die keine Arzneibuchmonografie besitzen, werden ebenfalls Spezifikationen festgelegt. Ein Vermeiden von Qualitätsunterschieden ist im Hinblick auf den vermehrten Einsatz von Produkten natürlichen Ursprungs schwierig zu gewährleisten, da hier häufig Schwankungen der Rohstoffqualität vorkommen. Der aktuelle Trend zieht die Verwendung pflanzlicher Rohstoffe den tierischen Produkten vor. Der Standort der Pflanze hat einen wesentlichen Einfluss auf die Qualität des Hilfsstoffs.

Substanzenvielfalt. Für die Optimierung eines Herstellungsprozesses ist die genaue Kenntnis über Eigenschaften und Verhalten der verwendeten Hilfsstoffe wichtig. Oft wird vergessen, dass sich unter der Bezeichnung eines Stoffes meistens nicht die reine Substanz, sondern ein komplexes Gemisch aus verschiedenen Syntheseprodukten verbirgt. So besteht der nichtionische W/O-Emulgator Glycerolmonostearat aus einer Mischung von Mono-, Di- und Triglyceriden der Stearin- und Palmitinsäure sowie geringen Mengen an Glycerol und freien Fettsäuren. Betrachtet man pegylierte Lipide, steigt die Substanzenvielfalt noch weiter stark an, da das PEG keine homogene Molmasse besitzt und das Lipid an verschiedenen Stellen verestert oder verethert sein kann.

Vor allem kann eine unsachgemäße Lagerung kann die Zusammensetzung entscheidend beeinflussen. Auftretende Alterungsprozesse wie Kristallisationen, oxidative Veränderungen und damit verbundene Abbauprodukte haben ein anderes physikalisch-chemisches und toxikologisches Verhalten des Hilfsstoffs zur Folge und beeinflussen möglicherweise die Eigenschaften der Arzneiform. Die toxikologische Unbedenklichkeit ist eine wichtige Anforderung, die auch für die Zersetzungs- und Abbauprodukte gewährleistet werden muss.

Alternativen. Phthalate wie Dibutylphthalat (DBP) werden u. a. als Weichmacher in Filmüberzügen verwendet. DBP und sein Hauptmetabolit Mono-n-butylphthalat (MBP) stehen unter Verdacht, embryo- und reproduktionstoxisch zu wirken. Hier wird besonders die Wirkung auf die Entwicklung männlicher Reproduktionsorgane diskutiert. Es existieren Tierversuche mit Ratten und Mäusen, die dies belegen. Sie wurden jedoch nicht unter heutigen Standards durchgeführt (zu kleine Tierzahl). Außerdem sind die in den Studien verwendeten hohen Konzentrationen nicht mit den Mengen bei der Einnahme von Arzneimitteln zu vergleichen. Die einzige Studie, die hinsichtlich reproduktionstoxischer Effekte die Verbindung vom Versuchstier Maus zu mensch-

Merke

Hilfsstoffe sind häufig komplexe Substanzgemische. Die Zusammensetzung bestimmt ihre funktionellen Eigenschaften.

lichen männlichen Neugeborenen zieht, ist von ihrer Aussagekraft als gering einzustufen. Somit ist eine Gefährdung durch die Einnahme DBP-haltiger Arzneimittel nach heutigem Kenntnisstand nicht bewiesen, kann allerdings auch nicht vollkommen ausgeschlossen werden. Vorsorglich sollte DBP deshalb nicht mehr als funktioneller Hilfsstoff eingesetzt und gegen toxikologisch weniger bedenkliche Alternativen wie Triethylcitrat, Triacetin oder Propylenglykol ausgetauscht werden.

Im Erkältungspräparat Gelomyrtol® forte wurde beispielsweise DBP in der Formulierung durch Triethylcitrat ersetzt. Allerdings kann ein Wechsel zu einem anderen Weichmacher auch zu Problemen führen (z. B. unterschiedliche Löslichkeiten, veränderte Migrationseigenschaften, unterschiedliche Temperaturabhängigkeit der Filme, veränderte Kinetik der Freisetzung des Weichmachers).

Ein weiteres Beispiel kommt aus der Klasse der Emulgatoren, die zu allergischen Reaktionen bis hin zum anaphylaktischen Schock bei der Anwendung als Injektionszubereitungen führen können. Ihr Potenzial, eine Histaminausschüttung auszulösen, ist dabei unterschiedlich stark. Der Emulgator für wässrige parenterale Zubereitungen Solutol® HS 15 (Macrogol-15-hydroxystearat, BASF) wurde als Nachfolger für Cremophor® EL (Macrogolglyceroltriricinoleat 35) entwickelt, da hier vereinzelt allergische Reaktionen beobachtet wurden. Toxikologische Untersuchungen ergaben eine deutlich geringere Histaminausschüttung für Solutol® HS 15 (BASF 2004).

Neue Erkenntnisse zu bewährten Substanzen. Neben Neuentwicklungen auf dem Gebiet der Hilfsstoffe sind neue Erkenntnisse zu den älteren Substanzen ebenso zu beachten. So macht man sich die Anionen-Empfindlichkeit von Eudragit® RL/RS für eine innovative Anwendung zunutze, dem Eudramode®-System bei Pellets. Die kontrollierte Ioneninteraktion findet zwischen dem kationischen Ammoniummethacrylat-Copolymer-Überzug und dem Salzkern der Pellets statt. Dadurch variiert die Permeabilität des Polymerfilms und es wird ein spezielles Freisetzungsprofil des Wirkstoffs erreicht (Evonik Industries 2005).

Neue Herstellungsprozesse und Hilfsstoffkombinationen. Durch gezielte Kombination einzelner Hilfsstoffe lassen sich neue Eigenschaften verwirklichen. Dabei ist eine prozessierte Mischung nicht mit einer physikalischen Mischung gleichzusetzen. Mithilfe des Sprühtrocknungsprozesses entstehen Wechselwirkungen, die bei einer simplen Mischung der Einzelsubstanzen nicht auftreten. Auf diese Weise können durch geschickte Zusammenstellung und Prozessführung neue innovative Hilfsstoffe entwickelt werden, die gegenüber älteren Produkten bei chemisch gleicher Zusammensetzung funktionelle Vorteile aufweisen. Diese Materialien werden auch als „co-processed materials" bezeichnet. Ihre Bedeutung hat in den letzten Jahren stark zugenommen.

1.3 Koprozessierte Hilfsstoffe

Unter diesen Hilfsstoffen ist die Kombination zweier oder mehrerer etablierter Hilfsstoffe in einer gemeinsam prozessierten Form zu verstehen (Gohel 2005). Damit werden die Eigenschaften der Einzelsubstanzen kombiniert und durch die gemeinsame Verarbeitung neue hinzugefügt, z. B. verbessertes Fließverhalten durch Sprühtrocknung.

Die pharmazeutische Industrie zeigt starkes Interesse an Neuentwicklungen in der Klasse der koprozessierten Hilfsstoffe. Die Gründe dafür liegen auf der Hand. Sie steht einerseits unter dem Druck, neue Produkte mit besserer Funktionalität zu entwickeln, andererseits die Kosten möglichst gering zu halten. Für in der pharmazeutischen Produktion bereits etablierte Hilfsstoffe sind (auch als Gemisch) weitaus weniger Untersuchungen durchzuführen, als das für die Einführung einer komplett neuen Substanz verlangt wird (z. B. Toxikologie). Folglich ist der Entwicklungsweg bis zur Markteinführung für neue koprozessierte Hilfsstoffe deutlich kürzer und mit weit weniger Risiko behaftet. Hier erfolgen nur Verände-

▼ Tab. 2.2 Einteilung neuer Hilfsstoffe

Kategorie	Merkmal	Entwicklungskosten
I	▪ bekannter Hilfsstoff ▪ hohe Reinheit ▪ bessere Qualität der Ausgangssubstanzen durch Optimierung des Grundprozesses (z. B. hochgereinigtes Lecithin oder Olivenöl; Cremophor® EL-P)	moderat
II	▪ bekannte Hilfsstoffe ▪ grundlegend veränderter Prozess (z. B. Sprühtrocknung statt Mahlung), häufig Koprozessierung (z. B. ProSolv®, Ludipress®)	höher
III	▪ chemisch neue Substanzen (z. B. Solutol® HS15, Kollicoat® IR)	sehr hoch (Toxizitätsstudien etc.)

rungen physikalischer Eigenschaften und nicht der chemischen Struktur (Gohel 2005).

Die Kombination verschiedener Hilfsstoffe bietet allerdings auch die Möglichkeit neuer Anwendungen. So sind oral schnell dispergierende Systeme in den Mittelpunkt des Interesses gerückt. Gerade für Patienten, die Probleme mit dem Schlucken von Tabletten haben (z. B. Kinder), kann es Vorteile bringen, wenn die Tablette auf der Zunge sehr schnell zerfällt. In diesem Bereich steigt das Angebot an neuen Hilfsstoffen (z. B. Ludiflash®, F-Melt®). Neben dem schnellen Zerfall sollte sich die Tablette und die zerfallende Masse dabei angenehm im Mund anfühlen und möglichst kein sandiges Gefühl hervorrufen sowie im Geschmack neutral sein.

Forschung und Entwicklung neuer Hilfsstoffe. Im Wesentlichen liegen folgende Umstände und Motive vor:

- Mit der Zunahme der Qualitätsanforderungen an Arzneimittel haben sich auch die Anforderungen an die verwendeten Hilfsstoffe erhöht, z. B. mechanisch stabilere Filmbildner, höhere Reinheitsgrade, engere Molmassenverteilungen von Polymeren.
- Der Ersatz tierischer Materialien durch pflanzliche oder synthetische Produkte spielt eine große Rolle, z. B. Gelatineersatzstoffe, BSE-Problematik, religiöse Aspekte.
- Viele Problemwirkstoffe, z. B. BCS-Klassen II und IV, sind ohne spezielle Hilfsstoffe oder Formulierungstechniken therapeutisch nicht oder nicht sicher wirksam.
- Durch spezielle Hilfsstoffe und bestimmte Formulierungstechniken lassen sich Patente generieren oder umgehen; damit ist eine längere Marktdominanz oder ein schnellerer Markteintritt zu erzielen.
- Eine Optimierung der Herstellungsprozesse durch spezielle Hilfsstoffe ermöglicht eine Reduktion der Produktionskosten.

Hinsichtlich des Neuheitsgrades lassen sich Hilfsstoffe in drei Kategorien einteilen ▸Tab. 2.2. Im Folgenden werden die neueren Hilfsstoffe vorgestellt, wobei eine primäre Einteilung aufgrund ihrer chemischen Grundstruktur erfolgt.

2 Anorganische Hilfsstoffe

Nennt man im Bereich anorganischer Hilfsstoffe die Namen Siliciumdioxid, Calciumphosphate oder Silikate, fällt es auf den ersten Blick schwer, moderne Aspekte zu erkennen. Die Stoffe und ihre Einsatzmöglichkeiten als Fließregulierungs- und Füllmittel sowie als Gelbildner sind weithin bekannt und seit vielen Jahrzehnten klassischer Lernstoff für Pharmazeuten. Dennoch sind in den letzten Jahren durch die Entwicklung zusätzlicher Verarbeitungsschritte Hilfsstoffe entstanden, die mit den

Vorgängerprodukten oft chemisch vergleichbar sind, jedoch neue physikalische und somit technologische Eigenschaften aufweisen. Dies soll an einigen Beispielen erläutert werden.

2.1 Hochdisperses und hydrophobiertes Siliciumdioxid

Dieser klassische Hilfsstoff ist bekannt als kolloidale Kieselsäure oder auch unter dem Produktnamen Aerosil® 200 Pharma (Evonik Industries, vormals Degussa). Seine Stampfdichte ist bei diesen konventionell verarbeiteten Kieselsäuren mit 50 g/l extrem niedrig.

Die Firma Evonik Industries hat daraufhin ein hochdisperses Siliciumdioxid mit einer weitaus höheren Stampfdichte von 120 g/l entwickelt: Aerosil® 200 VV Pharma. Die Größe der Primärteilchen, aus denen sich auch die stabilen Aggregate bilden, ist mit 12–16 nm ähnlich. Der Unterschied ist bei den Sekundäragglomeraten (aus den Aggregaten bestehend) zu finden. Diese sind im neueren Produkt fester und größer, weshalb sie vor allem zu folgenden Vorteilen bei der Herstellung fester Arzneiformen führen (Evonik Industries 2002):

- geringere Staubentwicklung,
- bessere Fließfähigkeit,
- erhöhte mechanische Festigkeit von Tabletten (durch effizientere Vorverdichtung und Kompaktierung),
- Volumenreduktion bei Tabletten und Kapseln bei gleichem Gewicht.

Mit Aerosil® R 972 Pharma kam 2006 ein hydrophobiertes Siliciumdioxid auf den Markt. Durch die Behandlung mit Dimethyldichlorsilan entsteht eine kolloidale Kieselsäure, an deren Oberfläche Methylgruppen gebunden sind. Wegen ihrer stark Wasser abweisenden Eigenschaft ist sie besonders zur Hydrophobisierung und gezielten Viskositätseinstellung flüssiger Systeme (Verdickungsmittel für apolare pharmazeutische Öle) einzusetzen. Außerdem reduziert sie die Agglomeration und verbessert die Fließeigenschaft von hygroskopischen und kohäsiven Pulvern. Im Europäischen Arzneibuch wurde 2006 eine Monografie für hydrophobe kolloidale Kieselsäure aufgenommen.

> **Merke**
>
> Prozessierte Hilfsstoffe müssen gegenüber der ursprünglichen Variante nicht auf allen Anwendungsgebieten Vorteile bringen. Zur Herstellung von Gelen oder zur Thixotropierung sollten die Sekundäragglomerate zerstört werden, um eine maximale Verdickung zu erreichen. Hier wäre die traditionelle kolloidale Kieselsäure günstiger.

2.2 Calciumphosphate

Die Herstellung von Tabletten wird nicht nur von der Fließfähigkeit, sondern auch von der Verpressbarkeit des Pulvers beeinflusst. Eine Direkttablettierung wird dabei als Herstellungsprozess bevorzugt, da hier der Granulationsschritt entfällt. Selten ist eine Pulvermischung jedoch von Anfang an direkt komprimierbar. Typische Hilfsstoffe in diesem Bereich sind die Calciumphosphate (wasserfreies dibasisches Calciumphosphat und das Dihydrat). Einige Hersteller bieten agglomerierte Calciumhydrogenphosphate an, z. B. JRS mit Emcompress® und Fuji Chemical Industry Corporation mit Fujicalin®.

Als Trockenbindemittel brechen Calciumphosphate während der Komprimierung spröde, bilden dann aber während des Pressvorgangs wieder Bindungen aus. Fujicalin®, ein dibasisches wasserfreies Calciumhydrogenphosphat ($CaHPO_4$), wird in feiner und grober Qualität hergestellt. Während das feine Pulver für die Nassgranulierung verwendet wird, findet man das Granulat als Hilfsstoff in der Direkttablettierung. Das poröse sphärische Granulat wird durch eine Reduktion der Kristallgröße bei der Synthese und einen anschließenden Sprühtrocknungsschritt erreicht.

Prozessierte (agglomerierte) Calciumhydrogenphosphate ergeben härtere Tabletten, weisen eine bessere Fließfähigkeit auf und zeigen akzeptable Zerfallseigenschaften. Sie sind damit gute Hilfsstoffe für die Direktverpressung und stellen eine preislich ähnliche Alternative für den Füllstoff Lactosemonohydrat dar. Trotzdem sollten beim Einsatz von Calciumphosphaten mögliche Inkompatibilitäten mit Wirkstoffen wie Tetrazyklinen (Komplexbildung) und Säuren wie ASS (durch die Oberflächenbasizität) beachtet werden (Fuji Chem. Ind. Corp. 2003).

2.3 Magnesium-Aluminium-Silikate

Parallel dazu soll das Magnesium-Aluminium-Silikat ($Al_2O_3MgO\ 1{,}7\ SiO_2 \cdot H_2O$) Neusilin® (Fuji Chem. Ind. Corp.) vorgestellt werden. Der Hersteller bietet eine Vielzahl unterschiedlicher Typen an, die in Wassergehalt, Schwere des Pulvers und mittlere Teilchengröße variieren. Daraus ergeben sich dann die bevorzugten Anwendungsgebiete wie Trockenbindemittel, Zerfallshilfsstoff, Fließregulierungsmittel oder Adsorbenzien. Die F-Produkte (Neusilin® FH, FL, UFL) sind pulverförmig und bieten verschiedene spezifische Oberflächen. Sie sind jeweils in Produkte mit hohem und niedrigem Wassergehalt eingeteilt. Pulverförmiges Neusilin® neigt zur Sekundäragglomeration. Die S-Produkte (Neusilin® S, SG) werden durch Sprühtrocknung hergestellt und ergeben feine bis gröbere sphärische Granulate. Auch hier variiert der Wassergehalt.

Tabelle ▸ Tab. 2.3 stellt einige Neusilin®-Typen mit ihrer bevorzugten Verwendung zusammen. Bei den sehr leichten Pulvern bzw. Granulaten ist die gute Ölaufnahmefähigkeit hervorzuheben. Somit können aus Stabilitäts- oder auch Marketinggründen flüssige bis halbfeste pharmazeutische Zubereitungen verfestigt werden. Magnesium-Aluminium-Silikat ist ein Beispiel, bei dem die scharfe Abgrenzung zwischen Hilfsstoff und Wirkstoff nicht gegeben ist. Es wird u.a. auch als Antazidum eingesetzt.

Als koprozessierter Hilfsstoff für orodispersible Tabletten wurde F-Melt® entwickelt, ein sprühgetrocknetes Pulver aus Füllstoffen, Zerfallshilfsstoffen und anorganischen Hilfsstoffen. Während Typ M (Neusilin® enthaltend) einen schnelleren Zerfall ergibt, bietet der Typ C mit Fujicalin® bessere Tablettiereigenschaften. Weiterhin sind hier die Hilfsstoffe Mannitol,

▾ Tab. 2.3 Zusammenstellung einer Auswahl an Neusilin®-Typen

Neusilin®-Typ	Eigenschaften	Verwendung
FH_1/FH_2	▪ schweres Pulver ▪ kleine spezifische Oberfläche ▪ 1–90 µm große Sekundäragglomerate	▪ Bindemittel ▪ Zerfallshilfsstoff ▪ zur Erzielung größerer Tablettenhärte
FL_1/FL_2	▪ leichtes Pulver ▪ große spezifische Oberfläche ▪ 1–40 µm große Sekundäragglomerate	▪ Bindemittel ▪ Zerfallshilfsstoff ▪ zur Erzielung größerer Tablettenhärte
UFL_2	▪ neutrales, ultraleichtes Pulver ▪ sehr große spezifische Oberfläche ▪ öladsorbierende Eigenschaft (2,7–3,4 ml/g)	▪ Fließregulierungsmittel, Viskositätserhöhung ▪ Verfestigung pharmazeutischer Zubereitungen ▪ Stabilisierung hygroskopischer Zubereitungen
S_1/S_2	▪ feines Granulat ▪ gute Fließfähigkeit	▪ Direkttablettierungshilfsstoff, Bindemittel, Zerfallshilfsstoff
US_2	▪ neutrales, ultraleichtes, feines Granulat ▪ gute Fließfähigkeit ▪ öladsorbierende Eigenschaft (2,7–3,4 ml/g)	▪ Direkttablettierungshilfsstoff, Bindemittel ▪ Zerfallshilfsstoff ▪ Stabilisierung hygroskopischer Zubereitungen

$_1$ hoher Wassergehalt (ca. 15 %); $_2$ niedriger Wassergehalt (ca. 5 % und weniger)

Xylitol, MCC und Crospovidon enthalten (Fuji Chem. Ind. Corp. 2003).

3 Lipide und Surfactants

Lipide spielen seit jeher eine bedeutende Rolle in der galenischen Entwicklung. Sie finden traditionell in Salben, Cremes, Suppositorien und Emulsionen Verwendung, aber auch als Lösungsmittel für schlecht wasserlösliche Wirkstoffe. In den letzten Jahrzehnten wurden Freisetzungssysteme wie Liposomen, ölige Injektionslösungen oder selbstemulgierende Systeme weiter entwickelt, wobei neue Anforderungen an deren Hilfsstoffe gestellt werden.

3.1 Lipide

Während die wasserunlöslichen Substanzen primär als lipophile Lösungsmittel Verwendung finden, werden die polaren Komponenten als Löslichkeitsvermittler, Emulgatoren, Stabilisatoren und Mizellbildner eingesetzt. Weiterhin finden Lipide als mögliche Matrizes für die kontrollierte Wirkstofffreisetzung zunehmend Beachtung.

Ein sehr breiter, therapeutisch und ökonomisch bedeutsamer Anwendungsbereich besteht in der Entwicklung von Lipidformulierungen, deren Ziel eine erhöhte Bioverfügbarkeit für schlecht wasserlösliche Wirkstoffe ist. Das Spektrum an Lipidformulierungen reicht von simplen öligen Lösungen über selbstemulgierende Systeme bis hin zu kolloidalen Dispersionen, z. B. Mikroemulsionen (Pouton 2000).

3.2 Multifunktionale Hilfsstoffe und ihre Besonderheiten

Die neuen Einsatzmöglichkeiten für Lipide bedingen neue Anforderungen in physikalisch-chemischer Qualität sowie toxikologischer Verträglichkeit. Zusätzlich sind die Anforderungen an die zu erfüllenden funktionellen Eigenschaften der Hilfsstoffe enorm gestiegen. Daher geht der Trend zur Entwicklung multifunktionaler Hilfsstoffe, die ohne komplizierte und damit teure Prozessierung einen breiten Anwendungsbereich finden. Ein Beispiel dafür sind die pegylierten Lipide, wie die pegylierten Phospholipide, Gelucire® oder Cremophore®. Diese können selbst noch gezielt derivatisiert werden, um eventuell Löslichkeitsprofile zu modifizieren, die Verträglichkeit zu verbessern oder ein „drug targeting" anzustreben.

> **Merke**
>
> Der Begriff Lipid umfasst heutzutage eine große Bandbreite an Substanzen, die deutlich in ihrer Polarität und Interaktion mit Wasser variieren. So unterscheidet man unpolare, wasserunlösliche (z. B. Paraffin) und polare Lipide, die je nach Stoffklasse Monolayer (z. B. Kakaobutter), flüssig-kristalline Strukturen (z. B. Mono- und Diglyceride), Vesikel (z. B. Lecithin) oder Mizellen (z. B. Gallensäuren) bilden können (Small 1968).

Ein weiterer Weg ist die Übernahme von altbekannten Substanzen aus der Lebensmittel- und Kosmetikindustrie für pharmazeutische Belange. So fanden z. B. die Sucroseester und Substanzen wie Phytantriol Einzug in die pharmazeutischen Forschungs- und Entwicklungslabore und teilweise auch schon in die pharmazeutische Produktion. Ausgewählte Beispiele dieser „neuen" Hilfsstoffe werden im Folgenden vorgestellt.

3.2.1 Sucroseester (Saccharoseester)

Sucroseester (Hersteller sind z. B. Mitsubishi-Kagaku Foods Corporation und Croda) sind nichtionische Emulgatoren, die durch Veresterung von Saccharose und natürlichen Fettsäuren gewonnen werden ► Abb. 2.1. Sie haben ihren Ursprung in der Lebensmittel- und Kosmetikindustrie, wo sie seit Jahren als Stabilisatoren verwendet werden. Langkettige Ester (Sucrosepalmitat, -oleat, -stearat) sind weitgehend geruchs- und geschmacksneutral, untoxisch und zeichnen sich durch eine gute Hautverträglichkeit aus. Außerdem sind sie sehr wärmebeständig; die Zersetzungstemperaturen liegen oberhalb 200 °C. Hydrophile mittelkettige

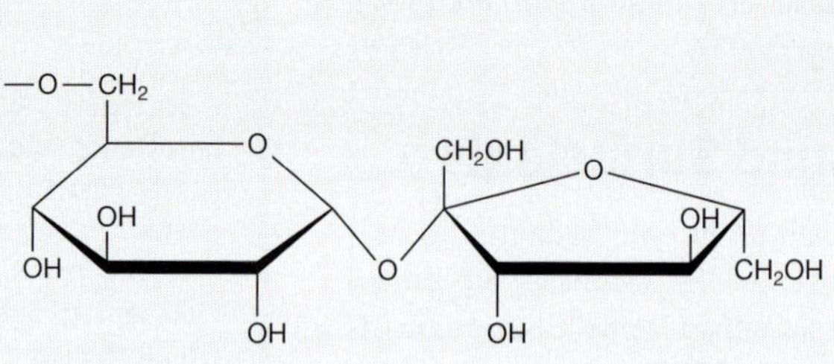

▶ **Abb. 2.1** Chemische Struktur von Sucrosemonostearat

Sucroseester (z. B. Sucroselaurat) sind stärker oberflächenaktiv und haben oft einen bitteren Geschmack.

Vor einigen Jahren wurde die Pharmaindustrie auf diese interessante Stoffgruppe aufmerksam, als Alternativen zu anderen Hilfsstoffen wie den Schmiermitteln Magnesiumstearat und Stearinsäure oder Emulgatoren wie Sorbitanfettsäureester (Span®), Macrogolsorbitanfettsäureester (Tween®) oder pegylierte Fettsäuren gefunden werden sollten.

Durch unterschiedliche Substitutionsmuster decken die Sucroseester ein außergewöhnlich breites Polaritätsspektrum (HLB 1 – 16) ab. So entscheidet sowohl die Kettenlänge der verwendeten Fettsäuren (C_{12} – C_{22}) als auch der Substitutionsgrad (1 – 8) über die Eigenschaften des Emulgators. In der pharmazeutischen Industrie werden derzeit vor allem Derivate der Laurinsäure, Palmitinsäure und Stearinsäure verwendet. Allerdings sind die auf dem Markt befindlichen Produkte keineswegs reine Einzelkomponentensysteme, sondern vielmehr Mischungen verschiedener Sucroseester mit unterschiedlichem Substitutionsmuster ▶ **Tab. 2.4**. Auch die veresterten Säuren sind meist Mischungen verschiedener Fettsäuren, wobei die dominierende Fettsäure namensgebend ist. So enthält Sucrosemonopalmitat mindestens 70 % Palmitinsäureester, wobei mindestens 55 % Monoester, maximal 40 % Diester und maximal 20 % höhere Ester enthalten sein dürfen (Ph. Eur.).

In Deutschland sind derzeit zahlreiche Fertigarzneimittel gelistet, die Sucroseester enthalten. Eine Auswahl befindet sich in ▶ **Tab. 2.5**. Bisher beschränkt sich der Einsatz auf perorale Arzneiformen. Die verwendeten Sucroseester dienen dabei entweder als Schmiermittel, amphiphiler Stabilisator oder auch als Matrix für eine retardierte Freisetzung.

▼ **Tab. 2.4** Chemische Zusammensetzung verschiedener Sucroseesterprodukte (Mitsubishi-Kagaku Foods Corp. 2002)

HLB-Wert	Gehalt an Monoestern [%]	Gehalt an Di- und Triestern [%]	Gehalt an Polyestern [%]
1	ca. 1	ca. 11	ca. 88
3	20	60	20
7	40	60	0
11	55	45	0
16	75	25	0

3.2.2 Vitamin E TPGS

Vitamin E TPGS (D-alpha-Tocopheryl-polyethylenglykol-1000-succinat, TPGS, Tocophersolan) wurde ursprünglich von der amerikanischen Firma Eastman Chem. Comp. entwickelt. Seit Ende 2008 wird es als Speziol® TPGS Pharma von der Firma Cognis angeboten.

Vitamin E TPGS ist ein wasserlösliches Derivat des natürlichen Vitamins E ▶ **Abb. 2.2**. Es wird durch Veresterung der Säuregruppen des kristallinen D-alpha-Tocopherylsuccinats mit Polyethylenglykol 1000 hergestellt. Durch den hydrophilen PEG-Anteil und den lipophilen Anteil des Vitamins E besitzt es hervorragende Eigenschaften als Emulgator (HLB ≈ 13) und Solubilisator. Im Gegensatz zum nativen Vitamin E zeichnet es sich durch unbegrenzte

▼ **Tab. 2.5** Auswahl an Fertigarzneimitteln mit Sucroseestern (Rote Liste 2008)

Produkt	Pharmazeutischer Unternehmer	Sucroseester
Ibubeta® retard	betapharm	Sucrosepalmitat
Efeu Hustensirup Madaus®	Madaus	Sucrose(mono,di,tri)dodecanoat
Lisino® Brause	Essex Pharma	Sucrosepoly(palmitat,stearat)
Viracept® Pulver zum Einnehmen	Roche Pharma	Saccharosemonopalmitat
Dorithricin® Halstabletten	Medice	Saccharosestearat
T-long® 100 mg/-150 mg/-200 mg Retardkapseln	AWD.pharma	Sucrosemonostearat
Clarosip® 125 mg/-187,5 mg/-250 mg Granulat zur Herstellung einer Suspension zum Einnehmen	Grünenthal	Sucroseester (E 473)
Eisentabletten-ratiopharm 50 mg Filmtabletten	ratiopharm	Saccharosefettsäureester

2

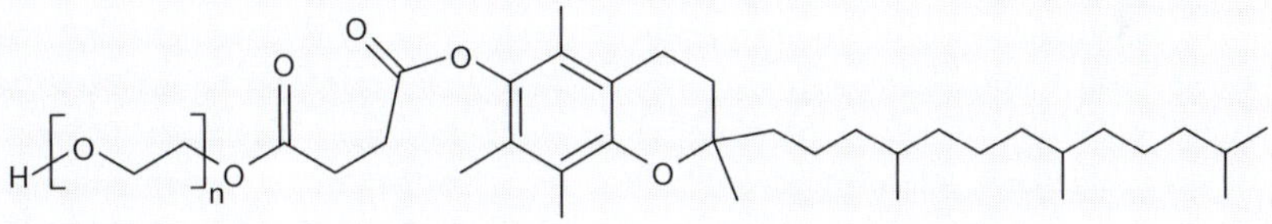

▲ **Abb. 2.2** Chemische Struktur von D-alpha-Tocopheryl-polyethylenglykol-1000-succinat (TPGS, Tocophersolan)

Wasserlöslichkeit aus. Dabei bilden sich oberhalb der CMC Mizellen und in höheren Konzentrationen flüssig-kristalline Phasen aus. Vitamin E TPGS ist außerdem sehr stabil. Es zersetzt sich erst bei 199 °C und ist somit zur Hitzesterilisation geeignet.

Klinische Studien haben belegt, dass Tocophersolan die orale Bioverfügbarkeit von Vitamin E und anderen schlecht wasserlöslichen Wirkstoffen erhöht. Die Mechanismen der Bioverfügbarkeitserhöhung sind noch nicht vollständig geklärt, aber man geht davon aus, dass Vitamin E TPGS in der Lage ist, den ABC-Transporter P-Glycoprotein (P-GP) zu hemmen und dadurch die enterale Wirkstoffresorption für P-GP-Substrate zu erhöhen. Somit stellt Vitamin E TPGS eine interessante Modifizierung des Tocopherols dar.

Vitamin E TPGS ist in mehreren Marktprodukten enthalten ▸ **Tab. 2.6**. Mit seiner Hilfe

▼ **Tab. 2.6** Auswahl an Fertigarzneimitteln mit Vitamin E TPGS (Rote Liste 2008)

Produkt	Pharmazeutischer Unternehmer
Agenerase® 50 mg Weichkapseln Agenerase® 15 mg/ml Lösung zum Einnehmen	GlaxoSmithKline
Cicloral® 25 mg/-50 mg/-100 mg Kapseln Cicloral® Lösung 100 mg/ml	Hexal
Ciclosporin 25/-50/-100 – 1 A Pharma® Kapseln Ciclosporin Lösung – 1 A Pharma® 50 ml (Produkt identisch zur Hexal-Formulierung)	1 A Pharma (100%ige Tochter von Hexal)

gelang es, patentgeschützte Mikroemulsionspräkonzentrate (auf Basis von Glyceriden) zu umgehen und generische Ciclosporinformulierungen (Cicloral® von Hexal) zu entwickeln.

3.2.3 Pegylierte Lipide

Beispiele für pegylierte Lipide sind Cremophor® RH 40 (Macrogolglycerolhydroxystearat, Ph. Eur., BASF), Cremophor® EL (Polyoxyethylenglyceroltriricinoleat 35, BASF), Cremophor® EL-P (Polyoxyethylenglyceroltriricinoleat 35, gereinigt, BASF), Solutol® HS 15 (Macrogol-15-Hydroxystearat, BASF), Gelucire® 44/14 (Macrogolglycerollaurat, Gattefossé) und Gelucire® 50/13 (Macrogolglycerolstearat, Gattefossé).

Die Cremophore® sind Syntheseprodukte aus Rizinusöl bzw. hydriertem Rizinusöl mit unterschiedlichen Mengen an Polyethylenglykol. Sie dienen hauptsächlich als nichtionische hydrophile Emulgatoren (HLB ≈ 15) für orale und topische Zubereitungen. Ursprünglich sollten diese Emulgatoren auch für parenterale Zubereitungen verwendet werden. Allerdings wurden erhebliche Nebenwirkungen beobachtet, z.B. Blutdruckabfall, Hämolyse, Histaminausschüttung bis hin zum anaphylaktischen Schock. 1995 wurde Cremophor® EL-P entwickelt. Ein zusätzlicher Reinigungsschritt sollte den Gehalt an freien Fettsäuren, Wasser und Natrium minimieren, um die Nebenwirkungen zu vermindern. Im gleichen Jahr wurde Solutol® HS 15 entwickelt, ein Syntheseprodukt aus PEG und 12-Hydroxystearinsäure. Es sollte als nichttoxischer, hitzesterilisierbarer Emulgator für Parenteralia eingesetzt werden. Klinische Studien bewiesen eine 10-fach bessere Verträglichkeit als bei Cremophor® EL (BASF 2004).

In den letzten Jahren ist ihre Bedeutung in der galenischen Entwicklung von Formulierungen schlecht wasserlöslicher Wirkstoffe gestiegen. Durch die effektive Solubilisierung kann die orale Bioverfügbarkeit von lipophilen Wirkstoffen erhöht werden. Auf dem deutschen Markt befinden sich zahlreiche Produkte ▸Tab. 2.7. Besonders hervorzuheben ist die Verwendung von Macrogolglycerolhydroxystearat im Mikroemulsionspräkonzentrat Sandimmun® Optoral (siehe auch Kap. 5).

> **Merke**
>
> Wie die meisten Lipidhilfsstoffe sind sowohl Cremophore® als auch Solutol® Multikomponentengemische (siehe Tab. 2.7). Eine vollständige Homogenisierung des Produkts ist somit unerlässlich.

Gelucire®. Diese halbfesten Hilfsstoffe sind halbsynthetische Glyceride auf der Basis von hydrierten pflanzlichen Ölen, vor allem Palmkernöl und Kokosöl. Sie stellen Stoffgemische aus Mono-, Di- und Triglyceriden sowie Mono- und Diestern von Fettsäuren und Polyethylenglykol und freiem Macrogol dar. Die Säurefraktion ist ein Gemisch aus Fettsäuren der Kettenlängen $C_{12}-C_{18}$. In der Nomenklatur der Gelucire® steht die erste Ziffer für ihren Schmelzpunkt und die zweite für den HLB-Wert.

Außer in der unterschiedlichen Zusammensetzung des Fettsäuremusters unterscheiden sie sich deutlich in ihrer Interaktion mit Wasser. Gelucire® 44/14 bildet bei Kontakt mit Wasser ein selbstemulgierendes System, das die orale Bioverfügbarkeit von schlecht wasserlöslichen Wirkstoffen erhöhen kann. Aufgrund des niedrigen Schmelzpunkts findet es außerdem als Bindemittel für Schmelzgranulierung oder Schmelzextrusion Anwendung und kann auch in geschmolzener Form als Füllstoff für Hartgelatinekapseln verwendet werden. Durch gezielte Prozessierung mittels Tiefkühlvermahlung kann Gelucire® 44/14 in gepulverte Form überführt werden und ist somit auch für klassische Formulierungstechniken geeignet (Gattefossé 2003).

Gelucire® 50/13 quillt in Wasser und kann somit als Lipidmatrix für eine kontrollierte Wirkstofffreisetzung eingesetzt werden. Ebenso kann es in Kombination mit anderen Solubilisatoren als Bestandteil von selbstemulgierenden Systemen verwendet werden. Zahlreiche Formulierungen befinden sich derzeit in den Entwicklungsprogrammen, allerdings sind in

▼ **Tab. 2.7** Beispiele für pegylierte Lipide

Produktname	Generische Bezeichnung	Chemische Zusammensetzung
Cremophor® RH 40	Macrogolglycerol-hydroxystearat	75–83 % hydrophobe Komponenten (hauptsächlich Triglyceride ethoxylierter 12-Hydroxystearinsäure) 17–25 % hydrophile Komponenten (PEG, ethoxyliertes Glycerol)
Cremophor® EL	Polyoxyethylen-glyceroltriricinoleat 35	75–83 % hydrophobe Komponenten (hauptsächlich Triglyceride ethoxylierter Ricinolsäure) 17–25 % hydrophile Komponenten (PEG, ethoxyliertes Glycerol)
Cremophor® EL-P	Polyoxyethylen-glyceroltriricinoleat 35, „gereinigt"	
Solutuol® HS 15	Macrogol-15-hydroxystearat	35 % freies Macrogol 65 % Mono- und Diester sowie Mono- und Diether der 12-Hydroxystearinsäure und PEG
Gelucire® 44/14	Macrogolglycerollaurat	20 % Mono-, Di- und Triglyceride 72 % Mono- und Diester von Fettsäuren und Polyethylenglykol 1500 8 % freies Macrogol 1500
Gelucire® 50/13	Macrogolglycerol-stearat	20 % Mono-, Di- und Triglyceride 72 % Mono- und Diester von Fettsäuren und Polyethylenglykol 1500 8 % freies Macrogol 1500

▼ **Tab. 2.8** Auswahl an Fertigarzneimitteln mit pegylierten Lipiden (Rote Liste 2008)

Produkt	Pharmazeutischer Unternehmer	Tensid
Sandimmun® Optoral 10 mg/-25 mg/-50 mg/-100 mg Kapseln Sandimmun® Optoral Lösung	Novartis Pharma	Macrogolglycerolhydroxystearat
Tramal® Tropfen, Lösung zum Einnehmen	Grünenthal	Macrogolglycerolhydroxystearat
Penicillin V STADA® 0,3 Mega Trockensaft, Pulver zur Herstellung einer Lösung zum Einnehmen	STADA	Macrogolglycerolhydroxystearat
Norvir® 100 mg Weichkapseln Norvir® 80 mg/ml Lösung zum Einnehmen	Abbott Laboratories	Macrogolglycerolricinoleat 35
Vitafluid® Augentropfen	Dr. Mann Pharma	Macrogolglycerolricinoleat 35
Paclitaxel-GRY® 6 mg/ml, Konzentrat zur Herstellung einer Infusionslösung	Gry-Pharma	Macrogolglycerolricinoleat 35
Fenofibrat Sandoz® 200 mg Hartkapseln	Sandoz	Macrogolglycerollaurat
Finasterid Winthrop® 5 mg Filmtabletten	Winthrop	Macrogolglycerollaurat

Deutschland nur Produkte mit Gelucire® 44/14 auf dem Markt ▶ Tab. 2.8.

Halbfeste und feste Lipide. Diese Hilfsstoffe eröffnen zahlreiche Formulierungsoptionen, sie besitzen jedoch auch Nachteile. Oft ist die Kristallisation sehr heterogen und stark von der Lagerzeit und den Lagerbedingungen abhängig. Meistens existieren mehrere polymorphe Formen.

Mögliche polymorphe Umwandlungen von Wirkstoff und Lipid sind dabei keineswegs nur von akademischem Interesse. Sie bedürfen besonderer Aufmerksamkeit, da sie oft mit einem veränderten Schmelz- und Auflösungsverhalten, einer veränderten Freisetzungsrate und einer Verminderung des im Lipid gelösten Wirkstoffanteils verbunden sind. Die Hilfsstoff-Wirkstoff-Wechselwirkungen sind dabei spezifisch. So berichten Khan und Craig, dass die Einbettung von Paracetamol in Gelucire® 50/13 das Schmelzverhalten des Lipids beeinflusste. Durch Einarbeitung des Wirkstoffs stieg der niedrig schmelzende Anteil des Lipids signifikant an.

Ähnliche Versuche, Coffein in die Gelucire®-Matrix einzuarbeiten, führten nicht zu einer Veränderung des Schmelzverhaltens, aber es wurde das Auftreten einer instabilen Coffeinmodifikation beobachtet, die normalerweise erst bei Erhitzen über 140 °C auftritt (Khan, Craig 2003). Generell sind daher bei halbfesten, flüssigkristallinen und festen Lipidformulierungen polymorphe Umwandlungen mittels geeigneter Methoden (DSC, Röntgendiffraktometrie, Raman- und IR-Spektroskopie, Mikroskopie) zu verfolgen, um lagerungsbedingte Qualitätsveränderungen zu erkennen.

3.2.4 Phytantriol®

Phytantriol® (3,7,11,15-Tetramethylhexadecan-1,2,3-triol; Wako Pure Chemicals) ▸Abb. 2.3 ist ein gern verwendeter Bestandteil in der Kosmetikindustrie. Es wird als Feuchtigkeitsspender in Haut- und Haarpflegeprodukten verwendet und verbessert die Penetration von Vitaminen, Panthenol und Aminosäuren in die Haut. Es bildet ähnlich wie Monoglyceride langkettiger, ungesättigter Fettsäuren in Wasserüberschuss und bei physiologischen Temperaturen kubische flüssigkristalline Phasen. Es könnte somit als chemisch stabilere Alternative zu Glycerolmonooleat verwendet werden, das die Hauptgrundlage des Elyzol®-Dentalgels bildet. Hierbei bildet sich eine hochviskose kubische Phase *in situ* aus. Kubische und hexagonale Phasen stellen interessante Freisetzungssysteme dar. Aufgrund ihrer hohen Viskosität kommt es zu einer kontrollierten Freisetzung des Wirkstoffs. Sie eignen sich für orale, transdermale und parenterale Applikation. Außerdem zeichnen sie sich durch Mukoadhäsivität aus.

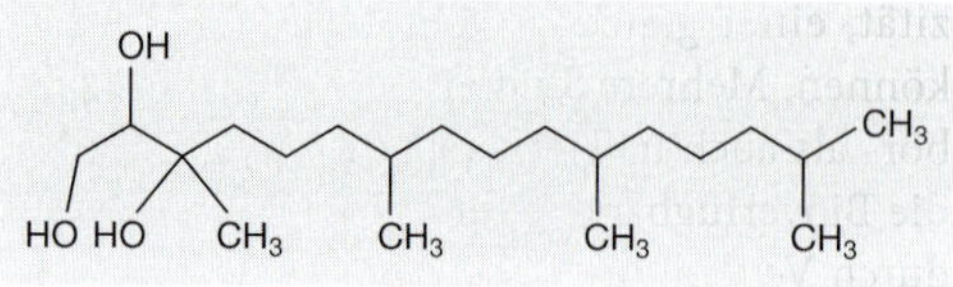

▲ **Abb. 2.3** Chemische Struktur von Phytantriol

3.3 Stärken und Schwächen der Lipidhilfsstoffe

Es gibt eine große Vielzahl an kommerziell erhältlichen Lipiden. Die große Stärke dieser Hilfsstoffe besteht darin, die orale und parenterale Bioverfügbarkeit schlecht wasserlöslicher Wirkstoffe signifikant zu erhöhen. Zu den Ursachen zählen u. a.:

- die Solubilisierungskapazität,
- das Potenzial, übersättigte Wirkstofflösungen in vivo zu stabilisieren,
- die Möglichkeit einiger Hilfsstoffe, P-GP-Effluxpumpen zu inhibieren.

Zu den möglichen Schwächen dieser Hilfsstoffe zählen u. a.:

- unzureichende chemische Stabilität,
- Verunreinigungen wie Formaldehyd oder Peroxide aus den Herstellungsprozessen,
- Inkompatibilitäten mit Kapselhüllen,
- Batch-Batch-Variationen mit wechselnden Qualitäten,
- Polymorphe Umwandlungen bei Lagerung mit veränderter Solubilisierung und Freisetzung,
- regulatorische Aspekte.

Außerdem sollte man nicht vergessen, dass auch Hilfsstoffe durch körpereigene Enzyme abgebaut werden können. So enthalten fast alle Lipide Esterbindungen, die durch Esterasen des Blutes und Lipasen des Magen-Darm-Trakts abgebaut werden können. So werden beispielsweise die amphiphilen Macrogolester der 12-Hydroxystearinsäure in Solutol® HS 15 zu hydrophilem Macrogol und lipophilen Fettsäuren gespalten. Es ist offensichtlich, dass sich dabei die Eigenschaften, vor allem die Solubilisierungskapazität, einer ganzen Formulierung verändern können. Mehrere Studien haben sowohl in Labor- als auch in Tierversuchen bewiesen, dass die Bioverfügbarkeit verschiedener Wirkstoffe durch Verdauung der Lipidsysteme beeinflusst wird. Daher wird heutzutage bereits in der frühen Phase der Formulierungsentwicklung auf den Einfluss von Verdauungsenzymen getestet (z.B. in vitro Freisetzungstest mit Pankreatin).

4 Cellulosen

Die Verwendung von Cellulose als pharmazeutischer Hilfsstoff geht weit zurück. Pulvercellulose und mikrokristalline Cellulose (MCC) finden vor allem als Füll- und Trockenbindemittel Anwendung. Cellulosederivate (Celluloseether und -ester) haben dagegen typische Funktionen als Gelbildner, Feuchtbindemittel, Filmbildner und Sprengmittel.

Bei den Füll- und Trockenbindemitteln geht die Entwicklung in Richtung prozessierter und koprozessierter Materialien, die Vorteile in der Direkttablettierung bringen sollen. Bei den Cellulosederivaten wird bevorzugt deren chemische Struktur variiert, um mit einem anderen Substitutionsgrad neue Eigenschaften zu erreichen. Tabelle ▸Tab. 2.9 zeigt einen Überblick über eine Auswahl an neueren Produkten.

Die **silizifierte mikrokristalline Cellulose** gehört zu den koprozessierten Hilfsstoffen. Sie besteht bei dem Produkt Prosolv® aus 98 % MCC und 2 % kolloidaler Kieselsäure. Durch die gemeinsame Sprühtrocknung werden bessere Trockenbindemitteleigenschaften, eine gesteigerte Fließfähigkeit und eine bessere Kompaktibilität erreicht (wichtig für die Di-

2

▼ **Tab. 2.9** Auswahl einiger Cellulosehilfsstoffe

Hilfsstoff	Produktname und Hersteller	Verwendung
MCC (agglomeriert)	Avicel® PH 200; FMC Vivapur® 12; JRS	Direkttablettierung
MCC-Pellets	Cellets®; IPC	Direkttablettierung
sMCC (silizifierte MCC; MCC + SiO_2) (koprozessiert)	Prosolv SMCC®; FMC SMCC™; Penwest Pharmaceuticals	Direkttablettierung
kolloidale MCC (MCC + Na-CMC) (koprozessiert)	Vivapur® MCG; JRS Avicel® RC; FMC	Viskositätserhöhung, Herstellung thixotroper Systeme
α-Lactose-Monohydrat (75 %) und Cellulosepulver (25 %) (koprozessiert)	Cellactose®; Meggle Pharma	Direkttablettierung
MCC und Guarkernmehl (koprozessiert)	Avicel® CE 15; FMC	Füllmittel für Direkttablettierung mit guter Zerfallseigenschaft
Hypromellose (HPMC)	Metolose® SR; Shin-Etsu METHOCEL™; Colorcon Vivapharm®; JRS Shionogi Qualicaps; Shionogi	hydrophile Matrixsysteme mit verzögerter Freisetzung HPMC-Kapseln zur Weiterverarbeitung
HPMC-acetatsuccinat	Shin-Etsu Aqoat®; Shin-Etsu	magensaftresistente Überzüge
L-HPC	L-HPC; Shin-Etsu	Zerfallsbeschleuniger
Croscarmellose-Natrium	Ac-di-Sol®; FMC Vivasol®; JRS	Zerfallsbeschleuniger

rekttablettierung). Dem Hersteller JRS zufolge weist MCC eine fünfmal größere Oberfläche als normale MCC auf und fungiert somit als Wirkstoffträger (Gohel 2005, JRS Pharma 2006).

Eine weitere koprozessierte mikrokristalline Cellulose stellt die kolloidale MCC dar (z. B. Vivapur® MCG). Der Anteil an Natrium-Carboxymethylcellulose variiert je nach Typ und liegt bei Vivapur® etwa zwischen 8 und 19%. Die Anwendungsgebiete liegen hier meist bei der Stabilisierung von Suspensionen und Emulsionen. Carmellose-Natrium wirkt als Schutzkolloid, sodass Flockungen in Suspensionen verhindert werden können. Ab einer Konzentration von 1% ergibt die kolloidale MCC thixotrope Gele. Sobald ein Energieeintrag (Scherkräfte durch Schütteln) erfolgt, richtet sich das Netzwerk des Gelbildners in Scherrichtung aus. Dies führt zu einer reduzierten Viskosität. Das thixotrope Verhalten ist eine wichtige Eigenschaft, um die Dosiergenauigkeit von Suspensionen aufrechtzuerhalten (JRS Pharma 2006).

Celluloseether können je nach Substitutionsgrad als Gelbildner oder Zerfallshilfsstoff eingesetzt werden. Die niedrig substituierte Hydroxypropylcellulose (L-HPC) unterscheidet sich hinsichtlich ihrer Eigenschaften deutlich von der traditionellen HPC. Durch die höhere Anzahl an Hydroxypropylgruppen pro Glucoseeinheit ist HPC wasserlöslich und findet vor allem als Feuchtbindemittel in der Granulation Anwendung. Im Unterschied dazu ist die L-HPC nicht wasserlöslich, sondern quillt in Wasser und führt so zum Zerfall einer Tablette.

Shin-Etsu bietet beispielsweise verschiedene Typen an, von faserförmig bis mikronisiert, die je nach Struktur gut komprimierbar sind. Auch in Zweischichtsystemen (Tabletten mit schneller und modifizierter Freisetzung) kann ihre Trockenbindemitteleigenschaft genutzt werden (Shin-Etsu Chem. 2005).

Neue Einsatzgebiete. Abschließend soll noch darauf hingewiesen werden, dass nicht nur die Veränderung oder Neuentwicklung eines Hilfsstoffs unter Innovation zu verstehen ist, sondern auch die Entdeckung eines neuen Einsatzgebiets für einen existierenden Hilfsstoff. Dafür ist die Hydroxypropylmethylcellulose (HPMC) ein sehr gutes Beispiel. Bekannt als typisches Feuchtbindemittel in der Granulation, findet sie neuerdings auch Anwendung in hydrophilen Matrixsystemen, bei der Herstellung „tensidfreier" Emulsionen und als Grundstoff für die Herstellung von Kapseln als Alternative zu den Hartgelatinekapseln.

5 Stärken

Stärken und Stärkederivate. Diese Hilfsstoffe werden sehr zahlreich eingesetzt und sind in mehreren Monografien der Arzneibücher enthalten. Die mit Abstand größte Bedeutung hat die Maisstärke, die in 3287 Präparaten (Gelbe Liste 2008) genutzt wird. Über eine Zehnerpotenz weniger wird die Kartoffelstärke eingesetzt, Weizen- und Reisstärke spielen nur eine untergeordnete Rolle. Durch thermomechanische Behandlung lassen sich die kristallinen Bereiche der Stärke teilweise oder vollständig in den amorphen Zustand überführen, von den vorverkleisterten Qualitäten wird ebenfalls die Maisstärke mit Abstand am häufigsten genutzt (oft wird auch der Ausdruck „pregelatinisiert" verwendet – Gelatine ist aber nicht beteiligt!). Diese „klassischen" Stärken und Stärkederivate werden von verschiedenen Herstellern angeboten.

Bei Stärken wird ebenfalls die Strategie der Koprozessierung verfolgt, um die Produkteigenschaften weiter zu verbessern. Als ein Beispiel sei hier StarLac® genannt, ein sprühgetrocknetes Gemisch aus Lactose und Maisstärke, das für die Direkttablettierung geeignet ist ▸Tab. 2.10. Neben einer guten Fließfähigkeit der agglomerierten Partikel findet hier der Zerfall durch den Stärkeanteil schneller statt als bei Lactose allein (Gohel 2005).

Weiterhin werden Stärkehydrolysate genutzt, die meist durch enzymatische Hydrolyse von Stärke gewonnen werden. Maltodextrin und Stärkehydrolysate werden in 198 bzw. 22 Präparaten der Roten Liste genannt. Sie werden u. a. häufig bei pflanzlichen Trockenex-trakten und Kautabletten eingesetzt (z. B. bei

▼ **Tab. 2.10** Zusammensetzung und Funktion von StarLac®

Produkt	Hersteller	Zusammensetzung	Anwendung
StarLac®	Roquette	85 % α-Lactose-Monohydrat 15 % Maisstärke	Füllmittel für Direkttablettierung mit guter Zerfallseigenschaft

Trockenextrakten: Lymphozil® Lutschtabletten, Crataegus 450 – 1 A Pharma® Filmtabletten, Efeu-ratiopharm® Hustensaft, Hedelix® Husten-Brausetabletten, Kytta-Sedativum®).

Chemisch modifizierte Stärke. Alternativ zur thermomechanischen Behandlung (Verkleisterung) und zur Hydrolyse kann Stärke chemisch modifiziert werden. Das bekannteste Beispiel ist Natriumcarboxymethylstärke, welche sehr häufig als Sprengmittel eingesetzt wird. Sie ist in über 1500 Präparaten enthalten.

Weitere Stärkederivate werden in der Lebensmittelindustrie eingesetzt, jedoch pharmazeutisch bisher wenig oder nicht genutzt. Durch Substitution mit Octenylsuccinat wird die „OSA-Stärke" erhalten, die Emulgatoreigenschaften hat. Sie wird in der Kosmetik- und Lebensmittelindustrie zur Stabilisierung von Emulsionen eingesetzt. Verschiedenen Herstellern und Forschungsgruppen ist es gelungen, mittels OSA stabile wässrige Emulsionen von Vitamin E oder Ölen (O/W) im Bereich von 50 bis 200 nm herzustellen. Es ist zu erwarten, dass dieser Hilfsstoff in pharmazeutischen Produkten zu finden sein wird. Gegenwärtig ist er nur als Bestandteil eines essbaren Klebers in einem Präparat enthalten (Fentanyl-Lutschtablette Actiq®). Eine Alternative zu OSA-Stärke ist die Hydroxypropylstärke (HP-Stärke), die als Stabilisator, Emulgator und Verdickungsmittel im Nahrungsmittelbereich genutzt wird.

6 Weitere Polysaccharide (natürliche Polymere)

Neben Cellulosen und Stärken existieren weitere natürliche Polysaccharide und ihre Derivate, die schon jetzt pharmazeutisch genutzt oder hinsichtlich ihrer Nutzung intensiv untersucht werden. Im Allgemeinen werden sie seit längerer Zeit im Lebensmittel- oder Kosmetikbereich genutzt, sodass Erfahrungswerte hinsichtlich ihrer Eigenschaften und Prozessierbarkeit vorhanden sind. Problematisch ist allerdings, dass die Qualität oft nur schwer zu kontrollieren ist und die für Arzneimittelanwendungen hohen regulatorischen Qualitätsstandards nicht einfach zu erreichen sind. Im Folgenden werden einige Substanzen vorgestellt.

Das **Xanthangummi** (Xanthural®) wird durch Fermentation von Kohlenhydraten mit *Xanthomonas campestris* gewonnen und stellt ein hochmolekulares, anionisches Polysaccharid dar. Es ist in über 130 Präparaten enthalten, wobei Suspensionen oder Pulver bzw. Granulate für Suspensionen eine wichtige Rolle spielen (u. a. Tamiflu® 12 mg/ml, Pulver zur Herstellung einer Suspension zum Einnehmen; Cefixim-CT 100 mg/5 ml, Granulat zur Herstellung einer Suspension zum Einnehmen; Elobact® 125 mg/250 g Dosierbrief, Granulat). Hier wirkt Xanthangummi als Stabilisator. Andere Anwendungen finden sich im Diagnostikbereich; so wird die Verweildauer von Bariumsulfat in der Speiseröhre durch Xanthangummi verlängert (Microtrast® Ösophaguspaste). Ebenso wird Xanthangummi genutzt, um die galenisch und organoleptisch problematische Substanz Colestyramin zu formulieren (Quantalan® zuckerfrei, Pulver).

Carrageen wird von verschiedenen Herstellern angeboten (z. B. Viscarin®, Gelcarin®, SeaSpen®). Es ist ein lineares, anionisches Polysaccharid, das aus Rotalgen gewonnen wird. Verschiedene Carrageentypen unterscheiden sich durch ihren Anteil an Galactose und 3,6-Anhydrogalactose sowie in der Anzahl an Sulfatgruppen. Die chemischen Unterschiede führen zu unterschiedlichen Löslichkeitsprofilen und Gelierungseigenschaften.

2

Von größerer Bedeutung sind κ-, ι- und λ-Carrageen. κ-Carrageen bildet Gele mit Kalium- und Calciumionen, ι-Carrageen nur mit Calciumionen. λ-Carrageen geliert nicht und ist gut wasserlöslich. Carrageen ist in einigen pharmazeutischen Produkten enthalten (z. B. in Aricept® Evess 5 mg/-10 mg Schmelztabletten, Eisentabletten-ratiopharm 50 mg Filmtabletten). Verstärktes Interesse hat es auch als MCC-Alternative für die Pelletherstellung durch Extrusion/Sphäronisation gefunden, da oft eine unvollständige Freisetzung aus MCC-Pellets beobachtet wird. So sind im Präparat Clarosip®, Carrageen-Pellets enthalten, die sich in einem Trinkhalm befinden. Das in den Pellets enthaltene Antibiotikum wird bei Flüssigkeitsdurchstrom rasch freigesetzt.

Alginat ist ein Polysaccharid, das aus einem Gemisch der beiden Uronsäuren α-L-Guluronsäure (GulUA) und β-D-Mannuronsäure (ManUA) besteht. Diese sind 1,4-glykosidisch in wechselndem Verhältnis zu linearen Ketten verknüpft. Alginate werden aus Braunalgen gewonnen und als Verdickungs- und Geliermittel eingesetzt. Sie sind für ihre außerordentlich starken Wechselwirkungen mit Calcium bekannt. In der Roten Liste sind etwas 50 Präparate mit Alginsäure oder dessen Natriumsalz gelistet (z. B. Prostacure 0,4 mg Hartkapseln retardiert, Cholspasmin® forte, Verabeta® 120 retard/-240 RR Retardtabletten, Combudoron® Gel).

Pektine sind Polyuronide, die aus Apfel-, Citrus- oder Rübentrester gewonnen werden. Diese Stoffgemische unterscheiden sich durch verschiedene Molmassen und Veresterungsgrade, was zu unterschiedlichen Viskositäten und Gelierungseigenschaften führt. Sie werden zur Viskositätserhöhung und als oberflächenaktive Stabilisatoren eingesetzt. Beispiele von pharmazeutischen Marktpräparaten sind Elutit®-Calcium-Granulat; Pulver, Phosphalugel®, Solcoseryl® Dental Adhäsivpaste, Vasosan® P/-S Granulat, Volon® A Haftsalbe.

Guarkernmehl (Guargummi, *guar gum*, E 412) ist ein Zusatzstoff, der als Verdickungsmittel, Geliermittel und Füllstoff eingesetzt und aus den Samen des indischen Baumes *Cyamopsis tetragonolobus* gewonnen wird. Guargummi (Guarkernmehl) ist das vermahlene Endosperm, d. h. das Nährgewebe, das den Keimling im Samen umgibt. Es enthält 65 – 76 % Galactomannan, ein langkettiges Kohlenhydrat aus den Zuckern Mannose und Galactose, und etwa 6 – 7 % Proteine. In der Roten Liste sind etwa 30 Präparate gelistet, die Guargummi (Guar, Guargalactomannan) enthalten. Häufig dient es zur Stabilisierung von Suspensionen, wird aber auch für schnell zerfallende Tabletten genutzt. Beispiele von Präparaten sind Magnesorot® 240 Suspension; Colestyramin STADA® 4 g/Dosisbeutel, Granulat zur Herstellung einer Suspension zum Einnehmen; Cefuroxim Sandoz® 125 mg/5 ml Pulver zur Herstellung einer Suspension zum Einnehmen; Amoxi-Clavulan STADA® TS 125/31,25 mg/-TS 250/62,5 mg Pulver zur Herstellung von Suspension zum Einnehmen; Infectomox 250/-500/-750 Saft Pulver zur Herstellung einer Suspension; Mirtazapin AL 15 mg/-30 mg/-45 mg Schmelztabletten; Risperidon beta 1 mg/-2 mg Schmelztabletten.

Chitosan ► Abb. 2.4 wird durch Deacetylierung von Chitin (N-Acetylglucosamin) gewonnen, das aus den Schalen von Meerestieren (z. B. Krabben und Krebsen) hergestellt wird. Die Produktqualität wird durch den Deacetylierungsgrad, die Molekulargewichtsverteilung und durch Verunreinigungen bestimmt. Außerhalb der Pharmazie wird Chitosan zur Wasserreinigung, als Wundverband und als „Fettmagnet" zur Gewichtsreduktion eingesetzt, wobei die letzte Indikation sehr umstritten ist.

Durch die Deacetylierung wird eine primäre Aminogruppe geschaffen, die im sauren Milieu protoniert wird, sodass Chitosan als Polykation vorliegt. Im Vergleich zu anderen Polykationen besitzt Chitosan eine wesentlich bessere Verträglichkeit. Daher wird seine Nutzung als Polymer zur Herstellung von mehrschichtigen Polyelektrolytlayern, als Matrixmaterial für Mikro- und Nanopartikeln und als Gerüstsubstanz in der regenerativen Medizin intensiv untersucht.

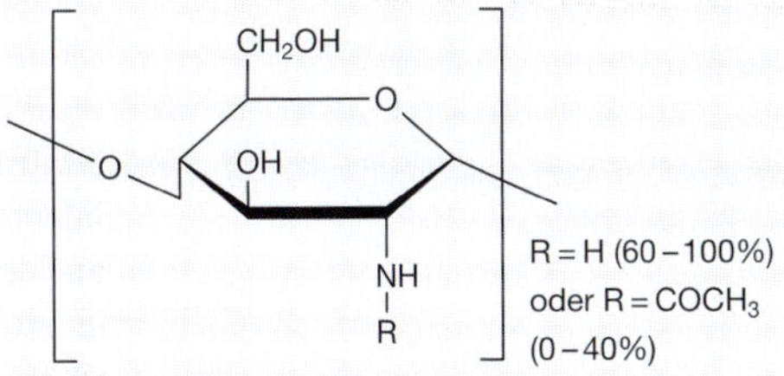

▲ **Abb. 2.4** Chemische Struktur von Chitosan

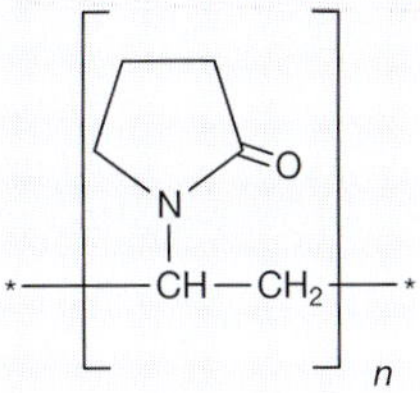

▲ **Abb. 2.5** Chemische Struktur von Polyvinylpyrrolidon

Obwohl die Forschung zur Nutzung von Chitosan als pharmazeutischer Hilfsstoff in den letzten Jahren stark zugenommen hat und sehr zahlreich auf dem Gebiet publiziert wurde, gibt es bis heute noch kein chitosanhaltiges Marktpräparat in der Roten Liste. In Korea ist ein Präparat zur Therapie mit radioaktiven Strahlern auf dem Markt. Es wird eine essigsaure Polymerlösung injiziert, die im Körper durch pH-Veränderung ausfällt und so den Wirkstoff immobilisiert.

Insgesamt ist einzuschätzen, dass Chitosan sehr viele interessante und einzigartige Aspekte aufweist, die in der Forschung belegt sind. Es wird von der Qualitätssicherung, d.h. der Bereitstellung hoher und reproduzierbarer Chitosanqualitäten, abhängen, in welchem Ausmaß Chitosan in zukünftigen Pharmaprodukten enthalten sein wird.

7 Synthetische Polymere

Ein Polymer mit sehr breiten Einsatzmöglichkeiten ist das Polyvinylpyrrolidon (PVP, Povidon). Auch hier gibt es zahlreiche chemische und physikalische Modifikationen, die sowohl den Einsatzbereich erweitern als auch die Qualität der Produkte verbessern.

Povidon (Kollidon®, Plasdone®) ist ein wasserlösliches, filmbildendes, adhäsives Polymer ▸**Abb. 2.5**, das sich außerdem durch seine Affinität zu hydrophilen und lipophilen Oberflächen auszeichnet. Lösliche Povidone gehören zu den am häufigsten und unterschiedlichsten eingesetzten pharmazeutischen Hilfsstoffen. So finden sie z.B. als Bindemittel, Filmbildner, Löslichkeitsvermittler und Lyophilisierungshilfsstoff Anwendung. Außerdem kann es zur Herstellung fester Lösungen durch Kopräzipitation oder Schmelzextrusion verwendet werden und so die Bioverfügbarkeit schlecht wasserlöslicher Wirkstoffe verbessern. Auch pyrogenfreie Produkte zur Verwendung für Parenteralia sind erhältlich.

Neben den löslichen Typen findet man auch unlösliches PVP, auch **Crospovidon** genannt (Kollidon CL®, Polyplasdone XL®). Hierbei handelt es sich hauptsächlich um physikalisch quer vernetztes PVP. Nur ein kleiner Anteil (<5 %) ist chemisch quer vernetzt. Es wird hauptsächlich als Sprengmittel verwendet. Crospovidon bildet die gleichen Komplexe wie Povidon und kann ebenso zur Verbesserung der Löslichkeit und Bioverfügbarkeit von Problemwirkstoffen eingesetzt werden. Im Jahr 2006 brachte BASF neue Crospovidonqualitäten auf den Markt, die sich in ihrer Größenverteilung unterscheiden ▸**Tab. 2.11**. Die Produkte sollen den Anforderungen der pharmazeutischen Industrie nach verbesserter Oberflächenbeschaffenheit von Tabletten (angenehmes Mundgefühl bei orodispersiblen Tabletten, glatte Oberflächen) oder erhöhter Bruchfestigkeit gerecht werden.

Eine weitere chemische Derivatisierung stellt **Copovidon** (Kollidon VA 64®) dar, ein Copolymer aus Vinylpyrrolidon und Vinylacetat im Verhältnis 6 zu 4 ▸**Abb. 2.6**.

Es ist ebenso wie Povidon adhäsiv, filmbildend und besitzt bindende Eigenschaften. Dabei ist es aber weniger hygroskopisch, besitzt eine niedrigere Glasübergangstemperatur (103 °C vs. 185 °C für Povidon K90) und lässt sich aufgrund

▼ **Tab. 2.11** Übersicht über die Kollidon-CL®-Produkte und deren Anwendungen

Kollidon®-Typ	Mittlerer Partikeldurchmesser [µm]	Hauptanwendungsgebiete
Kollidon CL®	118	Sprengmittel, Verbesserung der Löslichkeit und Bioverfügbarkeit
Kollidon CL-F® (fine)	29	
Kollidon CL-SF® (superfine)	17	
Kollidon CL-M® (micronised)	5	Stabilisator für Suspensionen, Geschmacksmaskierung

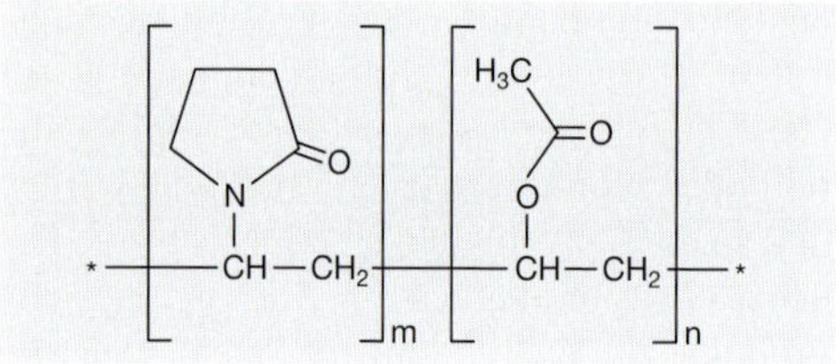

▲ **Abb. 2.6** Chemische Struktur von Copovidon

seiner Partikelstruktur besser plastisch verformen. Wegen dieser Vorteile wird es vor allem als Trockenbindemittel für Tabletten, Bindemittel für die Feuchtgranulierung und Filmbildner verwendet, z. B. für Subcoatings.

Im Jahr 2005 brachte BASF eine Copovidon-Variante mit reduzierter mittlerer Teilchengröße (15 – 20 µm statt 75 – 90 µm) auf den Markt. Kollidon VA 64® fine verbessert die interpartikulären Wechselwirkungen. Dadurch sind geringere Bindemittelkonzentrationen notwendig, d. h. härtere Tabletten produzierbar.

Kollidon SR® ist eine sprühgetrocknete physikalische Mischung aus Polyvinylacetat (PVAc, ▸ **Abb. 2.7** und Povidon im Verhältnis 8 zu 2. Es zeichnet sich durch sehr gute Fließ- und Trockenbindemitteleigenschaften, hohe Plastizität und Kompressibilität aus. Daher findet es als Hilfsstoff für die Direkttablettierung Anwendung. Während Polyvinylacetat das inerte, quellbare Matrixpolymer darstellt, fungiert Povidon als Porenbildner für die Wirkstoffdiffusion. Somit kann eine kontrollierte verzögerte Freisetzung (*Sustained Release*) von Wirkstoffen erfolgen.

Überzüge. Eine andere Möglichkeit, die Freisetzung von Wirkstoffen zu modifizieren, stellt das Überziehen von Tabletten oder Pellets dar. Neben den bekannten und seit vielen Jahren genutzten und in den Standardlehrbüchern aufgeführten Polyacrylsäurederivaten (z. B. Eudragit®) und Cellulosederivaten haben neue synthetische Polymere Marktreife erlangt ▸ **Abb. 2.7** und ▸ **Tab. 12**.

Im Jahr 2000 erreichten die Produkte Kollicoat SR® 30 D (als Filmbildner) und Kollidon SR® (für nicht zerfallende Matrixtabletten) Marktreife. Beide Produkte basieren auf Polyvinylacetat ▸ **Abb. 2.7** als wasserunlösliches Polymer. Hauptanwendung für Kollicoat SR® 30 D sind pH-unabhängige, wasserunlösliche Überzüge (Pellets, Tabletten) zur kontrollierten Freisetzung von wasserlöslichen Wirkstoffen. Es ist damit eine Alternative zu den bisherigen Standardhilfsstoffen Ethylcellulose und Eudragit RS® und RL®. Bemerkenswert sind die tiefe Glasübergangstemperatur sowie die hohe Elastizität der Polyvinylacetatfilme, die tiefere Prozesstemperaturen erlauben und geringere Weichmacherzugaben erforderlich machen.

Für schnell lösliche Überzüge und als Porenbildner für Kollicoat-SR®-Filme wurde das Kammpolymer Kollicoat IR® entwickelt, das ein PEG-6000-Rückgrat und Polyvinylalkohol-Seitenketten besitzt ▸ **Abb. 2.8**. Die Zulassung erfolgte in Deutschland im Jahr 2005, nachdem

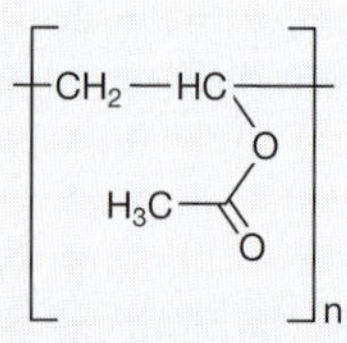

▲ **Abb. 2.7** Chemische Grundstruktur von Polyvinylacetat (Hauptbestandteil von Kollidon SR® und Kollicoat SR®)

▼ **Tabelle 2.12** Zusammenstellung einiger Filmbildner

Handelsbezeichnung	Zusammensetzung	Anwendung
Kollicoat SR®	PVAc, stabilisiert mit PVP K30 (2,7 %), Natriumlaurylsulfat (0,3 %)	Filmbildner für verzögerte Freisetzung (Sustained Release)
Kollicoat SR® 30D	PVAc (27,0 %), PVP K30 (2,7 %), Natriumlaurylsulfat (0,3 %), Wasser (70 %)	Filmbildner für verzögerte Freisetzung, sprühfertige Dispersion
Kollicoat IR®	Verbindung aus PVA und PEG 6000	Filmbildner für schnell freisetzende Arzneiformen
Kollicoat protect®	sprühgetrocknete Kombination aus Kollicoat IR® und PVA	Filmbildner für schnell freisetzende Arzneiformen mit Feuchtigkeitsschutz
Kollicoat IR® white	Kollicoat IR®, Kollidon VA 64®, Kaolin, Titandioxid, SDS	Filmbildner für schnell freisetzende Arzneiformen, Prozessvereinfachung

es 2004 schon in einigen anderen Ländern registriert wurde. Das Molekulargewicht beträgt etwa 45 kDa.

Kollicoat IR® hat eine sehr hohe Wasserlöslichkeit und zeigt selbst bei höheren Konzentrationen eine geringe Viskosität, sodass höhere Konzentrationen versprüht werden können. Es bildet ebenfalls sehr elastische Filme aus, die sich in Wasser schnell auflösen. Eine Grundidee bei der Entwicklung von Kollicoat IR® bestand darin, den Weichmacher im Polymer zu integrieren und so eine geringe Glasübergangstemperatur zu erreichen. Dadurch kann entweder auf die Zugabe anderer Weichmacher völlig verzichtet oder ihre notwendige Konzentration stark verringert werden. Durch das hohe Molekulargewicht des Polymers sind Migrationsvorgänge stark behindert, die für niedermolekulare Weichmacher oft problematisch sind. Dies führt zu einer hohen Lagerstabilität und zu verminderten Wechselwirkungen zwischen dem Tablettenkern und dem Überzug.

Diese Polymere bieten interessante Einsatzmöglichkeiten, deren Potenzial noch nicht ausgeschöpft ist. So kann man die Eigenschaften einzelner Polymere kombinieren, um sie den speziellen Bedürfnissen einer Arzneiformulierung anzupassen. Es lassen sich lineare und sigmoide Freisetzungsprofile mit verschiedenen Verzögerungsphasen erzielen.

Koprozessierung. Neben der Kombination der Polymere untereinander ist jedoch auch das Zusammenspiel mit Hilfsstoffen anderer Klassen unter Koprozessierung interessant. **Ludipress**® ist beispielsweise ein multifunktionelles, direkt tablettierbares Hilfsstoffgemisch, das aus dem Feuchtbindemittel Polyvinylpyrrolidon, dem Zerfallsbeschleuniger Crospovidon und α-Lactosemonohydrat als Füllmittel mit guter Fließeigenschaft und Komprimierbarkeit besteht. Hier wurden mehrere Anforderungen

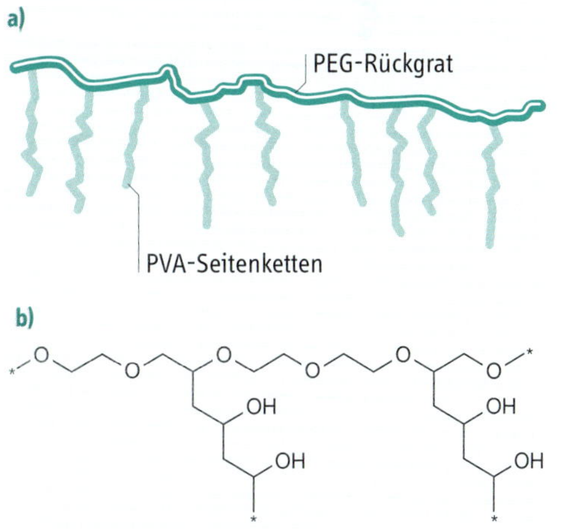

▲ **Abb. 2.8** Grundaufbau **(a)** und Strukturausschnitt **(b)** eines PEG-PVA Kammpolymers (Kollicoat IR®)

▼ **Tab. 2.13** Zusammensetzung von Ludipress® und Ludiflash®

Handelsbezeichnung	Zusammensetzung	Anwendung
Ludipress®	93,4 % α-Lactosemonohydrat (Füllmittel), 3,2 % Polyvinylpyrrolidon (Feuchtbindemittel), 3,4 % Kollidon CL® (Sprengmittel)	Direkttablettierung
Ludiflash®	90 % Mannitol (Füllmittel), 5 % Kollicoat SR® 30 D (Feuchtbindemittel), 5 % Kollidon CL-SF® (Sprengmittel)	für oral schnell dispergierende (orodispersible) Tabletten

für die Direkttablettierung in einem Hilfsstoff vereint (Gohel 2005). Eine Neuentwicklung im Bereich der orodispersiblen Tabletten ist das erst 2007 eingeführte **Ludiflash®**. Es ist ein direkt verpressbares Granulat (180 µm mittlere Teilchengröße), aus dem Tabletten entstehen, die oral sehr schnell dispergieren (BASF 2007). Hier sind u. a. Kollicoat SR® 30 D als Feuchtbindemittel und Kollidon CL-SF® als Zerfallsbeschleuniger verarbeitet.

Zusammenfassung

Hilfsstoffe haben in der Vergangenheit oft zu Problemen geführt. Durch teilweise nicht nachvollziehbare und schwer erfassbare Qualitätsschwankungen traten unerwartete Veränderungen des Arzneimittels auf, z. B. veränderte Freisetzungskinetik oder veränderte Pharmakokinetik. Dies hat dazu geführt, dass funktionsbezogene Parameter in die Monografien der Arzneibücher hilfsstoffspezifisch verankert wurden.

Die intensive Forschung der letzten Jahre unter Einsatz moderner physikalisch-chemischer und biochemischer Messmethoden hat das Wissen über die Funktion von Hilfsstoffen wesentlich erweitert. Dies führte zur zielgerichteten Entwicklung neuer Hilfsstoffe, die eine höhere Reinheit und geringe Schwankungsbreiten ihrer Qualitätsparameter aufweisen. Zum anderen wurden neue Hilfsstoffe durch Koprozessierung bekannter Hilfsstoffe auf den Markt gebracht, die in ihren funktionellen Eigenschaften besser sind als pure Mischungen derselben Hilfsstoffe. Zum Dritten ist die Zahl der chemisch neuen Hilfsstoffe sehr begrenzt, da umfangreiche Toxizitäts- und Stabilitätsstudien die Entwicklung sehr kostenintensiv werden lassen. Trotzdem haben neue Polymere und lipidbasierende Solubilisatoren und Stabilisatoren den Markt erreicht.

Hilfsstoffe sind als komplexe Mischungen vieler Einzelkomponenten zu verstehen, deren Zustand durch die gelieferte Qualität, die Lagerung und Prozessierung verändert werden kann. Es ist die Aufgabe des pharmazeutischen Technologen, das Potenzial der Hilfsstoffe zu nutzen, um therapeutisch wirksame Formulierungen zu entwickeln. Sie sollten sowohl unter prozesstechnischen, lagerungs- und biopharmazeutischen Aspekten robust sein. Hierzu bedarf es einer Kreativität, die mit physikalisch-chemischem und biologischem Sachverstand gepaart sein muss, um unangenehme Überraschungen zu vermeiden.

Zur Information sind im Anhang dieses Buchs die im Europäischen Arzneibuch gelisteten Hilfsstoffmonografien genannt (**„Hilfsstoffe im Europäischen Arzneibuch"** siehe Anhang).

Literatur

BASF. Produktinformation 2004, 2007
Bauer, Führer, Frömming. Lehrbuch der Pharmazeutischen Technologie. 8. Aufl., Wissenschaftliche Verlagsgesellschaft, Stuttgart 2006
Eastman Chemical Company. Produktinformation 2006
Evonik Industries: In-vivo evaluation of EUDRAMODE™ A novel diffusion controlled multiple unit drug delivery system, 2005
Evonik Industries. Produktinformation 2002
Fuji Chemical Industrie Corporation. Produktinformation 2003
Gattefossé. Produktinformation 2003
Gohel MC. A review of co-processed directly compressible excipients; J. Pharm. Pharmaceut. Sci. 8(1): 76 - 93, 2005
JRS Pharma. Produktinformation 2006
JRS Pharma.Search for Lactose Substitutes 2006
Khan N, Craig QMC. The influence of drug incorporation on the structure and release properties of solid dispersions in lipid matrices. Journal of Controlled Release 93: 355 - 368, 2003
Mitsubishi-Kagaku Foods Corporation. Produktinformation 2002
Pouton C. Lipid formulations for oral administration of drugs: non-emulsifying, self-emulsifying and self-microemulsifying drug delivery systems. European Journal of Pharmaceutical Sciences 11(2): 93 - 98, 2000
Shin-Etsu Chemical. Produktinformation 2005
Small D. A classification of biologic lipids based upon their interaction in aqueous systems. Journal of the American Oil Chemists' Society 45(3), 1968
Yu L et al. Vitamin E-TPGS increases absorption flux of an HIV protease inhibitor by enhancing its solubility and permeability. Pharmaceutical Research 16(12): 1812 - 1817, 1999

Jörg Breitkreutz

Schnell zerfallende orale Arzneiformen

3

Schnell zerfallende orale Arzneiformen erfreuen sich einer ständig größer werdenden Beliebtheit. In diesen Darreichungsformen sind Vorteile von festen und flüssigen Arzneiformen kombiniert. Die Einnahme kann ohne Flüssigkeit erfolgen. Auch Kinder und ältere Patienten können die Arzneiformen problemlos einnehmen. Es wird zwischen orodispersiblen Tabletten (ODTs), Lyophilisaten zum Einnehmen und wirkstoffhaltigen Filmen zum Einnehmen unterschieden. In diesem Kapitel wird auf die Technologien, die Zusammensetzung, die Herstellung und die Eigenschaften der schnell zerfallenden oralen Arzneiformen eingegangen. Die wichtigsten Fertigarzneimittel werden genannt und in die verschiedenen Kategorien eingeteilt. In Kürze ist mit weiteren neuen Produkten zu rechnen.

1 Definition und Nomenklatur

Die kurze Zerfallszeit schnell zerfallender oraler Arzneiformen bietet die Abgrenzung zu den klassischen Lutschtabletten oder anderen festen Zubereitungen zur oralen Applikation. Zubereitungen, die *vor* der Einnahme in Flüssigkeit gelöst oder dispergiert werden, z.B. Brausetabletten, Pulver oder Granulate zur Herstellung einer Flüssigkeit, gehören nicht zu den schnell zerfallenden oralen Arzneiformen.

Der für diese Arzneiform typische schnelle Zefall ist in ▸ **Abb. 3.1** anhand eines Lyophilisats zum Einnehmen beispielhaft illustriert.

Die schnell zerfallenden oralen Arzneiformen können zur lokalen Wirksamkeit in der Mundhöhle oder zur systemischen Aufnahme des Wirkstoffs bestimmt sein. Bei der systemischen Anwendung ist zu berücksichtigen, dass Anteile des Wirkstoffs bereits über die Mucosa der Mundhöhle oder die Zunge aufgenommen werden. Weitere Anteile des Wirkstoffs werden erst nach dem Schluckvorgang mit einer zeitlichen Verzögerung aus dem Gastrointestinaltrakt resorbiert. Auf diese Weise entsteht oftmals eine sehr komplexe Kinetik, die bei der therapeutischen Anwendung zu beachten ist.

⏩ Definition

Schnell zerfallende orale Arzneiformen werden in die Mundhöhle des Patienten gegeben, wo sie rasch in viele kleine Partikel zerfallen oder sich vollständig im Speichel auflösen. Der Zerfall erfolgt in der Regel schlagartig, d.h. innerhalb weniger Sekunden, auf jeden Fall aber in weniger als drei Minuten.

↺ Merke

Schnell zerfallende orale Arzneiformen verbinden die Vorteile fester mit denen flüssiger Arzneiformen. Feste Arzneien haben z.B. eine hohe chemische und mikrobiologische Stabilität während der Lagerung, ermöglichen die exakte Einzeldosierung und verfügen über eine geringe Masse beim Transport. Flüssige Arzneiformen erleichtern z.B. das Schlucken. Die schnell zerfallenden Präparate benötigen keine Flüssigkeitszufuhr bei der Einnahme wie die klassischen festen Arzneiformen Tablette oder Kapsel, da durch ihren raschen Zerfall kein Risiko der unvollständigen Passage durch die Speiseröhre gegeben ist. Sie eignen sich deshalb besonders für pädiatrische und geriatrische Patienten, die monolithische Arzneiformen nicht schlucken können oder wollen.

1.1 Nomenklatur in Literatur und im Europäischen Arzneibuch

In den letzten Jahren wurden zahlreiche neue Arzneizubereitungen zum raschen Zerfall in der Mundhöhle entwickelt, patentiert und teilweise bereits in den Markt eingeführt (Mishra und Amin 2007). Leider haben die Arzneibücher mit der rasanten Entwicklung nicht Schritt gehalten und so ist eine erhebliche Verwirrung in der Nomenklatur entstanden. Die entsprechenden Arzneiformen führen in der Literatur folgende Bezeichnungen:

- Fast-dissolving drug formulations (FDDFs),
- Rapidly dissolving dosage forms (RDDFs),
- Orally disintegrating tablets (ODTs),
- Fast- oder Rapid-dissolving tablets (RDTs),
- Mouth-dissolving tablets (MDTs),
- Schmelztabletten oder Fast-melting tablets (FMTs).

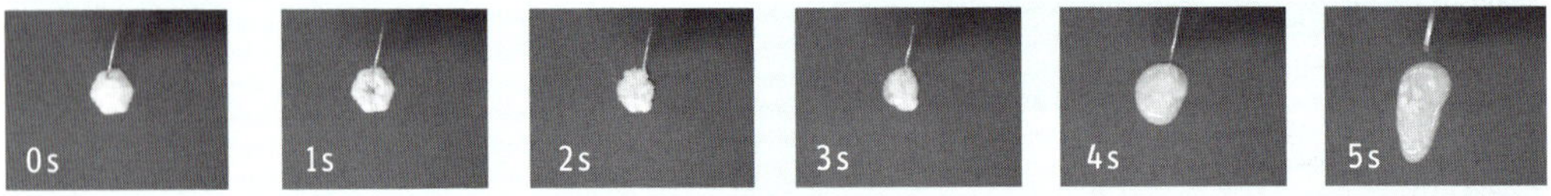

▲ **Abb. 3.1** Zerfall eines Lyophilisats zum Einnehmen (Pepdul® Rapid) nach Kontakt mit künstlichem Speichel in Abhängigkeit von der Zeit.

Überraschenderweise werden durch Gefriertrocknung hergestellte „Lyophilisate zum Einnehmen (Oral lyophilisates)“ ebenfalls unter der Monografie Tabletten geführt, obwohl sie nicht durch Verpressung von Pulvern oder Granulaten erhalten werden. Die Verwirrung in den Bezeichnungen ist groß. So werden beispielsweise Handelspräparate jeweils mit dem Begriff „Schmelztablette“ bezeichnet, obwohl es sich manchmal um eine schnell auflösende Tablette (z. B. Abilify® Schmelztabletten, Aricept Evess® Schmelztabletten) und manchmal um ein Lyophilisat zum Einnehmen handelt (z. B. Maxalt® lingua Schmelztabletten, Xilopar® Schmelztabletten).

Durch generische Produkte wird die Verwirrung noch größer, wie das Beispiel Ondansetron bereits zeigt: Das Originalprodukt Zofran® Zydis lingual ist ein Lyophilisat zum Einnehmen, das als Schmelztablette deklariert ist. Die generischen Produkte axisetron®, cellondan® und Ondansetron-ratiopharm sind Tabletten mit schnellem Zerfall, die vom pharmazeutischen Unternehmer ebenfalls als Schmelztabletten bezeichnet werden.

1.2 Hilfsstoffe und Herstellungstechnologie

Selbst für den Fachmann ist die Art der tatsächlichen Darreichungsform und den damit verknüpften Hinweisen zur Lagerung, Stabilität und Handhabung nur anhand der Hilfsstoffzusammensetzung ersichtlich. Im Folgenden werden daher die in schnell zerfallenden Arzneiformen verwendeten Hilfsstoffe und Herstellungstechnologien eingehend beschrieben.

Neue Systeme für die rasche Auflösung in der Mundhöhle, wie z. B. die wirkstoffhaltigen Filme zum Einnehmen, haben bisher noch keinen Eingang in die Arzneibücher gefunden. Wirkstoffhaltige Filme zum Einnehmen wurden von den Unternehmen Wrigley's und Warner-Lambert ursprünglich zur Atemerfrischung entwickelt. Im Folgenden wurden wirkstoffhaltige Filme mit antiseptischen Wirkstoffen und Lokalanästhetika in den Markt eingeführt, die zur lokalen Anwendung in der Mundhöhle oder auf der Zunge bestimmt sind. Erst später wurde das Marktpotenzial für orale Filme zur systemischen Aufnahme des Wirkstoffs erkannt.

In den folgenden Abschnitten werden die Hilfsstoffe und Technologien zur Herstellung der schnell zerfallenden Arzneiformen beschrieben sowie ihre Vor- und Nachteile in der praktischen Handhabung und der klinischen Anwendung erläutert. Auf einige Handelspräparate wird hingewiesen, die bereits auf dem deutschen Arzneimittelmarkt erhältlich bzw. in anderen Ländern eingeführt sind oder in absehbarer Zeit verfügbar sein werden.

Merke

Grundsätzlich gehören die schnell zerfallenden oralen Arzneiformen zu den „Zubereitungen zur Anwendung in der Mundhöhle Ph. Eur. (Oromucosale preparations)“. Das Arzneibuch führt aus der Gruppe der schnell zerfallenden oralen Arzneiformen jedoch unter dieser Monografie nur die Sublingualtabletten und Bukkaltabletten zur systemischen Wirksamkeit auf. Andere Zubereitungen werden unter der Monografie „Tabletten“ als „Schmelztabletten“ (engl. *orodispersible tablets*) bezeichnet. Der in der deutschen Ph. Eur.-Übersetzung verwendete Begriff Schmelztablette ist irreführend, weil die Zubereitungen bis auf wenige Ausnahmen nicht aus der Schmelze hergestellt werden und nach der Verabreichung auch im Mund nicht schmelzen, sondern im Speichel zerfallen oder ggf. vollständig in Lösung gehen.

2 Hilfsstoffe

2.1 Im Mund schnell zerfallende Tabletten (Orodispersible tablets)

Die Mischungen zur Tablettenherstellung können so gewählt werden, dass Substanzen mit plastischer Verformbarkeit zur Herstellung der Bindekraft in der Tablette mit porösen, häufig amorphen Substanzen mit ausgezeichneter

rapeutischen Effekt zu erreichen („Melt-away Lyophilisates"). Allerdings ist dann zu prüfen, ob die Resinate noch in der Mundhöhle verbleiben oder verschluckt werden. Eine weitere Methode der Geschmacksmaskierung ist die Mikroverkapselung des Wirkstoffs, die z. B. durch Befilmung der Partikel, Sprühtrocknung oder Koazervation erreicht werden kann.

2.3 Wirkstoffhaltige Filme zum Einnehmen (Oral films)

Wirkstoffhaltige Filme zum Einnehmen werden unter Verwendung eines Filmbildners, eines Lösungsmittels, von Weichmachern und weiteren Hilfsstoffen, wie z. B. oberflächenaktiven Substanzen, Süßungsmitteln und Aromen, hergestellt. Als Filmbildner kommen wasserlösliche Hydrokolloide zum Einsatz. Dazu gehören:

- Hypromellose (Hydroxypropylmethylcellulose, HPMC),
- Hyprollose (Hydroxypropylcellulose, HPC),
- Carboxymethylcellulose (Na-CMC),
- Pullulan,
- Polyvinylalkohol (PVA),
- Natriumalginat,
- Pektin.

Bei der Herstellung unter Verwendung der Solvent-Casting-Methode (siehe Abschn. 3.3.1) können prinzipiell alle genannten Filmbildner eingesetzt werden. Um die Produkteigenschaften zu optimieren, werden auch Mischungen von Polymeren eingesetzt, z. B. Hypromellosequalitäten mit unterschiedlichen Polymerisationsgraden. In einigen Patenten und Produkten werden zur Verbesserung der Produkteigenschaften viskositätserhöhende Polymere wie Xanthangummi oder γ-Carrageenan verwendet, die selbst keinen Film ausbilden. Das Lösungsmittel ist in den meisten Fällen Wasser, kann aber durchaus auch ganz oder teilweise durch Ethanol, Isopropanol oder andere organische Flüssigkeiten ersetzt werden. Bei Verwendung organischer Lösungsmittel steigt häufig einerseits die Löslichkeit des Wirkstoffs in der Filmmatrix, andererseits sinkt in der Regel die Trocknungszeit. Bei der Herstellung unter Verwendung der Schmelzextrusion werden die wasserlöslichen Filmbildner mit einer niedrigen Molekülmasse bevorzugt, z. B. HPMC E5 und Pullulan P1 – 20. Auf ein Lösungsmittel kann verzichtet werden.

Der Zusatz von Polyacrylsäure (z. B. Carbomer 971P) oder Polycarbophil kann die mukoadhäsiven Eigenschaften der Cellulosederivate weiter steigern. Natriumalginat und Pektin gehen etwas langsamer in Lösung, sodass diese Hilfsstoffe nicht für besonders schnell lösliche Filme (*flash-release films*), sondern bevorzugt für mukoadhäsive Zubereitungen mit längerer Verweildauer in der Mundhöhle (*melt-away films*) geeignet sind.

3 Technologie

3.1 Im Mund schnell zerfallende Tabletten (Orodispersible tablets)

Die Wirkstoffe liegen meist als amorphe oder mikronisierte Qualität in den Tabletten vor, um eine rasche Auflösung zu gewährleisten. Die Hilfsstoffe müssen so gewählt werden, dass eine ausreichende mechanische Stabilität, z. B. ausgedrückt durch die Bruchfestigkeit, erreicht wird. Die gegenüber den Lyophilisaten zum Einnehmen erhöhte mechanische Stabilität ist einer der wichtigsten Vorteile der ODTs. Bei den meisten Produkten ist daher keine ungewöhnliche und aufwendige Verpackung erforderlich.

3.1.1 Orasolv®- und Durasolv®-Technologie

Die Verpressung eines Pulvers oder Granulats ist die am häufigsten verwendete Methode für

> **Merke**
>
> Zur Herstellung von orodispersiblen Tabletten werden unterschiedliche Techniken verwendet. Die festen Darreichungsformen können durch Schmelzen, Granulation mit anschließender Verpressung, Direktverpressung, Extrusion und Verspinnung von glasartigen Fasern hergestellt werden.

die Herstellung einer ODT. Bei der Orasolv®- und der Durasolv®-Technologie der Firma Cima werden gasbildende Hilfsstoffkombinationen aus einem Hydrogencarbonat und einer organischen Säure verwendet. Die Oberfläche der kristallinen Säurepartikel, z. B. von Citronensäure, wird mit der basischen Komponente beschichtet. Bei Kontakt mit Flüssigkeit beschleunigt die Bildung von Kohlenstoffdioxid den schnellen Zerfall der Tablette. Die Konzentration der Brausemischung ist allerdings so niedrig gewählt, dass von den Patienten praktisch kein Brauseeffekt wahrgenommen wird.

Bei der Orasolv®-Technologie werden die Tabletten nur mit geringem Druck verpresst, sodass ein poröses Komprimat entsteht. Die Wirkstoffkristalle sind zur Geschmacksmaskierung mit einem Polymerfilm überzogen. Ein Nachteil ist die geringe mechanische Stabilität der Orasolv®-Tabletten, die spezielle Verpackungsformen erfordert.

Die Weiterentwicklung dieser Methode führte zu der Durasolv®-Technologie. Dabei wird mit konventionellen Rundlauf-Tablettenpressen unter Verwendung höherer Presskräfte produziert. Die Friabilität fällt unter diesen Bedingungen mit 2 % deutlich geringer aus als bei der Orasolv®-Technologie. Die mechanische Stabilität ist ausreichend für eine traditionelle Blisterpackung. Im Vergleich zur Orasolv®-Technologie kann aber nur eine geringere Menge an Wirkstoff eingearbeitet werden. Die befilmten Wirkstoffpartikel können teilweise durch die höhere Presskraft zerstört werden, wobei die geschmacksmaskierende Funktion der Beschichtung verloren gehen kann.

3.1.2 Wowtab®-Technologie

Die Wowtab®-Technologie (WOW = <u>w</u>ith<u>o</u>ut <u>w</u>ater) der Firma Yamanouchi verwendet eine Kombination von Zuckern und/oder Zuckeralkoholen als Tablettiermatrix. Eine Komponente, z. B. Maltose, Sorbitol, Trehalose oder Maltitol, ist plastisch gut verformbar, um eine ausreichende Bruchfestigkeit der Tabletten zu gewährleisten. Die andere Komponente besitzt nur geringe Plastizität, aber dafür umso bessere Lösungseigenschaften, wie z. B. Mannitol, Lactose, Glucose, Saccharose oder Erythritol. Die Tabletten werden mit geringer Presskraft hergestellt. Die Produktion erfordert eine Klimatisierung der Räume mit Einstellung auf die produktspezifisch optimale Luftfeuchtigkeit. Die resultierenden Tabletten besitzen eine bessere mechanische Stabilität als die Tabletten der Orasolv®-Technologie, zerfallen aber dennoch schneller (<15 Sekunden). Sie können in Glasgefäßen oder konventionellen Blisterpackungen verpackt sein.

3.1.3 FlashTab®- und andere Technologien

Andere Technologien zur Herstellung von ODTs ▸ Tab. 3.2, wie z. B. die FlashTab®-Technologie der Firma Ethypharm, OraQuick® der Firma KV Pharmaceuticals oder Rapitab® der Firma Schwarz, basieren auf ähnlichen Prinzipien. Grundsätzlich werden poröse, wasserlösliche Hilfsstoffe sowie hydrophile Hilfsstoffe mit hoher Plastizität verwendet. Letztere sorgen für ausreichende Bindekräfte in der Tablette. Beim Tablettieren wird ein Pressdruck angewendet, der eine ausreichende Festigkeit der Tabletten ergibt, aber gleichzeitig einen sehr schnellen Zerfall ermöglicht. Unterschiede ergeben sich hinsichtlich der Herstellung der porösen Materialien, z. B. durch Sprühtrocknung oder Gefriertrocknung, der Verwendung von speziellen Zerfallsbeschleunigern und den Methoden zur Geschmacksmaskierung der Wirkstoffe.

Die Flash-Dose®-Technologie der Firma Fuisz Technologies basiert auf einem grundsätzlich anderen Prinzip, der Shearform-Technologie. Dabei werden Fäden aus geschmolzenen Zuckern, z. B. Saccharose, Glucose und Fructose, hergestellt. Die Fäden entstehen beim Schmelzen der Zucker knapp oberhalb ihrer Schmelztemperatur und werden durch die Zentrifugalkräfte an den Rand eines rotierenden Kessels gedrückt, wo sie von einem Abnehmer aufgenommen werden. Beim Abkühlen entsteht eine glasartige, überwiegend amorphe Masse mit geringer Restkristallinität und großer Oberfläche. Die resultierende Matrix wird als „floss" bezeichnet. Das Produkt erinnert an Zuckerwatte. Die Watte wird mit Wirkstoffkristallen bela-

sich der Film innerhalb von wenigen Sekunden auf und setzt die Komponenten frei.

3.3.2 Schmelzextrusion

Bei der Schmelzextrusion wird das Gemisch aus Wirkstoff, Filmbildner, Weichmacher und anderen Zusatzstoffen bis zur Schmelze erhitzt und durch Pressen durch einen engen Spalt in eine gleichmäßige Form mit geringer Dicke gebracht. Gegenüber der häufiger verwendeten Solvent-Casting-Methode bietet die Schmelzextrusion den Vorteil, dass kein Lösungsmittel benötigt wird und daher auch keine Rückstände eines Lösungsmittels im Endprodukt verbleiben. Ferner können auch schlecht lösliche Wirkstoffe zu oralen Filmen verarbeitet werden.

Die Gleichförmigkeit des Wirkstoffgehalts in den Teilstücken ist häufig verbessert, weil kleinere Partikel schlechter in der Matrix sedimentieren als bei der langsamen Trocknung der Solvent-Casting-Methode. Nachteilig bei der Schmelzextrusion ist die höhere thermische Belastung der Inhaltsstoffe. Bei thermolabilen Wirkstoffen ist die Methode nicht zu verwenden. Geruchs- oder Geschmacksaromen sind unter den Produktionsbedingungen häufig nicht stabil.

3.3.3 Eigenschaften wirkstoffhaltiger Filme

Die Wirkstoffbeladung eines schnell löslichen, wirkstoffhaltigen Films zum Einnehmen ist wegen der geringen Filmdicke ▸ **Abb. 3.3** und des daraus resultierenden geringen Volumens in der Regel auf 15 mg, maximal jedoch 50 mg, begrenzt. Bei einer hohen Dosis ist meist eine höhere Filmdicke erforderlich, die wiederum eine langsamere Auflösung und Wirkstofffreisetzung bedingt. In vielen Fällen, z. B. wenn der Wirkstoff zur Geschmacksmaskierung an einen Ionenaustauscher gebunden vorliegt, können nicht mehr als 10 mg Wirkstoff in dem Film untergebracht werden. Die Auswahl der Wirkstoffe für die Verarbeitung in wirkstoffhaltigen Filmen ist somit stark eingeschränkt.

Eine weitere Beschränkung ergibt sich aus den hydrophilen Eigenschaften der Filme. Durch die Luftfeuchtigkeit kann es zu Produktveränderungen und einem vorzeitigen Auflösen des Films kommen. Unterschiedliche Verpackungspräsentationen sind in ▸ **Abb. 3.4** darge-

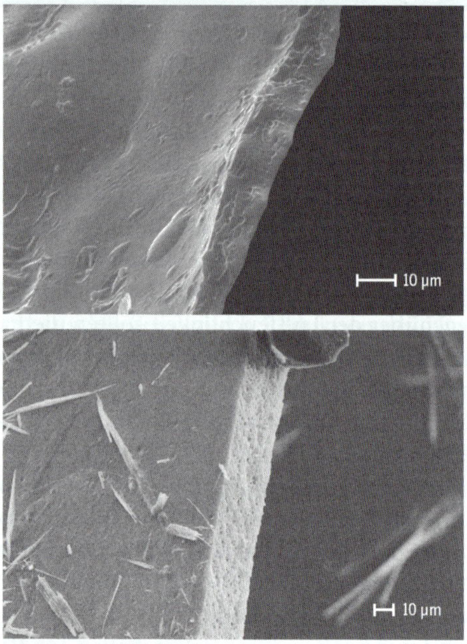

▲ **Abb. 3.3** Rasterelektronenmikroskoische Aufnahme von Filmen zum Einnehmen ohne (oben) und mit (unten) Wirkstoff, hergestellt mit der Solvent-Casting-Methode unter Verwendung von Hypromellose als Filmbildner. Die Wirkstoffkristalle sind auf der Filmoberfläche erkennbar. Der Maßstab entspricht einer Länge von 10 µm.

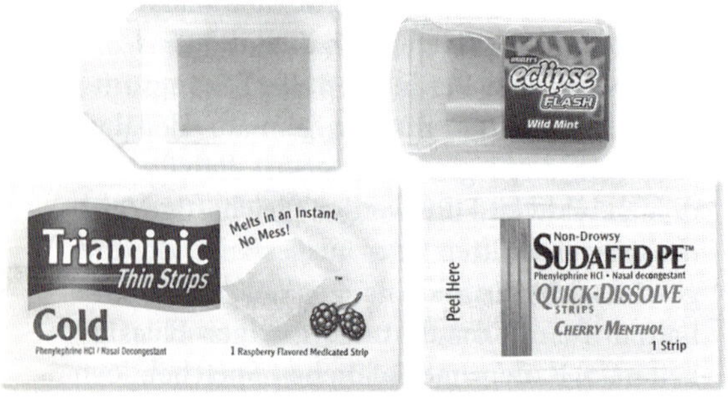

◀ **Abb. 3.4** Verpackungsarten für wirkstoffhaltige Filme. Oben links: Einzeldosisbehältnis (Firma Labtec) Oben rechts: Mehrdosenbehältnis (Firma Wrigley's) Unten: Vierrandsiegelbeutel (Sachets) für wirkstoffhaltige Filme (Firma Novartis, Firma Pfizer)

Tab. 3.1 Technologie-Plattformen für schnell zerfallende orale Arzneiformen

Im Mund schnell zerfallende Tabletten (Auswahl in alphabetischer Reihenfolge)

Technologie-plattform	Pharmazeutischer Unternehmer	Zerfallszeit	Produkteigenschaften
AdvaTab®	Eurand Pharma	< 30 s	hart, robust
DuraSolv®	Cima Labs	< 30 s	relativ hart, robust, > 500 mg Wirkstoff
Flash Dose®	Fuisz Technology	< 15 s	weich, voluminös durch Shearform-Technologie
FlashTab®	Ethypharm	< 60 s	multipartikuläre Tablette
OraQuick®	KV Pharmaceuticals	< 20 s	schwach verpresste Tabletten (weich)
OraSolv®	Cima Labs	< 30 s	schwach verpresste Tabletten (weich), > 1 g Wirkstoff
Rapitab®	Schwarz	< 30 s	basiert auf Durasolv
Wowtab®	Yamanouchi	< 15 s	Tablette aus Zuckern und Zuckeralkoholen mit hoher Plastizität

Lyophilisate zum Einnehmen (Auswahl in alphabetischer Reihenfolge)

Technologie-plattform	Pharmazeutischer Unternehmer	Zerfallszeit	Produkteigenschaften
Lyoc®	Farmlyoc	< 10 s	Lyophilisat
Quicksolv®	Janssen-Cilag	< 5 s	Lyophilisat
Zydis®	Cardinal Health Catalent	< 5 s	Lyophilisat < 60 mg gelöster Wirkstoff

Wirkstoffhaltige Filme zum Einnehmen (Auswahl in alphabetischer Reihenfolge)

Technologie-plattform	Pharmazeutischer Unternehmer	Zerfallszeit	Produkteigenschaften
FDTAB®	MonoSol/Kosmos	< 10 s	> 20 µm Filmdicke
Flash Release Wafer®	Lohmann-Therapie-Systeme	< 10 s	> 20 µm Filmdicke
Quick-Dis®	Lavipharm	< 10 s	2 mm Filmdicke
Rapidfilm®	Labtec	< 10 s	> 15 µm Filmdicke

stellt. Am häufigsten werden die Filmstücke in Vierrandsiegelbeuteln (Sachets) luftdicht verpackt. Einige Munderfrischer werden als Mehrdosenprodukt im Spender angeboten.

Die Qualitätssicherung wirkstoffhaltiger Filme muss überwiegend mit derzeit noch nicht standardisierten Verfahren durchgeführt werden. Eine Monografie der Darreichungsform existiert bisher in den Arzneibüchern nicht. Die herkömmlichen Methoden zur Prüfung auf Wirkstofffreisetzung aus festen Arzneiformen zur peroralen Anwendung sind nicht anwendbar, weil die Zerfalls- und Freisetzungszeit so extrem kurz ist, dass eine zeitgenaue Analytik erforderlich ist. Hierfür können Freisetzungsapparaturen mit Sondentechnologie unter Verwendung von externen Lichtquellen und der Lichtleitertechnik eingesetzt werden, nicht jedoch klassische Photometer mit Pumpschläuchen oder Methoden mit manuellem Probenzug. Die Qualitätskontrolle umfasst zusätzlich morphologische (z. B. Rasterelektronenmikroskopie) und mechanische Untersuchungen (z. B. Zugfestigkeit, Elastizität), Rückstandsanalytik der verwendeten Solvenzien und die Gehaltsprüfung des Wirkstoffs.

Im Rahmen der Stabilitätsprüfung für die Dauer der Anwendung (*in-use stability*) und der Lagerzeit (*long-term stability*) sind die Abweichungen von dem Zustand kurz nach der Herstellung zu prüfen und zu bewerten. Hierbei ist insbesondere der Wassergehalt, der auch einen Eindruck von der Eignung der Verpackung vermittelt, und die Freisetzungskinetik des Wirkstoffs von Bedeutung.

4 Bedarf und Therapievorteile

Bis zu 50 % der Patienten empfinden das Schlucken von festen, monolithischen Arzneiformen wie Kapseln oder Tabletten als schwierig oder gar nicht zu bewerkstelligen (Seager 1998). Aus diesem Problem resultieren eine geringe Therapietreue (*non-compliance*) und eine ineffektive Arzneimitteltherapie. Besonders häufig treten Schwierigkeiten beim Schlucken fester Arzneiformen bei pädiatrischen und bei geriatrischen Patienten auf, für die besondere Anforderungen an ein Arzneimittel zu stellen sind (Breitkreutz und Boos 2007).

Auch wenn es physiologisch durchaus möglich wäre, die Arzneiformen zu schlucken, wird der Vorgang subjektiv als unangenehm empfunden und die Einnahme möglicherweise verweigert. Dies gilt auch für Patienten mit psychischen Erkrankungen wie Depression oder Schizophrenie. Patienten mit Morbus Parkinson haben häufig Schwierigkeiten, Arzneimittel kontrolliert einzunehmen und monolithische Arzneiformen zu schlucken. Therapieunwillige Patienten können eine Tablette für Minuten und Stunden in der Backentasche behalten und zu einem späteren Zeitpunkt ausspucken, ohne dass es der Therapeut oder eine Betreuungsperson bemerkt.

In Patientenbefragungen wurde herausgefunden, dass 70 % der befragten Personen beim Kauf eines frei verkäuflichen Arzneimittels nach einer schnell zerfallenden oralen Arzneiform fragen würden. Fast 90 % der Patienten würden sich für diese Arzneiform entscheiden, wenn sie ihnen angeboten würde (Brown 2003).

Einen besonderen Bedarf für schnell zerfallende orale Arzneiformen haben Personen, die keinen ständigen Zugang zu Getränken oder Trinkwasser haben, um ihre Arzneimittel mit ausreichend Flüssigkeit (150 – 250 ml) einzunehmen. Zu dieser Personengruppe gehören z. B. bettlägerige Patienten und Fließbandarbeiter.

Bei bestimmten Erkrankungen ist die Verwendung von schnell zerfallenden oralen Arzneiformen angezeigt. Bei einem akuten Migräneanfall beispielsweise verschließt sich der Magenausgang, der sog. Pförtner (Pylorus), sodass monolithische Arzneiformen den Magen nicht mehr verlassen können. Da die Resorption des Wirkstoffs überwiegend im oberen Dünndarm erfolgt, kann für einen langen Zeitraum keine Wirkstoffwirkung erwartet werden. Wird der Wirkstoff, z. B. Rizatriptan, bereits über die Mundschleimhaut aufgenommen, löst sich zunächst der Krampf des Pylorus und die weitere Medikation kann auf traditionellem Weg erfolgen.

Bei chronischem Erbrechen, z. B. ausgelöst durch die Hochdosisstrahlentherapie in der Tumorbehandlung, macht die perorale Applikation von Wirkstoffen wenig Sinn. Wird der Wirkstoff, z. B. Ondansetron, aber mithilfe einer rasch zerfallenden Arzneiform in der Mundhöhle systemisch verfügbar gemacht, ohne dass ein Schlucken erforderlich wird, kann er antiemetisch wirksam werden.

Wenn schnell zerfallende Arzneiformen in die Mundhöhle eingeführt werden, geben sie den Wirkstoff frei. Zusammen mit ausreichend Flüssigkeit geschluckte Lyophilisate erreichen bei aufrechter Position des Probanden in weniger als 10 Sekunden den Magen (Wilson et al.

1987). Schlecht lösliche Wirkstoffkristalle erreichen dagegen den Magen erst nach etwa 5–10 Minuten (Seager 1998). γ-szintigraphische Untersuchungen zeigen, dass die Partikel an der Mundschleimhaut, dem Epithel der Speiseröhre und an der Magenschleimhaut adhärieren (Wilson et al. 1988). Sie gehen dabei langsam im Speichel oder in der Magenflüssigkeit in Lösung. Die Bioverfügbarkeit von Wirkstoffen aus schnell zerfallenden Arzneiformen zur Anwendung in der Mundhöhle ist daher meist nicht von der Bioverfügbarkeit von schnell freisetzenden Tabletten oder Kapseln verschieden. Am Beispiel des schlecht wasserlöslichen Wirkstoffs Piroxicam konnte die Bioäquivalenz mit einer herkömmlichen Kapselzubereitung gezeigt werden (Seager 1998).

Bei Wirkstoffen, die bereits über die Mundschleimhaut resorbiert werden, kann sich die Pharmakokinetik nach Gabe eines Lyophilisats dagegen erheblich gegenüber traditionellen festen Arzneiformen unterscheiden. Aus Benzodiazepin-Lyophilisaten wurden jeweils etwa 10 % der applizierten Menge Lorazepam oder Oxazepam über die Mundschleimhaut resorbiert. Sehr bemerkenswert ist die Tatsache, dass bei dem Wirkstoff Selegilin eine etwa 10-fach höhere Bioverfügbarkeit bei der Gabe eines Lyophilisats gegenüber einer Tablette erzielt werden kann. Auch das Metabolisierungsmuster ist vorteilhafter, weil die enzymatischen Prozesse im Darminhalt, in den Dünndarmendothelzellen und bei der ersten Passage der Leber (First-pass-Effekt) vermieden werden (Seager 1998).

Die Patientenzufriedenheit bei der Anwendung eines Lyophilisats zum Einnehmen anstelle einer Filmtablette ist außerordentlich gut. In einer vergleichenden Studie zum Antiemetikum Ondansetron, das als Lyophilisat (Zofran® Zydis® Lingual) und als Filmtablette (Zofran®) gegeben wurde, bevorzugten 86 % der Studienteilnehmer das Lyophilisat (Marschner et al. 2001). 97 % der befragten Patienten fanden die Einnahme des Lyophilisats ohne Flüssigkeit leichter als die der Filmtablette mit einer angemessenen Menge an Flüssigkeit. Es ist zu vermuten, dass sich Patienten mit einer positiven Einstellung zum Arzneimittel eher an das verordnete Therapieschema halten als solche Patienten, die das Arzneimittel unwillig einnehmen oder die Eigenschaften des Arzneimittels als nachteilig empfinden.

Merke

Schnell zerfallende orale Arzneiformen können verschiedene Therapievorteile gegenüber anderen oralen Arzneiformen aufweisen:

- Sie vermeiden die Schluckangst und -beschwerden bei Patienten.
- Sie verfügen häufig über eine höhere Akzeptanz bei den Patienten, gerade bei schwer therapierbaren Pateintengruppen, wie Kindern, älteren Patienten oder psychisch Erkrankten.
- Es ist keine Flüssigkeitszufuhr bei der Einnahme erforderlich.
- Die Bioverfügbarkeit kann stark erhöht sein, bedingt durch verschiedene Faktoren, wie gute Resorption aus der Mundhöhle, Vermeidung eines First-pass-Effektes.
- Zudem wird im Vergleich zu klassischen Tabletten häufig ein schnellerer Wirkungseintritt ermöglicht.

5 Marktpräparate

Die schnell in der Mundhöhle zerfallenden Arzneiformen sind in ihren Darreichungsformen, Wirkstoffen, Herstellungstechnologien und Verpackungen unterschiedlich. Derzeit werden ständig neue Produkte in den Markt eingeführt. Nicht alle Fertigarzneimittel sind schon in Deutschland verfügbar, aber es ist mit einer Einführung in nächster Zeit zu rechnen. Die verwendeten Markennamen können dann von den international verwendeten Bezeichnungen abweichen. In den folgenden Tabellen sind einige der bereits erhältlichen Produkte mit dem entsprechenden Wirkstoff, dem in Verkehr bringenden pharmazeutischen Unternehmen und der beanspruchten Indikation aufgeführt.

5.1 Im Mund schnell zerfallende Tabletten (Orodispersible tablets)

▼ **Tab. 3.2** Auswahl von Handelsprodukten mit orodispersiblen Tabletten

Handelsname	Wirkstoff	Pharmzeutischer Unternehmer/Technologiegeber	Indikation
Alavert®	Loratidin, Pseudoephedrin	Wyeth, CIMA	Schnupfen
Benadryl Fastmelt®	Diphenhydramin	Pfizer, Yamanouchi	Allergie
D-Fluoretten®	Natriumfluorid	Sanofi-Aventis	Fluorsubstitution
Excedrin QuickTabs™	Paracetamol, Coffein	Bristol-Myers Squibb, Ethypharm	Schmerzen
Parcopa®	Carbidopa, Levodopa	Schwarz, Cima Labs	Morbus Parkinson
NuLev®	Hyoscyaminsulfat	Schwarz, Cima Labs	Duodenalgeschwüre
Nurofen® Schmelztabletten/ Nurofen® meltlet	Ibuprofen	Reckitt Benckiser, Biovail, Fuisz	Schmerzen, Fieber
Remergil SolTab®/ Remeron SolTab®	Mirtazepin	Organon, Cima Labs	Depression
Tempra® FirsTabs	Paracetamol	Bristol-Myers Squibb, Cima Labs	Schmerzen
Triaminic® SoftChews® Cough & Sore Throat	Paracetamol Dextromethorphan	Novartis, Cima Labs	Schmerzen, Husten
Triaminic® SoftChews® Cough & Runny Nose	Dextromethorphan Chlorpheniraminmaleat	Novartis, Cima Labs	Husten, Schnupfen
Zomic® ZMT/ Zomic® Rapimelt	Zolmitriptan	AstraZeneca, Cima Labs	Migräne

5.2 Lyophilisate zum Einnehmen (Oral lyophilisates)

▼ **Tab. 3.3** Auswahl von Handelsprodukten mit Lyophilisaten zum Einnehmen

Handelsname	Wirkstoff	Pharmazeutischer Unternehmer	Indikation
Claritin® Reditabs®	Desloratadin	Schering-Plough	Allergie
Clarinex® Reditabs®	Loratadin	Schering-Plough	Allergie
Imodium® lingual	Loperamid	Janssen-Cilag	Durchfall
Maxalt® lingua®/ Maxalt®-MLT®	Rizatriptanbenzoat	MSD	Migräne
Risperdal® Quicklet®/ Risperdal®-M-Tab®	Risperidon	Janssen-Cilag	Schizophrenie
Tavor® Expidet®	Lorazepam	Wyeth	Angst, Erregung
Xilopar®	Selegilin	Cephalon	Morbus Parkinson
Zofran® Zydis® lingual	Ondansetron	GlaxoSmithKline	Übelkeit, Erbrechen
Zyprexa® Velotab®/ Zyprexa® Zydis®	Olanzapin	Eli Lilly	Schizophrenie

5.3 Wirkstoffhaltige Filme zum Einnehmen (Oral films)

▼ **Tab. 3.4** Auswahl von Handelsprodukten mit wirkstoffhaltigen Filmen zum Einnehmen

Lokale Wirksamkeit in der Mundhöhle bzw. im Gastrointestinaltrakt

Handelsname	Wirkstoff	Pharmazeutischer Unternehmer	Indikation
Chloraseptic relief strips	Benzocain	Zengen	Halsschmerzen
Gas-X thin strip	Simethicon	Novartis	Blähungen
Listerine pocketpack	Menthol	Pfizer	Munderfrischer
Orafilm	Benzocain	Apothecus	Halsschmerzen
Ronflux	nicht deklariert	Bioprogress	Schnarchen

Systemische Wirksamkeit

Handelsname	Wirkstoff	Pharmazeutischer Unternehmer	Indikation
Cough suppressant strips	Dextromethorphan	Innozen	Erkältung, Husten
Cough suppressant herbal strips	Menthol	Innozen	Husten
Klonopin wafers	Clonazepam	Roche	Epilepsie
Little colds sore throat strips	Ascorbinsäure, Pektin	Prestige brands	Erkältung, Allergie
Sudafed PE	Phenylephrin	Pfizer	Schnupfen
Theraflu	Diphenhydramin	Novartis	Husten
Triaminic® Thin Strips Cold & Cough	Dextromethorphan, Phenylephrin	Novartis	Husten, Erkältung, Schnupfen
Triaminic Thin Strips® Cough & Runny Nos	Diphenhydramine HC	Novartis	Erkältung, Schnupfen

Zusammenfassung

Schnell zerfallende Arzneiformen zur oralen Anwendung besitzen eine zunehmende Bedeutung in der Arzneimittelentwicklung. Sie verfügen über positive Eigenschaften von festen und flüssigen Arzneiformen. Pharmazeutische Unternehmen können sich mit diesen innovativen Arzneiformen von ihren Wettbewerbern absetzen. Patienten schätzen ihre bequeme Einnahme ohne Flüssigkeit und die einfache Möglichkeit der Mitnahme der Arzneimittel. Die Compliance der Patienten ist zum Teil deutlich messbar erhöht.

Einige Wirkstoffe werden bereits über die Mundschleimhaut schnell und in erheblichem Umfang resorbiert. Daher können auch Erkrankungen, die mit Erbrechen oder einer reduzierten Transitzeit im Gastrointestinaltrakt einhergehen, mit orodispersiblen Zubereitungen sinnvoll therapiert werden. Durch die Umgehung des Magen-Darm-Trakts kann der First-pass-Effekt vermieden werden.

▶ Zusammenfassung

Die meisten Produkte im Handel, die bei der Einnahme sehr kurze Zerfallszeiten im Mundraum aufweisen, sind durch Verpressen von porösen, wasserlöslichen Pulvern oder Granulaten hergestellte Tabletten. Daneben sind auch Lyophilisate und wirkstoffhaltige Filme verfügbar. In der Zukunft werden weitere Arzneiformen entwickelt werden, die ähnliche Eigenschaften aufweisen.

Forschungs- und Regulierungsbedarf besteht derzeit noch bei den Methoden zur Qualitätssicherung, weil der rasche Zerfall der Arzneiform und die schnelle Freisetzung des Wirkstoffs mit den herkömmlichen Arzneibuchmethoden nicht zu überprüfen sind. In diesem Bereich ergeben sich durch neue analytische Technologien, z. B. der Sondentechnik, neue Möglichkeiten zur effektiven Qualitätsprüfung und -sicherung dieser innovativen Arzneiformen zur oralen Anwendung.

Literatur

Bolhuis GK et al. Improvement of dissolution of poorly soluble drugs by solid deposition on a super disintegrant, II. The choice of super disintegrants and effect of granulation. Eur. J. Pharm. Sci. 5: 63 - 69, 1997

Breitkreutz J, Boos J. Paediatric and geriatric drug delivery. Exp. Opin. Drug Deliv. 4: 37 - 45, 2007

Brown D. Orally disintegrating tablets: taste over speed. Drug Deliv. Technol. 3(6): 58 - 61, 2003

Douroumis D. Practical approaches of taste masking technologies in oral solid forms; Exp. Opin. Drug Deliv. 4: 417 - 426, 2007

Hamilton EL, Lutz EM. Advanced orally disintegrating tablets bring significant benefits to patients and product life cycles. Drug Deliv. Technol. 5(1): 34 - 37, 2005

Joshi AA, Duriez X. Added functionality excipients: an answer to challenging formulations. Pharm. Technol. excipients & solid dosage forms: 12 - 19, 2004

Koizumi KI et al. New method of preparing high-porosity rapidly saliva soluble compressed tablets using mannitol with camphor, a subliming material. Int. J. Pharm. 152: 127 - 131, 1997

Marschner N et al. Wirksamkeit und Verträglichkeit einer Ondansetron-Schmelztablette. Krankenhauspharmazie 22(2): 81 - 83, 2001

Mishra R, Amin A. Quick API delivery. Pharm. Technol. Eur. 19(10): 35 - 39, 2007

Patel PB et al. Fast dissolving drug delivery systems: an update. www.pharminfo.net, 2006

Pfister WR, Ghosh TK. Orally disintegrating tablets; Pharm. Technol. 17 2005

Seager H. Drug-delivery products and the Zydis fast-dissolving dosage form. J. Pharm. Pharmacol. 50: 375 - 382, 1998

Wilson CG et al. The behaviour of a fast-dissolving dosage form (Expidet) followed by γ-scintigraphy. Int. J. Pharm. 40: 119 - 123, 1987

Wilson CG et al. A γ-scintigraphic study to compare oesophageal clearance of "Expidet" formulations, tablets and capsules in supine volunteers Int. J. Pharm. 46: 241 - 246, 1988

Daniela Allhenn,
Alf Lamprecht

Nanopartikel zur oralen Wirkstoffapplikation

4

Im nachfolgenden Kapitel werden nanoskalige Systeme zur oralen Wirkstoffgabe vorgestellt. Die dabei vorrangigen therapeutischen Anwendungen sind stark auf die Verbesserung der Bioverfügbarkeit von Wirkstoffen fokussiert. Daneben werden Nanopartikel auch zur oralen Vakzinierung oder zur lokalen Wirkstofffreisetzung vorgeschlagen.

Nach einer kurzen Einführung in die Physiologie des Magen-Darm-Trakts werden die prinzipiellen therapeutischen Möglichkeiten und die daran angeknüpften Mechanismen aufgezeigt. Die Herstellungsmethoden von nanoskaligen Systemen sind sehr zahlreich und können in Abhängigkeit der verwendeten Hilfsstoffe stark divergieren. Es werden die wichtigsten Techniken beschrieben und erste Produkte aufgeführt, die auf dem Markt erschienen sind.

Danksagung
Wir danken Herrn Dr. Stefan Mende (Firma Netzsch) für die anregende wissenschaftliche Diskussion.

1 Grundlegendes zum Einsatz

1.1 Definition und Einsatzgebiete

Die orale Gabe von Wirkstoffen ist der häufigste Applikationsweg. Manche Wirkstoffe sind dabei schlecht oder sehr variabel bioverfügbar. Ursachen hierfür können z.B. eine niedrige mukosale Permeabilität, kleine Resorptionsfenster, schlechte Löslichkeit im Magen-Darm-Milieu oder geringe Stabilität der Wirkstoffe sein.

Klassische Arzneiformen können solche Probleme in vielen Fällen nur teilweise oder gar nicht lösen, wodurch neue Formulierungsansätze wie amorphe Einbettungen, Lipidformulierungen oder Nanopartikel starkes Interesse geweckt haben. In den letzten Jahren sind signifikante Fortschritte im Bereich pharmazeutisch relevanter Nanopartikel erzielt worden, obwohl der Grundstein für die Technologien schon Ende der 1970er-Jahre gelegt wurde.

Die Herstellung von Nanopartikeln im Bereich unter 100 nm gelingt nur mit wenigen Techniken. Geklärt werden muss die Frage, ob Produkte, in deren Herstellungsprozess Materialien mit Größen über 100 nm auftreten, noch unter die Bezeichnung „Nanomaterial" fallen oder nicht. Derzeit arbeiten Experten verschiedener Institutionen unter Beteiligung von Industrie, Wissenschaft und Behörden an einer aussagekräftigen und praktikablen Definition.

Merke

Unter den Therapieansätzen sind besonders zwei hervorzuheben: erstens die Möglichkeit, mittels nanopartikulärer Formulierungen die Bioverfügbarkeit von Wirkstoffen zu verbessern, zweitens deren Fähigkeit durch die Peyer's Patches ins lymphatische System zu gelangen. Was als besonders interessant für zukünftige Tumortherapien, aber auch für die mukosale Impfung, bewertet wird.

Definition

Prinzipiell werden „Nanopartikel" als Pulver oder in flüssigen Medien dispers erzeugte bzw. befindliche Feststoffe verstanden, deren Einzelpartikel in mindestens zwei Dimensionen eine Ausdehnung von unter 100 nm haben. Chemisch handelt es sich um Elemente, anorganische Verbindungen, organische Verbindungen oder Komposite. Diese Größenordnung ist im pharmazeutischen Bereich häufig weiter gefasst, wobei alle Partikel bis zu einer Größe von 1000 nm eingeschlossen werden.

Nanopartikel werden meist im Rahmen therapeutischer Ansätze verwendet, bei denen die orale Wirkstoffgabe problematisch ist. In diesem Zusammenhang kamen nanopartikuläre Systeme für die orale Gabe von Wirkstoffen bisher in folgenden therapeutischen Gebieten zum Einsatz:

- Verbesserung der Bioverfügbarkeit,
- orale Vakzinierung,
- Erhöhung der Stabilität,
- Reduzierung von irritierenden Eigenschaften,
- selektive Therapie (engl. *drug targeting*).

1.2 Nanopartikel und der Gastrointestinaltrakt

Die Hauptfunktionen des Darms schließen Verdauung, Resorption von Wasser, Nährstoffen und Elektrolyten ein. Im Kontext der Wirkstoffresorption ist der Darm allerdings vor allem als Barriere zwischen dem „Außen", also der luminalen Seite, und der systemischen Zirkulation zu sehen. Der Darm liefert eine Vielzahl von physiologischen und morphologischen Hindernissen, wie proteolytische Enzyme im Darmlumen, proteolytische Enzyme an der „brush border membran", die Mukusschicht, die bakterielle Darmflora und die dichte Epithelzellbarriere selbst.

Obwohl der Darm eigentlich als Barriere gegen das Penetrieren von Xenobiotika und partikulärer Materie konzipiert ist, um mögliche

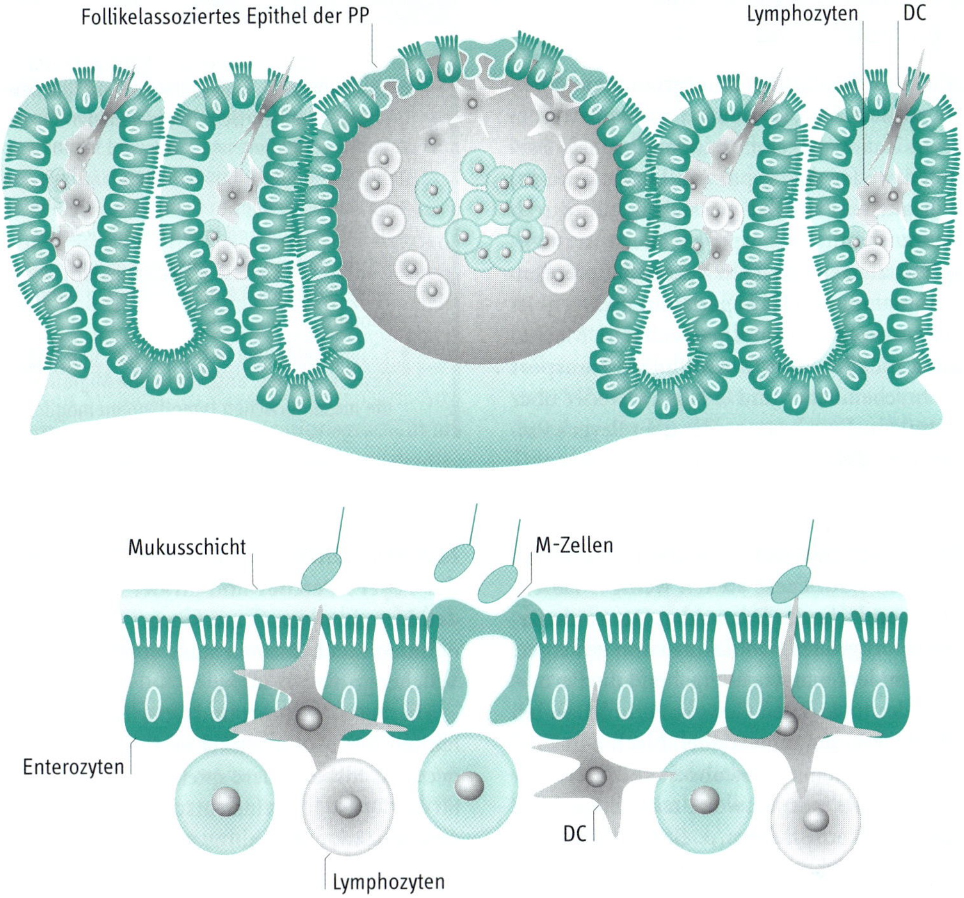

▲ **Abb. 4.1** Schematische Darstellung des darmassoziierten lymphatischen Gewebes und dessen Rolle bei der Immunantwort (PP: Peyer's Patches; DC: dendritische Zellen) (nach Irache et al. 2008)

Intoxikationen zu vermeiden, muss die Mukosa keine unüberwindbare Barriere sein. So existieren verschiedene Aufnahmemechanismen für Wirkstoffe, therapeutisch aktive Makromoleküle, aber auch für kleine Partikel.

Der aus Mucin bestehende Mukus ▸ **Abb. 4.1** bildet eine kohärente Schicht über den Enterozyten und stellt für Nanopartikel eine erste Hürde dar. Die direkt darunter befindliche Mukosa ist durch verschiedene nicht immunologische Phänomene (pH, proteolytische Enzyme, Schleim, Darmmikroflora) und in hohem Grad durch spezifische immunologische Mechanismen geschützt. Das lokale Immunsystem beinhaltet die darmassoziierten lymphatischen Gewebe (GALT), die als lymphatische Mikrokompartimente, z. B. die Peyer's Patches im Dünndarm, bekannt sind. Diese sind vom intestinalen Lumen durch eine einzelne spezialisierte Epithelschicht getrennt, die aus M-Zellen und resorbierenden Enterozyten besteht und als follikelassoziiertes Epithel bezeichnet wird ▸ **Abb. 4.1**.

Das follikelassoziierte Epithel, spezialisiert auf Endo- und Transzytose von Antigenen und Mikroorganismen, und sein Transport hin zum lymphatischen Gewebe spielt eine wichtige Rolle während einer Immunantwort.

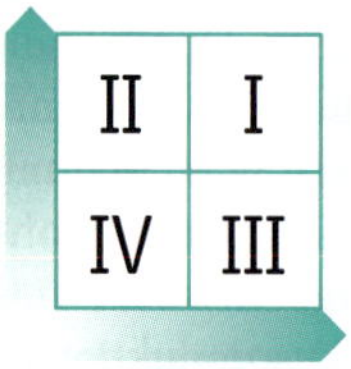

▲ **Abb. 4.2** Das Biopharmaceutical Classification System (BCS) teilt die Wirkstoffe anhand ihrer Permeabilität im Caco-2-Modell und der Löslichkeit in vier verschiedene Klassen ein.

sprechend eine „Verbesserung" seiner Wirkstoffformulierung zu erzielen. Wie im Verlauf dieses Kapitels zu lesen ist, können Nanopartikel auf die in der BCS-Klassifizierung angeführten Probleme einen signifikanten Einfluss haben.

2 Hilfsstoffe

Die Formulierungstechnologien für Nanopartikel verwenden ein weites Spektrum an Hilfsstoffen, die insbesondere die Stabilisierung der Suspension, die Verkapselung und die kontrollierte Wirkstofffreisetzung ermöglichen sollen. Im Vergleich zu parenteralen Anwendungen sind bei oraler Gabe die Vorgaben zur Bioabbaubarkeit reduziert, was eine große Diversität an verwendbaren Hilfsstoffen erlaubt.

Eine ganze Anzahl verschiedener Polymere wurde im Rahmen der Entwicklung oraler Wirkstoffgaben getestet. Hierbei wurden natürliche Polymere und deren Derivate (z. B. Stärken, Cellulosen, Alginate, Gelatine, Chitosane) und synthetische Polymere (z. B. Polymethacrylate, Carbopole, diverse Polyester) eingesetzt. Eigenschaften von natürlichen Polymeren sind die niedrigen Kosten, die Biokompatibilität und die Wasserlöslichkeit, aber auch die Variabilität eines natürlichen Produkts und externe Kontaminationen. Im Gegensatz dazu erlauben synthetische Polymere oft eine definiertere Zusammensetzung, eine engere Molekulargewichtsverteilung und Copolymerkomposition. Bei solchen Polymeren stehen natürlich Eigenschaften wie Toxizität, allergenes Potenzial und die Bioabbaubarkeit als zu definierende Größen im Vordergrund.

Polymethacrylate der Marke Eudragit® ermöglichen die Verkapselung von Wirkstoffen in Nanopartikeln. Bei Verwendung dieser Polymergruppe ist sowohl eine retardierte als auch eine pH-abhängige Wirkstofffreisetzung erzielbar. Auch die Hilfsstoffgruppe der Cellulosederivate findet hier recht häufig Verwendung, insbesondere wasserunlösliche Ethylcellulosetypen werden vielfach im Zusammenhang mit oraler Wirkstoffgabe verwendet. Hierbei steht, wie auch bei den klassischen Arzneiformen, die Retardierung der Wirkstofffreisetzung im Vordergrund.

Polymilchsäure (Polylactic acid, PLA) und ihre Copolymere sind die für die Herstellung von Retardarzneiformen am intensivsten untersuchten synthetischen bioabbaubaren Polymere. Für die Einbettung von Wirkstoffen mit einer gezielten Freisetzung innerhalb von einer Woche bis zu einigen Monaten werden auch hydrophilere und damit besser benetzbare Copolymere von D,L-Milchsäure mit Glykolsäure [PLGA, poly(lactic-co-glycolic acid)] verwendet. Sie stellen die Matrix von auf dem Markt befindlichen wirkstoffhaltigen Implantaten (z. B. Zoladex®) und Mikropartikeln (z. B. Enantone Depot®) dar. Obwohl diese Polymere in der Forschung auch häufig für Nanopartikel zur oralen Wirkstoffgabe verwendet werden, sind die Polymereigenschaften, die eine parenterale Applikation erlauben, nicht zwingend notwendig und werden häufig durch günstigere Polymere (z. B. Ethylcellulose oder Polymethacrylate), die die gleiche Aufgabe erfüllen können, ersetzt.

Chitosan ist ein Derivat des Chitins, dem nach Cellulose zweithäufigsten natürlichen Biopolymer. Es kann aus diesem durch Deacetylierung unter alkalischen Bedingungen oder enzymatische Deacetylierung hergestellt werden. Seine Eigenschaften werden wesentlich durch den Grad der Deacetylierung und das Molekulargewicht bestimmt, können aber synthetisch durch diverse chemische Modifikationen verändert werden, z. B. durch Reacetylierung, Thiolierung und Quartärnisierung der Aminofunktionen. Chitosan ist ein bioabbaubares Polymer von geringer Toxizität und Immunogenität, das seit 2002 in der Ph. Eur. monografiert ist und beispielsweise als Emulsionsstabilisator bei stark saurem pH oder als Verdickungsmittel eingesetzt wird. In der Forschung nutzt man Chitosan u. a. als Matrix von Mikro- und Nanopartikeln, die beispielsweise für die mukosale Vakzinierung untersucht wurden. Besonders attraktiv sind hier natürlich die mukoadhäsiven Eigenschaften des Polymers.

Eine andere wichtige Hilfsstoffgruppe für die Nanopartikelherstellung sind die **Tenside**. Die erfolgreiche Stabilisierung von Nanopartikeln in Suspensionen, meist aufgrund elektrostatischer oder sterischer Mechanismen, ist die grundlegende Voraussetzung für ihre Verwendung als Arzneiform.

Polyvinylalkohol ist der mit Abstand am häufigsten genutzte Stabilisator bei der Herstellung von pharmazeutisch relevanten Mikro- und Nanopartikeln. Er wird üblicherweise durch partielle Deacetylierung aus Polyvinylacetat hergestellt, wobei die noch acetylierten Bereiche den lipophilen Molekülteil bilden, die freien Hydroxylgruppen hingegen hydrophil sind.

Neben Polyvinylalkohol wurden zur Stabilisierung von Nanopartikeln auch andere nichtionische, grenzflächenaktive Substanzen (z. B. Polysorbate, Poloxamere) oder anionische Tenside (z. B. Natrium-Laurylsulfat) in der externen Wasserphase eingesetzt. Der Nachteil dieser Stabilisatoren kann sein, dass sie bei Verdünnungs- oder Waschschritten wieder von der Oberfläche entfernt werden.

Merke

Nanopartikel können grundsätzlich durch Partikelzerkleinerung oder durch partikelaufbauende Verfahren hergestellt werden. Die wichtigsten Verfahren sind:

Partikelabbau

- durch Nassmahlung mittels Kugelmühlen
- Hochdruckhomogenisation

Partikelaufbau

- Feindispergierung einer Emulsion mit anschließender Lösungsmittelverdampfung
- Präzipitation aus polaren organischen Lösungsmitteln

3 Technologien zur Herstellung von pharmazeutisch relevanten Nanopartikeln

3.1 Nassmahlung durch Kugelmühlen (z. B. NanoCrystal®-Technologie)

Nanokristalle können mithilfe von Rührwerkskugelmühlen, welche auch als Nanomühlen bezeichnet werden, hergestellt werden ▸ Abb. 4.3. Das Mahlgut besteht in der Regel aus einem grobkörnigen oder stark agglomerierten, schlecht wasserlöslichen Wirkstoff, welcher in einem flüssigen Mahlmedium dispergiert wird. Der Dispersion werden Stabilisatoren zugesetzt, um die entstehende nanokristalline, kolloidale Dispersion zu stabilisieren. Die Mühle besteht im Wesentlichen aus einem, in der Regel, stationär angeordneten Mahlraum in dem eine Rührwelle durch Rotation mit Umfangsgeschwindigkeiten zwischen 4 – 20 m/s die im Mahlraum befindlichen Mahlkörper mit der für die Zerkleinerung oder Desagglomeration notwendigen Energie versieht. Im kontinuierlichen Betrieb wird das als Suspension vorliegende Mahlgut durch den Mahlraum gepumpt und dort durch Druck-, Prall- oder Reibbeanspruchungen zerkleinert. Dabei werden die Mahlkörper mithilfe einer Mahlkörpertrennvorrichtung am Verlassen des Mahlraums gehindert oder im Falle eines diskontinuierlichen Prozesses nach dem Prozess extern durch einen Filter vom Mahlgut getrennt.

Die Rührwelle kann prozessabhängig aus verschiedenen Materialien bestehen. Die am häufigsten verwendeten Materialien im Bereich der pharmazeutischen Technologie sind Edel-

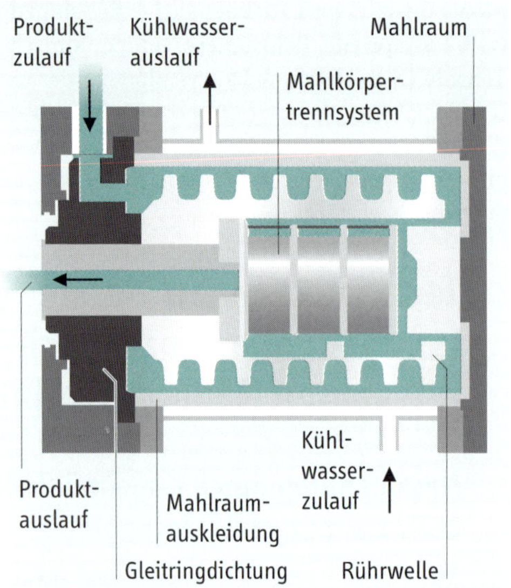

▲ **Abb. 4.3** Beispiel einer Nanomühle (Netzsch-Feinmahltechnik)

stahl, Polyethylen, Zirkonoxid oder Siliciumnitrid. Der Mahlraum kann zu Kühlungszwecken doppelwandig ausgeführt sein. Zur Vermeidung oder Verminderung von Verschleißerscheinungen am Mahlraum kann dieser mit einer Auskleidung aus Keramik oder einem polymeren Werkstoff ausgestattet sein. Der Mahlraum der Mühle ist üblicherweise von 75 % bis 90 % des Schüttvolumens mit Mahlkörpern gefüllt.

Als Mahlkörper werden in der Regel Kugeln unterschiedlicher Materialien eingesetzt. Typische Mahlkörpermaterialien sind Stahl, Glas, Polymere oder Keramik. Die am häufigsten eingesetzten keramischen Materialien sind Zirkonoxid und Aluminiumoxid. Der Einsatz polymerer Materialien wie Polystyren oder Polyamid ist speziell für den Pharmabereich durch die Firma Élan patentiert (EP 0600 528 1993). Der Einsatz solcher polymerer Materialien ist vor allem für die Realisierung von Desagglomerationsprozessen geeignet. Aufgrund der elastischen Eigenschaften dieser Materialien kann bei der Verwendung dieser Mahlkörpermaterialien der Mahlkörperverschleiß bis auf ein Minimum reduziert und somit die Kontamination der Produktsuspension verhindert werden. Der Durchmesser der eingesetzten Mahlkörper wird in Abhängigkeit von der Zerkleinerungs- oder Desagglomerationsaufgabe ausgewählt und kann zwischen 9 mm und 30 µm variieren.

Bei der sogenannten Autogenzerkleinerung können auch grobe Fraktionen des festen Produktmaterials als Mahlkörper verwendet werden. Der Vorteil dieses Verfahrens ist, dass Mahlkörperverschleiß nicht zu einer Kontamination des Produktes mit Fremdmaterial führen kann.

Die hergestellten Nanokristalle sind ca. 50-mal kleiner als konventionell mikronisierte Wirkstoffe und liegen meist in einem Größenbereich von 80 – 400 nm Durchmesser. Der hohe Zerkleinerungsgrad der Partikel führt aufgrund der Oberflächenvergrößerung zur gewünschten Verbesserung des Auflösungsverhaltens von schwerlöslichen Wirkstoffen.

Diese Oberflächenvergrößerung zieht gleichzeitig eine Erhöhung der freien Oberflächenenergie nach sich, wodurch das System thermodynamisch instabil wird. Zum Schutz vor Agglomeration der Nanopartikel setzt man Stabilisatoren (Tenside und Polymere) zu. Hierbei finden vorrangig insbesondere GRAS-Substanzen (engl. *generally regarded as safe*) Verwendung. Tenside werden zugesetzt, um die Grenzflächenenergie herabzusetzen und die Benetzung der zumeist hydrophoben Partikel zu erhöhen. Die zugesetzten Polymere lagern sich an die Wirkstoffkristalle an und verhindern die Agglomeration des suspendierten Wirkstoffs. Sie wirken somit als Schutzkolloide.

3.2 Zerkleinerung durch Hochdruckhomogenisation (z. B. „Insoluble Drug Delivery (IDD®)"-Technologie)

Schwerlösliche, grobkörnige Wirkstoffe können mithilfe der Hochdruckhomogenisation zu Nanokristallen zerkleinert werden, wie das z. B. bei der IDD®-Technologie der Fall ist. Zuerst wird der Wirkstoff in einem Medium dispergiert, wobei sowohl wässrige, wie Wasser-Ethanol-Mischungen oder Wasser-Glycerol-Mischungen, als auch nichtwässrige Medien (z.B. mittelkettige Triglyceride) verwendet werden.

Auch hier werden Tenside zugesetzt, um die Benetzungsrate der lipophilen Wirkstoffe zu erhöhen und die Grenzflächenenergie herabzusetzen. Die gesamte Dispersion wird dann in den Hochdruckhomogenisator gegeben und dort unter hohem Druck durch einen ca. 25 µm großen Spalt gepresst. Prall- und Reibeffekte, die sowohl untereinander als auch an der Gehäusewand entstehen, stellen den ersten Schritt der Zerkleinerung der grobkörnigen Dispersion dar. Für eine weitere Zerkleinerung der Partikel sind Scherkräfte verantwortlich, die beim Aufprall der Partikel auf den Impaktorring entstehen, wenn die Dispersion mit hohem Druck durch den Homogenisatorspalt gepresst wird.

Die Kräfte des Hochdruckhomogenisators sind stark genug, um die grobkörnigen Wirkstoffpartikel der Dispersion in ca. 200 – 600 nm große Nanopartikel zu zerkleinern. Der Prozess der Hochdruckhomogenisation wurde zuvor bereits für die Herstellung von parenteralen Emulsionen etabliert (SkyePharma).

3.3 Herstellung von Nanopartikeln aus Lösungen und Emulsionen

Während es sich in den bisherigen Beispielen lediglich um eine Größenreduzierung handelte, werden im Folgenden die Verkapselungsmethoden aufgeführt, bei denen zusätzlich zur verbesserten Löslichkeit auch die Möglichkeit besteht, Einfluss auf die Wirkstoffstabilität und Freisetzungskinetik zu nehmen oder auch ein Vehikel zum Wirkstofftransport über die intestinale Barriere zu entwickeln.

Für die Herstellung von biokompatiblen Nanopartikeln sind eine Vielzahl von Methoden beschrieben worden, aus denen in Abhängigkeit von der zu verkapselnden Substanz und den verwendeten Hilfsstoffen ein geeignetes Verfahren ausgewählt werden muss.

Am häufigsten werden Lösungsmittelverdampfungsmethoden eingesetzt, da sie in kleinem Maßstab gut durchführbar sind und nicht zwingend kostspielige Gerätschaften erfordern. Das Matrixpolymer wird zusammen mit dem Wirkstoff in einem organischen Lösungsmittel gelöst. Diese organische Phase, die nicht mit Wasser mischbar sein darf, wird in einer externen tensidhaltigen Wasserphase emulgiert. Um eine für Nanopartikel relevante Tröpfchengröße zu erreichen, werden solche Emulsionen meist mittels Hochgeschwindigkeitsrührern, Ultraschallsonden oder Hochdruckhomogenisatoren hergestellt ▶ **Abb. 4.4a**. Das Lösungsmittel der organischen Phase wird anschließend verdampft, sodass das Polymer präzipitiert und Nanopartikel entstehen. Nach Abzug des Lösungsmittels können die Nanopartikel durch Zentrifugation oder Filtration isoliert und durch Lyophilisation getrocknet werden.

Eine gängige alternative Herstellungsmethode ist das Nanopräzipitations- oder auch „Spontaneous Emulsification Solvent Diffusion“ (SESD)-Verfahren, das auf der Verwendung wassermischbarer Lösungsmittel beruht ▶ **Abb. 4.4b**.

Bei dieser Methode diffundiert das mit Wasser mischbare organische Lösungsmittel schlagartig aus der polymer- und wirkstoffhaltigen organischen Lösungsmittelphase heraus, wenn diese in ein deutlich größeres Volumen einer äußeren wässrigen Phase gegeben wird. Bedingung dafür ist die unbegrenzte Mischbarkeit

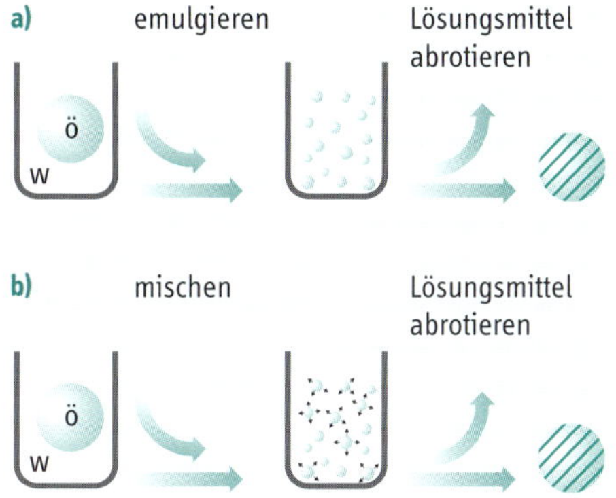

▲ **Abb. 4.4** Schematische Darstellung des Emulsionsverfahrens zur Nanopartikelherstellung (Ö = organische Phase; W = wässrige Phase)

des Lösungsmittels mit Wasser (z. B. Aceton, Ethanol) sowie die Unlöslichkeit des Polymers in der wässrigen Phase. Infolge der Diffusion kommt es zu einer fortschreitenden Verarmung an Lösungsmittel in der Polymerphase, wodurch Polymer und Wirkstoff gemeinsam ausgefällt werden.

Auch hier gewährleistet der Zusatz eines geeigneten Tensids eine entsprechende Stabilität der entstehenden Partikel. Durch den vollständigen Abzug des Lösungsmittels härtet der Partikelkern aus und erhält seine feste Polymerstruktur.

3.4 Lipidnanopartikel

Lipidnanopartikel ähneln in ihrer Struktur nanoskaligen Emulsionen in einer Größenordnung von 20 bis 1000 nm, mit dem essenziellen Unterschied, dass sich das Lipid meist im festen Aggregatzustand befindet (für eine detaillierte Beschreibung der Charakteristika und Herstellungstechniken siehe auch Kap. 12 (Lipidsysteme zur parenteralen Anwendung – Nanoemulsionen und Lipidnanopartikel). Die Partikelmatrix besteht aus festen Lipiden oder Lipidmischungen. Lipidnanopartikel haben oft eine anisotrope, plättchenförmige Struktur, die zu einer wesentlichen Oberflächenvergrößerung und starken Verminderung der Diffussionswege beiträgt. Zur Verhinderung der Aggregation werden auch hier Tenside oder Polymere zugesetzt, wobei wie bei den Nanoemulsionen bevorzugt Phospholipide zum Einsatz kommen. Sollen Lipidnanopartikel als Wirkstoffträger dienen, so liegt die aktive Komponente entweder molekulardispers oder feinstdispers verteilt in der Lipidmatrix vor. Die Herstellung der Lipidnanopartikel erfolgt meist mithilfe der Hochdruckhomogenisation, wobei sowohl eine Heiß- als auch eine Kalthomogenisation beschrieben sind. Daneben existieren auch Lipidnanokapseln, deren Inneres flüssig ist und nur die Kapselwand mithilfe von festen Polymeren oder Lipiden konzipiert ist.

> **Merke**
>
> Der „einfachste" Zusammenhang, in dem Nanopartikel einen therapeutischen Vorteil bewirken können, ist ihre vergleichsweise große Gesamtoberfläche. Aufgrund dieser Eigenschaft von Nanopartikeln ergibt sich nach Noyes-Whitney eine proportional erhöhte Lösegeschwindigkeit. Durch die schnellere Auflösung können auch schlecht wasserlösliche Substanzen oral verabreicht werden. Weiterhin ermöglicht dies eine Veränderung des Konzentrationsgradienten des Wirkstoffs an der intestinalen Barriere, was zu einer teilweisen Sättigung von Effluxtransportern wie dem P-Glycoprotein und einer Minimierung des mukosalen First-pass-Effekts führen kann. Beide Effekte erlauben eine signifikante Steigerung der Permeabilität und damit der oralen Bioverfügbarkeit von Wirkstoffen, die schwerlöslich oder Substrat der vorgenannten Mechanismen sind.

4 Therapievorteile

4.1 Verbesserung der Bioverfügbarkeit

Wenn Wirkstoffe in Nanopartikeln verkapselt sind, ergibt sich noch ein weiterer Aspekt. Permeabilitätsbeeinflussende Faktoren wie Effluxsysteme und Metabolismus können durch die Verwendung von Nanopartikeln verändert werden. Dies geschieht aufgrund der Tatsache, dass nur der „freie", in Lösung vorliegende Wirkstoff Substrat dieser zellulären Strukturen sein kann. Wenn der Wirkstoff allerdings in Nanopartikeln verkapselt ist, bleibt er während des Transportvorgangs an der Darmbarriere außerhalb der Reichweite der Efflux- und Metabolismusmechanismen. Dementsprechend kann die Verwendung von Nanopartikeln einen signifikanten Einfluss auf den Transport von Wirkstoffen mit schlechter Permeabilität haben.

Ein alternatives Einsatzgebiet ist die orale Gabe von therapeutisch aktiven Makromolekülen wie Peptiden, Proteinen oder Nukleinsäuresequenzen. In diesem Zusammenhang sieht

▼ **Tab. 4.1** Beispiele für Vakzinformulierungen mittels kolloidalen Systemen (nach van der Lubben et al. 2001)

Nanocarrier-Systeme	Applikationsart	Antigen	Vorteil
Liposomen	intranasal	Tetanus-Toxoid	gesteigerte mukosale Immunität
Liposomen	oral	verschiedene Antigenträger	M-Zellen Beteiligung – generalisierte Immunantwort
Alginat-überzogene Chitosannanopartikel	oral – Peyer's Patches	Ovoalbumin	gesteigerte Aufnahme – gesteigerte Immunität
Nanopartikuläre, vesikuläre Formulierung	oral	Bovines Serumalbumin	mehr sIgA – gesteigerte lokale Immunität
Mikro- und Nanopartikel	intranasal	Toxoplasma gondii	höhere mukosale und systemische Immunität

man heute Potenzial in der Anwendung von Nanopartikeln, um mit deren Hilfe die orale Resorption von solchen Wirkstoffen möglich zu machen. So haben Nanopartikel im Tierversuch bereits vielversprechende Ergebnisse für die orale Gabe von Insulin, Heparin und Calcitonin ergeben. Hierbei wirken Nanopartikel durch den einfachen Schutz des Wirkstoffs vor Einflüssen des Darmlumens stabilisierend, aber auch als möglicher „Transporter" über die Darmbarriere.

Dass das Verkapseln von Wirkstoffen in Nanopartikeln allerdings keine „Wunderwaffe" sein wird, zeigen Ergebnisse verschiedener Studien. So ergab beispielsweise in Polyesternanopartikeln verkapseltes Enalapril keine verbesserte Bioverfügbarkeit im Vergleich zur Wirkstofflösung.

Neben einer parenteralen Applikation von Impfstoffen erscheint deren Gabe über die Schleimhäute ebenfalls aussichtsreich, weil über sie viele Pathogene aufgenommen werden. Zu den allgemeinen Vorzügen einer oralen Gabe kommen noch zusätzliche therapeutische Vorteile hinzu, da neben einer generalisierten Immunreaktion des gesamten Körpers auch eine lokale Immunreaktion des mukosalen Immunsystems ausgelöst werden kann (Shahiwala et al. 2007). Wird die lokale Immunreaktion ausgelöst, werden sekretorische Antikörper, vor allem Immunglobulin A, freigesetzt, die die pathogenen Erreger abtöten. Bei einer parenteralen Applikation der Antigene wird hingegen meist nur eine systemische Immunreaktion hervorgerufen und keine bzw. nur eine geringe lokale Immunreaktion, sodass keine lokale „Schleimhautimmunität" folgt.

Die Vakzine werden bei der mukosalen Applikation über die Schleimhäute und dann über das darmassoziierte lymphatische Gewebe aufgenommen (van der Lubben et al. 2001). Die Effektivität der oralen Applikation von Impfstoffen ist abhängig vom Abbau der Antigene im Gastrointestinaltrakt und von der Aufnahmerate in die Peyer's Patches. Hier können nanopartikuläre Systeme eine essenzielle Rolle spielen, da sie die verkapselten Antigene vor deren Abbau während des Darmtransits schützen werden. Weiterhin erlauben sie durch ihre geringe Größe eine relativ selektive Aufnahme in die mukosaassoziierten, lymphatischen Gewebe des Gastrointestinaltrakts (des Rieux et al. 2006).

In ▸ Tab. 4.1 sind einige in der Entwicklung befindliche Impfstoffe dargestellt, die auf nanoskaligen Systemen beruhen. Bei diesen wurde die Möglichkeit sowohl einer oralen als auch nasalen Applikation überprüft.

Der positive Impfeffekt, den diese Systeme auslösen, ist noch nicht vollständig verstanden. Es ist aber bekannt, dass passives Targeting und die Interaktionen mit den Makrophagen des retikuloendothelialen Systems für die Immunität von Bedeutung sind. Trotz all dieser Erfolg versprechenden Ergebnisse stehen die mukosalen Impfstoffe noch am Anfang ihrer Entwicklung.

Oskar Kalb

Mikroemulsionen zur peroralen Anwendung

5

In den vergangenen Jahrzehnten haben moderne Verfahren zur Wirkstofffindung Einzug in die pharmazeutische Forschung gehalten. So bringt vor allem das High-Throughput-Screening pharmakologisch interessante Wirkstoffkandidaten hervor, die den Galeniker bei der Formulierung von Arzneiformen vor enorme Probleme stellen. Häufig handelt es sich um schlecht wasserlösliche Wirkstoffkandidaten, die der BCS-Klasse II (geringe Wasserlöslichkeit und hohe Permeabilität) oder der BCS-Klasse IV (geringe Wasserlöslichkeit und geringe Permeabilität) zuzurechnen sind und nur schwer bioverfügbar gemacht werden können.

Die Formulierung von Mikroemulsionen bietet eine mögliche Technologieplattform, um diese Wirkstoffe in oralen Arzneiformen bioverfügbar zu machen. Dieser Formulierungsansatz ist seit über einem Jahrzehnt bei einer Substanz, dem Ciclosporin (Sandimmun® Neoral bzw. in Deutschland Sandimmun® Optoral) aus der BCS-Klasse IV, bewährt. Die Mikroemulsionsformulierung löste in diesem Fall das Ciclosporin-Emulsionskonzentrat (Sandimmun®) ab und führte zu einer verringerten intraindividuellen Plasmaschwankung (C_{max}, T_{max}, AUC) sowie zu einer verringerten interindividuellen Schwankung bei der Anwendung bei Transplantationspatienten. Sandimmun® Optoral oder Sandimmun® Neoral hat heute einen hohen Stellenwert in der Transplantationsmedizin und ist als lebenswichtiges Arzneimittel zur Immunsuppression für diese Patienten nicht mehr aus der Therapie wegzudenken.

Die anfänglichen Probleme bei der Entwicklung der Mikroemulsionen, vor allem aber bei der Applikation sind mittlerweile hinreichend untersucht. Die Mikroemulsionstechnologie bietet eine mögliche Alternative, Wirkstoffe aus den kritischen BCS-Klassen II und IV so zu formulieren, dass diese zu einer ausreichenden Bioverfügbarkeit führt.

Anhand des Beispiels Sandimmun® Optoral® wird die Entwicklung einer oralen Mikroemulsion beschrieben und auf die Probleme und Lösungsansätze für diese hingewiesen.

unterscheiden sich maßgeblich in ihren physikalischen Eigenschaften, dem Vermögen, den Wirkstoff zu lösen, und der Fähigkeit die Resorption zu beeinflussen. Typische Beispiele hierfür sind Maisöl und Sojaöl.

Um die chemische Stabilität zu verbessern, werden Öle und Fette synthetisch hydriert. Dadurch wird der Anteil an ungesättigten Fettsäuren in Ölen und Fetten reduziert und somit die Empfindlichkeit gegenüber oxidativem Abbau verringert.

Merke

Hydrierte Triglyceride sind weniger empfindlich gegen Autoxidation und werden deshalb seltener ranzig.

2.1.2 Halbsynthetische Lipide

Neben den natürlichen Fetten (Triglyceriden) werden auch halbsynthetisch hergestellte Lipide (Mono-, Di- und Triglyceride) eingesetzt. Diese zeichnen sich gegenüber natürlichen Fetten dadurch aus, dass ihre Zusammensetzung weniger variabel ist und sich einzelne Chargen der Materialien weniger stark in ihren Eigenschaften unterscheiden. Typische Beispiele hierfür sind Glycerylmonolinoleat (Maisine 35-1), Glycerylmono- und -dicaprylate/caprate (Capmul MCM) sowie Glyceryltricaprylate/caprate (Miglyol 810).

Zu den halbsynthetischen Lipiden gehören auch die Polyethylenglykol-Derivate von Glyceriden und Fettsäuren. Diese Substanzklasse findet breite Anwendung als lipophile Komponente und Emulgatoren in Self-Emulsifying Drug Delivery Systems (SEDDS) und SMEDDS. Die HLB-Werte (Hydrophile-Lipophile Balance) variieren von stark lipophil (HLB 3 – 4) bis wasserlöslich (HLB 14 – 18). Typische Beispiele sind PEG-6-glyceryloleat (Labrafil M 1944 CS; HLB 3 – 4) und PEG-40-hydriertes Rizinusöl (Cremophor RH40; HLB 14 – 16).

Merke

Halbsynthetische Lipide sind weniger variabel in der Zusammensetzung. Die Polyethylenglycol-Derivate werden aufgrund ihrer amphiphilen Eigenschaften teilweise auch als Emulgator eingesetzt.

2.2 Hydrophile Komponente und Kosolvenzien

Polyethylenglykol, Propylenglykol und Ethanol werden in SMEDDS eingesetzt, um die spontane Bildung der Mikroemulsion nach dem Verdünnen mit Wasser zu erleichtern. Durch den Zusatz von hydrophilen Komponenten und hydrophilen Emulgatoren lässt sich außerdem die Löslichkeit weniger lipophiler Wirkstoffe in den SMEDDS erhöhen.

2.3 Emulgatoren

SMEDDS, die nach dem Verdünnen mit einem wässrigen Medium O/W-Mikroemulsionen bilden, enthalten in der Regel größere Mengen an Emulgatoren. Diese sind in der Regel hydrophil und haben einen relativ hohen HLB-Wert, um eine spontane Bildung der Mikroemulsion zu gewährleisten und den Wirkstoff in Lösung zu halten.

In der Regel werden nichtionogene Emulgatoren eingesetzt. Sie besitzen im Vergleich zu ionogenen Emulgatoren eine geringere Toxizität und die daraus gebildete Mikroemulsion verfügt über eine höhere Stabilität über weite pH-, Ionenstärke- und Temperaturbereiche. Typische Beispiele sind Tween 80 und Cremophor RH 40 (siehe auch halbsynthetische Lipide).

Merke

Zur Formulierung von SMEDDS werden vorzugsweise nichtionogene Emulgatoren eingesetzt.

3 Grundlagen

3.1 Mikroemulsionstheorie

Ursprünglich ist man bei einer O/W-Mikroemulsion von einer hochdispersen zweiphasigen Emulsion ausgegangen, bei der eine hydrophile kontinuierliche Phase eine zweite, lipophile Phase aus kugelförmigen Lipidtröpfchen (Tröpfchengröße <200 µm) umschließt. Die Emulsionstheorie wurde von der Theorie des mizellaren Mikroemulsionszustands abgelöst. Hierbei werden Mikroemulsionen als eine spezielle Form mizellarer Assoziate bzw. Solubilisate verstanden, bei denen sich die lipophile Komponente als Kern in der Mitte der Mizelle befindet. Diese Modelle basieren auf einer räumlichen Trennung in diskrete Öl- und Wasserbereiche. Es gibt aber auch Systeme, die keine deutliche Strukturierung zeigen, also keine Trennung in Öl und Wasserbereich zulassen. Man nimmt daher ein dynamisches Gleichgewicht zwischen Bildung und Zerfall sehr kleiner, hochflexibler Assoziate an.

3.2 Klassifizierung von Lipidformulierungen

Eine mögliche Einteilung von Lipidformulierungen (LFCS-Lipid Formulation Classification System) auf Basis der Polarität der Hilfsstoffmischung wurde von Pouton (2000) vorgeschlagen mit dem Ziel, die kritischen Eigenschaften der unterschiedlichen Systeme hervorzuheben. Je nach dem Mischungsverhältnis der lipophilen, hydrophilen und amphiphilen Bestandteile unterscheiden sich die Eigenschaften der einzelnen Formulierungstypen.

3.2.1 Typ I: Ölige Lösungen

Ölige Lösungen auf der Basis von Triglyceriden haben in der Regel nur für extrem lipophile Wirkstoffe (log P > 4) ein ausreichendes Lösungsvermögen. Durch den Zusatz von Mono- und Diglyceriden lässt sich das Lösungsvermögen für weniger lipophile Wirkstoffe erhöhen. Damit eine ölige Lösung den lipophilen Wirkstoff im wässrigen Milieu des Magen-Darm-Trakts in Lösung zu halten vermag, bedarf es einer Interaktion der Formulierung bzw. ihrer Verdauungsprodukte mit körpereigenen Gallensalzen und Phospholipiden. Dabei entstehen mizellare und vesikuläre Strukturen, die den Wirkstoff in Lösung halten.

3.2.2 Typ II: Lipidformulierungen (z. B. SEDDS)

Unter SEDDS versteht man Systeme, die aus einer lipophilen Komponente und einem lipophilen Emulgator (HLB <10) bestehen und beim Mischen mit Wasser Emulsionen mit einer Tröpfchengröße zwischen 1 und 10 µm bilden. Durch den Zusatz der Emulgatoren lässt sich das Lösungsvermögen der Formulierung verbessern sowie die Emulsionsbildung erleichtern. Da SEDDS keine hydrophilen Bestandteile enthalten, die beim Dispergieren mit Wasser in die wässrige Phase diffundieren können, verlieren sie beim Verdünnen mit wässrigen Medien nur selten ihre Fähigkeit, den Wirkstoff in Lösung zu halten.

3.2.3 Typ III: Lipidformulierungen (z. B. SMEDDS)

SMEDDS enthalten neben einer lipophilen Komponente größere Mengen (bis zu 50 %) an hydrophilen Emulgatoren (HLB >12) sowie hydrophile Kosolvenzien (z. B. Glycerol, Propylenglykol, Polyethylenglykol, Ethanol). Auf diesem Weg ist es möglich, beim Verdünnen mit Wasser extrem feine Dispersionen (Mikroemulsionen) mit einer Tröpfchengröße von weniger als 100 nm im Durchmesser zu erzielen. Mikroemulsionen unterscheiden sich wesentlich von einfachen Emulsionen (auf Basis von SEDDS) bezüglich ihrer Eigenschaften.

Der wesentliche Unterschied zu einfachen Emulsionssystemen (auf der Basis von SEDDS) ist, dass sich Mikroemulsionen spontan beim Verdünnen von SMEDDS bilden und thermodynamisch stabil sind.

Durch den hohen Anteil an hydrophilen Emulgatoren und Kosolvenzien lässt sich die Beladung der Formulierung mit moderat lipo-

> **Merke**
>
> Wesentliche Eigenschaften von Mikroemulsionen:
> - einphasige Systeme,
> - optisch isotrop (transparent bzw. opaleszierend),
> - sie bilden sich ohne größeren Energieaufwand spontan,
> - sie sind thermodynamisch stabil und zeigen auch bei Lagerung keine Phasentrennung.

philen Wirkstoffen ($2 < \log P < 4$) deutlich erhöhen, was die Verabreichung höherer Dosen pro applizierter Arzneiform erlaubt.

Nach steigendem Anteil an hydrophilen Bestandteilen in der Formulierung unterscheidet man bei den SMEDDS Typ IIIA und Typ IIIB (stark hydrophil). Je hydrophiler die Formulierung ist, desto eher tendieren die hydrophilen Bestandteile der Formulierung beim Dispergieren in Wasser dazu, in die wässrige Phase zu diffundieren. Daher besteht bei stark hydrophilen SMEDDS das Risiko einer Ausfällung des Wirkstoffs im Magen-Darm-Trakt.

3.2.4 Typ IV: Lipidfreie Formulierungen

Typ-IV-Formulierungen bestehen im Wesentlichen aus hydrophilen Emulgatoren und anderen hydrophilen Bestandteilen (Kosolvenzien). Sie enthalten keine lipophilen Bestandteile und repräsentieren die am stärksten hydrophilen Formulierungen (I–IV). Formulierungen vom Typ IV werden bei Wirkstoffen eingesetzt, die hydrophob, aber nicht lipophil sind.

Durch den Zusatz des Emulgators können die Formulierungen den Wirkstoff nach dem Verdünnen mit Wasser deutlich besser in Lösung halten, als es hydrophile Lösungsmittel allein vermögen. Durch den Zusatz von Kosolvenzien wird das Dispergieren des Systems beim Verdünnen erleichtert. Wegen des hohen Anteils an Kosolvenzien besteht auch bei lipidfreien Systemen beim Verdünnen mit wässrigen Medien die Gefahr, dass der Wirkstoff ausfällt, wenn die hydrophilen Bestandteile in die wässrige Phase diffundieren. Außerdem kann es wegen des hohen Emulgatoranteils in der Formulierung zu lokalen Irritationen des Magen-Darm-Trakts kommen.

> **Merke**
>
> Einer der Hauptnachteile der lipidfreien Formulierungen ist, dass Kosolvenzien und andere hydrophile Bestandteile in die wässrige Phase diffundieren, wodurch der Wirkstoff ausfallen kann. Zudem können die hohen Emulgatoranteile zu Irritationen des Magen-Darm-Trakts führen.

3.3 Physikalisch-chemische Grundlagen

Die spontane und schnelle Bildung einer feinen O/W-Mikroemulsion beim Mischen des SMEDDS mit Wasser lässt sich mit einer Abnahme der freien Energie bei der Bildung der Mikroemulsion erklären. Dabei geht man davon aus, dass die Änderung der freien Energie bei der Mikroemulsionsbildung davon abhängt, wie stark der Emulgator die Grenzflächenspannung an der Wasser/Öl-Grenzfläche zu reduzieren vermag und wie stark sich dabei die Entropie des Systems ändert. Eine Abnahme der freien Enthalpie bei der Mikroemulsionsbildung (ΔG_f) wird somit durch eine starke Abnahme der Grenzflächenspannung (γ) bei gleichzeitiger Zunahme der Entropie des Systems (ΔS) erreicht. Letztere resultiert aus einer starken Zunahme des Zerteilungsgrads der Ölphase und der damit verbundenen Zunahme der O/W-Grenzfläche (ΔA).

$$\Delta G_f = \gamma\, \Delta A - T\, \Delta S$$

ΔG_f Änderung der freien Enthalpie bei der Mikroemulsionsbildung
γ Grenzflächenspannung
ΔA Änderung der O/W-Grenzfläche
T Temperatur
ΔS Änderung der Entropie des Systems

Die Bildung der Mikroemulsion wird mit der Bildung von flüssigkristallinen Strukturen an der Grenzfläche der Öl/Emulgator-Mischung und Wasser in Zusammenhang gebracht, die sich beim Eindringen von Wassermolekülen in die Öl/Emulgator-Mischung bilden. Mit zunehmender Verdünnung und leichter Agitation zerfallen die flüssigkristallinen Strukturen in feinste Öltröpfchen, die sich unter Bildung einer O/W-Mikroemulsion verteilen. Ein Zusatz von Kosolvenzien (z. B. PEG, Propylenglykol) oder der Einsatz von Emulgatorgemischen mag dabei das Eindringen des Wassers in die flüssigkristallinen Strukturen und damit die Bildung der Mikroemulsion erleichtern.

3.4 Physiologische Grundlagen

Mithilfe von Lipidformulierungen lässt sich die Bioverfügbarkeit lipophiler, schlecht wasserlöslicher Wirkstoffe verbessern. Unabhängig von der physikalischen Form der verabreichten Lipidformulierung bzw. der beim Dispergieren der Formulierung im Magen-Darm-Trakt gebildeten Strukturen hängt die Bioverfügbarkeit hauptsächlich davon ab, dass eine Ausfällung des Wirkstoffs verhindert wird, wenn die Formulierung mit den Bestandteilen des Magen-Darm-Trakts in Wechselwirkung tritt.

Merke

Für eine ausreichende Bioverfügbarkeit ist es erforderlich den Wirkstoff im Magen-Darm-Trakt in Lösung zu halten.

Über den Zusammenhang zwischen Verdauung und Lösungsvermögen von Mikroemulsionen gibt es in der Literatur unterschiedliche Auffassungen. Das verbesserte Lösungsvermögen eines SMEDDS wird u. a. damit erklärt, dass die feinen Öltröpfchen der Mikroemulsion aufgrund ihrer großen Oberfläche besonders leicht verdaut werden. Dadurch wird die Bildung mizellarer Strukturen beschleunigt, die den Wirkstoff besonders effektiv solubilisieren. Andere Autoren gehen davon aus, dass bei den eher hydrophilen SMEDDS das verbesserte Lösungsverhalten weniger von der Verdauung der Formulierung abhängt.

Neben dem verbesserten Lösungsverhalten werden noch folgende Mechanismen als mögliche Ursache für die verbesserte Resorption und Bioverfügbarkeit von schlecht wasserlöslichen Wirkstoffen in Lipidformulierungen diskutiert:

- eine gesteigerte Aufnahme über die Lymphe,
- eine Beeinflussung der membranlokalisierten Transporterprozesse,
- eine verlängerte Verweilzeit der Wirkstoffe im Magen-Darm-Trakt.

3.4.1 Dispersion, Verdauung und Solubilisierung wirkstoffhaltiger oraler Lipidformulierungen

Nach peroraler Gabe einer wirkstoffhaltigen Lipidformulierung wird die Resorption des lipophilen Wirkstoffs maßgeblich durch die Veränderung beeinflusst, die die Formulierung beim Dispergieren und Verdünnen erfährt, bzw. durch den Einfluss, den die Verdauung auf die Solubilisierung des Wirkstoffs hat.

Im Magen stimulieren oral verabreichte Lipide die Sekretion von gastrischen Lipasen, die Triglyceride in Diglyceride und freie Fettsäuren hydrolysieren. Da die Abbauprodukte hydrophiler sind, reicht die Motilität des Magens aus, diese grob zu emulgieren. Die gebildete Emulsion stimuliert beim Verlassen des Magens die Sekretion von Gallensalzen und Phospholipiden sowie von Pankreas-Lipase und Ko-Lipase im Zwölffingerdarm. Die oberflächenaktiven Gallensalze und Phospholipide erleichtern eine weitere Emulgierung und damit die Anlagerung von Pankreas-Lipase und Ko-Lipase, wodurch der enzymatische Abbau der Lipide beschleunigt wird. Die lipolythische Aktivität der Lipase hängt von der Anwesenheit der Ko-Lipase ab, die eine Anlagerung der Lipase an der O/W-Grenzfläche ermöglicht. Durch die Wechselwirkung der Lipolyseprodukte (freie Fettsäuren, Mono- und Diglyceride) mit Gallensalzen und Phospholipiden kommt es an der O/W-Grenzfläche zur Ausbildung von mizellaren, vesikulären und flüssigkristallinen Strukturen. Diese lösen sich von der Grenzfläche ab und ermöglichen damit eine erneute Anlagerung der Lipase/Ko-Lipase, was Voraus-

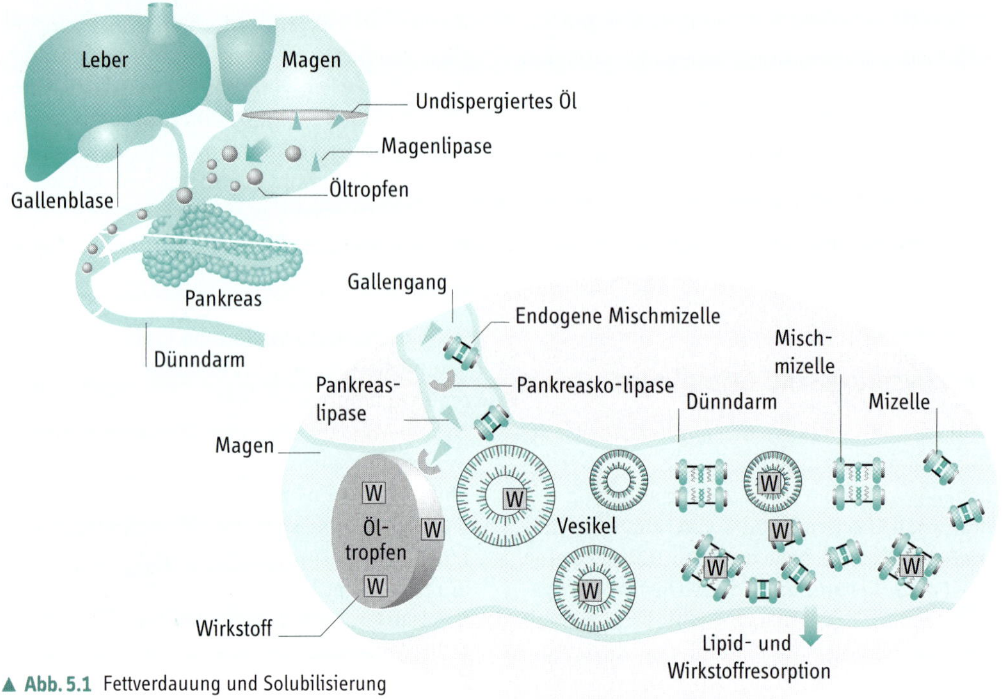

▲ **Abb. 5.1** Fettverdauung und Solubilisierung des Wirkstoffs im Dünndarm (aus Porter et al. 2007)

setzung für eine vollständige Verdauung der Lipidformulierung ist ▸**Abb. 5.1**.

Mischmizellen mit Gallensalzen vermögen besonders effektiv lipophile, schlecht wasserlösliche Wirkstoffe in Lösung zu halten. Dadurch wird die Diffusion der Wirkstoffe durch die ungerührte Wasserschicht (= hydrophile Barriere) hin zur Oberfläche der Bürstensaummembran der Darmwand erleichtert, wo sie resorbiert werden. Man geht davon aus, dass der niedrige pH-Wert an der Oberfläche der Bürstensaummembran dazu führt, dass die Mizellen dissoziieren und den Wirkstoff zur Resorption freisetzen.

Außerdem ist das Ausmaß der Löslichkeitsverbesserung von lipophilen, schlecht wasserlöslichen Wirkstoffen durch exogene Lipide (z. B. Nahrungslipide oder Lipidformulierungen) abhängig von den Eigenschaften der Lipolyseprodukte (z. B. Kettenlänge der freien Fettsäuren), der Lipidmenge und den Charakteristika der kolloidalen Strukturen (Mizellen, Vesikel), die bei der Lipolyse gebildet werden.

Merke

Die Bestandteile der Lipidformulierungen werden im Magen-Darm-Trakt verdaut. Dieses physiologische Phänomen hat auch wesentlichen Einfluss auf die Resorption von inkooperierten Wirkstoffe.

3.4.2 Wirkstoffresorption

Die Resorption oral applizierter (exogener) Lipide bzw. deren Lipolyseprodukte durch die Darmschleimhaut erfolgt sowohl über aktive als auch passive Transportmechanismen. Es wird angenommen, dass bei niedrigen Lipidkonzentrationen vor allem ein aktiver Transport der Lipolyseprodukte mithilfe von Transporterproteinen überwiegt, wogegen bei hohen Fettsäurekonzentrationen die Resorption verstärkt durch passive Diffusion erfolgt.

Neben Transporterproteinen, die eine Resorption von Substanzen aus dem Darmlumen

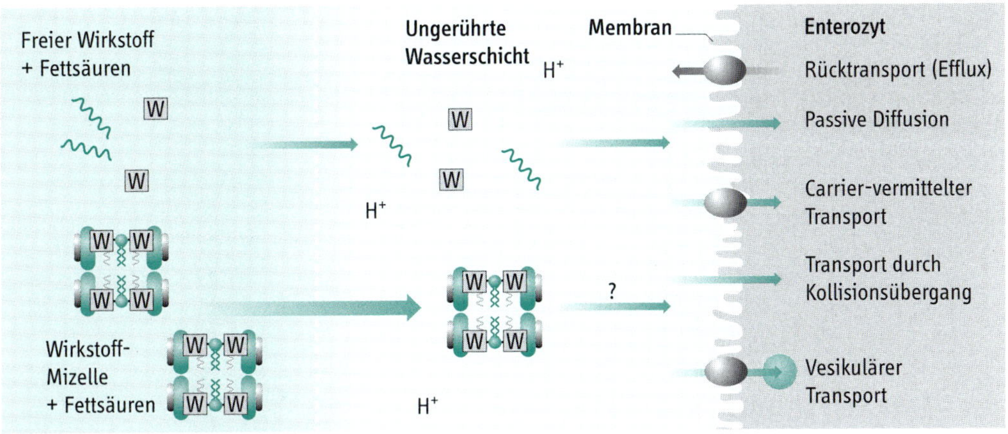

▲ **Abb. 5.2** Wirkstoffresorption durch die Dünndarmmembran (aus Porter et al. 2007)

erleichtern, gibt es auch solche, die schon resorbierte Substanzen wieder in das Darmlumen zurückschleusen, Effluxproteine genannt. Zu den am besten untersuchten Effluxproteinen gehört das p-Glycoprotein (PgP), das die Resorption einer Reihe von Wirkstoffen behindert ▸**Abb. 5.2**.

Untersuchungen haben gezeigt, dass einzelne Bestandteile von Mikroemulsionen wie beispielsweise Emulgatoren (z. B. Cremophor® und Tocopherolpolyethylenglykolsuccinat, TPGS) in der Lage sind, Effluxproteine wie PgP zu hemmen. Dadurch können sie die Resorption und die Bioverfügbarkeit von Wirkstoffen erhöhen, die einem PgP-bedingten Efflux unterliegen.

3.4.3 Lymphatische Resorption

Nach der Resorption in die Dünndarmzellen hängt der weitere Transportweg der Lipolyseprodukte und Wirkstoffe weitgehend von deren Lipophilie ab. Wirkstoffe mit moderater Lipophilie (log P <5) oder kurzkettige Fettsäuren (<12 C), die eine gewisse Wasserlöslichkeit aufweisen, passieren die Zelle und erreichen über die Portalvene der Leber die systemische Zirkulation. Hingegen werden stark lipophile Wirkstoffe (log P >5) oder längerkettige Fettsäuren (>12 C) auch über die Lymphe transportiert. Sie erreichen unter Umgehung der Leber den systemischen Blutkreislauf, was zu einer Verringerung des First-pass-Metabolismus und einer Erhöhung der Bioverfügbarkeit führen kann.

> **Merke**
>
> Transportproteine können die Resorption von Wirkstoffen steigern oder hemmen. Einige Emulgatoren sind in der Lage, diese Transportproteine zu beeinflussen.

Obwohl der genaue Mechanismus, wie lipophile Wirkstoffe in die Lymphe gelangen, noch nicht aufgeklärt ist, geht man davon aus, dass sich die Wirkstoffe im lipophilen Inneren von Lipoproteinen (z. B. Chylomikronen) anreichern und so in die Lymphe gelangen ▸**Abb. 5.3**. Da die Bildung der Lipoproteine in den Dünndarmzellen durch die Zufuhr exogener Lipide (z. B. Nahrung, Lipidformulierung) stimuliert wird, ist es möglich, durch Einsatz entsprechender Lipidformulierungen die Bioverfügbarkeit stark lipophiler Substanzen über eine gesteigerte lymphatische Resorption zu verbessern. Als besonders geeignete Lipidkomponenten haben sich langkettige Triglyceride erwiesen.

3.4.4 Nahrungseffekte

Bei gleichzeitiger Verabreichung von Arzneimitteln und Nahrung kann es je nach Wechselwirkung zu einer Erhöhung der Bioverfügbarkeit – positiver Nahrungseffekt – oder zu einer

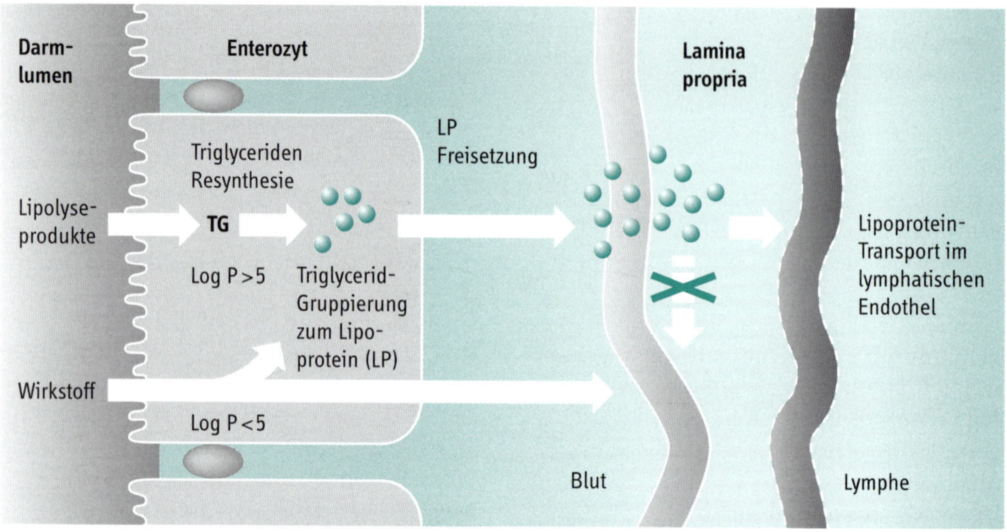

▲ **Abb. 5.3** Lymphatische und enterohepatische Resorption: Wirkstoff- und Lipidtransport (aus Porter et al. 2007)

Abnahme der Bioverfügbarkeit – negativer Nahrungseffekt – kommen. Ursache für einen positiven Nahrungseffekt kann die verstärkte Bildung von vesikularen und mizellaren Strukturen sein, die den Wirkstoff besonders effektiv in Lösung zu halten vermögen. Ein negativer Nahrungseffekt kann auf die Bildung von Komplexen des Wirkstoffs mit Nahrungsbestandteilen zurückzuführen sein, die schlechter resorbiert werden können.

Untersuchungen haben gezeigt, dass sich mithilfe von Mikroemulsionen der Einfluss der Nahrung auf die Bioverfügbarkeit bestimmter lipophiler, schlecht wasserlöslicher Wirkstoffe (z. B. Secocalcitol, Ciclosporin) reduzieren lässt.

> **Merke**
>
> Stark lipophile Wirkstoffe (log P >5) werden vorzugsweise über die Lymphe transportiert. Lipidformulierungen vermögen die Aufnahme lipophiler Wirkstoffe und damit deren Bioverfügbarkeit zu erhöhen.

4 Technologie

Wesentliche Ziele der Entwicklung einer Mikroemulsion ergeben sich aus den Anforderungen, die an ein SMEDDS gestellt werden bzw. an die beim Verdünnen mit Wasser gebildete Mikroemulsion.

SMEDDS sollten eine möglichst hohe Wirkstoffbeladung ermöglichen sowie eine ausreichende chemische und physikalische Stabilität besitzen (d. h. keine Ausfällung des Wirkstoffs, keine Phasentrennung). Beim Verdünnen der Formulierung mit Wasser muss sich spontan eine Mikroemulsion bilden, die in der Lage ist, den Wirkstoff ausreichend in Lösung zu halten (keine Ausfällung des Wirkstoffs).

Das Erreichen dieser Anforderungen hängt von der richtigen Auswahl der einzelnen Komponenten, ihrem Mischungsverhältnis sowie den physikalisch-chemischen und biopharmazeutischen Eigenschaften des inkorporierten Wirkstoffs ab.

4.1 Wirkstoffauswahl

Die Entwicklung eines SMEDDS kann prinzipiell bei Wirkstoffen in Betracht gezogen werden, deren Resorption durch ihre geringe Löslichkeit und/oder langsame Lösegeschwindigkeit im wässrigen Milieu des Magen-Darm-Trakts begrenzt ist.

Ein erster Hinweis auf eine löslichkeitskontrollierte Resorption eines Wirkstoffs können starke Unterschiede in der Bioverfügbarkeit bei Verabreichung des Wirkstoffs als Lösung und Suspension sein. Das Auftreten eines positiven Nahrungseffekts kann ein Hinweis sein, über die Entwicklung eines SMEDDS nachzudenken.

Eine erste Abschätzung, inwieweit die Entwicklung einer Mikroemulsion technisch möglich ist, kann anhand der Lipophilie (log P-Werte) des Wirkstoffs sowie seiner Löslichkeit in ausgewählten lipophilen Lösungsmitteln gemacht werden. Man geht davon aus, dass sich Wirkstoffe mit einem log P-Wert von 3 bis 5 am ehesten als SMEDDS formulieren lassen. Kritisch sind dagegen Wirkstoffe mit einem log P <2, die nur bedingt lipophil, aber hydrophob sind.

Je nach der Lipophilie des Wirkstoffs kann die Entwicklung von Mikroemulsionen vom Typ IIIA bzw. Typ IIIB angezeigt sein. Bei extrem lipophilen Substanzen (log P >5), die eine ausgeprägte Löslichkeit (>50 mg/g) in langkettigen Triglyceriden besitzen, kann über Formulierungen nachgedacht werden, die eine lymphatische Resorption des Wirkstoffs unterstützen.

4.2 Löslichkeitsuntersuchungen und Wirkstoffbeladung

Um eine erste Abschätzung der Löslichkeit des Wirkstoffs in den verschiedenen lipophilen, hydrophilen und amphiphilen Bestandteilen eines SMEDDS zu erhalten, wird die Löslichkeit des Wirkstoffs in einzelnen Hilfsstoffen (binäre Mischungen) oder in ausgewählten SMEDDS-Formulierungen mittels High-Throughput-Methoden bestimmt. Falls die Ergebnisse eine ausreichende Löslichkeit des Wirkstoffs in einzelnen Hilfsstoffen belegen, kann es sinnvoll sein, die Löslichkeit in ausgewählten Hilfsstoffen durch eine manuelle Bestimmung zu bestätigen. Dabei wird mithilfe der Hochleistungsflüssigkeitschromatographie der Wirkstoffanteil

Merke

Ein erster Anhaltspunkt, ob die Entwicklung eines SMEDDS angezeigt ist, ist der log P-Wert des Wirkstoffs. Die Entwicklung eines SMEDDS ist sinnvoll bei Wirkstoffen mit einem log P-Wert von ca. 3 bis 5.

im Überstand einer übersättigten Lösung bestimmt.

Die Löslichkeit des Wirkstoffs in einem SMEDDS sollte so hoch sein, dass sich die Einzeldosis des Wirkstoffs möglichst im Inhalt einer Kapsel von akzeptabler Größe löst. Die Einnahme von großen oder mehreren Kapseln pro Einzeldosierung ist möglichst zu vermeiden, da man mit einer geringeren Akzeptanz des Patienten rechnen muss. Als Faustregel für SMEDDS gilt, dass selten mehr als 100 mg gelöster Wirkstoff in eine ausreichend kleine Kapsel abgefüllt werden können (Füllvolumen ≈ 1 ml). Dies entspricht einer Löslichkeit des Wirkstoffs in der Formulierung von ca. 10 %.

Merke

Um eine hohe Akzeptanz beim Patienten zu erzielen, sollte die therapeutische Wirkstoffmenge in einer Kapsel von akzeptabler Größe löslich sein.

4.3 Optimierung der Zusammensetzung mithilfe von Phasendiagrammen

Mithilfe von ternären Phasendiagrammen (lipophile, hydrophile und amphiphile Komponente; ▸ Abb. 5.4) lassen sich die Mischungsverhältnisse ermitteln, bei denen es beim Verdünnen mit Wasser zu einer spontanen Mikroemulsionsbildung kommt. Für den Fall, dass mehr als drei Komponenten getestet werden sollen, kann die Kombination zweier Hilfsstoffe wie eine einzelne Komponente behandelt werden (pseudoternäres Phasendiagramm).

5

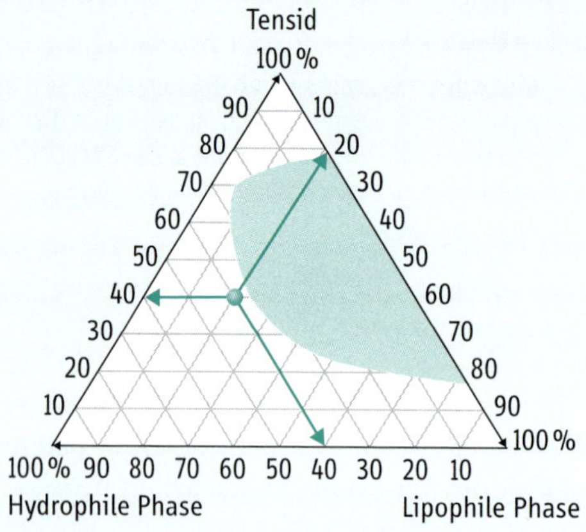

▲ **Abb. 5.4** Ternäres Phasendiagramm

Wegen der großen Anzahl an Hilfsstoffen und möglicher Kombinationen ist es sinnvoll, zuerst Kombinationen der Hilfsstoffe zu untersuchen, die in Löslichkeitsversuchen des Wirkstoffs am besten abgeschnitten haben. Zur Untersuchung einer möglichen Phasentrennung werden die potenziellen Formulierungen (Placebo) nach dem Mischen der einzelnen Hilfsstoffkomponenten in definierten Zeitintervallen visuell kontrolliert. Nur die stabilen Formulierungen werden anschließend weiteruntersucht.

4.4 Chemische und Physikalische Instabilität

Eine kommerzielle Formulierung muss eine ausreichende chemische und physikalische Stabilität besitzen. Eine Reihe von Lipidkomponenten und Emulgatoren sind oxidationsempfindlich. Beim oxidativen Abbau entstehen Peroxide, die einen negativen Einfluss auf die Stabilität des Wirkstoffs haben und darüber hinaus zu einer Quervernetzung der Gelatine in Weich- und Hartkapseln führen können. Dies führt zu einer Verzögerung der Zerfallszeit der Kapseln sowie der Freisetzung des Wirkstoffs aus der Kapsel. Der oxidative Abbau von Mikroemulsionsformulierungen kann durch den Verzicht auf ungesättigte Lipidkomponenten oder den Einsatz von Antioxidanzien reduziert und unter Umständen sogar verhindert werden.

> **Merke**
>
> Um eine ausreichende chemische und physikalische Stabilität der Formulierungen zu erreichen, muss diese so optimiert werden, dass eine Phasentrennung, eine Wirkstoffausfällung in der Formulierung und eine Versprödung der Kapselhülle verhindert werden.

Die physikalische Stabilität eines SMEDDS ist essenziell für die In-vivo-Performance der Formulierung. Eine Ausfällung des Wirkstoffs muss verhindert werden, da dies zu einer Abnahme der Bioverfügbarkeit führen kann. Außerdem ist darauf zu achten, dass es zu keiner Phasentrennung kommt, da dies nicht nur das Aussehen der Formulierung negativ beeinflussen würde, sondern ebenfalls einen negativen Einfluss auf die Performance haben kann.

Eine weitere Instabilität wird bei Mikroemulsionen beobachtet, die in Gelatinekapseln abgefüllt werden. Hierbei kann es zu Inkompatibilitäten zwischen dem SMEDDS und der Gelatinehülle kommen. Die Migration von Weichmachern aus der Weichgelatine-Kapselhülle in den Inhalt kann zu einer Versprödung der Kapsel führen, was eine Verzögerung ihres Zerfalls und damit der Wirkstofffreisetzung bedingen kann. Umgekehrt kann eine Migration von Bestandteilen des flüssigen Kapselinhalts in die Hülle zu deren Aufweichung und Verformung führen. Kosolvenzien mit einem hohen Dampfdruck (z. B. Ethanol) können durch die Gelatinehülle diffundieren, was einen Einfluss auf das Freisetzungsverhalten der Kapseln haben kann. Um eine ausreichende Stabilität der Formulierung zu erzielen, werden diese Kapseln häufig in Aluminium-Aluminium-Blister verpackt.

4.5 Charakterisierung von SMEDDS

4.5.1 Verdünnungsverhalten (Dispersionsverhalten)

Nach peroraler Gabe eines SMEDDS muss sich die Mikroemulsion spontan im wässrigen Milieu des Magens ausbilden. Da dort ein Mangel

> **Merke**
>
> Die Untersuchung des Verdünnungsverhaltens der SMEDDS erlaubt es, die Bildung der Mikroemulsion sowie deren maximale Wirkstoffbeladung zu bestimmen.

an physiologischen Stabilisatoren wie z. B. Gallensalzen und Phospholipiden herrscht, muss eine optimal formulierte Mikroemulsion in der Lage sein, den Wirkstoff vollständig in Lösung zu halten.

Um dies zu prüfen, werden die einzelnen SMEDDS in einem definierten Mengenverhältnis mit Wasser verdünnt und die resultierende Dispersion nach einer angemessenen Ausgleichszeit visuell begutachtet. Diese visuelle Kontrolle erlaubt eine erste Abschätzung des Dispersitätsgrads. Mikroemulsionen sind in der Regel transparent bzw. leicht opaleszierend, während Emulsionen eher milchig trüb sind. Mithilfe optischer Verfahren wie der dynamischen Lichtstreuung (DLS = *Dynamic light scattering*) lässt sich der Durchmesser der Öltröpfchen exakt bestimmen.

Mithilfe von Phasendiagrammen lässt sich auch der Einfluss der Wirkstoffbeladung auf die Mikroemulsionsbildung ermitteln. Zu diesem Zweck werden die SMEDDS mit unterschiedlichen Wirkstoffmengen versetzt. Dann werden sie mit einer definierten Menge an Wasser oder Pufferlösung verdünnt und nach bestimmten Zeitintervallen auf mögliche Ausfällungen hin untersucht. Auf diesem Weg lässt sich die maximale Wirkstoffbeladung der Formulierung bestimmen.

Eine Verdünnung des SMEDDS mit 0,1 N Salzsäure bzw. biorelevanten Medien liefert zusätzliche Informationen, ob die Formulierung den Wirkstoff unter physiologischen Bedingungen in Lösung zu halten vermag.

4.5.2 In-vitro-Lipolyse-Modell

Es ist mittlerweile anerkannt, dass das verbesserte Lösungsvermögen von Lipidformulierungen auf eine Wechselwirkung der Formulierung bzw. ihrer Verdauungsprodukte mit körpereigenen Gallensalzen und Phospholipiden zurückzuführen ist. Daher wurde in den letzten Jahren verstärkt daran gearbeitet, Modelle zu entwickeln, die es erlauben, den Einfluss der Lipolyse auf das Lösungsvermögen von Lipidformulierungen zu untersuchen, um so die In-vivo-Performance besser erklären und vorhersagen zu können.

Den verschiedenen Modellen liegt das gleiche Prinzip zugrunde, obwohl die experimentellen Details unterschiedlich sind ▶ Abb. 5.5. Dieses Grundprinzip wird an dieser Stelle vorgestellt:

Die Lipidformulierung wird in eine Pufferlösung eingebracht, die unterschiedliche Mengen von Gallensalzen und Phospholipiden enthält (niedrige Mengen = *fasted-state*, hohe Mengen = *fed-state*). Durch die Zugabe von Pankreas-Lipase und Ko-Lipase wird die Lipolyse gestartet. Die bei der Lipolyse freigesetzten Fettsäuren würden zu einem Abfall des pH-Werts im Messgefäß führen, dies wird durch pH-Messung und Zugabe von Natriumhydroxidlösung verhindert. Dies ist notwendig, damit der pH-sensitive Prozess weiterläuft. Gleichzeitig werden die freigesetzten Fettsäuren durch Zugabe von Calciumionen in unlösliche Salze überführt und so dem Lipolyseprozess entzogen. Dadurch wird verhindert, dass sich die Fettsäuren an der O/W-Grenzfläche anreichern, was wiederum die Anlagerung der Lipase an der O/W-Grenzfläche sterisch behindern würde und zum Erliegen der Lipolyse führen kann. Je nach Modell kann die Zugabe von Calciumionen auf einmal oder kontinuierlich erfolgen.

Nach einer vorgegebenen Zeit wird der Prozess durch Zugabe eines Lipase-Inhibitors abgebrochen und die drei entstandenen Phasen des Behälterinhalts werden analysiert. An der Oberfläche findet man eine wenig dispergierte Ölphase, die im Wesentlichen aus nicht hydrolysierten Triglyceriden oder Diglyceriden besteht. In der Mitte befindet sich eine fein dispergierte wässrige Phase, die gallensalzhaltige Mischmizellen und vesikuläre Strukturen enthält. Der Bodensatz (Pellet) besteht im Wesent-

lipophile Substanzen begründet. Im Gegensatz dazu war schon mit geringen Mengen an langkettigen Triglyceriden eine effektive Solubilisierung des Wirkstoffs möglich.

Mithilfe chromatographischer Verfahren ist es möglich, die Struktur und das Lösungsvermögen kolloidaler Mischungen, wie sie bei der Lipolyse von Lipidformulierungen entstehen, zu untersuchen. Diese bestehen aus Gallensalzen, Phospholipiden, mittelkettigen bzw. langkettigen Monoglyceriden und Fettsäuren.

Die Analyse der Lipolyseprodukte von mittelkettigen Triglyceriden zeigte in einem Fall, dass der gelöste Wirkstoff hauptsächlich in lipidreichen Vesikeln lokalisiert ist und weniger in Mischmizellen. Dies lässt darauf schließen, dass mittelkettige Lipide im Gegensatz zu langkettigen Lipiden nur begrenzt fähig sind, Mizellen zu formen. Dies ist ein guter Erklärungsansatz für das höhere Lösungsvermögen der langkettigen Lipide.

Bei der Analyse der Lipolyseprodukte von langkettigen Triglyceriden wurde dagegen festgestellt, dass die größere Menge des gelösten Wirkstoffs in Mischmizellen lokalisiert ist. Es konnte außerdem eine direkte Korrelation zwischen dem Lösungsvermögen der ebenfalls gebildeten lipidreichen Vesikel und der Lipophilie des solubilisierten Wirkstoffs nachgewiesen werden. Formulierungen auf der Basis von langkettigen Triglyceriden können daher vorteilhaft für stark lipophile Wirkstoffe sein.

Es sei jedoch angemerkt, dass diese Befunde wirkstoffspezifisch sind. So konnte am Beispiel von Progesteron gezeigt werden, dass die Bioverfügbarkeit einer Formulierungen auf der Basis von mittelkettigen Triglyceriden höher ist als die einer entsprechenden Formulierung auf der Basis von langkettigen Triglyceriden. Jedoch konnte auch in diesem Fall eine Korrelation zwischen dem Vermögen der Formulierung, den Wirkstoff in Lösung zu halten, und dessen oraler Bioverfügbarkeit gezeigt werden.

Weitere Untersuchungen an SMEDDS vom Typ IIIB ergaben, dass größere Mengen an hydrophilen Tensiden (Cremophor® EL) und Kosolvenzien in SMEDDS zu einer Verringerung der Bioverfügbarkeit führen können. Entsprechende In-vitro-Lipolyseuntersuchungen belegen, dass nichtionische Tenside wie Cremophor® EL ebenfalls der Lipolyse unterliegen. Dies kann Einfluss haben auf ihre Fähigkeit, lipophile, schlecht wasserlösliche Wirkstoffe in Lösung zu halten.

4.6.2 Ausfällung des Wirkstoffs – übersättigbare Lipidformulierungen

SMEDDS enthalten mehr oder weniger große Anteile an hydrophilen Bestandteilen wie Emulgatoren und Kosolvenzien. Diese neigen beim Dispergieren in Wasser dazu, von der O/W-Grenzfläche in die wässrige Phase zu diffundieren und sich dort zu lösen. Dadurch besteht die Gefahr, dass die Formulierung ihr Lösungsvermögen zumindest teilweise verliert und es zur Ausbildung einer übersättigten, thermodynamisch instabilen Lösung kommt. Diese übersättigten Lösungen neigen dazu, sich durch Ausfällen des gelösten Wirkstoffs zu stabilisieren, was zu einer Abnahme der Bioverfügbarkeit des Wirkstoffs führen kann.

Das Ausfällen des Wirkstoffs aus übersättigten Lösungen kann jedoch durch den Zusatz wasserlöslicher Polymere wie Polyvinylpyrrolidon (PVP) oder Cellulosederivate (z. B. Methylcellulose, MC, Hydroxypropylmethylcellulose, HPMC, oder Carboxymethylcellulose, CMC) verhindert werden. Entsprechende Formulierungen werden als „übersättigbare SMEDDS" bezeichnet. Übersättigbare Formulierungen sind thermodynamisch stabil, da sich der übersättigte Zustand erst nach dem Verdünnen der Formulierung mit wässrigen Medien ausbildet. Untersuchungen an Mikroemulsionen haben gezeigt, dass sich durch den Zusatz von

Merke

Das Ausfällen von Wirkstoffen aus Mikroemulsionen kann unter Umständen durch den Zusatz wasserlöslicher Polymere verhindert werden. Diese Formulierungen werden auch als übersättigbare SMEDDS bezeichnet.

5 % HPMC das Lösungsvermögen der Formulierung deutlich verbessern lässt. Nach dem Verdünnen der Formulierung mit simuliertem Magensaft war sowohl die gelöste Wirkstoffmenge deutlich erhöht als auch das Ausfällen des Wirkstoffs aus der gebildeten übersättigten Lösung stark verzögert. Diese Ergebnisse konnten in entsprechenden In-vivo-Untersuchungen am Hund bestätigt werden.

4.6.3 Dispersität der Formulierung, Tröpfchengröße

Obwohl es Untersuchung gibt, bei denen eine Verbesserung der Bioverfügbarkeit mit einer Reduktion der Tröpfchengröße der dispergierten Phase einhergeht, gibt es andere Untersuchungen, bei denen dies nicht der Fall ist. Die In-vivo-Performance einer Lipidformulierung hängt weniger von der Tröpfchengröße der dispergierten Formulierung ab als vielmehr von dem Vermögen der Formulierung bzw. ihren Verdauungsprodukten, den Wirkstoff in Lösung zu halten.

4.6.4 Umgehung des First-pass-Effekts durch gezielte lymphatische Resorption

Ausreichend lipophile Wirkstoffe können über die Lymphe in die systemische Zirkulation gelangen. Durch die Umgehung der Leber wird so der First-pass-Metabolismus reduziert, was zu einer deutlichen Verbesserung der Bioverfügbarkeit dieser Wirkstoffe führen kann.

Um die Vorteile eines Wirkstofftransports über die Lymphe nutzen zu können, bedarf es der gezielten Auswahl eines geeigneten Wirkstoffs bzw. der Entwicklung einer entsprechenden Formulierung. Als besonders geeignet werden Wirkstoffe angesehen, die einen log P >5 und eine Löslichkeit von mehr als 50 mg/g in langkettigen Triglyceriden haben. Das Potenzial der Lipidkomponente, die den lymphatischen Transport und damit die Bioverfügbarkeit des Wirkstoffs zu erhöhen vermag, hängt vom Lipidtyp, der Kettenlänge, dem Verhältnis von gesättigten und ungesättigten Molekülanteilen und dem Dispersitätsgrad der Formulierung ab.

4.6.5 Herstellung, Verkapselung

Die Herstellung eines SMEDDS erfolgt in der Regel in normalen Mischbehältern. Die einzelnen Bestandteile werden meist ohne größere Rührkräfte gemischt bzw. gelöst. Bei der Verarbeitung von schlecht löslichen Wirkstoffen ist darauf zu achten, dass diese vollständig gelöst sind, bevor die Mischung weiterverarbeitet wird.

SMEDDS werden üblicherweise in Weichgelatinekapseln abgefüllt, deren Hülle Weichmacher enthält (z. B. Sorbitol, Glycerol), um die Kapsel geschmeidig zu machen. Dabei werden die Kapseln in einem Herstellungsschritt geformt, befüllt und verschlossen. Die Technologie ist aufwendig und wird nur von spezialisierten Herstellern angeboten.

Neben der Abfüllung in Weichkapseln gibt es heute auch Kapselfüllmaschinen für die Flüssigbefüllung und Versiegelung von Hartkapseln im Labor- und Produktionsmaßstab. Neben Hartgelatinekapseln werden auch Kapseln auf der Basis alternativer Materialen wie z. B. HPMC eingesetzt. Flüssig befüllte Hartkapseln stellen eine Alternative zur Weichkapsel dar. In welchem Umfang das Verfahren für SMEDDS (wegen des Anteils an hydrophilen Komponenten) geeignet ist, wird momentan untersucht.

4.7 In-vivo-Charakterisierung anhand von Tiermodellen

Wegen der komplexen Wechselwirkung der Lipidformulierungen mit Bestandteilen des Magen-Darm-Trakts sollte deren In-vivo-Performance schon relativ früh in der Entwicklung in einem geeigneten Tiermodell überprüft werden. In „Proof of Concept"-Studien wird untersucht, ob sich das Formulierungsprinzip eignet, die Bioverfügbarkeit eines Wirkstoffs zu verbessern.

Prinzipiell ist die Auswahl der geeigneten Tierspezies für vorklinische Studien im Rahmen der Formulierungsentwicklung abhängig von der Zielsetzung der Studie und dem Entwicklungsstadium. Während in früheren Entwicklungsphasen der Einsatz von kleineren

Nagern wie Ratten für In-vivo-Studien bevorzugt wurde, werden größere Spezies, vorzugsweise Hunde, eher in der späten vorklinischen Phase eingesetzt,wenn es darum geht, die am besten für Humanstudien geeignete Formulierung auszuwählen.

Ratten und Hunde unterscheiden sich maßgeblich in Bezug auf die Gallensekretion, was bei der Interpretation der Tierdaten und ihrer Aussagekraft in Bezug auf die Verhältnisse im Menschen zu berücksichtigen ist. Während bei Hund und Mensch der Gallenfluss diskontinuierlich ist und von den verabreichten Lipiden abhängt, ist die Gallensekretion bei der Ratte aufgrund der fehlenden Gallenblase eher kontinuierlich und stärker verdünnt als beim Menschen. Aus diesem Grund sind die Ergebnisse der In-vivo-Studien an Ratten wegen der physiologischen Besonderheit der Ratte oft nur bedingt auf den Menschen übertragbar.

Ein weiterer Vorteil des Hundes gegenüber der Ratte ist die Möglichkeit, Formulierungsprototypen im Hund zu testen und dabei den Einfluss einer relativ geringen Menge an verabreichten Lipiden zu untersuchen. Bei der Ratte sind die Arzneiformen in der Regel zu groß, um appliziert zu werden, und gleichzeitig ist die verabreichte Lipidmenge relativ hoch.

Um die Resorption von Wirkstoffen über die Lymphe zu bestimmen, werden hauptsächlich Ratten, aber auch Hunde eingesetzt. Für den Hund wurde ein Modell entwickelt, bei dem mithilfe eines Katheters eine kontinuierliche Probenahme und Analyse der Lymphflüssigkeit möglich ist.

Inwieweit diese Faktoren relevant sind und das eingesetzte Tiermodell prädiktiv für den Menschen ist, zeigt sich letztendlich erst, wenn erste Humandaten vorliegen.

> **Merke**
>
> Menschen und Hunden haben, im Gegensatz zu Ratten, einen diskontinuierlichen Gallenfluss. Außerdem können Hunde Arzneiformen einnehmen, die auch zur menschlichen Therapie eingesetzt werden. Deshalb ist das Hundemodell besser als das Rattenmodell für die Auswahl von Lipidformulierungen geeignet.

5 Therapievorteil

Am Beispiel von Ciclosporin konnte erstmals im pharmazeutischen Bereich gezeigt werden, dass das Mikroemulsionsprinzip geeignet ist, die Pharmakokinetik eines lipophilen, schlecht wasserlöslichen Wirkstoffs nach peroraler Gabe signifikant zu verbessern.

> **Merke**
>
> Ciclosporin ist ein zyklisches Peptid, das der BCS-Klasse IV zuzurechnen ist. D. h. es besitzt eine schlechte Löslichkeit in Wasser und ist nur schwer resorbierbar.

5.1 Beschreibung der Wirksubstanz Ciclosporin und der Sandimmun®-Formulierung

Ciclosporin ist ein aus elf Aminosäuren bestehendes zyklisches Peptid, das als Immunsuppressivum im Bereich der Organtransplantation eingesetzt wird. Die Substanz hat ein hohes Molekulargewicht (1202 Da), ist stark lipophil und daher nur sehr wenig löslich in Wasser (<0,004 %). Diese Eigenschaften stellten eine große Herausforderung bei der Entwicklung einer oralen Arzneiform dar.

Durch eine gewisse Löslichkeit in Ölen (z. B. Olivenöl >4 %) und Ethanol (>10 %) war es möglich, ein Emulsionskonzentrat (Sandimmun®) zu entwickeln. Mit dieser Formulierung konnte zwar eine im Allgemeinen ausreichende Bioverfügbarkeit nach peroraler Gabe erreicht werden, jedoch zeigte sich im Laufe der klinischen Anwendungen, dass die Bioverfügbarkeit stark schwankend ist. Sie liegt im Bereich von 10 bis 60 %. Es konnte mehrfach gezeigt werden, dass dieser Effekt auf einen Zusammenhang zwischen der galenischen Form und dem jeweiligen physiologischen Zustand des

Magen-Darm-Trakts zurückzuführen ist. Entsprechende Untersuchungen belegen einen eindeutigen Zusammenhang zwischen der Resorption des Wirkstoffs aus peroral verabreichtem Sandimmun® und der natürlichen Fettverdauung.

5.2 Theoretisches Design einer adaptierten Formulierung für Ciclosporin

Das Emulsionskonzentrat Sandimmun® wird nach Verabreichung und Verdünnung im Magen-Darm-Trakt in eine grobdisperse O/W-Emulsion überführt, wobei Ciclosporin hauptsächlich in der Ölphase gelöst vorliegt. Im Rahmen der Fettverdauung werden die Öltröpfchen inklusive des darin enthaltenen Wirkstoffs weiter dispergiert und der Verdauung durch Pankreasenzyme (Lipasen) zugeführt. Hieraus resultieren verschiedene Zustände, wobei Ciclosporin aus der präzipitierten Form nahezu nicht resorbiert wird. Die in der unverdauten Ölphase gelösten Wirkstoffanteile werden geringfügig und der in der mischmizellaren Verdauungsfraktion gelöste Wirkstoff signifikant resorbiert ▸ **Abb. 5.7**.

Basierend auf diesen Ergebnissen wurden folgende Kriterien für eine galenische Form mit einer verbesserten Bioverfügbarkeit und reduzierter Variabilität erstellt:

- Der Wirkstoff sollte in einer resorbierbaren Form schnell freigesetzt werden, da Ergebnisse einer Intubationsstudie an Probanden belegen, dass Ciclosporin hauptsächlich in den oberen Darmabschnitten resorbiert wird ▸ **Abb. 5.8**.
- Der Wirkstoff sollte im Magen-Darm-Trakt in einer gelösten bzw. fein dispergierten Form zur Verfügung gestellt werden.
- Die Wirksamkeit der Formulierung sollte unabhängig vom physiologischen Zustand des Magen-Darm-Trakts sein, d.h. eine Wirkstofffreisetzung, die unabhängig ist von den variablen Faktoren wie pH, Gallensalzen und Nahrungsaufnahme.

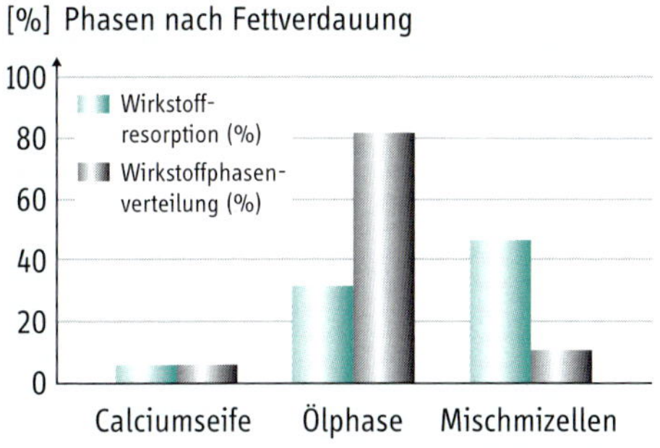

▲ **Abb. 5.7** Wirkstoffresorption und Phasenverteilung der während der Verdauung entstehenden Zustände des Ciclosporins

- Das Resorptionsverhalten sollte ähnlich dem der mischmizellaren Verdauungsfraktion sein.

Die Mikroemulsionsformulierung (Produktbezeichnung weltweit: Sandimmun® Neoral; außer Deutschland: Sandimmun® Optoral), basierend auf einer exakt abgestimmten Komposition aus lipophilen, hydrophilen und amphiphilen Bestandteilen, erfüllt nicht nur die oben gelisteten Kriterien, sondern auch Standardanforderungen an eine galenische Form wie z.B. Wirkstoffbeladung und Stabilität. Nach dem Verdünnen der Formulierung mit wässrigen Medien bildet sich spontan ein selbstemulgierendes, thermodynamisch stabiles und hochdisperses System, das eine durchschnittliche Tröpfchengröße von <50 nm aufweist.

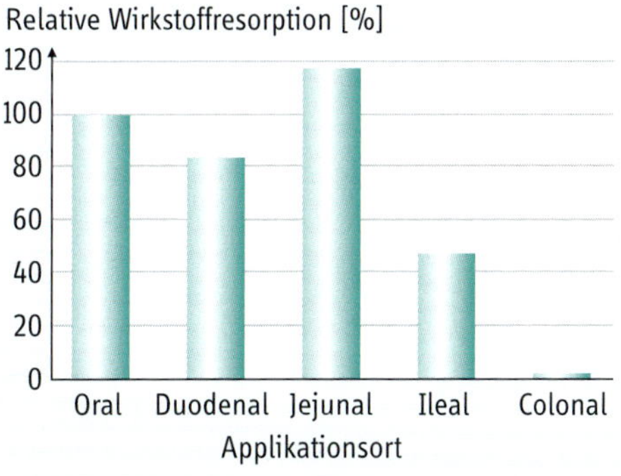

▲ **Abb. 5.8** Ergebnisse der rel. Bioverfügbarkeit einer Intubationsstudie in gesunden Probanden

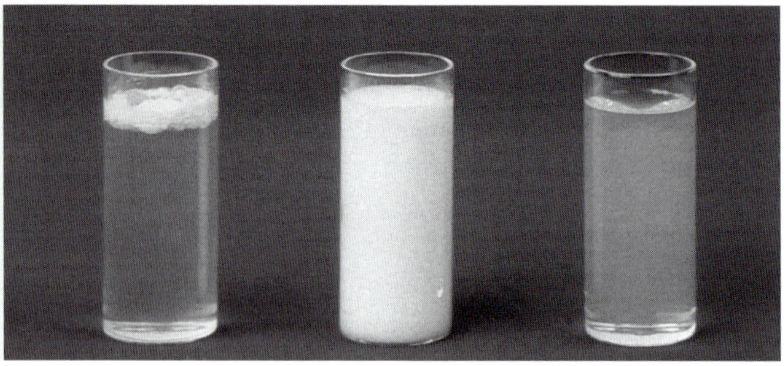

▸ **Abb. 5.9** Vergleich Ciclosporin (links), Sandimmun® (Mitte) und Sandimmun® Optoral (rechts) nach Verdünnen mit Wasser

Das Verhalten ist schon unter In-vitro-Bedingungen nach Verdünnen mit Wasser erkennbar. Abbildung ▸ **Abb. 5.9** zeigt deutlich die signifikant erhöhte Dispersität der Mikroemulsion (rechts) gegenüber der entsprechenden Menge reinen Wirkstoffs (links) und auch gegenüber der Emulsion (Mitte).

5.3 Vorteile der Mikroemulsionsformulierung Sandimmun® Optoral

5.3.1 Reduktion der pharmakokinetischen Variabilität

In einer vergleichenden Pharmakokinetikstudie an Nierentransplantationspatienten konnte gezeigt werden, dass nach peroraler Gabe der Mikroemulsionsformulierung (Sandimmun® Optoral) die Variabilität der pharmakokinetischen Parameter $T_{\max}$, C_{max}, AUC) im Vergleich zur Sandimmun®-Kontrollgruppe signifikant reduziert war.

Die dargestellten Profile ▸ **Abb. 5.10** zeigen die reduzierte interindividuelle Variabilität, verdeutlicht durch geringere Schwankungen bei $T_{\max}$ und $C_{\max}$.

5.3.2 Reduzierte Abhängigkeit der Resorption von Gallensalzen

Im Laufe der klinischen Anwendung der Emulsionsform Sandimmun® wurde bei zahlreichen „Malabsorber"-Patienten ein reduzierter intestinaler Gallenfluss diagnostiziert. Ebenso wurde bei lebertransplantierten Patienten, deren Gallenflüssigkeit in der postoperativen Phase über eine T-Tube abgeleitet wurde, eine reduzierte Bioverfügbarkeit nach oraler Gabe von Sandimmun® festgestellt.

Um die weitestgehend gallensalz- oder verdauungsunabhängige Resorption aus der Mikroemulsionsformulierung bestätigen zu können, wurde in einer klinischen Studie an 48 Lebertransplantationspatienten die Emulsions-

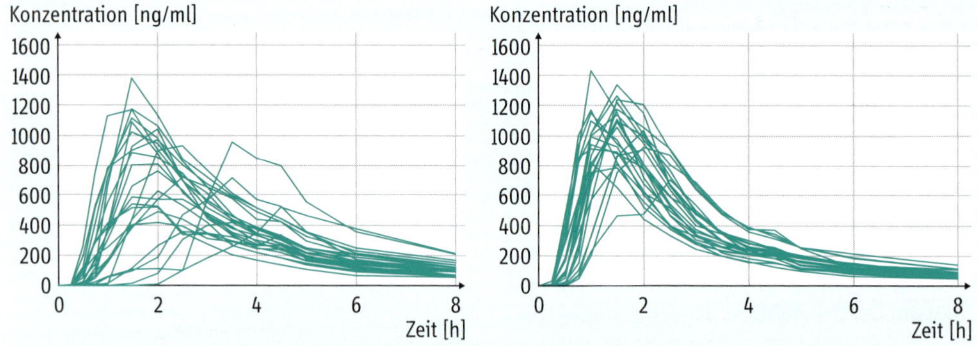

▴ **Abb. 5.10** Vergleich der Blutspiegelkurven (Sandimmun® vs. Neoral) von Nierentransplantationspatienten (aus Kovarik et al. 1994)

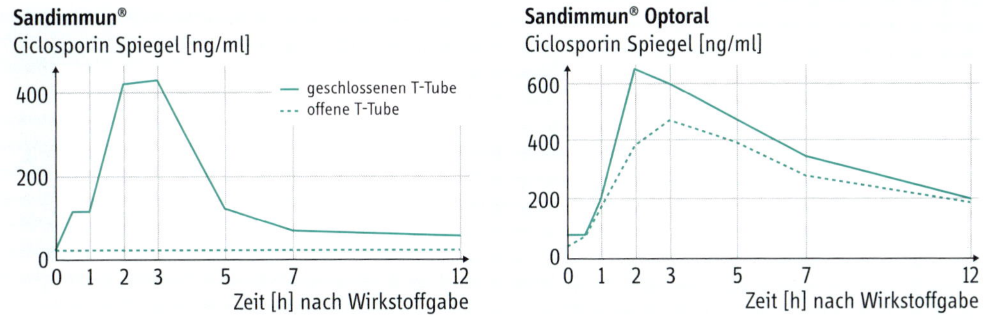

▲ **Abb. 5.11** Resorption mit und ohne Gallenfluss (Lebertransplantationspatienten)

Merke

Die Mikroemulsionsformulierung Sandimmun Neoral® bzw. Optoral® ist der klassischen Emulsionsformulierung Sandimmun® überlegen, da sie zu einer reduzierten pharmakokinetischen Variabilität und einer geringeren Nahrungsabhängigkeit der Resorption führt.

form von Ciclosporin (Sandimmun®) der neuen Mikroemulsionsform (Sandimmun® Optoral) gegenübergestellt. Hierbei wurden beide galenischen Formen jeweils bei geschlossener (d.h. physiologischer Gallenfluss) und geöffneter T-Tube getestet.

Während bei der Emulsionsform eine signifikant reduzierte Resorption des Wirkstoffs bei Abwesenheit der Gallenflüssigkeit zu erkennen ist, waren bei der Mikroemulsionsgruppe nur leicht reduzierte „Trough-level" festzustellen ▸**Abb. 5.11**.

Dieser direkte Vergleich von Emulsions- und Mikroemulsionsform bestätigt eine deutlich konstantere, vom Gallenfluss weitgehend unabhängige Pharmakokinetik der Mikroemulsionsform (Sandimmun® Optoral).

6 Marktprodukte

Obwohl hinreichend anerkannt ist, dass sich mit Lipidformulierungen die Bioverfügbarkeit lipophiler, schlecht wasserlöslicher Wirkstoffe verbessern lässt, ist die Anzahl der auf dem Markt befindlichen Mikroemulsionspräparate relativ klein.

Die Mikroemulsionsformulierung von Ciclosporin ist unter dem Markennamen Sandimmun Optoral® (Novartis) auf dem Markt. Der Wirkstoff ist in einer Mischung aus Maisölglyceriden (Mono-, Di-, Triglyceride), Cremophor® RH 40 (Polyoxy-40 hydrogenated castor oil), Propylenglykol, Ethanol und α-Tocopherol (Antioxidans) solubilisiert. Sandimmun® Optoral ist als 10 mg, 25 mg, 50 mg und 100 mg Weichgelatinekapsel oder als Trinklösung (100 mg/ml) im Handel. Weitere Ciclosporin-Mikroemulsionszubereitungen werden u.a. von Pliva vermarktet.

Zusammenfassung

Mithilfe von Lipidformulierungen lässt sich die Resorption von lipophilen, schlecht wasserlöslichen Wirkstoffen deutlich verbessern. Dies wird primär damit begründet, dass die Formulierungen bzw. deren Verdauungsprodukte den gelösten Wirkstoff im wässrigen Milieu des Magen-Darm-Trakts besonders effektiv in Lösung zu halten vermögen.

► Zusammenfassung

Das Beispiel Ciclosporin zeigt, dass sich mithilfe einer Mikroemulsion (Sandimmun® Optoral) eine relativ konstante und reproduzierbare Pharmakokinetik mit einer guten Bioverfügbarkeit erzielen lässt. Im Vergleich zur Emulsionsform (Sandimmun®) konnte die Variabilität der pharmakokinetischen Parameter (intraindividuelle Schwankungen) signifikant reduziert und ein positiver Effekt auf die Variabilität von Patient zu Patient (interindividuelle Schwankungen) gezeigt werden.

Trotz aller Vorzüge ist der Anteil an Mikroemulsionspräparaten auf dem Markt eher gering. Die Gründe dafür sind vielschichtig. Dies mag u.a. an den limitierten Kenntnissen und Beispielen über die Zusammenhänge zwischen Formulierungsparametern und In-vivo-Performance sowie an technischen Hürden liegen, wie z.B. eine aufwendige und teure Verkapselung, ungenügende Wirkstoffbeladung sowie ein schlechter Geschmack der Trinklösung. Ein weiterer Grund kann der Mangel an prädiktiven In-vitro-Testmethoden gewesen sein. Die Entwicklung von Mikroemulsionsformulierungen beschränkte sich daher meist auf Bestimmung der Löslichkeit des Wirkstoffs in potenziellen Formulierungsbestandteilen, entsprechende Verdünnungsversuche der Formulierung in wässrigen Medien sowie die Bestimmung des Durchmessers der Öltröpfchen der resultierenden Mikroemulsion.

In den letzten Jahren wurden jedoch mithilfe moderner analytischer Methoden wie In-vitro-Lipolyse-Modellen grundlegende Kenntnisse über die Zusammenhänge zwischen Formulierungsparametern und der In-vivo-Performance gewonnen. Der Einsatz von hydrophilen Polymeren in „übersättigbaren" Mikroemulsionen ermöglicht höhere Wirkstoffbeladungen bzw. erlaubt die Emulgatormenge in der Formulierung zu reduzieren. Letzteres wirkt sich auch positiv auf das Risiko lokaler Irritationen im Magen-Darm-Trakt aus. Zusätzlich eröffnet die Möglichkeit des Abfüllens von Mikroemulsionen in Hartkapseln im Labor- und Produktionsmaßstab neue Herstellungsmöglichkeiten.
Aufgrund der hohen Anzahl an lipophilen, schlecht wasserlöslichen Wirkstoffen (BCS-Klasse II und IV) und ihren zum Teil sehr unterschiedlichen physikalisch-chemischen Eigenschaften besteht im Bereich der galenischen Entwicklung zunehmender Bedarf, für diese Wirkstoffklasse verschiedene Formulierungstechnologien zu etablieren. So kann der Galeniker die für den jeweiligen Wirkstoff am besten geeignete Technologie auswählen, was eine bessere Profilierung des Wirkstoffs erleichtert und zur Verkürzung von Entwicklungszeiten beitragen kann.

Neben festen Dispersionen und Nanosuspensionen steht dem Galeniker heute mit den SMEDDS ein weiteres Formulierungsprinzip für schlecht wasserlösliche Wirkstoffe zur Verfügung.

Literatur

Constantinides PP. Lipid microemulsions for improving drug dissolution and oral absorption: Physical and biopharmaceutical aspects Pharm. Res. 12(11): 1561 - 1572, 1995

Hauss DJ. Oral lipid-based formulations. 1 Aufl., CRS Press Inc. 2007

Porter CJH et al. In-vitro assessment of oral lipid based formulations. Adv. Drug Deliv. Rev. (50): 127 - 147, 2001

Porter CJH et al. Susceptibility to lipase-mediated digestion reduces the oral bioavailability of danazol after administration as a medium-chain lipid based microemulsion formulation. Pharm. Res. 21(8): 1405 - 1421, 2004

Porter CJH et al. Lipids and lipid-based formulations: Optimizing the oral delivery of lipophilic drugs. Nature reviews – drug discovery (6): 231 - 248, 2007

Porter CJH et al. Use of in-vitro lipid digestion data to explain the in-vivo performance of triglyceride-based oral lipid formulations of poorly water soluble drugs: studies with halofantrine. J. Pharm. Sci. 93(5): 1110 - 1121, 2004.

Pouton CW. Lipid formulations for oral administration of drugs: non-emulsifying, self-emulsifying and self-microemulsifying drug delivery systems. Eur. J. Pharm. Sci. 11 (Suppl. 2): 93 - 98, 2000

www.fda.gov - CDER Database - im Bereich der Inactive Ingredients, 2009

Jörg Breitenbach

Herstellung fester Arzneiformen durch Extrusion

6

Mithilfe der Schmelzextrusionstechnologie können Drug-Delivery-Systeme von hoher therapeutischer Relevanz effizient dargestellt werden. Die Möglichkeiten sind vielseitig und reichen von der amorphen Wirkstoffzubereitung zur Steigerung der Bioverfügbarkeit in einem Lösungsmittelfreien Prozess bis hin zur maßgeschneiderten Einstellung von Freisetzungsprofilen.

Der eigentliche Durchbruch gelang der Schmelzextrusionstechnologie mit der Neuformulierung von Kaletra®, einem Präparat, das zur HIV-Therapie eingesetzt wird. Der Patientennutzen gegenüber der bis dahin auf dem Markt befindlichen Kapselform ist signifikant höher und zeigt, dass sich Innovationen in der pharmazeutischen Technologie auch gegen Vorurteile durchsetzen können.

1 Tabletten – einzeldosierte feste Arzneiformen

Pharmazeutisch aktive Substanzen müssen zur Verabreichung in geeignete Formen gebracht werden, da sie in den seltensten Fällen als reiner Wirkstoff appliziert werden können. Heute ist eine Vielzahl von verschiedenen Arzneiformen bekannt. Die mit Abstand bedeutendste Arzneiform ist die Tablette. Für die Tablette im pharmazeutischen Umfeld müssen eine Fülle von Voraussetzungen erfüllt sein (Bauer-Brandl und Ritschel 2002).

Tabletten müssen die Freisetzung des Wirkstoffs im Verdauungstrakt gewährleisten, deshalb enthalten sie in der Regel wasserlösliche, wasserdispergierbare oder in Wasser quellende Hilfsstoffe. Interessanterweise hat sich die Standardtechnologie der Tablettenherstellung in den letzten hundert Jahren kaum verändert. Die konventionelle Tablettenproduktion besteht aus zwei grundlegenden Prozessschritten: der Granulation und der Verpressung. Diese Technologie wurde bereits von William Brockedon im Jahr 1843 beschrieben (Khan und Rhodes 1973).

Die Vormachtstellung dieser Technologie zeigt sich auch in der Definition von Tabletten in den Pharmakopöen.

Bei den Substanzteilchen handelt es sich üblicherweise um Partikel oder Partikelaggregate, die über Granulationsmethoden hergestellt werden.

Definition

Tabletten (Compressi) sind feste Arzneizubereitungen, die eine Dosis eines Wirkstoffs oder mehrerer Wirkstoffe enthalten. Tabletten werden üblicherweise durch Verpressen eines konstanten Volumens von **Substanzteilchen** hergestellt. Tabletten sind zum Einnehmen bestimmt. Sie werden entweder unzerkaut oder zerkaut geschluckt, vor der Anwendung in Wasser aufgelöst oder zerfallen gelassen oder zur Freisetzung des Wirkstoffs oder der Wirkstoffe in der Mundhöhle behalten (Europäisches Arzneibuch 2008).

2 Hilfsstoffe

Die Schmelzextrusionstechnologie wurde viele Jahre nur als Forschungskonzept untersucht. Dies hatte verschiedene Gründe:

- Die Schmelzextrusionsprozesse waren nicht im Produktionsmaßstab einzusetzen.
- Die Schmelzextrusionsprozesse erfordern ein Erhitzen der Wirk- und Hilfsstoffe, was zu einem thermischen Abbau des Wirkstoffs führen kann.
- Alle Schmelzextrusionsprozesse erfordern die Verwendung von thermoplastischen Hilfsstoffen, die in Wasser löslich oder quellbar sind.

Viele der thermoplastischen Polymere sind hingegen völlig wasserunlöslich, z. B. Polyethylen und Polyvinylchlorid, die aber gerade in der Kunststoffindustrie schon lange eingesetzt werden. In ersten Versuchen von Speiser (El-Egakey et al. 1971) wurden diese wasserunlöslichen Polymere, wie Polyethylen, Polystyrol und Polyamid, verwendet. Die Wirkstofffreisetzungsraten in wässrigen Medien aus den extrudierten polymeren Formkörpern waren sehr gering und für therapeutische Zwecke unzureichend (Kala et al. 1989).

Heute findet man eine Vielzahl von monografierten thermoplastischen Polymeren in den Pharmakopöen. Diese hochmolekularen Trägermaterialien werden meistens nur als Bindemittel eingesetzt, obwohl sie auch thermoplastische Eigenschaften haben. Dazu gehören Cellulosederivate, Acrylate und Methacrylate, Polyethylenglykole, Polyoxyethylene, Polyvinylpyrrolidone, dessen Copolymer mit Vinylacetat, aber auch Stärke und Systeme wie das Polyvinylalkohol-Polyethylenglykol-Pfropfpolymer.

Macrogole (Polyethylenglykole) haben z. B. eine breite Anwendung in Tabletten und halbfesten Formen gefunden. Macrogole mit einem Molekulargewicht zwischen 1000 und 6000 g/mol sind bei Raumtemperatur fest, haben jedoch einen niedrigen Schmelzpunkt, der zwischen 35 und 60 °C liegt. Bei höheren Temperaturen bilden sie klare Flüssigkeiten mit geringer Viskosität. Aufgrund dieser Eigenschaften sind die Macrogole ideale Hilfsstoffe für Schmelzextrusionsprozesse (Craig 1990, Ford und Rubinstein 1980).

Dazu trug auch bei, dass für die Verwendung der Macrogole in Schmelzextrusionsprozessen keine besonderen Apparaturen benötigt werden, da die Viskosität der Schmelze noch in einem durch gängige Rührertypen abgedeckten Bereich liegt. Der relativ niedrige Schmelzpunkt der Macrogole hat aber auch den Nachteil, dass Tabletten mit diesem Hilfsstoff schon bei relativ niedrigen Temperaturen erweichen, somit Probleme bei der Lagerung auftreten können.

Nachteilig sind die zahlreichen bekannten Inkompatibilitäten der Macrogole und ihre Neigung zur Peroxidbildung. Dies kann besonders bei oxidationsempfindlichen Wirkstoffen problematisch sein (Azaz et al. 1975). Außerdem neigen Macrogole mit höheren Molekulargewichten dazu, kristalline Strukturen auszubilden, was ihre Fähigkeit, als Lösungsmittel zu dienen, und ihre physikalisch-chemischen Eigenschaften verändert.

Andere thermoplastische Polymere, wie z. B. Polyvinylpyrrolidon (Polyvidon, Povidon, PVP), haben deutlich höhere Glasübergangstemperaturen im Bereich von 114 °C (PVP K 12) bis 178 °C (PVP K 90) und deutlich höhere Molekulargewichte (Bühler 1992). Die Schmelzviskositäten sind dadurch deutlich größer. Deshalb werden für diese Polymere in Batchprozessen lange Aufheizphasen benötigt, um den thermoplastischen Zustand zu erreichen. Diese langen Aufheizphasen können jedoch zum Abbau des Polymermolekulargewichts führen und resultieren in einer verlängerten thermischen Belastung des zu verarbeitenden Wirkstoffs.

Merke

Geeignete Polymere zur Herstellung fester Arzneiformen mittels Extrusion müssen neben thermoplastischen Eigenschaften auch wasserlöslich sein, über eine geringe Schmelzviskosität verfügen, eine nicht allzu hohe Glasübergangstemperatur aufweisen und über günstige toxikologische Eigenschaften verfügen.

Auch toxikologische Aspekte dürfen nicht vernachlässigt werden. Insbesondere die Polyvidone zeichnen sich durch hohe applizierbare Einmalgaben aus. Bemerkenswert ist hier sicherlich die Dosis von 850 mg für die Einmalgabe von Copolyvidon, dem Copolymer von Vinylpyrrolidon und Vinylacetat (www.fda.gov, 2009).

3 Technologie

Die Mehrzahl der Herstellungsprozesse in der polymerverarbeitenden Industrie basiert auf thermischen Prozessen, in denen die Polymere bei der Verarbeitung erweicht oder geschmolzen werden. Beim Extrusionsprozess ist es möglich, eine kontinuierliche Mischung des polymeren Trägers oder Hilfsstoffs mit niedermolekularen Zusatzstoffen, in der Regel Wirkstoffe, zu erzeugen. In der Kunststoffindustrie wird dieser Prozess auch als Compounding bezeichnet (Hermann und Kapfer 1997).

Extruder sind Fördergeräte, die dickflüssige Substanzen gleichmäßig aus einer Öffnung herauspressen. Seit mehr als siebzig Jahren werden sie bei der Herstellung von Kunststoffteilen eingesetzt. Ihr wesentlicher Vorteil beruht nicht nur auf einem durchführbaren kontinuierlichen Prozess und den damit verbundenen großen Durchsatzmengen. Sie ermöglichen auch die Verarbeitung thermolabiler Substanzen, weil die Aufenthaltsdauer während der Extrusion relativ kurz gehalten werden kann. Die Erweichung der Mischung in einem Extruder findet, verglichen mit einem Batchprozess, in einem relativ kleinen Volumen innerhalb des Extrusionskanals selbst statt.

Bei den bisher entwickelten pharmazeutischen Extrusionsprozessen kann durch den konstanten Durchsatz der Mischungen und eine permanente Kontrolle der Prozessparameter (z. B. Gehäusetemperaturen und Drehzahl der Schnecken) die Verweildauer im Extruder mit unter zwei Minuten sehr kurz gehalten werden. Hierdurch können auch scher- und temperatursensitive Polymere und Wirkstoffe in großem Maßstab mit einem Durchsatz von über 100 kg/h extrudiert werden.

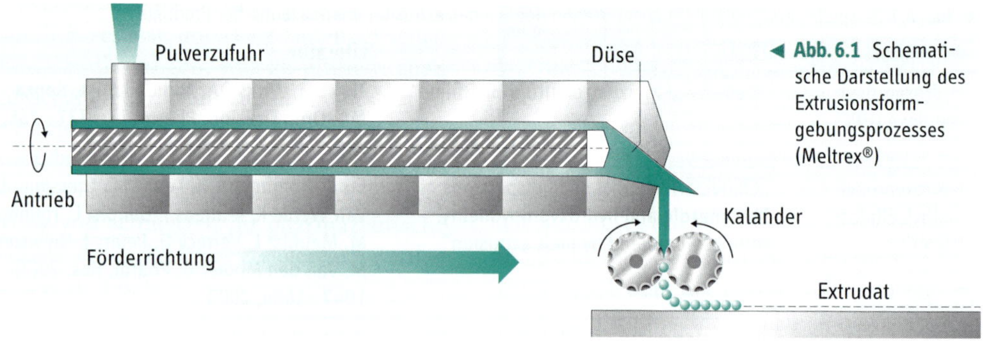

◀ **Abb. 6.1** Schematische Darstellung des Extrusionsformgebungsprozesses (Meltrex®)

sprechen denen der konventionellen Tablettierung.

Beim derzeitigen Herstellungsprozess der Kaletra®-Tablette wird das Extrudat hingegen gemahlen und nach Mischung mit weiteren Hilfsstoffen zu einer Tablette verpresst. Der Anteil an zusätzlichen Hilfsstoffen ist dabei außerordentlich gering. Auf diese Art und Weise lassen sich die Eigenschaften des schmelzextrudierten Materials, das letztlich für die Freisetzungskinetik oder Verbesserung der Bioverfügbarkeit entscheidend ist, auch problemlos in einen konventionellen Tablettierprozess einbringen. Somit kann das Extrudat auch als

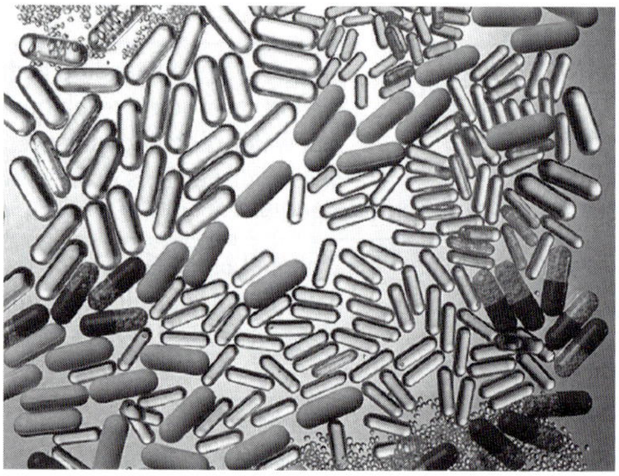

▲ **Abb. 6.3** Tabletten und Pellets, hergestellt mittels Meltrex®-Prozess

Merke

Bei dem Meltrex®-Prozess werden Arzneiformen direkt aus einer Schmelze, durch Kalandrierung (Isoptin® SR-E) oder nach Vermahlung und anschließender Tablettierung (Kaletra®) hergestellt.

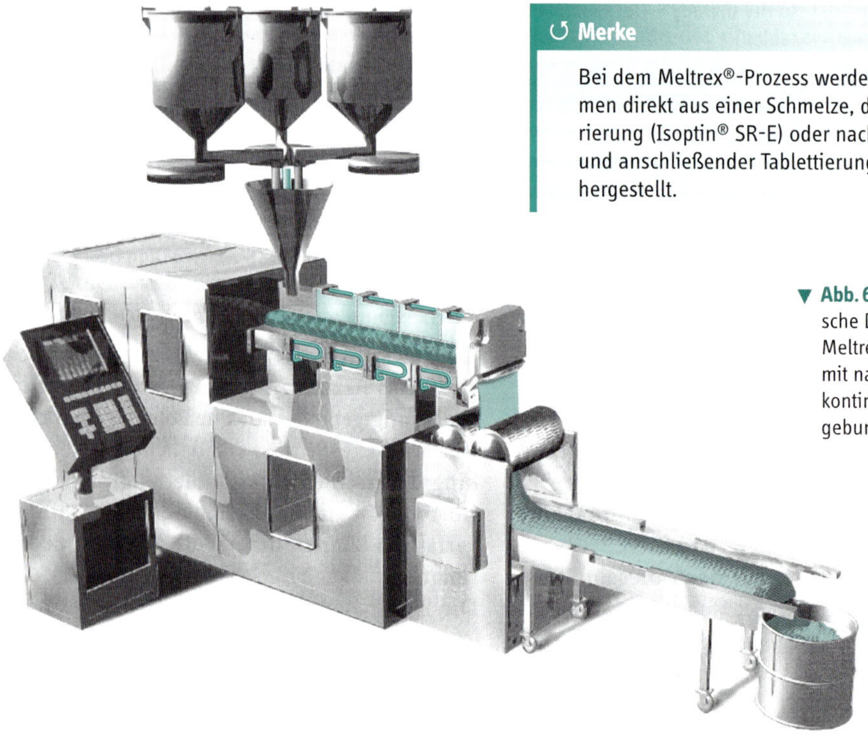

▼ **Abb. 6.2** Schematische Darstellung des Meltrex®-Prozesses mit nachgeschalteter kontinuierlicher Formgebung

Intermediat betrachtet werden, das in unterschiedlichen Folgeprozessen wie Tablettierung oder Kapselfüllung einzusetzen ist.

4 Therapievorteile durch Schmelzextrusion

Mit der Schmelzextrusion kann ein Wirkstoff in den polymeren Hilfsstoff auf drei Wegen eingebettet werden (Breitenbach 2000). Entweder werden die Wirkstoffkristalle homogen im geschmolzenen Polymer verteilt, bleiben nach Abkühlung der Schmelze in ihrer kristallinen Form bestehen und in der Matrix fixiert oder der Wirkstoff wird während des Extrusionsprozesses in der Polymermatrix gelöst. Eine Schmelze des Wirkstoffs ist hierzu häufig nicht erforderlich, da er sich in der Regel im erweichten polymeren Trägermaterial löst. In Abhängigkeit vom verwendeten polymeren Hilfsstoff werden Produkte erhalten, die physikalisch als feste Lösung oder Glaslösung anzusehen sind. In beiden Fällen handelt es sich um einphasige Systeme (Breitenbach et al. 1999).

Ferner besteht die Möglichkeit, den Wirkstoff amorph in den polymeren Träger einzubetten. Dann jedoch resultiert im Unterschied zur Lösung ein zweiphasiges System: eine Phase des polymeren Trägers und eine Phase des amorph eingebetteten Wirkstoffs.

> **Merke**
>
> Die bei der Schmelzextrusion entstehenden Systeme sind amorphe oder kristalline Dispersionen, feste Lösungen oder Glaslösungen.

Ein resultierendes kristallines System nach der Einbettung der Schmelze ermöglicht eine präzise Einstellung des Freisetzungsprofils aus der Arzneiform. Eine resultierende Lösung des Wirkstoffs in der Polymermatrix zieht eine erhöhte Lösegeschwindigkeit nach sich, was diese Technologie besonders für den Einsatz bei schwerlöslichen Substanzen (BCS-Klasse II) zur Verbesserung der Lösekinetik und damit der Bioverfügbarkeit interessant macht.

In der pharmazeutischen Fachliteratur wurden diese festen Dispersionen oder festen Lösungen sehr kritisch gesehen. Insbesondere die Stabilität dieser Systeme im Hinblick auf eine mögliche Rekristallisation wurde bezweifelt und verhinderte lange Zeit den Durchbruch der Schmelzextrusion in der pharmazeutischen Technologie. Deshalb wurden Kristallisationsphänomene an Extrudaten intensiv untersucht (Bruce et al. 2007).

Grundsätzlich unterscheidet man thermodynamisch stabile und kinetisch stabile feste Lösungen. Kinetisch stabilisierte Systeme stellen per Definition eine Übersättigung des Wirkstoffs in dem polymeren Hilfsstoff dar. Die Glasübergangstemperatur und damit die Mobilität des polymeren Hilfsstoffs bzw. Wirkstoffs spielen dann eine entscheidende Rolle. Denn mit sinkender Glasübergangstemperatur und damit steigender Mobilität im übersättigten System können Rekristallisationsprozesse einsetzen. Dies kann enorme Auswirkungen auf die Qualität der Arzneiform haben, weil sich das Freisetzungsverhalten verändert. Thermodynamisch stabile Systeme enthalten den Wirkstoff in gelöster Form, sind aber nicht übersättigt. Diese Systeme zeichnen sich durch eine außerordentlich gute Stabilität aus und stellen keine hohen Ansprüche an die zu verwendenden Primärpackmittel.

Bei den schmelzextrudierten Matrizes können durch die gezielte Auswahl von Polymeren Arzneiformen mit verschiedenen Freisetzungsmechanismen erzeugt werden. Durch die Einstellung des Freisetzungsmechanismus lässt sich das Freisetzungsprofil relativ gut vorherbestimmen. Eine entscheidende Einflussgröße für den Freisetzungsmechanismus ist die Zusammensetzung der Polymermatrix und die Dichte des extrudierten Systems. So lassen sich rein erosive oder auch nahezu vollständig diffusionsgesteuerte Systeme verwirklichen. Neben Kinetiken 0. Ordnung lassen sich auch schnell freisetzende Profile erreichen (Breitenbach und Lewis 2003).

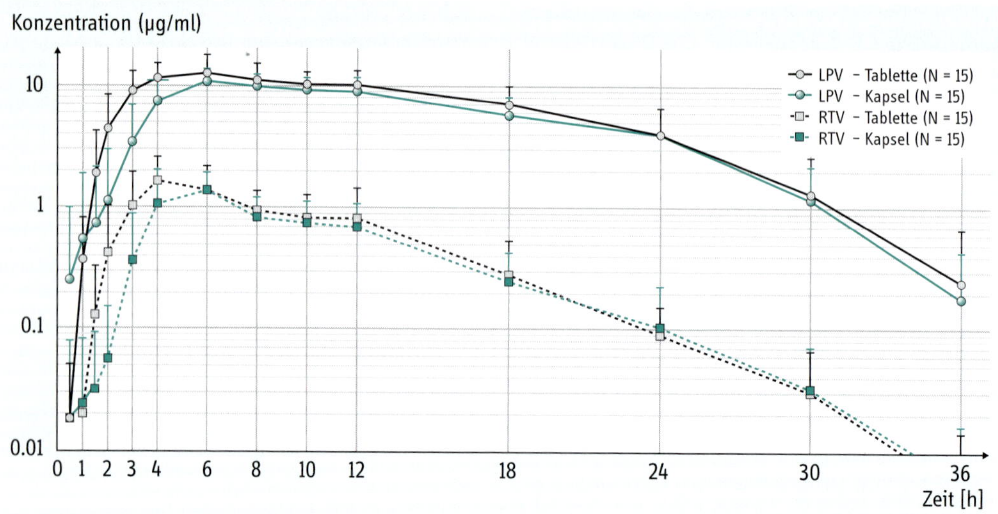

▲ **Abb. 6.4** Nach Einmalgabe von Lopinavir/Ritonavir 800/200 mg zeigt das pharmakokinetische Profil der Tablette, hergestellt nach dem Meltrex®-Verfahren, eine equivalente Lopinavir(LPV)- und Ritonavir(RTV)-Exposition im Vergleich zur Weichgelatinekapsel.

5 Marktpräparate

Ein gutes Beispiel für das System einer festen Glaslösung ist die von der Firma Abbott entwickelte Kaletra®-Tablette (Breitenbach 2006). Kaletra® wird in der HIV-Therapie eingesetzt. Als polymerer Träger wird Copovidon verwendet, in dem die beiden Wirkstoffe Lopinavir und Ritonavir im Extrusionsprozess gelöst werden.

Sowohl der Proteaseinhibitor Ritonavir als auch Lopinavir zählen zu den schwerlöslichen Substanzen. Durch Anwendung des Meltrex®-Prozesses konnte gezeigt werden, welche Leistungsfähigkeit dieser Ansatz in sich birgt. In ▸ **Abb. 6.4** sind die Daten einer pharmakokinetischen Studie im Menschen gezeigt (Awni et al. 2007).

Aus dem Meltrex®-Formulierungskonzept für Kaletra® können folgende, insbesondere für den Patienten wichtige Produktvorteile abgeleitet werden:

1. Ermöglichung der Einnahme unabhängig von den Mahlzeiten,
2. verringerte pharmakokinetische Variabilität,
3. Verringerung der Anzahl der zu applizierenden Arzneiformen pro Tag,
4. Aufbewahrungsmöglichkeit ohne Kühlung, was insbesondere ein Vorteil in Ländern mit heißen Klimaten ist, in denen zahlreiche HIV-Kranke leben.

Die amerikanische Nahrungs- und Arzneimittelaufsichtsbehörde (FDA) vergab für dieses Produkt eine beschleunigte Beurteilung, die in den USA im Oktober 2005 zur Zulassung führte.

Zusammenfassung

Mithilfe der Schmelzextrusionstechnologie können Drug-Delivery-Systeme von hoher therapeutischer Relevanz effizient dargestellt werden. Nicht zuletzt kann zukünftig auch daran gedacht werden, monolithische Systeme durch Schmelzextrusion zu erzeugen, die aus mehreren verschiedenen wirkstoffhaltigen Polymerschichten aufgebaut sind. Eine kontinuierliche Formgebung mit hohem Durchsatz ist bereits technisch realisiert worden.

Es ist davon auszugehen, dass die Schmelzextrusion noch nicht am Ende einer verheißungsvollen Entwicklungskurve von Prozess- und Drug-Delivery-Technologie steht. Auch viele der bestehenden Vorurteile konnten dieser Technologie letztendlich nicht den Weg in den Markt verbauen. Die Möglichkeiten sind vielseitig und reichen von der amorphen Wirkstoffzubereitung durch Schmelzextrusion in einem lösungsmittelfreien Prozess über die In-situ-Salzbildung, die Homogenisierung der Korngrößenverteilung bis hin zur maßgeschneiderten Einstellung von Freisetzungsprofilen, die zur Freisetzungskinetik 0. Ordnung führen können. Auch die Bearbeitung empfindlicher Wirkstoffe kann grundsätzlich mit dieser Technologie erfolgen. Hier ist es maßgebend, den Energieeintrag über die richtige Wahl von Scherenergie und Temperatur zu steuern.

Literatur

Azaz E, Dombrow M, Hamburger R. Acta Pharm. Helv. 50: 10, 1975

Awni W, Breitenbach J, Brun SC, Chiu YL, Doan T, Hanna GJ, Heuser RS, Klein CE, Morris JB, Zhu T. The tablet formulation of lopinavir/ritonavir provides similar bioavailability to the soft gelatin capsule formulation with less pharmacokinetic variability and diminished food effect. J Acquir Immune Defic Syndr (im Druck), 2007

Awni W, Brun S, Chang M, Chiu Y, Doan T, Klein C, Hanna G, Zhu T. New Tablet Formulation of Lopinavir/Ritonavir is bioequivalent to the capsule at a Dose of 800/200 mg. 45th Interscience Conference on Antimicrobial Agents and Chemotherapy (ICAAC), Washington DC: 16 – 19, 2005

Battu SK, Repka MA, Thumma S, Upadhye SB, Zhang F. Pharmaceutical applications of hot-melt extrusion: Part I. Drug Dev. Ind. Pharm. 33: 909 – 926, 2007

Battu SK, Repka MA, Thumma S, Upadhye SB, Zhang F. Pharmaceutical applications of hot-melt extrusion: Part II. Drug Dev Ind Pharm. 33: 1043 – 1057, 2007

Bauer-Brandl A, Ritschel WA. Die Tablette. 2nd Edition. Aulendorf ECV Editio Cantor, 2002

Breitenbach J. Feste Lösungen durch Schmelzextrusion – ein integriertes Herstellkonzept. Pharmazie in unserer Zeit 1: 46 – 49, 2000

Breitenbach J. Melt extrusion: from process to drug delivery technology. Eur. J. Pharm. Biopharm. 54: 107 – 117, 2002

Breitenbach J. Melt Extrusion Can Bring New Benefits to HIV Therapy – The Example of Kaletra® Tablet. Am. J. Drug Del. 4: 61 – 64, 2006

Breitenbach J, Lewis J. Two Concepts, One Technology: Controlled-Release and Solid Dispersions with Meltrex. In: Rathbone MJ, Hadgraft J, Roberts MS (ed.). Drugs and the Pharmaceutical Sciences. Modified-Release Drug Delivery Technology, Marcel Dekker, 126: 125 – 134, 2003

Breitenbach J, Mägerlein M. Melt-Extruded Molecular Dispersions. In: Martin C (ed.). Ghebre Sellassie I, Pharmaceutical Extrusion Technology, Marcel Dekker, 133: 245 – 260, 2003

Breitenbach J, Neumann J, Schrof W. Confocal Raman Spectroscopy: Analytical Approach to Solid Dispersions and Mapping of Drugs. Pharm. Res. 16: 1109 – 1113, 1999

Bruce C, Fegely A, McGinity JW, Rajabi-Siahboomi R. Crystal growth formation in melt extrudates. Int. J. Pharm. 341: 162 – 172, 2007

Bühler V. Kollidon®: Polyvinylpyrrolidon für die pharmazeutische Industrie. BASF, Ludwigshafen (Germany), 1992

Craig DQM Polyethylene glycols and drug release. Drug Dev. Ind. Pharm. 16: 2501 – 2526, 1990

El-Egakey MA, Doelker M, Soliva M, Speiser P. Hot extruded dosage forms. Pharma. Acta Helv. 46: 31 – 52, 1971

Europäisches Arzneibuch. 6. Ausgabe. 2008

Ford JL, Rubinstein MH. Formulation and ageing of tablets prepared from indomethacin-polyethylene glycol solid dispersions. Pharm. Acta Helv. 55: 1 – 7, 1980

Hermann H, Kapfer K. Compounding of PVC and other temperature-sensitive polymers. In: Hensen F (ed.). Plastics extrusion technology, 2nd edition; Hanser Publishers, München 1997

Kala H, Mank R, Richter M. Darstellung wirkstoffhaltiger Extrusionsformlinge auf der Basis von Thermoplasten. Pharmazie 44: 773 – 776, 1989

Keleb EI, Remon JP, Vermeire A, Vervaet C. Twin screw granulation as a simple and efficient tool for continuous wet granulation. Int. J. Pharm. 273: 183 – 194, 2004

Khan KA, Rhodes CT. The production of tablets by direct compression. Can. J. Pharm. Sci. 8: 1 – 5, 1973

Kleinebudde P, Lindner H. Experiments with an instrumented twin-screw extruder using a single-step granulation/extrusion process. Int. J. Pharm. 94: 49 – 58, 1993

Serajuddin AT. Solid dispersion of poorly water-soluble drugs: Early promises, subsequent problems, and recent breakthroughs. J. Pharm. Sci. 88: 1058 – 1066, 1999

www.fda.gov. CDER Database – im Bereich der Inactive Ingredients, 2009

Werner Weitschies

Retardarzneiformen – physiologische Hürden und galenische Strategien

7

Als Retardarzneiformen werden oral anzuwendende Depotarzneiformen bezeichnet. Häufig sollen durch Retardarzneiformen die bei der Wirkstoffapplikation in Form von schnell freisetzenden Arzneiformen auftretenden starken Fluktuationen der Wirkstoffkonzentration im Blut verhindert werden, was insbesondere zu einer Reduktion von unerwünschten Wirkungen führen kann. Weiterhin kann durch Retardarzneiformen eine Verlängerung der Wirkdauer und damit eine Reduktion der Einnahmefrequenz erreicht werden. Dies kann die Therapietreue der Patienten (Compliance) fördern. Bei Wirkstoffen mit eingeschränkter Resorption aus dem Gastrointestinaltrakt kann durch spezielle Retardarzneiformen auch eine Erhöhung der Bioverfügbarkeit erreicht werden.

In diesem Kapitel werden physiologische Grundlagen des Gastrointestinaltrakts und darin begründete Formulierungsprobleme von Retardarzneiformen sowie galenische Strategien zu ihrer Lösung vorgestellt.

1 Einleitung

Die Wirkstofffreisetzung aus Retardarzneiformen erfolgt in aller Regel kontinuierlich, wobei zur Erzielung eines stabilen Plateaus der Wirkstoffkonzentration im Plasma eine möglichst konstante Freisetzungsrate (Freisetzung 0. Ordnung) angestrebt wird. Es gibt allerdings bei einigen Wirkstoffen bzw. Indikationen auch die Möglichkeit, dass die enthaltenen Wirkstoffe nicht kontinuierlich, sondern in Form von zwei oder mehr Pulsen freigesetzt werden (pulsatile Freisetzung). Einige Retardarzneiformen enthalten zur Beschleunigung des Wirkungseintritts einen schnell zu liberierenden Wirkstoffanteil (Initialdosis) und zur Erhaltung eines therapeutischen Plasmaspiegels einen verzögert freisetzenden Wirkstoffanteil (Erhaltungsdosis).

Nahezu allen Retardarzneiformen ist gemeinsam, dass sie im Vergleich zu schnell freisetzenden Arzneiformen eine zum Teil mehrfach höhere Wirkstoffmenge enthalten. Durch diese hohe Wirkstoffbeladung sind gerade bei sehr potenten Wirkstoffen strenge Anforderungen an die Zuverlässigkeit von Retardarzneiformen zu stellen.

Besonders gefürchtet ist die Möglichkeit, dass innerhalb kurzer Zeit aufgrund eines Versagens des Retardierungsmechanismus schlagartig große Wirkstoffmengen freigesetzt werden können („dose dumping"). Gründe für das Versagen des Retardierungsmechanismus können z. B. eine starke mechanische Belastung der Darreichungsform im Magen-Darm-Trakt oder unerwünschte Wechselwirkungen mit Verdauungssekreten oder dem fermentierten Speisebrei (Chymus) sein. Allerdings kann auch eine fehlerhafte Anwendung zu einer Zerstörung des Retardierungsmechanismus führen. Bekannte Beispiele aus der Praxis für derartige Anwendungsfehler sind z. B. das Teilen von Retardtabletten, die wegen des Mechanismus der Retardierung nicht teilbar sind (z. B. bei durch die Überzugsmembran diffusionskontrolliert freisetzenden Filmtabletten), oder das Zerkleinern von Retardarzneiformen, um diese sondengängig zu machen.

Definition

Retardarzneiformen sind Formulierungen, die den enthaltenen Wirkstoff über einen längeren Zeitraum kontrolliert freisetzen. Durch Retardarzneiformen sollen zumeist starke Fluktuationen der Wirkstoffkonzentration im Blut verhindert, Nebenwirkungen minimiert oder mittels einer reduzierten Einnahmefrequenz die Therapietreue der Patienten (Compliance) gefördert werden.

Im Laufe der letzten dreißig Jahre wurden viele Konzepte und Technologien für Retardarzneiformen entwickelt und eine ganze Reihe entsprechender Produkte erfolgreich in den Markt eingeführt. Trotz dieser langen Erfahrung gibt es allerdings immer noch große Herausforderungen und ungelöste Probleme bei der Formulierung von Retardarzneiformen. So treten bei einigen von ihnen insbesondere bei gleichzeitiger Einnahme mit Mahlzeiten unerwünschte Schwankungen im Plasmaspiegel auf. Beispiele hierfür sind einige Retardformulierungen von Nifedipin, bei denen vor allem nach Gabe mit einer Mahlzeit teilweise drastische Plasmaspiegelschwankungen beobachtet wurden ►**Abb. 7.1a** und **Abb. 7.1b**. Im Fall der Calciumkanalblocker vom Dihydropyridintyp (z. B. Nifedipin) ist dies besonders unerwünscht, weil bei dieser Wirkstoffgruppe schnelle Anstiege der Plasmakonzentration zu einer reflektorischen Erhöhung der Herzfrequenz führen.

Ein weiteres Beispiel für die Relevanz der Problematik von Fluktuationen im Plasmaspie-

Merke

Sofern eine Teilung oder Zerkleinerung von Retardarzneiformen therapeutisch notwendig ist, muss der Retardierungsmechanismus bekannt sein. Dieser darf durch die Teilung oder Zerkleinerung nicht beeinträchtigt oder gar zerstört werden, ansonsten kann es zu einem unerwünschten „dose dumping" kommen.

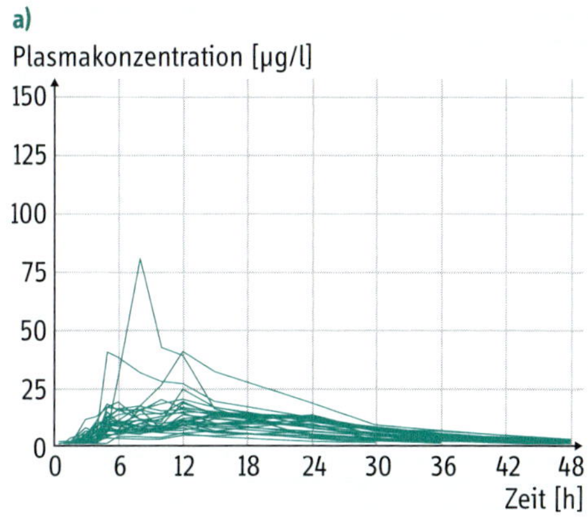

▲ **Abb. 7.1** Nifedipin-Plasmaspiegel bei 24 Probanden nach Gabe einer Depotformulierung (60 mg Nifedipin): a) Einnahme unter nüchternen Bedingungen; b) Einnahme nach einem fettreichen Frühstück

gel ist die nicht proteinogene Aminosäure Levodopa, die seit Langem das Standardtherapeutikum in der Therapie des Morbus Parkinson ist. Als Spätkomplikationen treten nach einer Therapiedauer von einigen Jahren typische Phänomene wie Wirkungsverlust, Fluktuationen und Dyskinesien auf. Das Auftreten motorischer Komplikationen unter der Levodopatherapie kann durch die Vermeidung von Plasmaspiegelfluktuationen wirksam abgemildert werden. Zu diesem Zweck wurde ein Infusionssystem entwickelt, bei dem über einen Verweilkatheter kontinuierlich Levodopa (in Kombination mit einem Hemmstoff der Dopadecarboxylase) in den Zwölffingerdarm abgegeben wird. Eine vergleichbar effektive Therapie wird mit den bisher verfügbaren Retardarzneiformen nicht erreicht ▸**Abb. 7.2**. Es gibt auch einige Evidenz für die Annahme, dass insbesondere Minima in den Plasmaspiegelkonzentrationen während der initialen Phase der Therapie einen wesentlichen Faktor für die später auftretenden schwerwiegenden motorischen Komplikationen darstellen. Daraus kann die Schlussfolgerung gezogen

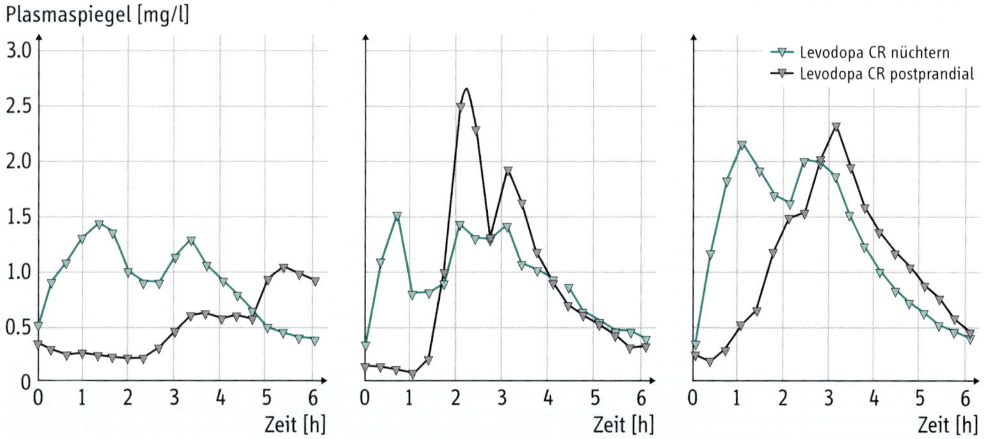

▲ **Abb. 7.2** Beispiele für Plasmaspiegelverläufe nach der Einnahme von Levodopa als Depotarzneiform (CR = Controlled Release) unter nüchternen (fasted) und postprandialen (fed) Bedingungen im Steady State (nach Contin et al. 1998)

werden, dass das Ausmaß und der zeitliche Verlauf der oralen Levodoparesorption von Beginn der Therapie an eine essenzielle Rolle für den weiteren Krankheitsverlauf spielen.

Ein weit verbreitetes Problem bei der Formulierung von Wirkstoffen in Retardarzneiformen ist eine teilweise drastische Abnahme der Bioverfügbarkeit. Dies kann so weit gehen, dass die Wirkstoffresorption aus dem Gastrointestinaltrakt nach Verabreichung einer Retardarzneiform nach einigen Stunden praktisch vollständig zum Erliegen kommt. Im Folgenden werden Grundzüge der Physiologie des Gastrointestinaltrakts und der darin begründeten Ursachen für Probleme bei der Formulierung von Retardarzneiformen dargestellt. Außerdem werden aktuelle pharmazeutisch-technologische Strategien zu ihrer Lösung aufgezeigt.

2 Physiologische Grundlagen

Die Wirkstoffresorption aus dem Gastrointestinaltrakt wird durch eine Vielzahl von Faktoren beeinflusst. Neben physikalisch-chemischen Faktoren, wie der Löslichkeit und der Lösungsgeschwindigkeit des Wirkstoffs, dem Freisetzungsverhalten der Arzneiform, der Lipidlöslichkeit oder dem Molekulargewicht, sind auch zahlreiche physiologische Prozesse an der Wirkstoffresorption aus dem Gastrointestinaltrakt beteiligt. So können im Gastrointestinaltrakt exprimierte Effluxtransporter und metabolische Enzyme eine Resorptionsbarriere für Wirkstoffe bilden. Des Weiteren können auch Aufnahmetransporter an der Resorption von Wirkstoffen beteiligt sein. Zusätzlich sind die Verfügbarkeit, das Volumen, die Zusammensetzung und der pH-Wert intestinaler Flüssigkeiten sowie die Verweildauer in den unterschiedlichen Abschnitten des Gastrointestinaltrakts von großer Bedeutung für das Ausmaß und die Geschwindigkeit der Wirkstoffresorption. Im Fall der Verabreichung von Wirkstoffen als Retardarzneiformen kommt dem Milieu, das die Darreichungsform lokal umgibt, sowie der Verweildauer in den unterschiedlichen Abschnitten des Gastrointestinaltrakts eine besonders wichtige Rolle zu.

Merke

Die Wirkstoffresorption aus dem Gastrointestinaltrakt wird durch zahlreiche Faktoren beeinflusst, die wirkstoffspezifisch (physikalisch-chemisch Eigenschaften, Löslichkeit, Lösungsgeschwindigkeit), arzneiformspezifisch (Freisetzungsverhalten) sein können, oder durch physiologische Prozesse (Transporter, metabolische Enzyme, Verfügbarkeit von Wasser) beeinflusst werden.

Der Magen-Darm-Trakt ist ein Organ mit ausgeprägter Variabilität. Diese hohe Variabilität betrifft einerseits die makroskopischen Verhältnisse wie die Zusammensetzung der Inhalte des Gastrointestinaltrakts, Transportvorgänge und Verweilzeiten. Andererseits besteht auch eine große Variabilität bezüglich der mikroskopischen Bedingungen, z. B. der Regioselektivität bei der Expression von Transportproteinen oder metabolischen Enzymen.

Die hohe Variabilität ist Ausdruck der enormen Anpassungsfähigkeit des Gastrointestinaltrakts. Er ist in der Lage, sehr flexibel und hocheffektiv auf ein unter Umständen mehrfach täglich wechselndes Angebot an Nährstoffen zu reagieren. Zudem verfügt er über aktive und passive Schutzmechanismen gegen Fremdstoffe und Krankheitserreger. Außerdem werden Teile des Gastrointestinaltrakts von einer Vielzahl symbiotisch lebender Mikroorganismen besiedelt. Der Gastrointestinaltrakt ist zudem nicht vollständig autonom, sondern mit dem zentralen Nervensystem verschaltet („Brain-Gut-Axis").

Im Zuge der Einnahme passiert eine Arzneiform den Mund-Rachen-Raum, den Ösophagus, den Magen sowie gegebenenfalls auch den Dünndarm und den Dickdarm. Die Mundhöhle kann ebenfalls als Ort für die Applikation von Retardarzneiformen dienen; diese speziellen Arzneiformen zur Anwendung in der Mundhöhle sollen im Folgenden allerdings nicht weiter beschrieben werden.

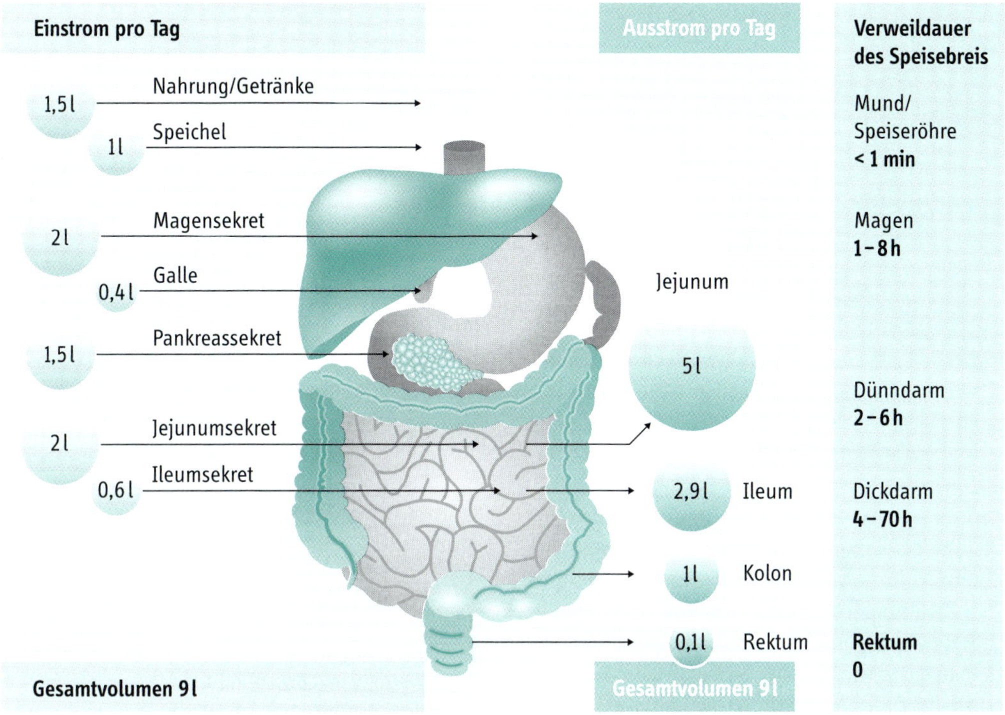

▲ **Abb. 7.3** Flüssigkeitshaushalt des Gastrointestinaltrakts und mittlere Transitzeiten

Feste Darreichungsformen können durchaus für längere Zeit im Ösophagus verweilen, indem sie an der Schleimhaut der Speiseröhre anhaften. Diese Möglichkeit wird bisher jedoch nicht therapeutisch genutzt, sondern ist grundsätzlich unerwünscht, da es in Abhängigkeit von den Eigenschaften des enthaltenen Wirkstoffs teilweise zu schwerwiegenden Schädigungen des Ösophagus kommen kann (z. B. bei Bisphosphonaten). Effektive Maßnahmen gegen eine mögliche Adhäsion an der Schleimhaut der Speiseröhre sind die Einnahme fester Arzneiformen mit möglichst viel Wasser und in aufrechter Körperhaltung. Daneben spielen Faktoren wie die Größe und Form der Darreichungsform, Oberflächeneigenschaften sowie das Lebensalter des Patienten eine wichtige Rolle.

Eine Übersicht über den Flüssigkeitshaushalt des Gastrointestinaltrakts und die Transitzeiten durch die verschiedenen Abschnitte wird in ▸**Abb. 7.3** gegeben. Das Gesamtvolumen der täglich im Gastrointestinaltrakt prozessierten Flüssigkeit beträgt etwa 9 Liter. Davon werden nur ungefähr 100 ml täglich mit dem Faeces ausgeschieden. Die Gesamttransitzeit ist hoch variabel.

2.1 Der Magen

Der sich an den Ösophagus anschließende Magen dient der Speicherung, Durchmischung und Vorverdauung von Nahrung. Der Magen beliefert den Dünndarm bedarfsgerecht mit vorverdautem Speisebrei. Er wird in die drei Abschnitte Fundus, Corpus und Antrum unterteilt. Der Fundus dient vorwiegend der Speicherung. Er dehnt sich bei Nahrungsaufnahme stark aus ▸**Abb. 7.4**. Im Bereich des Fundus gespeicherter Speisebrei wird nicht homogen durchmischt. Vielmehr findet nach Einnahme von fester Nahrung zumeist eine Separation in mehrere Zonen statt ▸**Abb. 7.4**. Im Bereich von Corpus und Antrum wird der Speisebrei

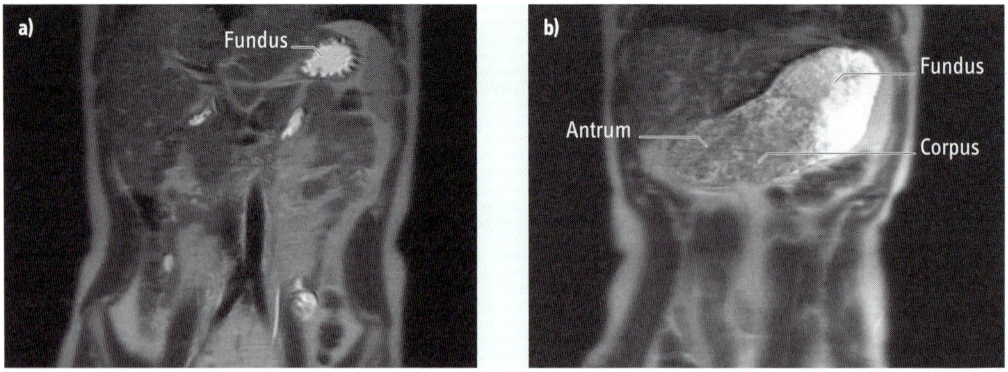

▲ **Abb. 7.4** Transversale Schnittbilder (MRT) durch das Abdomen desselben Probanden unter nüchternen Bedingungen **(a)** und eine Stunde nach einer Mahlzeit **(b)**; Wasser erscheint auf den Bildern hell. Nach der Mahlzeit ist die Inhomogenität des Mageninhalts vor allem im Bereich des Fundus deutlich zu erkennen (nach Schiller et al. 2005).

zerkleinert (Antrummühle) und anschließend schubweise als Suspension in Portionen mit einem Volumen von typischerweise 2 – 5 ml in den Zwölffingerdarm (Duodenum) entleert.

Bei der Magenentleerung von Speisebrei findet durch koordinierte Bewegungen des Antrums und des Magenpförtners (Pylorus) eine Klassierung des Feststoffanteils im Speisebrei statt, die als „gastric sieving" bezeichnet wird. Dadurch wird sichergestellt, dass nicht zu große, schwer verdauliche Nahrungsbestandteile in den Darm entleert werden. Die maximal aus dem Magen entleerte mittlere Teilchengröße ist variabel und von der Viskosität des Mageninhalts abhängig. Typischerweise wird von einer mittleren Teilchengröße von 2 mm als Ausschlussgrenze ausgegangen, die bei hoher Viskosität des Speisebreis allerdings auch auf bis zu ca. 5 mm ansteigen kann. Feststoffe mit Teilchengrößen oberhalb der Ausschlussgrenze werden in der Regel nicht mit dem Speisebrei aus dem Magen entleert. Sie werden vielmehr zurückgehalten.

Diese physiologische Klassierung des Mageninhalts führt dazu, dass es Unterschiede in der Kinetik der Magenentleerung von monolithischen und multipartikulären, nicht im Magen zerfallenden Arzneiformen gibt. Die Unterschiede sind besonders auffällig bei magensaftresistenten Darreichungsformen. Im Fall von monolithischen Darreichungsformen können bei Einnahme mit Mahlzeiten Entleerungsverzögerungen von vielen Stunden auftreten. Deshalb sind magensaftresistent überzogene Monolithe heute als nicht mehr adäquate Formulierungen anzusehen.

Merke

Der Magen besteht aus drei Abschnitten mit unterschiedlichen Aufgaben: Der Fundus dient der Speicherung von Nahrung, während die Nahrung im Corpus und Antrum zerkleinert wird (Antrummühle). Der Speisebrei wird durch den Magenpförtner (Pylorus) an den Zwölffingerdarm abgegeben.

Grundsätzlich ist von einer Einnahme magensaftresistenter Darreichungsformen mit Mahlzeiten abzuraten. Eine Ausnahme bilden Wirkstoffe, die mit dem Speisebrei entleert werden sollen, z. B. Pankreasenzyme. Im Fall von Retardarzneiformen sind die multipartikulären Formulierungen nicht grundsätzlich den monolithischen Formulierungen überlegen. Eine Freisetzung aus Monolithen während durch Mahlzeiten verlängerter Magenverweilzeiten kann unter Umständen günstig sein, wie es nachfolgend unter dem Abschnitt zu Magenverweilformen näher ausgeführt wird.

Die Geschwindigkeit der Magenentleerung von Speisebrei ist abhängig vom Kaloriengehalt der Mahlzeit und dem jeweiligen Kalorienbedarf. Typische Richtwerte für die Dauer der Magenentleerung liegen im Fall eines leichten Frühstücks im Bereich von 1 bis 3 Stunden und für eine kalorienreiche Hauptmahlzeit im Bereich von 5 bis 8 Stunden.

Im nüchternen Zustand durchläuft der obere Gastrointestinaltrakt, vom Magen ausgehend, ein Motilitätsmuster, das als „migrating motor complex" (MMC) oder auch als „interdigestive migrating myoelectric complex" (IMMC) bezeichnet wird. Der IMMC setzt sich aus unterschiedlichen Phasen zusammen ▸**Abb. 7.5**. Während der Phase I ist der Magen in Ruhe. Anschließend kommt es zu einer zunehmenden Aktivität des Magens in Phase II, die schließlich in einer kurzen Phase III mit starken Kontraktionen der Muskulatur vor allem im Bereich des Antrums und Corpus mündet. Danach klingt die Aktivität wieder ab. Diese wenige Minuten dauernde Abklingphase wird gelegentlich auch als Phase IV des IMMC bezeichnet.

Diese Phasen wiederholen sich so lange, bis eine Nahrungsaufnahme erfolgt. Sie setzen wieder ein, nachdem der Magen vollständig von Speisebrei entleert ist. Starke Kontraktionen während des IMMC führen zur Magenentleerung der großen Feststoffpartikel, die während der Verdauung von Nahrung aussortiert und zurückgehalten wurden („housekeeping waves"). Durch die Aufnahme von Nahrung wird der IMMC unabhängig von der jeweiligen Phase unterbrochen.

Das Trinken von Flüssigkeiten ohne Kalorien (wie Wasser) auf nüchternen Magen führt nicht zur Unterbrechung des IMMC. Die Flüssigkeit wird vielmehr unabhängig von der Phase des IMMC schnell mit einer Halbwertszeit von 10 bis 20 Minuten entleert. Es ist davon auszugehen, dass bei der üblicherweise empfohlenen

Merke

Im Magen werden Wirkstoffe nicht resorbiert. Allerdings beeinflussen einige Wirkstoffe die Magenentleerungsgeschwindigkeit.

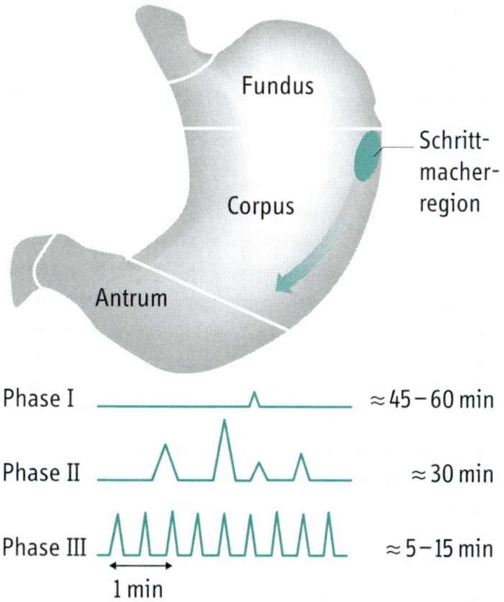

▲ **Abb. 7.5** Phasen der Nüchternmotilität des Magens (interdigestive migrating myoelectric complex, IMMC). Die Zeitdauer der einzelnen Phasen kann individuell stark schwanken. Die Aktivität geht von einem zwischen Corpus und Fundus liegenden Schrittmacher aus und setzt sich aboral fort.

Ernährungsweise, die aus drei Hauptmahlzeiten (Frühstück, Mittagessen, Abendessen) sowie ein bis zwei Zwischenmahlzeiten während des Tages besteht, entweder gar keine oder nur über kurze Zeiträume eine Nüchternmotilität auftritt.

Im nüchternen Zustand befinden sich im Magen 20 bis 50 ml Magensaft, nach Nahrungsaufnahme steigt das Füllungsvolumen stark an. Magensaft enthält neben Elektrolyten vor allem die Enzyme Pepsin und Amylase (aus dem Speichel) sowie geringe Mengen an Magenlipase. Der pH-Wert liegt im nüchternen Zustand typischerweise bei Werten von pH 1 bis 3. Nach Nahrungsaufnahme steigt der pH-Wert je nach Art und Menge der Nahrung auf ca. pH 4–6 an. Er sinkt dann infolge der Sekretionsleistung des Magens (pro Tag werden etwa 2 Liter Magensaft sezerniert) wieder ab. Es ist allerdings zu beachten, dass eine erhebliche Zahl an Patienten mit Medikamenten therapiert wird, die den pH-Wert im Magen anheben.

Der Magen ist kein Resorptionsorgan für Nahrungsbestandteile. Dies gilt auch für Wirk-

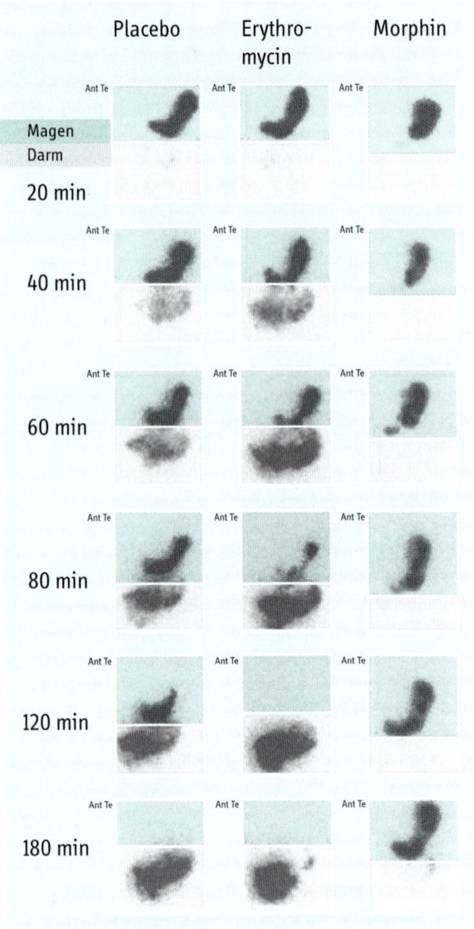

▲ **Abb. 7.6** Beeinflussung der Magenentleerung von mit 99 m-Technetium radioaktiv markierten festen Bestandteilen einer Testmahlzeit durch Erythromycin (200 mg, i. v.), Morphin (8 mg, i.v.) und Placebo (100 ml NaCl, i.v.). Während unter Erythromycin die Magenentleerung der Testmahlzeit nach 90 min schon nahezu abgeschlossen ist, ist die Testmahlzeit unter Morphin nach 180 min noch weitgehend im Magen (nach Gonlachanvit et al., Dig. Dis. Sci. 2003).

stoffe. Selbst der hochpermeable Stoff Ethanol wird aus dem Magen in nur sehr geringem Ausmaß resorbiert. Einige Wirkstoffe beeinflussen die Magenentleerung. So wird durch prokinetisch wirkende Wirkstoffe wie Erythromycin die Magenentleerung stark beschleunigt, während Opiate wie Morphin die Magenentleerung hemmen können ▸**Abb. 7.6**.

2.2 Der Dünndarm

Im Dünndarm erfolgt die Resorption der Nahrungsbestandteile sowie der meisten Wirkstoffe. Er ist 4 – 6 m lang und wird in die drei Abschnitte Duodenum, Jejunum und Ileum unterteilt. Durch die ausgeprägte Faltung der Mukosa (Kerckring-Falten) und die durch zahlreiche Mikrovilli gebildete apikale Bürstensaummembran der Enterozyten besitzt er mit etwa 200 m^2 eine sehr große Resorptionsfläche.

Neben den physikalisch-chemischen Eigenschaften eines Wirkstoffs bestimmen auch Eigenschaften des Darmepithels seine orale Resorption. Die Darmwand kann sowohl auf parazellulärem als auch auf transzellulärem Weg passiert werden. Der parazelluläre Weg ist unter normalen Umständen durch die Ausbildung von „tight junctions“ zwischen den einzelnen Enterozyten auf kleine hydrophile Moleküle beschränkt, z. B. Mannitol. Die Bedeutung dieser Resorptionsroute ist für Wirkstoffe eher gering einzuschätzen.

Der transzellluläre Transport von Stoffen kann in Form von passiver Diffusion, durch Endozytose und durch einen aktiven Carrier vermittelten Transport erfolgen. Die passive Diffusion durch die apikale Membran der Enterozyten erfordert die Fähigkeit der Moleküle zur Penetration der Lipiddoppelschicht, die von der Lipophilie und dem Ionisationsgrad der Substanz abhängt. Der durch Carrier vermittelte aktive Transport erfolgt unter Einsatz von Energie, die entweder in Form von Adenosintriphosphat (ATP) oder durch den Kotransport eines zweiten Substrats gewonnen wird. Auf diesem Weg werden eine Vielzahl von Nahrungsbestandteilen wie Aminosäuren, Oligopeptide, Monosaccharide, Monocarbonsäuren, Gallensäuren oder wasserlösliche Vitamine durch das intestinale Epithel transportiert. Der durch Carrier vermittelte Transport wird zunehmend als wichtiger Mechanismus für die Resorption von Wirkstoffen erkannt.

Neben einer Reihe von Aufnahmetransportern sind aber auch verschiedene Effluxtransporter, z. B. P-Glycoprotein (PGP), im Gastro-

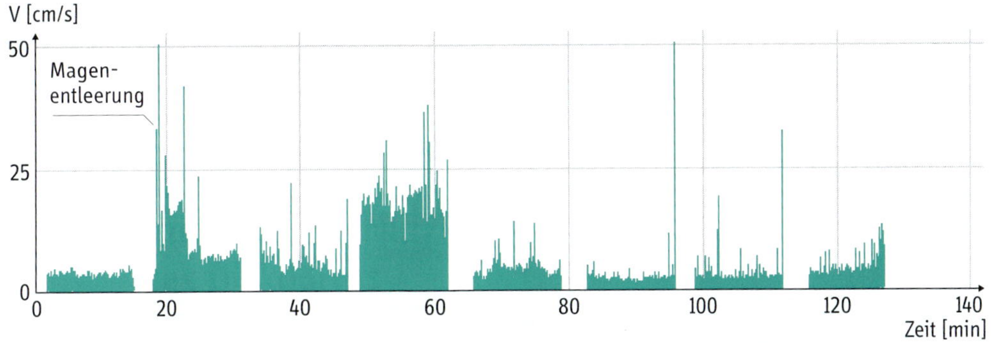

▲ **Abb. 7.7** Profil der Momentangeschwindigkeiten einer magensaftresistenten Tablette von ihrer Einnahme bis zur ihrer Auflösung im distalen Dünndarm (Weitschies et al., Adv. Drug Deliv. Rev. 2005)

intestinaltrakt lokalisiert. Sie können durch aktiven Auswärtstransport aus den Erythrozyten zurück ins Darmlumen limitierend für die Resorption von Substanzen wirken. Auch die ausgeprägte Expression von metabolisierenden Enzymen der Phase I (z. B. CYP3A4) und der Phase II (z. B. Glutathion-S-Transferase, GST) entlang des Darms trägt wesentlich zur Barrierefunktion gegen die Resorption von Wirkstoffen oder anderen Fremdstoffen bei.

Die Expression der verschiedenen Aufnahme- und Effluxtransporter entlang des Darms ist nicht einheitlich. So nimmt z. B. die Expression von PGP, dem „breast cancer resistance protein" (BCRP) und dem Peptidtransporter PEPT1 von proximalen zu distalen Dünndarmbereichen zu, wohingegen die Expression des „multidrug resistant associated protein 2" (MRP2) von proximal nach distal abnimmt. Letzteres konnte ebenfalls für die Expression von metabolisierenden Enzymen wie CYP3A4 oder GST gezeigt werden.

Merke

Der Dünndarm ist 4 – 6 m lang und kann in die drei Abschnitte Duodenum, Jejunum und Ileum unterteilt werden. Die Aufnahme von Stoffen kann auf parazellulärem Wege oder transzellulärem Wege (passive Diffusion, Endozytose, carriervermittelt) erfolgen.

Auch der Transport von Stoffen entlang des Gastrointestinaltrakts ist kein konstanter Prozess. Vielmehr wird er durch Feedbackmechanismen, die neuronale und hormonale Signalwege beinhalten, kontrolliert. Auf teilweise mehrere Minuten dauernde Phasen ohne Transportaktivität folgen kurze (wenige Sekunden) Phasen mit sehr hohen Transportgeschwindigkeiten, bei denen Spitzenwerte der Momentangeschwindigkeit von bis zu 50 cm/s auftreten können ▸**Abb. 7.7**. Im Gegensatz zu den hochvariablen Magen- und Dickdarmpassagezeiten sind die Passagezeiten durch den Dünndarm bis zum Erreichen der Ileocaecalklappe jedoch mit insgesamt 2 – 5 h, unabhängig vom Füllungszustand, relativ einheitlich und auch verhältnismäßig kurz.

Einen bedeutenden Einfluss auf die Resorption von Wirkstoffen nach oraler Gabe können zudem das Volumen, die Zusammensetzung und der pH-Wert der im Dünndarm vorhandenen Flüssigkeiten haben. Dies ist insbesondere für Retardarzneiformen von Bedeutung, da diese während ihres gastrointestinalen Transits in der Regel den Dünndarm passieren und nicht schon wie schnell freisetzende Arzneiformen im Magen zerfallen. Mithilfe der Magnetresonanztomographie (MRT) konnte gezeigt werden, dass die im Dünndarm unter nüchternen Bedingungen befindlichen Flüssigkeitsmengen sehr variabel sind und auf einige Flüssigkeitsnester verteilt vorliegen ▸**Abb. 7.8**. Demzufol-

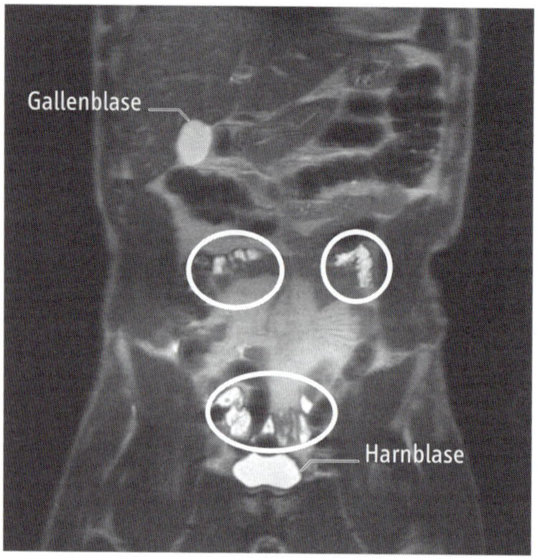

▲ **Abb. 7.8** Transversales Schnittbild (MRT) durch das Abdomen eines Probanden unter nüchternen Bedingungen. Wasser erscheint auf den Bildern hell. Die markierten Bereiche kennzeichnen Wassernester im Dünndarm (nach Schiller et al. 2005).

ge sind monolithische Retardarzneiformen sowohl im Dünndarm als auch im Dickdarm nicht kontinuierlich in Kontakt mit intestinalen Flüssigkeitsnestern.

Aufgrund der ausgeprägten Variabilität dieser Faktoren liegen entlang des Dünndarms sehr uneinheitliche Resorptionsbedingungen vor. Es ist allerdings davon auszugehen, dass die zunächst sehr inhomogene Füllung des Darms mit zunehmender Passagedauer immer homogener wird.

Einige Wirkstoffe zeigen in ihrer Resorption eine ausgeprägte Regioselektivität. Man spricht in diesem Fall auch von einem Resorptionsfenster. Diese Regioselektivität wird auf unterschiedliche Löslichkeiten und Stabilitäten der Wirkstoffe in verschiedenen Darmbereichen, bedingt durch Veränderungen des pH-Werts im Darm, oder auf den Abbau durch im Darmlumen befindliche Enzyme sowie Interaktionen mit endogenen Komponenten wie der Galle zurückgeführt.

Das Schleifendiuretikum Furosemid ist ein Beispiel für einen nur aus dem oberen Abschnitt des Dünndarms aufgenommenen Wirkstoff. Im Fall von Furosemid wird dies üblicherweise auf eine zu starke Dissoziation der schwachen Säure (pK_a 3,9) in tieferen Darmabschnitten zurückgeführt. Resorptionsfenster im vorderen (proximalen) Bereich des Dünndarms lassen sich jedoch auch durch das Vorkommen größerer Lücken zwischen den Tight junctions der Enterozyten und eine hohe Dichte von Aufnahmetransportern im Bereich des Duodenums und Jejunums erklären.

Levodopa wird beispielsweise zu 80 – 90 % im oberen Dünndarm resorbiert. In diesem Fall wird angenommen, dass es Substrat eines Transporters für neutrale Aminosäuren wie Histidin und Phenylalanin ist. Auch im Fall des Antiepileptikums Gabapentin wird die Resorption über einen Aminosäuretransporter angenommen, der vorwiegend im proximalen Dünndarm exprimiert ist. Wirkstoffe, die über Oligopeptidtransporter wie PEPT1 und PEPT2 aufgenommen werden, sind z. B. Amoxicillin und Captopril. Auch diese Stoffe weisen ein Resorptionsfenster in proximalen Darmbereichen auf, da Peptidtransporter wie PEPT1 im Kolon kaum exprimiert werden. Eine ortsabhängige Resorption im proximalen Dünndarm zeigen auch Substrate von Effluxtransportern wie PGP auf, da deren Konzentration zum Ileum hin deutlich zunimmt. Hierzu zählen unter anderem Antimykotika, Proteaseinhibitoren und das Immunsuppressivum Ciclosporin.

2.3 Der Dickdarm

Der Dickdarm gewinnt als Ort für die Arzneimittelapplikation und Wirkstoffresorption immer mehr an Bedeutung. Dies gilt vor allem für die Entwicklung von nur einmal täglich einzunehmenden Retardarzneiformen, außerdem sucht man intensiv nach Arzneiformen zur lokalen Behandlung von Erkrankungen des Dickdarms.

Der Dickdarm besitzt eine Länge von ungefähr 1,5 m und besteht im Wesentlichen aus drei Teilen: dem Caecum (Blinddarm), dem Kolon und dem Rektum. Den größten Teil des Dickdarms nimmt das Kolon ein. Man unterscheidet das aufsteigende Kolon (C. ascendes), das quer verlaufende Kolon (C. transversum), das absteigende Kolon (C. descendes) und das S-förmige Kolon (C. sigmoides).

Die Hauptaufgaben des Kolons sind die Resorption von Wasser und Elektrolyten, die Fermentation von im Dünndarm nicht aufgeschlossenen und resorbierten Proteinen und Kohlenhydraten sowie die Bildung, Lagerung und Ausscheidung von fäkalem Material. Ersteres geschieht in einer sehr effizienten Art und Weise. Von den 1,5 – 2 Litern Wasser, die den Dünndarm täglich verlassen, werden 100 – 200 ml pro Tag mit dem Faeces ausgeschieden ▸**Abb. 7.3**. Die vielfältige Mikroflora (vorrangig enthaltene Mikroorganismen sind Bakteroide, Bifidobakterien, Eubakterien, Clostridien und Lactobacillen) des Darms erzeugt ungefähr 2 – 3 Liter Gas pro Tag (Stickstoff, Kohlenstoffdioxid, Methan und Wasserstoff), von denen der Großteil über die Lunge abgeatmet wird. Etwa 200 – 300 ml Gas sind ständig im Darm vorhanden, vorrangig im aufsteigenden und quer verlaufenden Teil des Kolons.

Die Mikroflora ist nicht in jedem Abschnitt identisch. Zwischen dem proximalen und distalen Kolon bestehen Unterschiede hinsichtlich der besiedelnden Bakterienspezies und deren Wachstumsgeschwindigkeit. Da im proximalen Kolon und im Caecum das Nährstoffangebot noch relativ hoch ist, findet man hier hohe Wachstumsgeschwindigkeiten sowie bedingt durch hohe Produktionsraten von kurzkettigen Fettsäuren aus unverdauten Nahrungsbestandteilen einen etwas niedrigeren pH-Wert (5 – 6). Im distalen Kolon überwiegen dagegen Fäulnisprozesse bei einem überwiegend neutralen pH-Wert. Im Ganzen betrachtet ist der Unterschied der pH-Werte zwischen Dünndarm und Dickdarm allerdings eher gering. Die häufig gemachte Annahme, dass bei entzündlichen Erkrankungen des Darms wie Colitis ulcerosa oder Morbus Crohn niedrigere pH-Werte als im gesunden Darm vorliegen, wird durch neuere Untersuchungen nicht bestätigt ▸**Abb. 7.9**.

Von den Dickdarmbakterien produzierte Enzyme können zum Abbau von Wirkstoffen

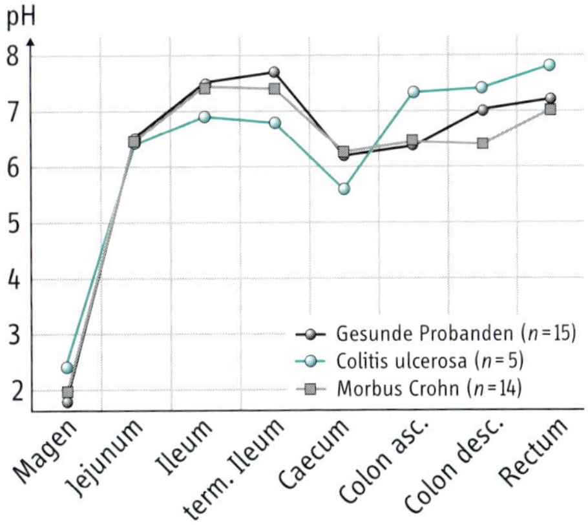

▲ **Abb. 7.9** Mithilfe der Radiotelemetrie bestimmte mittlere pH-Werte im Gastrointestinaltrakt bei gesunden Probanden und Patienten mit Morbus Crohn oder Colitis ulcerosa (nach Ewe et al., Dig. Dis. Sci. 1999).

führen. Es ist deshalb heute durchaus üblich, vor der Entwicklung einer Retardarzneiform, die einen Wirkstoff über einen längeren Zeitraum als 5 – 8 Stunden freisetzen soll, zu prüfen, inwieweit ein Abbau des Wirkstoffs in menschlichem Faeces stattfindet. Wenn dies der Fall ist, sollte von der Entwicklung einer konventionellen Retardarzneiform abgesehen werden. Weiterhin besitzt die Mikroflora des Dickdarms auch protektive Eigenschaften zum Schutz gegen fremde Mikroorganismen sowie trophische Funktionen, die zum Erhalt der Epithelschichten und der Regulation des Immunsystems beigetragen.

Da die Rückresorption von Wasser eine der physiologischen Aufgaben des Dickdarms ist, herrschen bezüglich der Verfügbarkeit von Wasser als Lösungsmittel für Wirkstoffe im Dickdarm kritische Bedingungen. Es ist davon auszugehen, dass im proximalen Teil des Dickdarms (Caecum, Colon ascendens) sowohl für die Freisetzung als auch für die Resorption von Wirkstoffen günstigere Bedingungen herrschen als in weiter distalen Teilen des Dickdarms. Entsprechend ist anzunehmen, dass nicht der gesamte Dickdarm für die Wirkstoffresorption aus Retardarzneiformen zuverlässig genutzt werden kann.

Die Passagedauer durch den Dickdarm ist sehr variabel. Für feste Marker werden Verweilzeiten im Dickdarm von bis zu 72 Stunden berichtet. Unter der Annahme, dass der Blinddarm sowie der aufsteigende, der transversale und der absteigende Teil des Kolons für eine Wirkstoffresorption ausreichende Bedingungen bieten, kann für die Resorption von Wirkstoffen aus dem Dickdarm von einer mittleren zur Verfügung stehenden Zeit (Eintritt in den Dickdarm bis Erreichen des Sigmoidum) von ungefähr 10 Stunden ausgegangen werden.

Der Transport durch den Dickdarm wird von sehr wenigen, jedoch sehr effektiven Transportereignissen dominiert, die als Massentransport (*mass movement*) bezeichnet werden. Massentransport findet meist nach Mahlzeiten statt, vorrangig nach der ersten Mahlzeit des Tages (gastrokolischer Reflex). Die Zusammensetzung der Nahrung hat Einfluss auf die Dickdarmtransitzeit. Ein hoher Ballaststoffanteil beschleunigt den Dickdarmtransport ebenso wie ein hoher Anteil blähungsfördernder Nahrungsmittel.

Im Vergleich zum Dünndarm herrscht im Dickdarm ein erhöhter intraluminaler Druck aufgrund starker haustrischer Kontraktionen, verbunden mit dem Transport eines hochviskosen Inhalts. Die Höhe des Drucks unterliegt einem zirkadianen Rhythmus: Während des Schlafs ist der Druck im Kolon um bis zu 40% reduziert. Erhöhte Drücke treten in Verbindung mit Massentransport insbesondere nach Mahlzeiten auf.

3 Magenverweilformen

In Anbetracht seiner physiologischen Funktion als Speicherorgan ist der Magen prinzipiell hervorragend als Wirkstoffdepot geeignet. Retardarzneiformen, die im Magen verweilen und dort den Wirkstoff über lange Zeiträume freisetzen, werden auch als gastroretentive Systeme bezeichnet. Sie bieten prinzipiell mehrere Vorteile.

Zum einen lassen sich so unter Vermeidung der hohen Variabilität der Transitzeiten im Dickdarm lange Freisetzungszeiten erreichen, wie sie beispielsweise bei einer nur einmal täglich erfolgenden Einnahme erwünscht sind. Weiterhin steht für Wirkstoffe, die vollständig im Magen freigesetzt werden, der gesamte sich an den Magen anschließende Gastrointestinaltrakt (also insbesondere der gesamte Dünndarm) als Resorptionsort zur Verfügung. Dies ist vor allem bei solchen Wirkstoffen von großer Bedeutung, deren Resorption auf obere Darmabschnitte begrenzt ist (Resorptionsfenster, s. o.). Schließlich kann eine protrahierte Freisetzung im Magen auch für im Magen lokal wirksame Arzneimittel (z. B. bei der Eradikation von Helicobacter pylori) oder bei der Substitution von Verdauungsenzymen von Bedeutung sein.

Es gibt allerdings auch einige potenzielle Probleme. Da die Magenentleerung von Nahrung kein kontinuierlicher Vorgang ist, sondern vom Kalorienangebot und Kalorienbedarf abhängt, muss die Entleerung von im Magen freigesetzten Wirkstoffen nicht notwendigerweise der bei Retardarzneiformen zumeist gewünschten Freisetzungskinetik 0. Ordnung entsprechen. Vielmehr kann es zu einer Entkopplung der Freisetzungskinetik aus der Retardarzneiform und der Entleerungskinetik des freigesetzten Wirkstoffs kommen. In der Konsequenz kontrolliert dann die Magenentleerung die Wirkstoffanflutung und nicht mehr die Retardarzneiform. Dem Zusammenhang zwischen der Freisetzungskinetik aus der Darreichungsform und der Entleerungskinetik des Magens oder der Kinetik der Wirkstoffanflutung ist deshalb bei gastroretentiven Arzneiformen besonderes Augenmerk zu schenken.

Das Prinzip der Gastroretention wird schon seit über 25 Jahren verfolgt. In den letzten Jahren erfuhr dieses Konzept eine Renaissance,

Merke

Magenverweilformen werden vorzugsweise für Wirkstoffe eingesetzt, die im Magen wirken sollen oder deren Resorption auf die oberen Darmabschnitte begrenzt ist.

bedingt durch die medizinische Notwendigkeit für eine Reihe von Wirkstoffen. Dabei zeichnen sich hauptsächlich drei verschiedene technologische Ansätze ab: 1. flotierende Systeme, 2. expandierende Systeme und 3. bioadhäsive Systeme ▸ **Abb. 7.10**. Auch Kombinationen aus den drei Prinzipien sind beschrieben. Daneben gibt es Ansätze, physiologische Prinzipien der Steuerung der Magenentleerung zur Vermeidung der Magenentleerung von Retardarzneiformen zu nutzen. Da solche Maßnahmen allerdings notwendigerweise nicht selektiv auf die Darreichungsform, sondern auf den gesamten Mageninhalt wirken, dürfte ein solches Vorgehen nur in Ausnahmefällen tolerabel sein. Entsprechende Möglichkeiten werden unter den Arzneiformen mit verzögerter Dünndarmpassage beschrieben.

3.1 Flotierende Systeme

Flotierende gastroretentive Freisetzungssysteme sind Retardarzneiformen, die aufgrund ihrer geringen Dichte auf dem Mageninhalt schwimmen sollen, um einer frühen Magenentleerung zu entgehen (siehe ▸ **Abb. 7.10**).

Die erforderliche geringe Dichte wird entweder dadurch erreicht, dass Hilfsstoffe mit einer geringeren Dichte als Wasser verwendet werden oder dass die Arzneiformen bei der Anwendung durch Gasfreisetzung aufgeschäumt werden. Als Hilfsstoffe mit geringer Dichte werden üblicherweise Lipide oder Gas enthaltende poröse Materialien eingesetzt, als Gasentwickler dient in diesen Fällen ein Hydrogencarbonat. Das Prinzip der Flotation auf dem Mageninhalt wird sowohl auf monolithische („single units") als auch für multipartikuläre („multiple units") Arzneiformen angewendet.

Als Handelsprodukt gibt es mit Madopar®-Depot seit einigen Jahren eine Retardarzneiform für Levodopa (in Kombination mit Benserazid), die als Hilfsstoff mit geringer Dichte ein hydriertes Pflanzenöl enthält und auf dem Mageninhalt schwimmen soll. Es handelt sich um eine in eine Hartgelatinekapsel abgefüllte Pulvermischung, die bei Kontakt mit Wasser

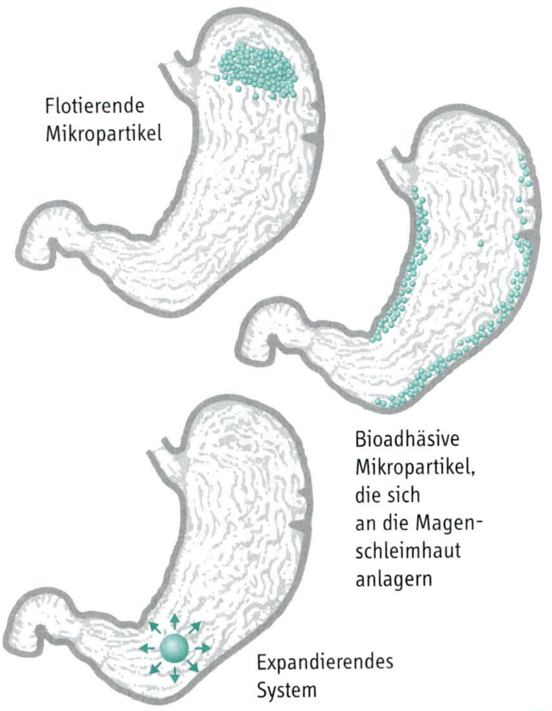

▲ **Abb. 7.10** Prinzipien gastroretentiver Systeme (nach Davis, Drug Discovery Today 2005).

einen Gelkörper geringer Dichte ausbildet, aus dem Levodopa und Benserazid verzögert freigesetzt werden.

Weiterhin gibt es mit Gaviscon® und Gaviscon® Advance zwei Lokaltherapeutika zur Neutralisierung der Magensäure, die bei Einnahme nach einer Mahlzeit eine vor Reflux schützende aufgeschäumte Hydrogelschicht auf dem Mageninhalt ausbilden.

Die Funktionsfähigkeit des Prinzips flotierender Retardarzneiformen wird dadurch erschwert, dass die Flotation nur in Anwesenheit von Flüssigkeit möglich ist. Möglicherweise funktionieren flotierende Systeme bei nüchterner Einnahme aufgrund der geringen im Magen vorhandenen Flüssigkeitsmengen nicht sicher. Für flotierende monolithische Systeme wurde gezeigt, dass diese bei Einnahme im Liegen nicht im Magen zurückgehalten werden. Dies kann auf die Verschiebung der Lage des Magens

4 Arzneiformen mit verzögerter Dünndarmpassage

Prinzipiell gibt es eine ganze Reihe von Möglichkeiten, die Resorption von Wirkstoffen im Dünndarm zu verbessern. Neben Maßnahmen zur Verbesserung der Löslichkeit und Lösungsgeschwindigkeit betrifft dies insbesondere die Beeinflussung von Effluxtransportersystemen sowie metabolisierenden Enzymen. Als vielversprechende Kandidaten werden nichtionische Tenside wie beispielsweise Polysorbate, Cremophore und Poloxamere intensiv untersucht. Daneben besteht unter Umständen die Möglichkeit einer Verbesserung des parazellulären Transports mithilfe einer kurzfristigen Erweiterung der Tight junctions im Darmepithel. Außerdem wird an speziellen Hilfsstoffen („Chaperone") geforscht, die in der Lage sind, Wirkstoffmoleküle in nicht kovalenter Weise zu verpacken und durch das Darmepithel zu schleusen. Dieser Ansatz erscheint insbesondere für Peptidwirkstoffe hochinteressant.

Eine Verzögerung der Intestinalpassage zur Verlängerung der Kontaktzeit mit der Darmschleimhaut kann durch den Einsatz von Parasympatholytika wie z. B. Propanthelin erfolgen. Eine weniger drastische Möglichkeit zur Beeinflussung der Dünndarmpassage besteht in der Freisetzung von Nahrungsbestandteilen (insbesondere Fetten) in tiefen Dünndarmabschnitten. Die Ankunft von unverdauten Fetten im Ileum löst reflektorisch eine Verlangsamung des Dünndarmtransports und eine Hemmung der Magenentleerung aus. Dieser Mechanismus wird als „ileal brake" bezeichnet.

Die Firma Flamel Technologies hat ein auf Mikropartikeln basierendes Freisetzungssystem unter dem Namen Micropump entwickelt. Es handelt sich um ein mikropartikuläres System mit 5000 – 10 000 Mikropartikeln pro Kapsel oder Tablette, die bioadhäsive Eigenschaften aufweisen sollen. Für den Wirkstoff Aciclovir konnte das Unternehmen in einer klinischen Studie eine verbesserte Resorption zeigen. Analoge Präparate mit den Wirkstoffen Metformin und Omeprazol befinden sich in früher Entwicklung.

5 Arzneiformen zur gezielten Nutzung des Dickdarms als Resorptionsort

Eine gezielte Nutzung des Dickdarms als Resorptionsort für Wirkstoffe aus Retardarzneiformen birgt prinzipiell mehrere Vorteile. Es ist damit zu rechnen, dass das intraluminale Milieu relativ homogen ist, zumindest im Vergleich mit der Situation im Magen oder im oberen Dünndarm, die weitgehend von dem individuellen Verhalten (Art und Menge der Nahrung, Zeitpunkt der Nahrungsaufnahme, Trinkverhalten, Kalorienverbrauch) und der Tageszeit geprägt wird. Des Weiteren wird die Aufenthaltsdauer einer Retardarzneiform innerhalb des Dickdarms in der Regel deutlich länger sein als im Magen oder im oberen Dünndarm. In der Schleimhaut des Dickdarms werden kaum metabolische Enzyme exprimiert und eine Aktivität der Verdauungsenzyme des Pankreas ist nicht mehr vorhanden. Somit besteht die Aussicht, dass Wirkstoffmoleküle, die normalerweise in den oberen Darmabschnitten enzymatisch abgebaut werden, z. B. Peptide und Proteine, über die Dickdarmschleimhaut besser aufgenommen werden können. Weiterhin kann die gezielte Wirkstofffreisetzung im Dickdarm bei der Behandlung von Krankheiten, die einen zirkadianen Rhythmus (z. B. Asthma bronchiale oder Angina pectoris) besitzen, genutzt werden. Im Sinne einer chronopharmakologisch adaptierten Therapie (Chronotherapie) erfolgt die Freisetzung erst mit mehrstündiger Verzögerung nach der Einnahme.

Für eine gezielte Wirkstofffreisetzung aus Retardarzneiformen im Dickdarm werden mehrere Strategien verfolgt. Es handelt sich im Wesentlichen um Systeme mit pH-kontrollierter Freisetzung, zeitkontrollierte Systeme, druckkontrollierte Systeme und Kombinationen dieser Prinzipien.

5.1 Systeme mit pH-kontrollierter Freisetzung

Eine gezielte Freisetzung im Dickdarm unter Ausnutzung der Unterschiede im pH-Wert beim Übergang vom Dünndarm in den Dickdarm ist schon lange für lokal wirksame Arzneimittel, zur Behandlung entzündlicher Darmerkrankungen, realisiert. Es werden sowohl monolithische als auch multipartikuläre Arzneiformen eingesetzt. Die pH-Steuerung erfolgt durch Filmüberzüge mit Einschichten- oder Mehrschichtenaufbau. Für Systeme mit einem einschichtigen Aufbau werden magensaftresistente Überzüge verwendet, die sich bei erhöhtem pH-Wert auflösen, z.B. Eudragit S (Asacol MR, Salofalk). Bei mehrschichtigem Aufbau resultieren Retardsysteme, die eine Kombination aus pH-abhängiger und diffusionskontrollierter Freisetzung darstellen (Enterocort). Da die Unterschiede im gastrointestinalen pH-Wert zwischen Dünndarm und Dickdarm jedoch nicht sehr hoch sind ▸ Abb. 7.9, wird nach alternativen Strategien für die kolonspezifische Wirkstofffreisetzung gesucht.

5.2 Zeitkontrollierte Systeme

Zeitkontrollierte Systeme sind so konstruiert, dass eine Wirkstofffreisetzung erst nach einer gewissen Zeit (Lag-Zeit) beginnt. Für eine gezielte Freisetzung im Dickdarm wird üblicherweise mit Lag-Zeiten von 5 bis 6 Stunden gearbeitet. Für den Fall einer Einnahme der Darreichungsform unter Nüchternbedingungen ist innerhalb dieses Zeitraums von 5 bis 6 Stunden in den meisten Fällen mit einem Eintreffen der Darreichungsform im Bereich des terminalen Abschnitts des Dünndarms oder des proximalen Dickdarms zu rechnen ▸ Abb. 7.11. Allerdings wird der Zeitpunkt des Übertritts in den Dickdarm nicht nur von der Ankunftszeit im terminalen Dünndarm, sondern auch wesentlich vom Essverhalten bestimmt, da Nahrungsaufnahme nicht nur Transport innerhalb des Dickdarms, sondern auch die Entleerung des Dünndarms in den Dickdarm induziert.

Derzeit werden drei Mechanismen für das zeitkontrollierte Dickdarmtargeting untersucht: Quellung, Osmose und Erosion. Unter der Bezeichnung PulsinCap wurde eine undurchlässige Kapsel entwickelt, die an einem Ende mit einem Hydrogelpfropf verschlossen ist. Nach Kontakt mit Flüssigkeit quillt dieser auf und wird im Laufe der Zeit so groß, dass er von der Kapselöffnung abfällt und der Wirkstoff freigesetzt werden kann. Anhand der Größe und Zusammensetzung des Pfropfens kann die Dauer der Lag-Zeit mit einer Genauigkeit von unter einer Stunde kontrolliert werden.

Klinische Untersuchungen mit dem PulsinCap-System zeigten, dass der Zeitpunkt der Öffnung der Kapselsysteme auch in vivo weitgehend kontrollierbar ist. Allerdings ist die Lokalisation des Systems im Gastrointestinaltrakt zum Zeitpunkt der Öffnung sehr variabel (bei einigen Probanden befand sich die Kapsel noch im Magen, während sie sich bei anderen schon im absteigenden Kolon aufhielt). Auch war die Kinetik der Wirkstofffreisetzung uneinheitlich, was auf die schlechte Verfügbarkeit von Wasser insbesondere im Dickdarm zurückgeführt wird.

Retardarzneiformen mit gezielter Freisetzung im Dickdarm, die auf einer ausschließlich zeitkontrollierte Wirkstofffreisetzung beruhen, erscheinen anhand der derzeitigen Datenlage wenig Erfolg versprechend. Aufgrund dieser Situation wird derzeit an Kombinationen aus pH- und zeitkontrollierten Mechanismen gearbeitet.

5.3 Zeit- und pH-kontrollierte Freisetzungssysteme

Als „colon targeting delivery capsule“ (CTDC) wird ein System bezeichnet, bei dem der Wirkstoff zusammen mit einer organischen Säure in

▶ Zusammenfassung

von Retardarzneiformen durch den Dünndarm erscheint zwar prinzipiell möglich, ist aber wegen der generellen Wirkung auf die Funktion des Gastrointestinaltrakts sehr kritisch zu prüfen.
Für Magenverweilformen werden drei grundlegende Prinzipien verfolgt:

- flotierende Systeme, die wegen ihrer geringen Dichte auf dem Mageninhalt schwimmen und dadurch lange im Magen verweilen sollen;
- expandierende Systeme, die wegen ihrer Größe den Magenpförtner (Pylorus) nicht passieren können;
- bioadhäsive Systeme, die an der Magenschleimhaut anhaften sollen.

Für die gezielte Freisetzung im Dickdarm werden vorwiegend Systeme entwickelt, deren Freisetzung pH-kontrolliert, zeitkontrolliert, druckgesteuert oder durch enzymatischen Abbau mithilfe von Dickdarmbakterien produzierten Enzymen erfolgt.

Neben der Entwicklung neuer Retardarzneiformen besteht auch die Möglichkeit, dass in Zukunft verstärkt pharmazeutische Hilfsstoffe, insbesondere aus der Gruppe der nichtionischen Tenside, aufgrund ihrer Wirkung auf Transportproteine und metabolische Enzyme als zusätzliche Komponente in Retardarzneiformen eingesetzt werden. Diese können zur Erhöhung der Bioverfügbarkeit und zur Reduktion von Resorptionsschwankungen führen.

Literatur

Arora S et al. Floating Drug Delivery Systems: A Review. AAPS PharmSciTech. 06: E372 - E390, 2005

Chan LM et al. The ABCs of drug transport in intestine and liver: efflux proteins limiting drug absorption and bioavailability. Eur. J. Pharm. Sci. 21: 25 - 51, 2004

Davis SS. Formulation strategies for absorption windows. Drug Discovery Today 10: 249 - 257, 2005

Englund G et al. Regional levels of drug transporters along the human intestinal tract: co-expression of ABC and SLC transporters and comparison with Caco-2 cells. Eur. J. Pharm. Sci. 29: 269 - 277, 2006

Kalantzi L et al. Characterization of the human upper gastrointestinal contents under conditions simulating bioavailability/bioequivalence studies. Pharm. Res. 23: 165 - 176, 2006

Murphy KG et al. Gut hormones and the regulation of energy homeostasis. Nature 444: 854 - 859, 2006

Schiller S et al. Intestinal fluid volumes and transit of dosage forms as assessed by magnetic resonance imaging. Aliment. Pharmacol. Ther. 22: 971 - 979, 2005

Wilson CG. Gastrointestinal transit and drug absorption. In: Dressman JD, Lennernas H (edss). Oral drug Absorption. Marcel Dekker, New York, pp 7 - 15, 1999

Markus Thommes,
Peter Kleinebudde

Pellets

8

Pellets sind kugelförmige Granulatpartikel mit besonderer Wirkstofffreisetzung zur peroralen Applikation. Als multipartikuläre Arzneiformen können sie, im Vergleich zu monolithischen Tabletten, gleichmäßigere Blutspiegel erzielen. Pellets werden üblicherweise in Sachets oder Kapseln abgefüllt oder zu multipartikulären Tabletten verpresst. Zahlreiche Herstellungsverfahren wie Beschichten, Extrudieren und Sphäronisieren, Direktpelletieren und Tablettieren haben sich in den letzten Jahren etabliert, um Pellets mit unterschiedlichen Eigenschaften zu produzieren.

Der entscheidende Vorteil der Pellets gegenüber anderen multipartikulären Arzneiformen ist ihre gut reproduzierbare Partikeloberfläche, weshalb sie häufig mit magensaftresistenten oder freisetzungsverändernden Filmen überzogen werden.

1 Definition und Verwendung

1.1 Definition

Den Begriff Pellets (engl.: Kügelchen) findet man in zahlreichen technischen Bereichen; so werden beispielsweise Brennstoffe sowie Wasch- und Futtermittel in Pelletform angeboten. So vielfältig wie die Einsatzmöglichkeiten sind auch die Definitionen für Pellets. Im pharmazeutischen Bereich sind sie über ihre Eigenschaften eindeutig definiert.

Definition

Pellets sind kugelförmige Agglomerate mit einer glatten Oberfläche sowie enger Größenverteilung, deren mittlere Teilchendurchmesser typischerweise zwischen 0,5 und 2 mm liegen (Knop 1991).

1.2 Verwendung

Ausgehend von dieser Definition können Pellets als Sonderform der Granulate aufgefasst werden, die bei der Verarbeitung und Anwendung deren Vorteile besitzen. Im Vergleich zu Pulvern haben Pellets und Granulate ein besseres Fließverhalten, das auf den größeren Partikeldurchmesser zurückzuführen ist. Die Entmischung verschiedener Rezepturbestandteile bei der Verarbeitung von Pulvern kann durch die Verwendung von Pellets und Granulaten verhindert werden. Die Ursache dafür ist ein geringerer Dichteunterschied der einzelnen Bestandteile oder Pellets innerhalb des Haufwerks. Die Verarbeitung von Pellets und Granulaten ist durch den größeren Teilchendurchmesser sowie einen geringeren Feinanteil im Vergleich zu Pulvern mit einer verminderten Staubbelastung (eine unbeabsichtigte Dispersion des Materials in der Luft ist praktisch unmöglich) verbunden, wodurch die Handhabung deutlich vereinfacht wird.

Die entscheidenden Vorteile der Pellets gegenüber den Granulaten ergeben sich durch die runde Partikelform, die glatte Oberfläche und eine enge Größenverteilung. Aufgrund dieser Eigenschaften besitzen Pellets eine kleinere und reproduzierbarere spezifische äußere Oberfläche ►**Abb. 8.1a** und **Abb. 8.1b**. Dieses macht sie zum idealen Ausgangsmaterial für die Herstellung von überzogenen magensaftresistenten und modifiziert freisetzenden Arzneiformen. Die geringe äußere Oberfläche reduziert die Menge des aufzutragenden Filmmaterials, um eine vergleichbare Schichtdicke des Überzugs zu erreichen. Darüber hinaus verringert sich die Freisetzungsgeschwindigkeit ohnehin, da die Grenzfläche, über die der Wirkstoff die Arzneiform verlässt, kleiner ist.

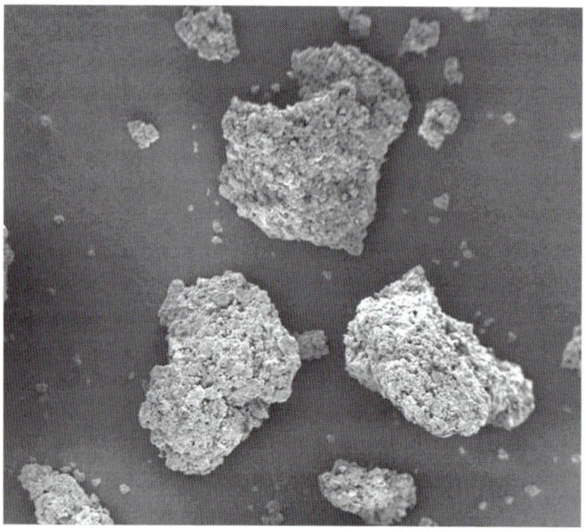

▲ **Abb. 8.1a** Granulate

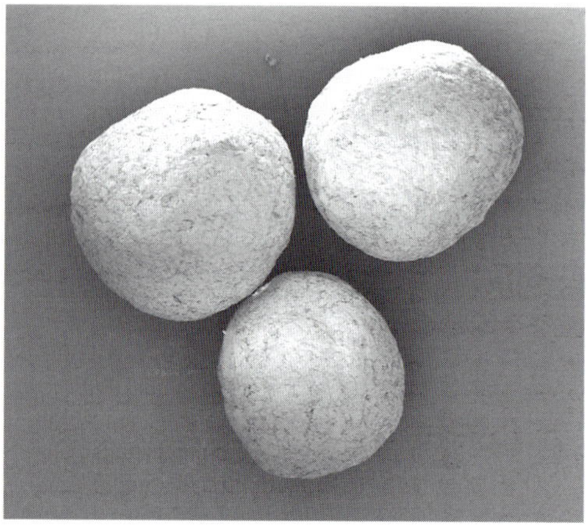

▲ **Abb. 8.1b** Pellets

Pellets zählen wie Pulver und Granulate zu den multipartikulären Arzneiformen, die im Gegensatz zu den monolithischen Arzneiformen (z. B. magensaftresistente Tabletten) bereits vor oder kurz nach der Applikation in einzelnen Partikeln vorliegen. Die in der Regel peroral applizierten Pellets sind in Kapseln, Tabletten oder Sachets im Handel erhältlich. Die Einnahme loser Pellets unter Verwendung einer Dosierhilfe ermöglicht eine individuelle Dosisanpassung, die in der Pädiatrie von besonderer Bedeutung ist.

1.3 Anforderungen an Pellets

Die Definition von Pellets (siehe Abschn. 1.1) beinhaltet bereits die grundlegenden Eigenschaften wie die runde Form, eine glatte Oberfläche und enge Größenverteilung. Daraus abgeleitet ergibt sich die Forderung nach einer definierten, spezifischen äußeren Oberfläche. Sie bildet die Grundlage für eine reproduzierbare Wirkstofffreisetzung aus überzogenen Pellets.

Die Kugel ist das geometrische Objekt, das das größte Volumen im Verhältnis zur Oberfläche besitzt. Deshalb verfügen kugelförmige Pellets über eine kleinere spezifische äußere Oberfläche als solche, die sich von dieser Form unterscheiden. Die auf dem Markt befindlichen Pellets weichen teilweise sehr stark von der Kugelform ab. In der Praxis erscheint es häufig kostengünstiger, weniger runde Pellets mit mehr Filmmaterial zu überziehen als mit einem hohen Aufwand perfekt runde Pellets herzustellen, die einen geringen Filmbedarf besitzen. Bei der Verwendung von weniger runden Pellets muss sichergestellt sein, dass die Pelletform reproduzierbar ist, um eine definierte spezifische äußere Oberfläche und Wirkstofffreisetzung zu gewährleisten.

Pellets mit rauen Oberflächen besitzen eine größere spezifische äußere Oberfläche. Aus diesem Grund erfolgt eine schnellere Wirkstofffreisetzung, was einen erhöhten Polymerbedarf beim Befilmen nach sich zieht. Außerdem haben unebene Oberflächen häufig mehr Abrieb,

> **Merke**
>
> Pellets besitzen viele **Vorteile** gegenüber anderen Arzneiformen. Bei der Verarbeitung zeigen sie ein besseres Fließverhalten und eine geringere Entmischungstendenz als Pulver. Außerdem besitzen sie eine besser reproduzierbare spezifische Oberfläche als Granulate.

der in Abhängigkeit von der mechanischen Belastung bei der Verarbeitung zu einem erheblichen Feinanteil führen kann. Dieser beeinflusst die Verarbeitbarkeit und die Freisetzungseigenschaften.

Die Pelletgröße hat einen entscheidenden Einfluss auf die spezifische Oberfläche. Die Verdopplung des Durchmessers einer Kugel führt zur Halbierung der spezifischen Oberfläche. Dadurch bewirkt eine Größenänderung auch die Änderung des Freisetzungsverhaltens aus den Pellets. Die Pelletgrößenverteilung hat daher ebenfalls Einfluss auf das Freisetzungsverhalten. Deshalb ist es notwendig, Pellethaufwerke mit engen Teilchengrößenverteilungen zu verwenden, um die Variabilität der Freisetzung zu minimieren. In der Praxis werden Pelletchargen üblicherweise durch Siebung klassiert, wodurch sehr heterogene Pelletgrößen bzw. Pelletgrößenverteilung weitgehend ausgeschlossen werden.

Neben den definierten Eigenschaften für Pellets (siehe Abschn. 1.1) müssen in der Praxis noch weitere Anforderungen Berücksichtigung finden. So benötigen die Pellets beispielsweise eine ausreichende mechanische Festigkeit, um bei nachfolgenden Prozessschritten und der Applikation intakt zu bleiben. Diese Stabilität wird u. a. durch die Porosität der Pellets beein-

> **Merke**
>
> Die enge Teilchengrößenverteilung und die kugelförmige Gestalt machen Pellets ideal zum Überziehen. Eine Chargenkonformität des Überzuges ist mit Pellets leichter zu erreichen als mit Granulaten.

flusst, die sich wiederum auf das Freisetzungsverhalten auswirkt, da die Wirkstoffdiffusion aus einem porösen Pellet erheblich schneller erfolgt. Die Wechselbeziehung aus mechanischer Festigkeit, Porosität und Wirkstofffreisetzung macht eine sorgfältige Abstimmung der physikalischen Eigenschaften notwendig.

2 Hilfsstoffe

2.1 Zur Herstellung durch Beschichten

2.1.1 Starterkerne aus Zucker und Stärke

Bei der Herstellung durch Beschichten werden Starterkerne vorgelegt und mit dem Wirkstoff aus Lösungen, Suspensionen oder Pulvern mit Bindemittelflüssigkeit beschichtet. Starterkerne aus Zucker oder Zucker-Stärke-Mischungen werden seit Langem zum Beschichten eingesetzt. Die USP-NF enthält die Monografie „Sugar spheres", die den Gehalt an Saccharose auf 62,5 bis 91,5 % begrenzt. Der Rest besteht hauptsächlich aus Stärke. Die Starterkerne sind in unterschiedlichen Siebfraktionen mit engen Größenverteilungen erhältlich. Es gibt kleine Starterkerne von ca. 300 µm Durchmesser bis hin zu großen mit ca. 1,5 mm. Bei der Applikation lösen sich die Kerne auf.

2.1.2 Starterkerne aus mikrokristalliner Cellulose (MCC)

Seit einigen Jahren sind runde Starterkerne aus mikrokristalliner Cellulose (MCC) auf dem Markt. Auch sie liegen in unterschiedlichen Größenverteilungen vor. Die MCC ist wasserunlöslich, und die Kerne bleiben nach der Applikation intakt.

2.1.3 Starterkerne aus anderen Materialien

Es besteht auch die Möglichkeit, Starterkerne aus anderen Materialien zu verwenden. So können beispielsweise Kristalle fester Säuren, wie Bernstein- oder Weinsäure, verwendet werden. Während der Freisetzung stellt sich ein konstant niedriger pH-Wert innerhalb der Pellets ein. In anderen Fällen werden auch Wirkstoffkristalle als Starterkerne verwendet.

> **Merke**
>
> Bei der Pelletherstellung durch die Beschichtung von Starterkernen können lösliche (z. B. Zucker und Stärke) oder unlösliche (z. B. MCC) Materialien verwendet werden.

2.1.4 Flüssigkeit zur Aufbringung der Beschichtungen

In den meisten Fällen wird Wasser als Granulierflüssigkeit eingesetzt. Beim Beschichten aus Lösungen oder Suspensionen wird der Wirkstoff im Wasser gelöst oder suspendiert. Häufig wird noch ein wasserlösliches Bindemittel wie beim Feuchtgranulieren hinzugesetzt, um die Haftung des Materials an den trockenen Pellets zu verbessern. Bei der Beschichtung mit Pulvern werden ebenfalls wässrige Bindemittellösungen verwendet. Als Bindemittel kommen hierfür wasserlösliche Celluloseether, Povidon, Copovidon und andere Hydrokolloide infrage.

2.2 Zur Herstellung durch Extrudieren und Sphäronisieren

2.2.1 Mikrokristalline Cellulose (MCC)

Nicht jede feuchte Masse ist für die Extrusion geeignet, und nicht jedes Extrudat kann zu Pellets ausgerundet werden. Um Pellets mit diesem Verfahren herstellen zu können, muss das Extrudat die (Zylinder-)Form erhalten, ohne zu zerfließen oder in Pulverbestandteile zu zerfallen. Die Extrudatstränge dürfen nicht verkleben. Beim Runden muss das Extrudat

> **Merke**
>
> Die MCC ist besonders gut zur Pelletherstellung durch Extrudieren und Sphäronisieren geeignet, da die Stränge nach der Extrusion leicht zerbrechen und trotzdem ausreichend plastisch zum Ausrunden sind.

genügend spröde sein, um anfänglich in kurze Stücke zu brechen. Im weiteren Verlauf des Herstellungsprozesses wird eine ausreichende Plastizität benötigt, um die Ausrundung der Zylinderbruchstücke zu Pellets zu ermöglichen. Diese vielfältigen Ansprüche können nur durch den Zusatz eines geeigneten Pelletierhilfsstoffs gewährleistet werden.

1970 gab es zwei Publikationen zum Thema Feuchtextrudieren und Sphäronisieren, die erstmals mikrokristalline Cellulose als Pelletierhilfsstoff beim Feuchtextrudieren eingesetzt haben. Seitdem wird MCC als „Goldstandard" beim Feuchtextrudieren und Sphäronisieren bezeichnet. MCC erfüllt alle Anforderungen an die feuchte Masse zur Herstellung von runden Pellets. Auf den Zusatz von Bindemitteln zur Flüssigkeit kann verzichtet werden. In der Regel werden binäre Mischungen aus Wirkstoff und MCC verarbeitet. Der Wirkstoffanteil kann in vielen Fällen bis 80 % und in Ausnahmefällen sogar 95 % betragen. Üblicherweise wird Wasser zum Befeuchten verwendet. Die Eigenschaften der MCC wurden untersucht und hinsichtlich der besonderen Eignung als Pelletierhilfsstoff charakterisiert. Die besondere Struktur der MCC-Partikel scheint der Schlüssel zu sein.

MCC besteht aus vielen relativ kurzen Kristalliten, die Aggregate bilden, die sich zu Partikeln von hoher Porosität zusammenlagern. Zwei Modelle versuchen die Eignung als Pelletierhilfsstoff zu beschreiben: Das „Schwamm-Modell" nimmt auf die große Porosität Bezug und erklärt die Eigenschaften aus dem besonderen Flüssigkeitsbindevermögen in der porösen Struktur. Das „Kristallit-Gel-Modell" geht von der Vorstellung aus, dass bei der Verarbeitung die Partikelstruktur der MCC nicht erhalten bleibt. Zumindest teilweise werden die kolloidalen Kristallite frei und bilden eine Gelstruktur aus, in der die Flüssigkeit gebunden wird. Eine endgültige Klärung des Mechanismus wurde bisher noch nicht vorgenommen.

Es können verschiedene Typen von MCC als Pelletierhilfsstoff eingesetzt werden. Die Teilchengröße spielt dabei eine untergeordnete Rolle. Die Typen mit einer üblichen Schüttdichte von etwa 0,3 g/ml sind gegenüber den Spezialtypen mit erhöhter Schüttdichte von etwa 0,5 g/ml besser geeignet. Bei hoch beladenen Pellets (≥ 80 % Wirkstoff) sind koprozessierte MCC-Typen vorteilhaft, die einen kleinen Anteil an Natriumcarboxymethylcellulose enthalten. Üblicherweise werden diese kolloidalen MCC-Typen zur Stabilisierung von Suspensionen eingesetzt. Sie führen zu einer erhöhten Kohärenz des Extrudats und erlauben daher besonders hohe Wirkstoffbeladungen. Während reine MCC (Placebo) zu runden Pellets führt, lassen sich Extrudate aus rein kolloidalen Typen nicht ausrunden.

Merke

Besonders gut als Pelletierhilfsstoffe sind koprozessierte MCC-Typen (mit Natriumcarboxymethylcellulose) geeignet.

Sowohl in der wissenschaftlichen Literatur als auch bei Marktprodukten hat MCC bis heute eine dominierende Stellung als Pelletierhilfsstoff. Allerdings weist MCC auch einige Nachteile auf, was zu einer Suche nach alternativen Pelletierhilfsstoffen geführt hat. Pellets mit MCC zerfallen nicht. Daraus resultiert eine matrixkontrollierte Freisetzung der eingearbeiteten Wirkstoffe. Bei schlecht löslichen Wirkstoffen kann die Freisetzungsdauer erheblich länger sein als die Passagezeit des Gastrointestinaltrakts (GIT). Eine Beschleunigung der Freisetzung über die Herstellung kleinerer Pellets ist nur bedingt möglich (untere Grenze bei ca. 0,5 mm). Einige Wirkstoffe werden an der Oberfläche von MCC adsorbiert, und in Einzelfällen kann die Zersetzung eines Wirkstoffs in Anwesenheit von MCC beschleunigt sein.

2.2.2 Carrageenan

Bisher gibt es in der Literatur nur wenige Vorschläge für alternative Pelletierhilfsstoffe, die genügend umfassend charakterisiert sind. Eine mögliche Alternative ist das κ-Carrageenan. Es handelt sich um ein saures Polysaccharid, das aus Algen gewonnen wird. Anders als das λ-

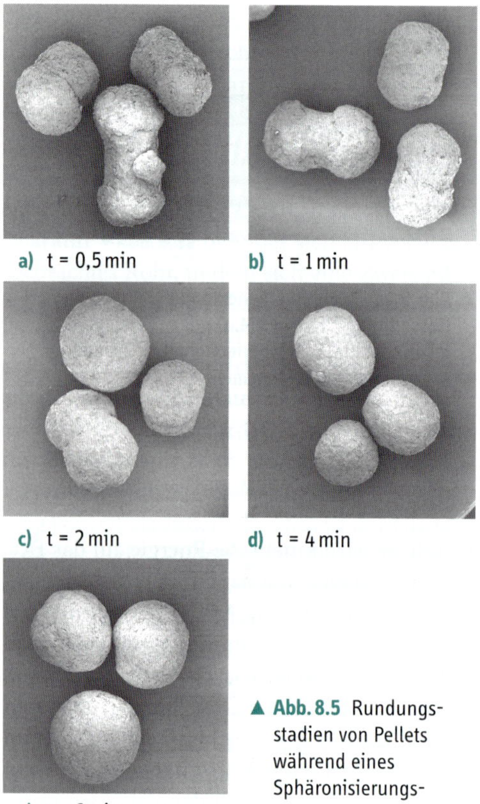

a) t = 0,5 min   b) t = 1 min   c) t = 2 min   d) t = 4 min   e) t = 6 min

▲ **Abb. 8.5** Rundungsstadien von Pellets während eines Sphäronisierungsprozesses

teren Verlauf eine Hantel- und letztendlich eine Kugelform ▸**Abb. 8.5a–e**. Abschließend werden die Pellets nach einer Feuchtpelletierung in der Wirbelschicht getrocknet oder erstarren nach einer Schmelzpelletierung. Das führt zur Erhöhung der Festigkeit der Pellets und verhindert eine unbeabsichtigte plastische Verformung.

3.3 Direktpelletieren (Granulieren)

Abhängig von der Verwendung einer Granulierflüssigkeit oder eines thermoplastischen Hilfsstoffs in der Rezeptur wird bei den Granulierverfahren in Feucht- und Schmelzgranulieren unterschieden. Dabei finden verschiedene Geräte wie Pelletierteller, Schnellmischer oder Rotorwirbelschicht-Apparatur Verwendung. Das Granulieren ist ein preiswertes Verfahren, mit dem sich hohe Durchsätze erzielen lassen. Die dabei erhaltenen Pellets weisen allerdings häufig eine breite Größenverteilung oder eine unzureichend runde Form auf.

Das Direktpelletier-Verfahren ist dem bereits erwähnten Beschichten sehr ähnlich, weshalb an dieser Stelle auf die Wirbelschichtverfahren nicht erneut eingegangen werden soll. Während man beim Beschichten Starterkerne benötigt, ist dies beim Direktpelletieren nicht erforderlich, da hier pulverförmige Ausgangsmaterialien einsetzbar sind, die zu homogenen Pellets führen.

Das Verfahren der Direktpelletierung kann mit einem Intensivmischer, häufig auch als Eintopfgranuliersystem bezeichnet, durchgeführt werden. Ein Intensivmischer besteht aus einem zylindrischen Produktbehälter, einem Rührwerk, einem Zerhacker und einer Sprühdüse ▸**Abb. 8.6**. Zu Prozessbeginn wird das pulverförmige Ausgangsmaterial mithilfe des Rührwerks gemischt. Anschließend wird unter ständigem Rühren eine Granulierflüssigkeit in das Gut eingesprüht. Mit steigender Flüssigkeitsmenge entstehen durch Keimbildung zunächst Sekundärpartikel der feuchten Körner, die im weiteren Verlauf koaleszieren. Nach Beendigung des Sprühprozesses werden die angefeuchteten Sekundärpartikel durch anhaltendes Rühren weiter zu Pellets ausgerundet.

Die Produktbewegung innerhalb des Intensivmischers ist vergleichbar mit der im Sphäronisierer. Große Agglomerate „schwimmen auf der Oberfläche" des Gutes und werden dort durch den Zerhacker zerstört, was die Breite der Größenverteilung reduziert. Die Pellets müssen wie bei der Extrusion und Sphäronisation abschließend entplastifiziert werden, was

Merke

Mit speziellen Geräten können Pellets direkt aus Pulvern hergestellt werden. Hierfür kommen Pelletierteller, Schnellmischer, Intensivmischer oder Rotorwirbelschicht-Apparaturen infrage. Nachteilig sind die breiten Größenverteilungen und unzureichend runde Form der so hergestellten Pellets.

je nach Herstellungsverfahren durch Trocknen oder Erstarren erfolgen kann. Die Trocknung ist in der Wirbelschicht, im Hordentrockner oder auch im Intensivmischer mittels Mikrowelle und Vakuum unter einer Schleppgasströmung möglich.

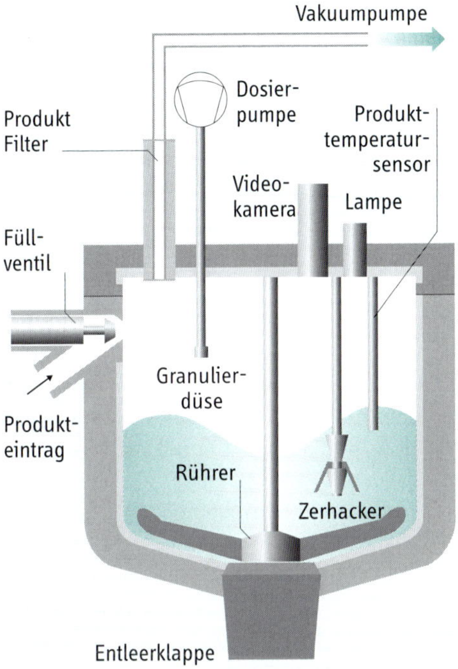

▲ **Abb. 8.6** Intensivmischer (Firma Bohle)

3.4 Tablettieren

Tabletten mit einem Durchmesser von 2 mm und weniger (Minitabletten) entsprechen der Definition von Pellets, obwohl ihr Äußeres herstellungsbedingt von der Kugel abweicht und sie Kanten besitzen. Diese Nachteile können durch ihre definierte Form, die glatte Oberfläche und nahezu monodisperse Größenverteilung kompensiert werden, weshalb Minitabletten zum Überziehen geeignet sind. Ihre Herstellung erfolgt üblicherweise unter Verwendung spezieller Vielfachwerkzeuge auf Rundlauf-Tablettenpressen. Aufgrund geringer Durchsatzraten und hohem Verschleiß der Stempelwerkzeuge ist dies ein teures Verfahren. Außerdem neigen die Mehrfachstempelwerkzeuge gelegentlich zum Bruch bei der Tablettierung.

Pellets lassen sich mit vielen weiteren Verfahren herstellen, da diese jedoch von untergeordneter Bedeutung sind, sollen sie nicht weiter beschrieben werden.

Merke

Auch Minitabletten (Durchmesser ≤ 2 mm) können zu den Pellets gezählt werden, obwohl sie von der idealen Kugelform abweichen.

8

▼ **Tab. 8.1** Vor- und Nachteile verschiedener Pelletierverfahren

Verfahren	Vorteile	Nachteile
Beschichten	▪ runde und feste Pellets ▪ einfache Prozessführung ▪ einfaches Scale-up	▪ relativ hoher Energieverbrauch ▪ relativ lange Prozesszeiten ▪ in der Regel keine hohe Wirkstoffbeladung
Extrudieren und Sphäronisieren	▪ runde und feste Pellets ▪ hohe Beladung möglich ▪ hoher Durchsatz ▪ Extrudieren als kontinuierlicher Prozess ▪ einfach im Scale-up	▪ spezielle Geräte erforderlich ▪ spezielle Hilfsstoffe erforderlich ▪ Pellets < 500 µm schwer herstellbar
Direktpelletieren	▪ wenig runde, teilweise weiche Pellets ▪ Pellets < 500 µm möglich	▪ breitere Größenverteilung ▪ Scale-up schwierig
Tablettieren	▪ feste Pellets ▪ monodisperse Größenverteilung	▪ minimaler Durchmesser von 1 mm ▪ keine runde Form ▪ relativ lange Prozesszeiten

3.5 Überziehen von Pellets

Die aufwendigere Herstellung der Pellets gegenüber den Granulaten ist in der Regel nur dann zu rechtfertigen, wenn eine multipartikuläre Arzneiform mit einer definierten Oberfläche benötigt wird. Diese findet vorrangig Verwendung, wenn die Wirkstofffreisetzung durch einen funktionellen Film beeinflusst werden soll. Deshalb sind Fertigarzneimittel auf Pelletbasis in der Regel befilmt.

Aufgrund ihrer Größe, der Größenverteilung und Form sowie der Anzahl innerhalb eines Haufwerks lässt sich die Oberfläche der gesamten Pelletcharge schätzen. Diese Ermittlung ist entscheidend zur Bestimmung der erforderlichen Menge an Überzugsmaterial, das auf die Pelletkerne aufgetragen werden muss, um das beabsichtigte Freisetzungsverhalten zu realisieren.

Beim Überziehen wird in der Regel eine Dispersion mit dem Wurster-Verfahren (siehe Abschn. 3.1) auf die Pellets aufgetragen und im Anschluss verfilmt. Die Dispersion enthält verschiedene Hilfsstoffe wie Wasser, Polymer, Weichmacher, Netzmittel und weitere Substanzen. Die daraus resultierenden Filme haben typischerweise eine Dicke von 20 bis 200 µm.

Die Überzüge bestimmen die Funktion der Pellets. Etabliert sind magensaftresistente Überzüge und solche zur Modifizierung der Wirkstofffreisetzung. In neueren Fertigarzneimitteln kommen ihnen noch weitere Aufgaben zu. Der Überzug kann gesüßt und aromatisiert sein oder den Speichelfluss anregen. Das enthaltene Polymer kann quellen und dadurch die Oberfläche weich und flexibel machen, was das Schlucken der Pellets vereinfachen kann.

3.6 Verarbeitung von Pellets

3.6.1 Lose Abfüllung

Pellets werden u.a. als lose Bulkware mit Dosierhilfe angeboten. Der Vorteil besteht darin, dass die Dosis sehr leicht angepasst werden kann. Das hat besonders in der Pädiatrie große Bedeutung. Die Dosiergenauigkeit ist bei dieser Applikationsform problematisch, weshalb die lose Abfüllung für Wirkstoffe mit geringer therapeutischer Breite keine Anwendung findet. Weiterhin stellt die Bulkware hohe Anforderungen an die mechanische und chemische Stabilität der Pellets. Sowohl die Pelletkörper als auch ihre Filmüberzüge müssen bei wiederholter Dosierung unter verschiedenen Umweltbedingungen ihre Integrität behalten.

3.6.2 Abfüllen in Sachets oder Stickpacks

Zur Vermeidung von wiederholten mechanischen Belastungen sowie Licht- und Feuchtigkeitsexposition, werden Pellets vorzugsweise in Sachets oder Stickpacks verpackt. So vordosiert, sind sie in der Regel in Wasser zu dispergieren und anschließend peroral einzunehmen. Es sind weitere Hilfsstoffzusätze möglich, die einen vermehrten Speichelfluss bewirken oder bei Zugabe von Wasser den Inhalt des Stickpacks in einen viskosen Brei verändern, der leicht geschluckt werden kann. Die Breiform kann außerdem eine Verteilung der Pellets im Mund verringern.

3.6.3 Abfüllen in Kapseln

Pellets werden sehr häufig in Hartgelatinesteckkapseln abgefüllt. Sie müssen dazu kleiner als 20 % des Kapseldurchmessers sein, da es sonst aufgrund der ungleichmäßigen Befüllung zu Gehaltsschwankungen kommen kann. Bei der Verarbeitung von Pellets in Kapseln und Tabletten werden keine hohen Wirkstoffbeladungen erreicht, weil neben dem Wirkstoff ein hoher Anteil an Luft oder Füllstoff enthalten ist. Zudem können Kapseln und Tabletten nur bis zu einer begrenzten Größe geschluckt werden, weshalb sie für relativ hoch dosierte Wirkstoffe nur bedingt geeignet sind.

3.6.4 Abfüllen in einen Trinkhalm

Ein neues Produkt ist der Clarosip® Trinkhalm ▶ Abb. 8.7. Er enthält eine definierte Menge an magensaftresistenten Pellets mit dem bitter schmeckenden Wirkstoff Clarithromycin. Der Trinkhalm ist nach unten durch eine Membran abgeschlossen. Bei der Applikation wird er nach Abziehen der Verschlusskappe in eine geeignete Flüssigkeit gehalten und mit dem ersten Ansaugen schiebt der Stopfen die Pellets nach oben, sodass die gesamte Dosis verabreicht wird. Die zuverlässige Dosierung der geschmacksneutralen Pellets stellt eine innovative Arzneiform für Kinder dar.

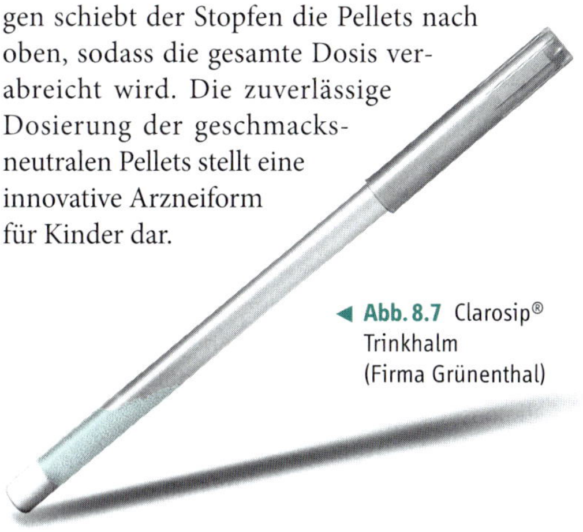

◄ **Abb. 8.7** Clarosip® Trinkhalm (Firma Grünenthal)

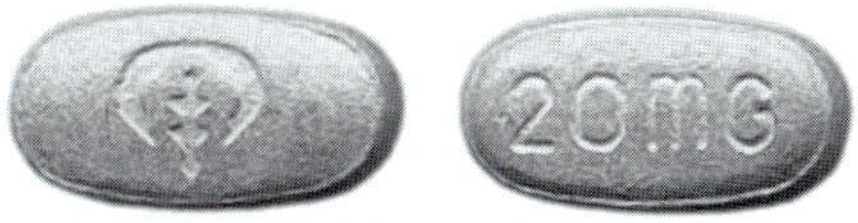

▲ **Abb. 8.8a** Schnell zerfallende Tablette mit Pellets (Antra MUPS)

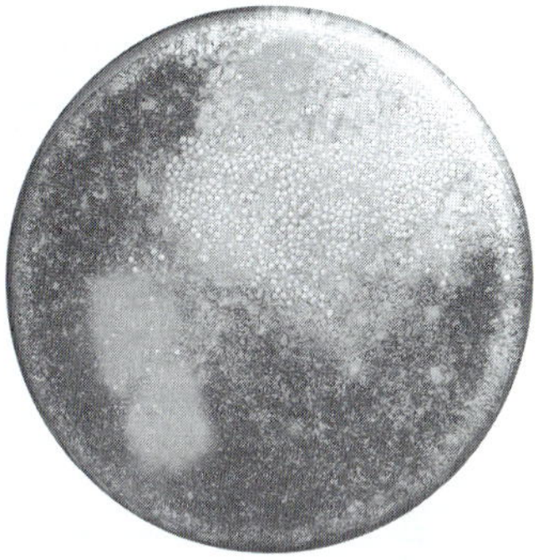

▲ **Abb. 8.8b** Zerfallen in Wasser nach 60 Sekunden

3.6.5 Tablettieren

Von allen Arzneiformen besitzt die Tablette die höchste Akzeptanz beim Patienten. Deshalb werden Pellets vorzugsweise in schnell zerfallende Tabletten verpresst. Dies geschieht in der Regel unter Zusatz einer pulverförmigen Hilfsstoffmischung, die im Wesentlichen aus Bindemittel, Zerfallhilfsmittel und Schmiermittel besteht. Während der Tablettierung kommt es zu einer starken mechanischen Belastung der Pellets, insbesondere ihrer Überzüge, was zu deren Beschädigung führen kann. Die während des Tablettierprozesses häufig auftretende Entmischung von pulverförmigen Rezepturbestandteilen und überzogenen Pellets stellt ein Problem für die Gleichförmigkeit des Gehalts dar. Die Tabletten zerfallen kurz vor der Einnahme in Flüssigkeit oder im Magensaft und setzen die Pellets frei ► **Abb. 8.8**.

Einige Tabletten sind so zusammengesetzt, dass bei Zugabe von Flüssigkeit ein wohlschmeckender Brei mit verteilten Pellets entsteht, der leicht zu schlucken ist. Diese Anwendung ist besonders gut für Kinder geeignet.

Merke

Pellets lassen sich in verschiedene Applikationsformen weiter verarbeiten und eröffnen somit viele therapeutische Möglichkeiten und individuelle Dosierungen.

4 Therapievorteile

Pellets zählen wie Pulver und Granulate zu den multipartikulären Arzneiformen und liegen deshalb unmittelbar nach der Applikation, spätestens aber im Magen als einzelne Formkörper vor. In der Regel enthalten solche Arzneimittel mehrere Hundert Pellets pro Dosis, daraus ergeben sich zahlreiche Vorteile gegenüber den monolithischen Formen.

Mit multipartikulären Arzneiformen lassen sich intra- und interindividuelle Schwankungen bei der Resorption von Wirkstoffen minimieren, wodurch gut reproduzierbare Blutspiegelkurven entstehen ► **Abb. 8.9a** und **Abb. 8.9b**.

Vor einigen Jahren ging man davon aus, dieser Effekt sei darauf zurückzuführen ist, dass kleine Partikel wie Pellets den Magenausgang (Pylorus) im geschlossenen Zustand passieren könnten. Für größere Formkörper wie Tabletten sei dies nur durch die physiologische Aktivität des Magens möglich. Neuere Untersuchungen haben gezeigt, dass auch Tabletten den Pylorus im geschlossenen Zustand passieren können. Die Variabilität in den Blutspiegelkurven lässt sich mit der statistischen Wahrscheinlich-

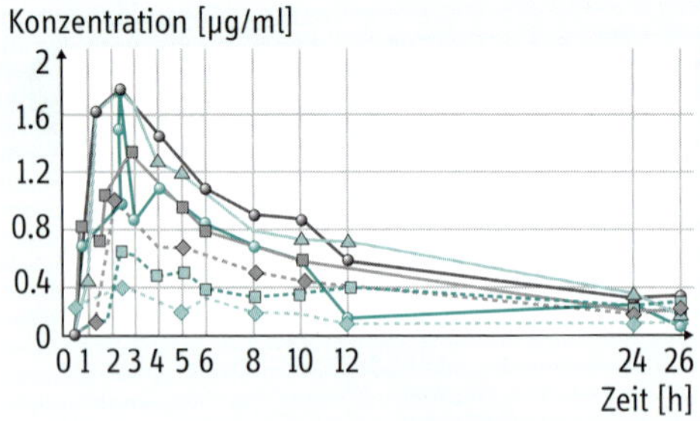

▲ **Abb. 8.9a** Monolithische Arzneiformen – Einzelblutspiegel für acht Probanden nach Gabe von Tetracyclin-Dragees (Blume und Siewert 1988)

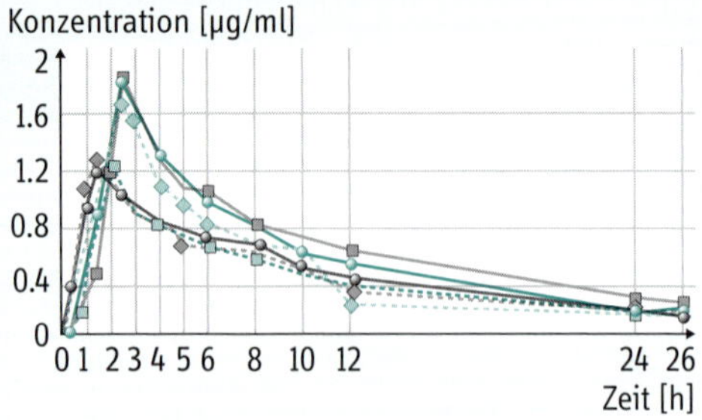

▲ **Abb. 8.9b** Multipartikuläre Arzneiformen – Einzelblutspiegel für sechs Probanden nach Gabe von Tetracyclin-Kapseln (Blume und Siewert 1988)

keit erklären, mit der die Tablette im Fundus des Magens verbleibt oder unmittelbar in den Dünndarm transportiert wird.

Multipartikuläre Arzneiformen liegen immer teilweise im Magen und im Dünndarm vor und setzen deshalb den Wirkstoff gleichmäßiger frei als monolithische. Die größere spezifische Oberfläche der multipartikulären Arzneiformen beeinflusst die Freisetzung. Sie senkt dadurch die lokalen Wirkstoffkonzentrationen im Organismus und vermindert örtliche Irritationen und somit Nebenwirkungen im Gastrointestinaltrakt.

Bei überzogenen Arzneiformen ist der therapeutische Erfolg an deren Unversehrtheit gekoppelt. Ist der magensaftresistente oder retardierende Film beschädigt, kommt es zu einer unkontrollierten Wirkstofffreisetzung und möglicherweise zur Intoxikation des Patienten („dose dumping“). Das Risiko eines solchen Therapieversagens vermindert sich, wenn der Wirkstoff auf viele Partikel verteilt vorliegt. So ist es relativ unwahrscheinlich, dass die Filme vieler Pellets gleichzeitig beschädigt werden, während das für einen Tablettenfilm leicht möglich sein kann.

Merke

Multipartikuläre Arzneiformen setzen den Wirkstoff in der Regel gleichmäßiger frei als monolithische Arzneiformen. Zudem ist ein „dose dumping“ nahezu ausgeschlossen.

Weitere therapeutische Vorteile basieren auf dem Mischen von verschiedenen Pellets in einer Arzneiform. So werden sie mit unterschiedlichen Freisetzungseigenschaften eingesetzt, wodurch es möglich ist, eine schnell freisetzende Initialdosis und eine langsamere Erhaltungsdosis in einer Tablette oder Kapsel zu kombinieren. Dadurch können zusammengesetzte Freisetzungskinetiken realisiert werden.

Des Weiteren können miteinander unverträgliche Wirkstoffe in Form von verschiedenen Pellets in einer Arzneiform kombiniert werden. Durch das Mischen von wirkstoffhaltigen und wirkstofffreien Pellets lassen sich unterschiedliche Dosierungen auch in einer Kapselgröße realisieren. Das kann Kosten sparen, da Kapselfüllmaschinen bei Dosierungsänderungen nicht umgerüstet werden müssen.

Die Nachteile multipartikulärer Arzneiformen sind der aufwendige Herstellungsprozess und die geringe Wirkstoffdichte im Bulk, was bei hoch dosierten Wirkstoffen zu großvolumigen Arzneiformen führt.

5 Marktpräparate (Auswahl)

In ▸ Tab. 8.2 sind Fertigarzneimittel zusammengestellt. Die Präparate auf Pelletbasis werden mit zahlreichen Wirkstoffen, von verschiedenen Herstellern und für unterschiedliche therapeutische Anwendungen angeboten.

▼ **Tab. 8.2** Auswahl verschiedener Fertigarzneimittel auf der Basis von Pellets

Handelsname	Wirkstoff	Pharmazeutischer Unternehmer
Duraphyllin® retard 150, 250, 400 mg Kapseln	Theophyllin	Mylan Dura
Agiocur® Granulat	Plantago-ovata-Samen und -Samenschalen	Madaus
Agiolax® Granulat	Plantago-ovata-Samen, -Samenschalen und Tinnevelly-senna-Früchte	Madaus
Agit® Depot Sanol Retardkapseln	Dihydroergotamin mesilat	Sanol
Ambril® SR Retardkapseln	Ambroxol hydrochlorid	Desma
Arelix® RR 6 retard Kapseln	Piretanid	Sanofi-Aventis
Bronchoretard® 100 junior, 200 mite, 350, 500 forte Retardkapseln	Theophyllin	Astellas Pharma
Clonistada® Retardkapseln	Clonidin hydrochlorid	Stada
Contimit® Retardkapseln	Terbutalinsulfat	Lindopharm
Corinfar® uno 40 Retardtabletten	Nifedipin	AWD. pharma
Diclo Divido® Retardkapseln, -long Retardkapseln	Diclofenac natrium	Actavis
Diclo Puren 25, 50 Kapseln, -Retardkapseln	Diclofenac natrium	Actavis
Dolo-Puren® Granulat 400, 600 Beutel	Ibuprofen	Actavis
Durapindol® 5, 15 mg Tabletten	Pindolol	Mylan Dura
Ebrantil® 30, 60, 90 Retardkapseln	Urapidil	Nycomed
Elantan® long Retardkapseln	Isosorbid mononitrat	Schwarz Pharma
Euphylong® 125, 200, 250, 300, 375, 500 Retardkapseln	Theophyllin	Nycomed
Ferro Sanol® duodenal Kapseln	Eisen(II)-glycinsulfat-Komplex	Sanol
Finlepsin® 200, 400, 600 Retardtabletten	Carbamazepin	AWD.pharma
Hydro-Cebral-ratiopharm® 2,5, 5,0 mg Retardkapseln	Dihydroergotoxin mesilat	Ratiopharm
Indomet-ratiopharm® 25, 50 mg Hartkapseln, Indometacin retard ratiopharm 75 mg Kapseln	Indometacin	Ratiopharm
ISDN STADA® 20, 40, 80, 120 mg retard Kapseln	Isosorbiddinitrat	Stada
ISDN-ratiopharm® 20, 40, 60, 80 mg Retardkapseln	Isosorbiddinitrat	Ratiopharm
Isoket® retard 120 Kapseln	Isosorbiddinitrat	Schwarz Pharma
Iso-Puren 20, 40, 60 Retardkapseln	Isosorbiddinitrat	Actavis
Kreon® 10000, 25000, 40000 Kapseln	Pankreatin	Solvay
MCP-ratiopharm® 30 mg Retardkapseln	Metoclopramidhydrochlorid-monohydrat	Ratiopharm
Nifedipin STADA® 20 retard Kapseln	Nifedipin	Stada ▶

Handelsname	Wirkstoff	Pharmazeutischer Unternehmer
Nifedipin retard ratiopharm® 20 mg Kapseln	Nifedipin	Ratiopharm
Nitrofurantoin retard ratiopharm® 100 mg Kapseln	Nitrofurantoin	Ratiopharm
Nivadil® Retardkapseln, Nivadil forte Retardkapseln	Nilvadipin	Dolorgiet
Ome-Puren® 20 mg Kapseln magensaftresistent	Omeprazol	Actavis
Pentasa® 500 mg Retardtabletten, Pentasa Sachet 1000 mg retard Granulat	Mesalazin	Ferring
Pento-Puren® Retardkapseln, 600 Retardkapseln	Pentoxifyllin	Actavis
Theophyllin retard-ratiopharm® 125, 250, 375, 500 mg Kapseln	Theophyllin	Ratiopharm
Tiamon® mono Retardkapseln	Dihydrocodeinbitartrat	Temmler Pharma
Venostasin® Retardkapseln, Venostasin S Retardkapseln	Rosskastaniensamen-trockenextrakt	Astellas Pharma
Volmac® 4, 8 mg Retardtabletten	Salbutamolsulfat	GlaxoSmithKline

Zusammenfassung

Pellets sind als multipartikuläre Arzneiformen etabliert und bieten eine Vielfalt an Anwendungsmöglichkeiten. In Fertigarzneimitteln werden magensaftresistente Formulierungen und Präparate mit modifizierter Wirkstofffreisetzung eingesetzt. Sie erlauben je nach Verarbeitung eine individuelle Dosierung von Wirkstoffen.

In den letzten Jahren hat das Wissen zur Herstellung und Optimierung der Formulierungen zugenommen. Außerdem haben neue Formen der Weiterverarbeitung von Pellets an Bedeutung gewonnen. Dazu gehört die Tablettierung zu multipartikulären Tabletten mit definierter Funktionalität oder die Abfüllung von Pellets in einen Trinkhalm. Durch die Weiterverarbeitung können Arzneiformen geschaffen werden, die die Compliance verbessern und die für bestimmte Patientengruppen, z.B. Kinder oder ältere Menschen, besonders gut geeignet sind. Aufgrund der vielfältigen Vorteile und der flexiblen Weiterverarbeitung werden Pellets auch in der Zukunft einen festen Stellenwert im Arzneimittelschatz haben.

Literatur

Blume H, Siewert M. Qualitätsbeurteilung von wirkstoffgleichen Fertigarzneimitteln. Wissenschaftliche Verlagsgesellschaft, Stuttgart, 1988

Ghebre Sellassie I. Pharmaceutical pelletization technology. Marcel Dekker, New York, 1989

Ghebre Sellassie I, Knoch A. Pelletization Techniques. In: Swarbrick J, Boylan JC. Encyclopedia of Pharmaceutical Technology, Bd. 3, 2. Aufl., Informa Health Care, New York, 2002

Ghebre Sellassie I, Martin C. Pharmaceutical Extrusion Technology. Marcel Dekker, New York, 2003

Knop K. Pellets. Hagers Handbuch der pharmazeutischen Praxis. Springer, Berlin, 1991

Serno P, Kleinebudde P, Knop K. Granulieren: Grundlagen, Verfahren, Formulierungen. Editio Cantor, Aulendorf, 2007

Jürgen Siepmann, Florence Siepmann

Freisetzungsmechanismen in Retard- und Depotarzneiformen

9

Das folgende Kapitel gibt einen Überblick über die verschiedenen physikalisch-chemischen Vorgänge, die dazu genutzt werden können, die Freisetzung eines Wirkstoffs aus einer Arzneiform zeitlich zu kontrollieren. Anhand von Beispielen wird deutlich gemacht, dass die Komplexität solcher Systeme sehr unterschiedlich sein kann. Die wesentlichen Vorteile eines fundierten Verständnisses der Mechanismen in einer speziellen Arzneiform bestehen in der Möglichkeit, die Systemoptimierung zu vereinfachen und potenziellen Problemen während der Entwicklung und Herstellung effizienter zu begegnen.

1 Funktionsablauf der zeitlichen Kontrolle

Die stetig wachsende praktische Bedeutung zeitlich kontrolliert freisetzender Arzneiformen ist durch die großen Vorteile dieser Systeme gegenüber konventionellen Arzneiformen begründet. Diese Vorteile werden in den folgenden Abschnitten beschrieben.

Therapeutisches Fenster. Es besteht die Möglichkeit, die Wirkstoffkonzentrations-Zeit-Profile am Wirkungsort im menschlichen Körper über längere Zeiträume zu optimieren (Tanquary und Lacey 1974, Baker 1987, Fan und Singh 1989). Jeder Wirkstoff ist charakterisiert durch seine „minimal effektive Konzentration" (MEK), unterhalb derer kein therapeutischer Effekt erzielt wird, selbst wenn der Wirkstoff am Wirkort vorhanden ist. Außerdem kann für jeden Wirkstoff eine „minimal toxische Konzentration" (MTK) bestimmt werden, oberhalb derer unerwünschte Nebenwirkungen auftreten ▸Abb. 9.1, gestrichelte Linien).

Der Bereich zwischen der MEK und MTK wird als „therapeutischer Bereich" oder als „therapeutisches Fenster" bezeichnet. Abhängig von der Art des Wirkstoffs ist dieser Konzentrationsbereich mehr oder weniger eng. Wenn ein sehr potenter Wirkstoff mit engem therapeutischem Fenster (z.B. ein Zytostatikum) mithilfe einer konventionellen Arzneiform verabreicht wird, so wird die gesamte Wirkstoffdosis schnell freigesetzt. Im Fall einer oralen Einnahme wird der Wirkstoff anschließend resorbiert und über den Blutkreislauf im Körper verteilt. Somit erscheint er am Wirkungsort.

Abhängig von der verabreichten Dosis und dem therapeutischen Fenster des Wirkstoffs kann das Risiko hoch sein, dass toxische Konzentrationen erreicht werden. Da die gesamte Dosis schnell freigesetzt wurde, besteht darüber hinaus kein weiterer Wirkstoffnachschub. Aufgrund der Elimination des Wirkstoffs durch den menschlichen Körper fällt dessen Konzentration am Wirkungsort wieder ab. Deshalb werden therapeutische Konzentrationen in vielen Fällen nur während kurzer Zeiträume erreicht ▸Abb. 9.1, graue Kurve). Dies kann vermieden werden, indem die Freisetzung des Wirkstoffs aus der Arzneiform zeitlich kontrolliert wird. Beispielsweise kann durch einen konstanten Wirkstoffnachschub sichergestellt werden, dass die Elimination aus dem Körper kompensiert wird. Somit resultieren annähernd konstante Wirkstoffspiegel am Wirkungsort über längere Zeiträume ▸Abb. 9.1, grüne Kurve). Unerwünschte Nebenwirkungen und Zeitintervalle mit subtherapeutischen Wirkstoffkonzentrationen können minimiert werden.

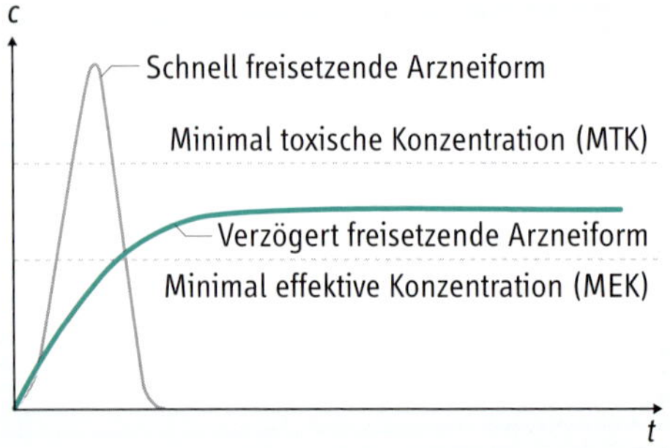

◂ **Abb. 9.1** Wirkstoffkonzentrations-Zeit-Verlauf am Wirkungsort nach Einnahme einer schnell freisetzenden Arzneiform (graue Linie) und einer Depotform (grüne Linie). Das therapeutische Fenster ist durch die Minimal effektive Konzentration (MEK) und die Minimal toxische Konzentration (MTK) begrenzt (jeweils gestrichelte Linien).

Verringerung der Einnahmefrequenz. Verzögert freisetzende Arzneiformen bieten die Möglichkeit, die Einnahmefrequenz von Wirkstoffen mit kurzer In-vivo-Halbwertszeit zu verringern. Beispielsweise kann eine dreimal tägliche orale Gabe durch eine einmal tägliche ersetzt werden. Dies ist insbesondere für ältere, multimorbide Patienten wichtig. Aber auch im Fall parenteral applizierter Wirkstoffe ist die Reduzierung der Applikationsfrequenz oft wünschenswert (z.B. einmal monatlich statt einmal täglich). Ein vereinfachtes Applikationsschema führt zu einer verbesserten Patientencompliance und somit zu einem erhöhten therapeutischen Erfolg der Behandlung.

In bestimmten Fällen können Wirkstofftherapien überhaupt erst durch zeitlich kontrolliert freisetzende Arzneiformen ermöglicht werden. Beispielsweise ist die Behandlung von Erkrankungen des Zentralen Nerven Systems (ZNS) in der Regel sehr schwierig, da viele Wirkstoffe die Blut-Hirn-Schranke nicht passieren können. Oft können nur kleine, lipophile Moleküle diese Barriere in größeren Mengen überqueren und vom Blut in das ZNS gelangen, dies geschieht durch passive Diffusion oder aktive Transportmechanismen.

Eine Möglichkeit, diese Limitierung zu umgehen, besteht darin, den Wirkstoff direkt in das Gehirn zu injizieren (intrakraniale Administration). Jedoch ist diese Art der Verabreichung sehr eingeschränkt, da die kurzen In-vivo-Halbwertszeiten vieler Wirkstoffe häufige Injektionen über lange Zeiträume erforderlich machen, z. B. zur Behandlung von Gehirntumoren oder neurodegenerativen Erkrankungen wie Alzheimer oder Parkinson. Häufige intrakraniale Injektionen sind wegen des erheblichen Infektionsrisikos des ZNS nicht möglich.

Zeitlich kontrolliert freisetzende Arzneiformen, die therapeutische Wirkstoffkonzentrationen über mehrere Wochen, Monate oder Jahre ermöglichen, machen eine Therapie solcher Erkrankungen überhaupt erst möglich: Idealerweise genügt eine einzige Injektion oder ein einziges Implantat, um einen ausreichenden Wirkstoffspiegel über den gewünschten Zeitraum sicherzustellen (Siepmann et al. 2006).

Matrixbildende Hilfsstoffe. Um die therapeutischen Ziele zu erreichen und die Freisetzungsgeschwindigkeit des Wirkstoffs aus der Arzneiform zeitlich zu kontrollieren, können verschiedene Strategien verfolgt werden. Oft wird der Wirkstoff in eine Hilfsstoffmatrix eingebettet (Langer 1980). Die Präsenz dieses matrixbildenden Hilfsstoffs verhindert die schnelle Freisetzung des Wirkstoffs, oft rein sterisch, aber auch über chemische Wechselwirkungen. Häufig werden Polymere als matrixbildende Hilfsstoffe

> **Merke**
>
> Zeitlich kontrolliert freisetzende Arzneiformen können viele Vorteile gegenüber konventionellen Arzneiformen bieten, dazu zählen optimierte Wirkstoffkonzentrations-Zeit-Profile am Wirkungsort, verringerte Einnahmefrequenzen, verbesserte Patientencompliance sowie die Ermöglichung neuer Therapien.

eingesetzt (Langer und Peppas 1983, Rosen et al. 1988). Handelt es sich um eine parenteral zu applizierende Retardarzneiform, sollte das Polymer nach Möglichkeit bioabbaubar sein (Vert 1992). Somit muss die „leere“ Arzneiform nach vollständiger Wirkstofffreisetzung nicht wieder (chirurgisch) entfernt werden.

Die Freisetzungsmechanismen aus den verzögert freisetzenden Arzneiformen werden durch die Art des verwendeten Wirkstoffs und Polymers, der Zusammensetzung, Geometrie der Arzneiform, der Herstellungstechnologie sowie der Freisetzungsbedingungen (z. B. im Mageninhalt oder im Muskelgewebe) beeinflusst. Den Freisetzungsmechanismen können verschiedene physikalisch-chemische Prozesse zugrunde liegen, z. B.: Diffusion von Wasser, Polymerkettenrelaxation (im Fall quellbarer Polymere), Polymerabbau, Diffusion von Abbauprodukten, Wirkstoffauflösung und -diffusion, Polymerauflösung, das Entstehen saurer Mikroklimata, autokatalytische Effekte, Kristallisation von Abbauprodukten, Wiederauflösung der Letzteren, Wirkstoffabbau, sich zeitlich verändernde Systemdimensionen (Verkleinern oder Vergrößern der Arzneiform), Erhöhung der Polymerkettenbeweglichkeit sowie Wirkstoff-Polymer-Interaktionen.

Wenn mehrere dieser Prozesse gleichzeitig und entscheidend zur Kontrolle der Freisetzungsgeschwindigkeit beitragen, sind die verzögert freisetzenden Arzneiformen oft nicht sehr einfach zu optimieren, da der Einfluss von Formulierungs- und Prozessparametern auf das Freisetzungsprofil komplex ist. In der Regel ist ein aufwendiges „Versuch-und-Irrtum“-Vorgehen bei der Entwicklung erforderlich. Wenn

Merke

Oft sind also mehrere physikalisch-chemische Vorgänge bei der Kontrolle der Freisetzungsgeschwindigkeit eines Wirkstoffes aus einer Arzneiform involviert. Ist einer dieser Vorgänge dominant, lassen sich die Arzneiformen oft relativ einfach mathematisch beschreiben und Formulierungs- und Herstellungsprozesseffekte gut vorhersagen. Sind jedoch mehrere Vorgänge gleichzeitig und wesentlich beteiligt, sind die Systeme komplex und oft nicht einfach optimierbar.

hingegen nur ein einziger Mechanismus oder die Kombination zweier Mechanismen dominant sind, lassen sich Formulierungs- oder Prozesseinflüsse oft gut voraussagen (Peppas 1984, Siepmann und Peppas 2001, Siepmann und Göpferich 2001). Dies ist beispielsweise der Fall, wenn mehrere Prozesse zeitlich *nacheinander* abfolgen und einer von ihnen sehr viel langsamer ist als alle anderen.

Im Folgenden werden die wichtigsten physikalischen Phänomene beschrieben, die die Freisetzung eines Wirkstoffs aus einer verzögert freisetzenden Arzneiform kontrollieren können. Dazu gehören Diffusion (Crank 1975, Cussler 1984), Quellung (Siepmann und Peppas 2001), Auflösung fester Stoffe sowie Erosion oder Degradation von Polymeren (Vert et al. 1992).

2 Diffusionskontrollierte Systeme

Diffusionsvorgänge sind in fast allen zeitlich kontrolliert freisetzenden Arzneiformen von Bedeutung (Fan und Singh 1989, Siepmann und Peppas 2001, Siepmann und Göpferich 2001, Vergnaud 1991). Einige Systeme sind sogar *rein* diffusionskontrolliert, wobei man prinzipiell drei Arten unterscheiden kann ►**Abb. 9.2**: Reservoirsysteme, monolithische Systeme und gemischte Systeme. In den folgenden Abschnitten werden diese unterschiedlichen Formen im Detail besprochen. Allerdings sollte dieses Einteilungssystem nicht zu streng angesehen werden, da teilweise auch limitierte Wirkstofflöslichkeiten zur Kontrolle der Wirkstofffreisetzung beisteuern.

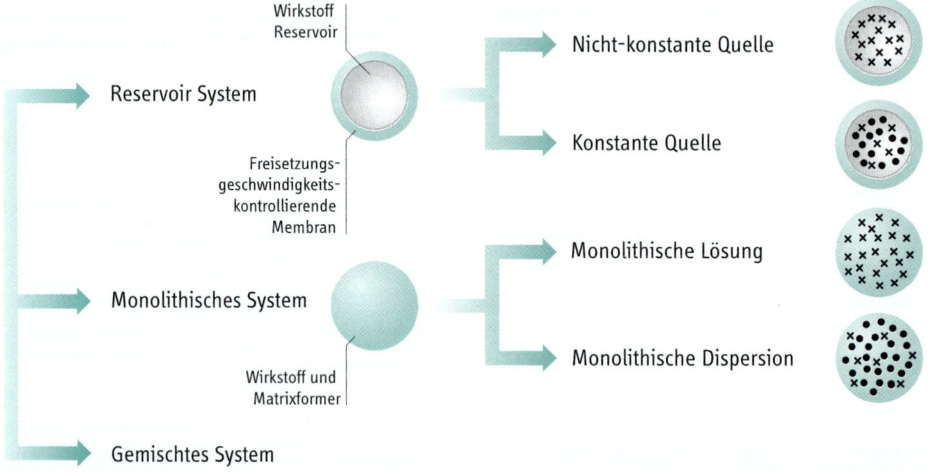

▲ **Abb. 9.2** Einteilungssystem für rein diffusionskontrollierte Arzneiformen (Kreuze stellen individuelle Wirkstoffmoleküle, schwarze Kreise Wirkstoffkristalle/amorphe Aggregate dar).

2.1 Reservoirsysteme

Bei den Reservoirsystemen ist der Wirkstoff räumlich vom polymeren Hilfsstoff getrennt. Dies können z. B. mit Polymeren überzogene Tabletten oder Pellets sein. Nach Kontakt mit wässrigen Medien diffundiert Wasser in die Arzneiform und löst den Wirkstoff auf, der anschließend aus dem System herausdiffundiert. Die Zusammensetzung des Überzugs wird in der Regel so ausgewählt, dass der letzte Schritt – die Diffusion des Wirkstoffs durch die Polymerhülle – der langsamste aller Vorgänge ist. Da alle physikalisch-chemischen Vorgänge zeitlich nacheinander ablaufen, ist der langsamste Vorgang, nämlich der Wirkstoffdiffusionsschritt durch das Polymer, entscheidend für die Gesamtgeschwindigkeit. Je nach dem Verhältnis von Wirkstoffbeladung zu löslicher Wirkstoffmenge können wiederum zwei Arten von Systemen unterschieden werden:

- Systeme mit nicht konstant aktiver Quelle und
- Systeme mit konstant aktiver Quelle.

Im ersten Fall ist die gesamte Wirkstoffmenge gelöst, sobald Wasser in die Arzneiform eingedrungen ist. Wirkstoffmoleküle, die aus der Arzneiform herausdiffundieren, werden nicht ersetzt, sodass die Wirkstoffkonzentration im Inneren der verzögert freisetzenden Arzneiform ständig abnimmt. Folglich nimmt auch der Wirkstoffkonzentrationsgradient ab. Da dieser die Triebkraft für die Diffusion darstellt, nimmt auch die Freisetzungsgeschwindigkeit über die Zeit ab. Wenn sich die Membraneigenschaften des Systems im Laufe der Freisetzung nicht wesentlich ändern und das System seine Dimensionen beibehält (u. a. keine Quellung und Auflösung) und „Sink-Bedingungen" außerhalb des Systems gewährleistet sind, resultiert eine Freisetzungskinetik 1. Ordnung.

Im Fall einer konstant aktiven Quelle besteht ein großer relativer initialer Wirkstoffüberschuss: Die Wirkstoffmenge ist so groß oder die Löslichkeit des Wirkstoffs so gering, dass die gesamte Wirkstoffdosis nicht sofort aufgelöst werden kann. Es liegen gelöster und ungelöster Wirkstoff nebeneinander im Kern der Arzneiform vor. In diesem Fall werden Wirkstoffmoleküle, die durch die Polymermembran herausdiffundieren, im Inneren des Systems wieder ersetzt durch sich (weiter) auflösende Wirkstoffkristalle oder amorphe Aggregate. Im Gegensatz zur nicht konstant aktiven Quelle wird somit eine konstante Wirkstoffkonzentration an der Innenseite der Polymermembran gewährleistet. Wenn wiederum die Wirkstoffdiffusion durch die Polymerhülle geschwindigkeitsbestimmend ist und die Membraneigenschaften zeitunabhängig und die Systemdimensionen zeitlich konstant (z. B. keine wesentliche Quellung oder Auflösung) sowie die „Sink-Bedingungen" außerhalb des Systems gegeben sind, resultiert in diesem Fall eine konstante Freisetzungsgeschwindigkeit (Kinetik 0. Ordnung). Dies gilt so lange, bis der Wirkstoffüberschuss verbraucht ist. Ab diesem Moment wird das System eine nicht konstant aktive Quelle und geht in eine Freisetzungskinetik 1. Ordnung über.

Merke

Rein diffusionskontrollierte Reservoirsysteme mit konstanten Membraneigenschaften führen zu Freisetzungskinetiken 0. Ordnung im Fall konstant aktiver Quellen (so lange Wirkstoffüberschuss besteht) und zu Freisetzungskinetiken 1. Ordnung im Fall nicht konstant aktiver Quellen unter „Sink-Bedingungen".

2.2 Monolithische Systeme

Bei monolithischen Systemen sind der Wirkstoff und der Matrixbildner nicht räumlich voneinander getrennt ▸**Abb. 9.2**. Je nach dem Verhältnis von Wirkstoffbeladung zu löslicher Wirkstoffmenge können wiederum zwei Arten von Systemen unterschieden werden:

- monolithische Lösungen und
- monolithische Dispersionen.

Im Fall der monolithischen Lösungen ist der Wirkstoff im Matrixformer molekulardispers verteilt, während im Fall der monolithischen Di-

Merke

Bei rein diffusionskontrollierten Matrixsystemen ist die Geometrie der Arzneiform von wesentlicher Bedeutung für die resultierende Freisetzungsgeschwindigkeit. Die Higuchi-Gleichung wird leider oft falsch angewendet.

spersionen gelöster und nicht gelöster Wirkstoff nebeneinander vorliegen. Die mathematische Beschreibung dieser Systeme ist in der Regel sehr viel komplexer als im Fall von Reservoirsystemen mit zeitlich konstanten Dimensionen und Membraneigenschaften. Hier muss u. a. die Geometrie der Arzneiform berücksichtigt werden.

1961 hat Takeru Higuchi seine berühmt gewordene Gleichung publiziert, die für dünne Filme mit großem initialem Wirkstoffüberschuss und konstanten Matrixformereigenschaften (keine Quellung, keine Auflösung) hergeleitet wurde. Leider wird diese Gleichung oft auch auf Systeme angewendet, für die sie nicht gültig ist (Siepmann und Peppas 2001). Die Higuchi-Gleichung stellt eine Proportionalität zwischen der freigesetzten Wirkstoffmenge und der Quadratwurzel aus der Zeit her, wobei die Proportionalitätskonstante eine ganz bestimmte Bedeutung besitzt (Higuchi 1961).

Diese spezielle Wurzel-Zeit-Kinetik sollte nicht mit anderen Wurzel-Zeit-Kinetiken verwechselt werden. So kann man beispielsweise auch die Freisetzungsgeschwindigkeit aus dünnen monolithischen Lösungen mit Filmgeometrie zu frühen Zeiten (freigesetzte Wirkstoffmenge < 60 % der gesamten Dosis) näherungsweise mit einer Wurzel-Zeit-Kinetik beschreiben (Siepmann und Peppas 2001). Jedoch basiert diese Gleichung auf ganz anderen Voraussetzungen als die Higuchi-Gleichung (z. B. kein initialer Wirkstoffüberschuss) und die Proportionalitätskonstante besitzt eine andere Bedeutung.

2.3 Gemischte Systeme

Bei gemischten Systemen erfolgt die Kontrolle der Freisetzungsgeschwindigkeit sowohl durch die Membran als auch durch die Kernformulierung gleichzeitig. In diesem Fall müssen die jeweiligen Diffusionsprozesse in den verschiedenen Bereichen der Systeme simultan berücksichtigt werden.

3 Quellungskontrollierte Systeme

Viele Matrixbildner, die für orale Retardarzneiformen verwendet werden, quellen erheblich, sobald sie in Kontakt mit Wasser kommen. Bei parenteralen Depotarzneiformen sollte eine starke Quellung nach Applikation im menschlichen Gewebe möglichst vermieden werden, da dies zu erheblichen Reizungen führen kann. Hydroxypropylmethylcellulose (HPMC) ist ein häufig verwendeter quellbarer matrixbildender Hilfsstoff (Tanquary und Lacey 1974). Die beiden wichtigsten Konsequenzen der Polymerquellung sind:

1. die Zunahme der Diffusionswege, die vom Wasser und vom Wirkstoff überwunden werden müssen, sowie
2. die Zunahme der Beweglichkeit der Makromoleküle und somit die Zunahme der Beweglichkeit der eingeschlossenen Wirkstoffmoleküle.

Während das erste Phänomen zu geringeren Freisetzungsgeschwindigkeiten führen kann, kann das zweite beschleunigte Wirkstofffreisetzungen verursachen. Welcher der beiden Effekte im Einzelfall überwiegt, hängt im Wesentlichen von der physikalisch-chemischen Natur des polymeren Hilfsstoffs und des Wirkstoffs ab.

Quellungskontrollierte, verzögert freisetzende Arzneiform. Kommt eine quellungskontrollierte, verzögert freisetzende Arzneiform mit wässrigen Medien in Kontakt, diffundiert zunächst Wasser in die Arzneiform. Das Wasser löst den eingeschlossenen Wirkstoff und führt dazu, dass die Beweglichkeit der Polymerketten steigt. Sobald eine bestimmte minimale Wasserkonzentration erreicht ist, geht das Polymer vom glasartigen, wenig mobilen Zustand in den gummiartigen, sehr viel mobileren Zustand über. Dieser Vorgang wird auch Polymerkettenrelaxation genannt.

In ▸ Abb. 9.3 sind verschiedene Zonen schematisch dargestellt, die in einem solchen System unterschieden werden können. Links befindet sich das Freisetzungsmedium. Aufgrund von Konzentrationsgradienten diffundiert Wasser in die Arzneiform und löst den Wirkstoff (zumindest partiell) auf: Die Kreuze repräsentieren individuelle gelöste Wirkstoffmoleküle, die Kreise ungelöste Kristalle oder amorphe Aggregate. Auf der rechten Seite ist der noch trockene Teil des Systems dargestellt, der wenig bewegliche Polymerketten und ungelösten sowie molekular verteilten Wirkstoff enthalten kann.

Die „Quellfront" grenzt diesen Bereich vom gequollenen Matrixbereich ab, der sowohl individuelle Wirkstoffmoleküle als auch Wirkstoffkristalle oder amorphe Aggregate enthalten kann. Die Polymerkettenrelaxation findet an der Quellfront statt, die sich in Richtung des trockenen Zentrums des Systems verschiebt. Hervorzuheben ist, dass nur gelöster Wirkstoff im gequollenen Teil der Matrix nennenswert diffundieren kann (im trockenen Teil ist die Mobilität zu gering; Wirkstoffkristalle oder amorphe Aggregate sind zu groß für die Diffusion).

Aufgrund von Konzentrationsgradienten diffundiert der gelöste Wirkstoff aus dem gequollenen Teil des Systems heraus. Sobald die Sättigungskonzentration an einem Ort unterschritten wird, wird der noch (eventuell) vorhandene Überschuss (zumindest partiell) aufgelöst. Sobald der gesamte Überschuss an einem Ort aufgebraucht ist, liegt nur noch gelöster Wirkstoff vor. Die Grenze, die die beiden Bereiche (gequollene Matrix, die sowohl gelösten als auch ungelösten Wirkstoff enthält, vs. gequollene Matrix, die nur gelösten Wirkstoff enthält) voneinander trennt, wird „Diffusionsfront" genannt. Ab einer bestimmten minimalen Wasserkonzentration, die für die jeweilige Polymerart charakteristisch ist, beginnen sich auch die Makromoleküle aus dem Netzwerk zu lösen (wenn das Polymer wasserlöslich ist). Als

> **Merke**
>
> In quellungskontrollierten Arzneiformen können verschiedene bewegliche Fronten unterschieden werden. Die Beweglichkeit eingeschlossener Wirkstoffmoleküle ist stark orts- und zeitabhängig.

Erosionsfront wird der Bereich bezeichnet, der die Bulkflüssigkeit von der gequollenen Matrix trennt.

Nicht in jedem Matrixsystem sind alle diese Fronten anzutreffen. Ist die initiale Wirkstoffbeladung beispielsweise klein im Verhältnis zur Wirkstofflöslichkeit, fallen Diffusions- und Quellfront zusammen.

Im strengen Sinne sind nur solche Systeme als rein quellungskontrolliert anzusehen, bei denen der Polymerkettenrelaxationsschritt geschwindigkeitsbestimmend ist. Wie in Abschnitt 6 (Systeme mit überlagerten Effekten) gezeigt wird, sind in der Praxis oft mehrere Vorgänge simultan an der Kontrolle der Freisetzungsgeschwindigkeit beteiligt. Im Fall eines homogenen, rein quellungskontrollierten Systems, bei dem die Fläche der Quellfront zeitlich konstant bleibt (z. B. dünne Filmgeometrie), resultiert eine konstante Freisetzungsgeschwindigkeit (Kinetik 0. Ordnung), da die Polymerkettenrelaxationszeit ortsunabhängig ist.

4 Löslichkeitskontrollierte Systeme

Abhängig von der physikalisch-chemischen Natur des Wirkstoffs und des matrixbildenden Hilfsstoffs sowie von der Zusammensetzung des Systems können auch der Auflösungsschritt und/oder die limitierte Löslichkeit einer Komponente geschwindigkeitsbestimmend sein. Im ersten Fall ist die Auflösung des Wirkstoffs oder matrixbildenden Hilfsstoffs langsam, im zweiten Fall ist die maximal lösliche Menge limitierend für die Wirkstofffreisetzung.

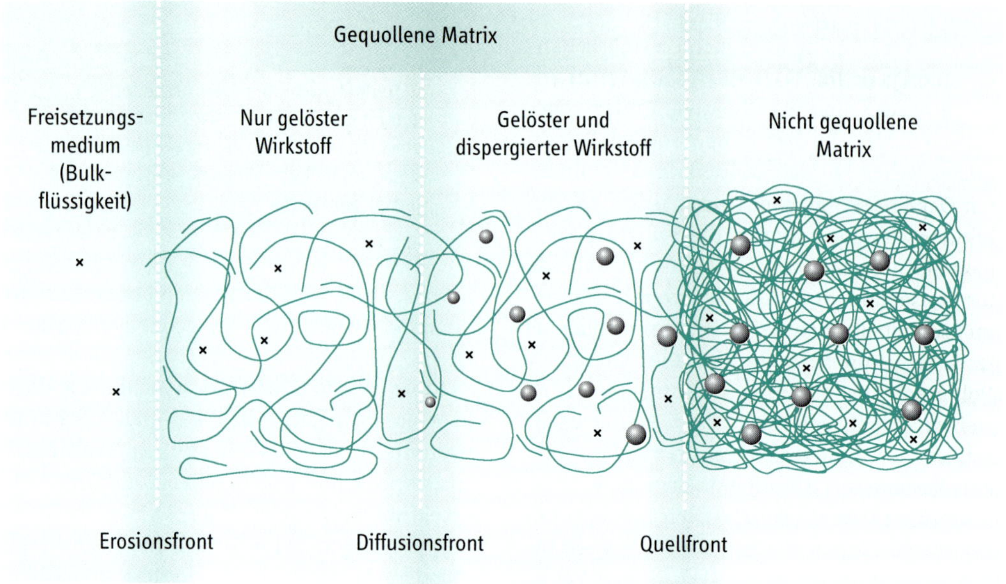

▲ **Abb. 9.3** Schematische Darstellung einer quellungskontrollierten Arzneiform, die gelösten und dispergierten Wirkstoff enthält (Kreuze und Kugeln). Folgende bewegliche Grenzflächen können unterschieden werden: (I) eine „Erosionsfront", die die Bulkflüssigkeit von der Arzneiform trennt; (II) eine „Diffusionsfront", die den gequollenen Teil der Matrix, der nur gelösten Wirkstoff enthält, von dem trennt, der sowohl gelösten als auch ungelösten Wirkstoff enthält; (III) eine „Quellfront", die den gequollenen vom ungequollenen Matrixteil trennt.

Merke

Sowohl limitierte Löslichkeiten des Wirkstoffs und/oder der Hilfsstoffe als auch limitierte Auflösegeschwindigkeiten dieser Komponenten können zur Kontrolle der Freisetzungsgeschwindigkeit eines Wirkstoffs eingesetzt werden.

Die Auflösung von Wirkstoffen und niedermolekularen matrixbildenden Hilfsstoffen kann in der Regel gut mithilfe der Noyes-Whitney-Gleichung beschrieben werden. Diese Gleichung geht davon aus, dass die Zerstörung der Kristallstruktur oder des amorphen Aggregats schnell ist im Vergleich zur Diffusion der gelösten Komponente durch die unbewegliche Flüssigkeitsschicht, die das sich auflösende Partikel umgibt. Im Wesentlichen handelt es sich um die Anwendung des 1. Fick'schen Gesetzes auf die Diffusion der jeweiligen Komponente durch die unbewegte Flüssigkeitsschicht.

Die Auflösung polymerer Systeme kann gut mithilfe der „Reptationstheorie" beschrieben werden. Mit steigendem Wassergehalt nimmt die Beweglichkeit der Makromoleküle mehr und mehr zu ▸ **Abb. 9.3**. Die Polymermoleküle bewegen sich „schlangenähnlich" (daher der Name der Theorie). Teilweise werden durch diese Bewegungen bestehende Verschlingungen mit anderen Polymerketten aufgelöst, teilweise neu geknüpft. Ab einer bestimmten Wasserkonzentration überwiegt der Anteil der aufgelösten Verschlingungen und die Makromoleküle beginnen sich aus dem Netzwerk zu lösen. Anschließend diffundieren sie durch die unbewegte Flüssigkeitsschicht, die das System umgibt (nicht dargestellt in ▸ **Abb. 9.3**), in die bewegte Bulkflüssigkeit, in der sie hauptsächlich durch Konvektion (Strömungen) transportiert werden.

5 Erosions- oder degradationskontrollierte Systeme

Insbesondere im Fall von parenteral applizierten Depotformen sollten *bioabbaubare* Matrixbildner verwendet werden, um zu vermeiden, dass die „leeren“ Arzneiformen nach vollendeter Freisetzung des Wirkstoffs wieder aus dem menschlichen Körper entfernt werden müssen (z. B. Enantone®, Trenantone®). Verschiedene Polymere, z. B. Polyester und Polyanhydride, werden seit Langem zu diesem Zweck eingesetzt. Nach Kontakt mit Wasser werden die entsprechenden Bindungen hydrolisiert. Das Verhältnis von Wassereindringgeschwindigkeit zu Polymerhydrolysegeschwindigkeit bestimmt, ob der Polymerabbau hauptsächlich an der Oberfläche des Systems stattfindet („Oberflächenerosion“) oder aber im gesamten System („Bulkerosion“) (Tanquary und Lacey 1974). In ▸ **Abb. 9.4** sind die beiden extremen Fälle schematisch dargestellt.

Ist die Eindringgeschwindigkeit des Wassers gering im Vergleich zur Hydrolysegeschwindigkeit, hat das Wasser nicht die Möglichkeit, tief in das System einzudringen und der Polymerabbau beschränkt sich im Wesentlichen auf die Oberfläche des Systems. Eingeschlossene Wirkstoffmoleküle (Kreuze in ▸ **Abb. 9.4**) werden durch „Freilegen“ (Abbau des umgebenden Polymers) freigesetzt. Die Dimensionen der Arzneiform nehmen kontinuierlich ab, das System „schrumpft“.

Ist dagegen die Wassereindringgeschwindigkeit sehr viel größer als die Hydrolysegeschwindigkeit, wird das gesamte System durchnässt und der Polymerabbau findet überall statt („Bulkerosion“). Da die Beweglichkeit der Makromoleküle mit abnehmender Molmasse ansteigt (weniger Verschlingungen), werden auch die eingeschlossenen Wirkstoffmoleküle immer beweglicher und diffundieren einfacher aus der Arzneiform heraus. Die äußere Form des Systems bleibt lange Zeit erhalten. Oft gehören polyanhydridbasierte Systeme zu den Arzneiformen, die an ihren Oberflächen erodieren, wohingegen Polymilchsäure und Polymilchsäure-co-Glykolsäure [poly(lactic acid) and poly(lactic-co-glycolic acid)] PLA-/PLGA-basierte Systeme zu den bulkerodierenden Arzneiformen zählen.

Jedoch kann die Größe des Systems auch von entscheidender Bedeutung sein. So würde im Extremfall z. B. eine PLGA-Kugel von der Größe der Erde Oberflächenerosion zeigen. In der Praxis findet man ebenfalls Systeme, die Zeichen beider Extremverhalten „Oberflächenerosion“ und „Bulkerosion“ zeigen.

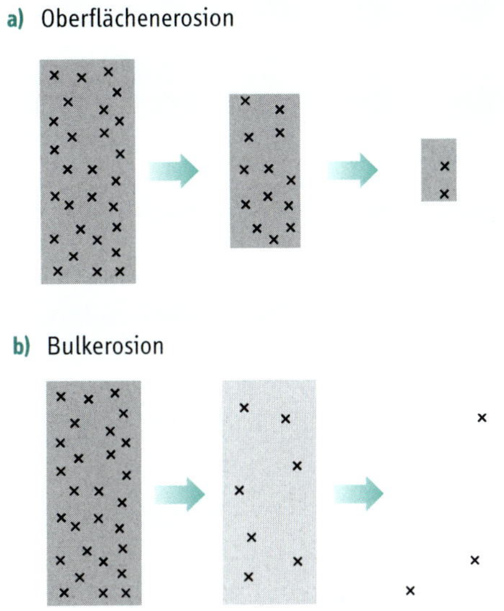

▲ **Abb. 9.4** Schematische Darstellung einer **a)** oberflächenerodierenden Depotform, **b)** bulkerodierenden Arzneiform; die Kreuze stellen Wirkstoffmoleküle dar.

Merke

Die Erosionsart Oberflächenerosion oder Bulkerosion einer bioabbaubaren Arzneiform hängt also im Wesentlichen von der Polymerart ab. Sie kann aber auch von der Größe des Systems und dessen Struktur beeinflusst werden.

6 Systeme mit überlagerten Effekten

Oft kommt es zur Überlagerung verschiedener Effekte, wobei keiner der einzelnen Mechanismen allein über alle anderen dominiert. Im Folgenden werden zwei Beispiele näher beschrieben:

1. HPMC-basierte Matrixtabletten zur oralen kontrollierten Wirkstofffreisetzung und
2. PLA- oder PLGA-basierte Mikropartikel zur parenteralen kontrollierten Freisetzung.

6.1 HPMC-basierte Matrixtabletten

In HPMC-basierten Matrixtabletten tragen in der Regel die in ▸ Abb. 9.5 dargestellten drei Mechanismen simultan zur Kontrolle der Freisetzungsgeschwindigkeit bei:

1. Diffusion
   Mehrere Spezies diffundieren, darunter Wasser (die weißen Kreise in ▸ Abb. 9.5), in die Tablette hinein sowie der Wirkstoff (die Kreuze) und ggf. Hilfsstoffe aus der Retardform heraus.
2. Quellung
   Das Volumen von HPMC-Tabletten kann bis auf 500 % (bezogen auf den Ausgangswert) ansteigen. Dies führt zu erheblich längeren Diffusionswegen, aber auch zu erheblich höherer Wirkstoffmobilität: In einer trockenen HPMC-Tablette gehen die Diffusionskoeffizienten gegen null. In vollständig gequollenen HPMC-Tabletten dagegen können Diffusionskoeffizienten erreicht werden, die denen in wässrigen Lösungen nahekommen.
3. Polymerauflösung
   HPMC ist wasserlöslich, deshalb wird das System ab einem bestimmten Zeitpunkt wieder kleiner (nach der Größenzunahme aufgrund der Quellung zu frühen Zeiten). Hierdurch verkürzen sich die Diffusionswege wieder.

Eine exakte mathematische Beschreibung dieser Vorgänge ist komplex (Siepmann und Peppas 2001). Bisher ist kein adäquates Modell beschrieben, das alle wichtigen Mechanismen quantitativ darstellt und die Präsenz von Hilfsstoffen berücksichtigt. Die Optimierung dieser Art von verzögert freisetzenden Arzneiformen beruht von daher auf zeit- und kostenintensiven „Versuch-und-Irrtum"-Prüfungen.

> **Merke**
>
> In HPMC-basierten Matrixtabletten sind in der Regel Diffusions-, Quellungs- und Auflösungsvorgänge gleichzeitig an der Kontrolle der Freisetzungsgeschwindigkeit eines Wirkstoffs beteiligt.

a) Diffusion

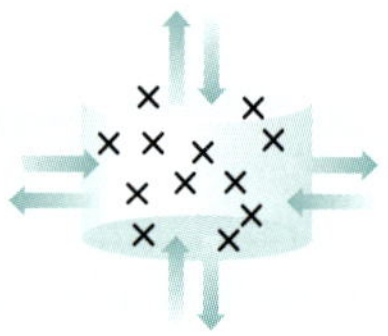

b) Quellung

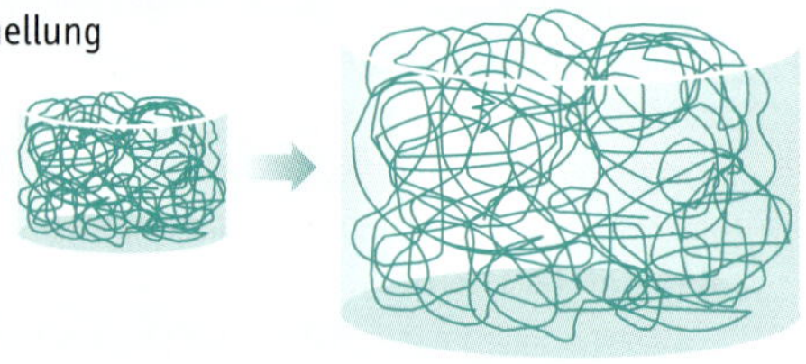

c) Auflösung

◀ **Abb. 9.5** Schematische Darstellung der wichtigsten Phänomene, die zur Kontrolle der Freisetzungsgeschwindigkeit eines Wirkstoffs aus einer HPMC-basierten Tablette beitragen: **a)** Diffusion; **b)** Quellung; **c)** Auflösung. Die Kreuze stellen Wirkstoffmoleküle dar, die Kreise Wassermoleküle.

6.2 PLA- oder PLGA-basierte Mikropartikel

Der Polymerabbau in PLA- oder PLGA-basierten Mikropartikeln findet, wie in Abschnitt 5 beschrieben, in der Regel im Bulk statt. Für die Wirkstofffreisetzung ist zusätzlich zur Esterhydrolyse die Diffusion gelöster Wirkstoffmoleküle von erheblicher Bedeutung. Diffusionsprozesse können am besten mithilfe des 2. Fick'schen Gesetzes beschrieben werden (Crank 1975). Jedoch ist die Lösung dieser Gleichung unter diesen Bedingungen komplex, da der Diffusionskoeffizient (der die Beweglichkeit der Wirkstoffmoleküle im System beschreibt) zeit- und ortsabhängig ist.

Um diese Tatsache berücksichtigen zu können, kann man Monte-Carlo-Simulationen zu Hilfe nehmen (Siepmann und Göpferich 2001). Die Idee ist in ▸ **Abb. 9.6** schematisch dargestellt. Vor Exposition zum Freisetzungsmedium ($t = 0$, ▸ **Abb. 9.6a**) besteht der Mikropartikel aus Wirkstoff und nicht degradiertem Polymer. Dargestellt ist ein Viertelkreis, der nach Spiegelung an der r- und z-Achse einen Vollkreis beschreibt, der durch Rotation um die z-Achse eine dreidimensionale Kugel, den Mikropartikel, beschreibt. Der Viertelkreis ist in kleine Rechtecke (Pixel genannt) unterteilt. Jedes Pixel enthält entweder Wirkstoff oder nicht degradiertes Polymer. Durch Rotation um die z-Achse beschreibt jedes Pixel einen Ring. Oft werden $100 \cdot 100$ Pixel angenommen.

Nach Kontakt mit wässrigem Medium diffundiert Wasser in das System hinein. Sobald eine Esterbindung mit Wasser in Kontakt kommt, kann sie hydrolisiert werden. Dabei ist es unmöglich vorherzusagen, welche Esterbindung zu welchem Zeitpunkt hydrolisiert wird. Man kann aber jedem Pixel, das nicht degradiertes Polymer enthält, eine individuelle Lebenserwartung nach Kontakt mit Wasser zuordnen. Diese Zuordnung kann man mithilfe einer Monte-Carlo-Simulation zufällig gestalten.

Sobald die Lebenserwartung eines Pixels abgelaufen ist, wird vereinfachend angenommen, dass es sich spontan in eine mit Wasser gefüllte

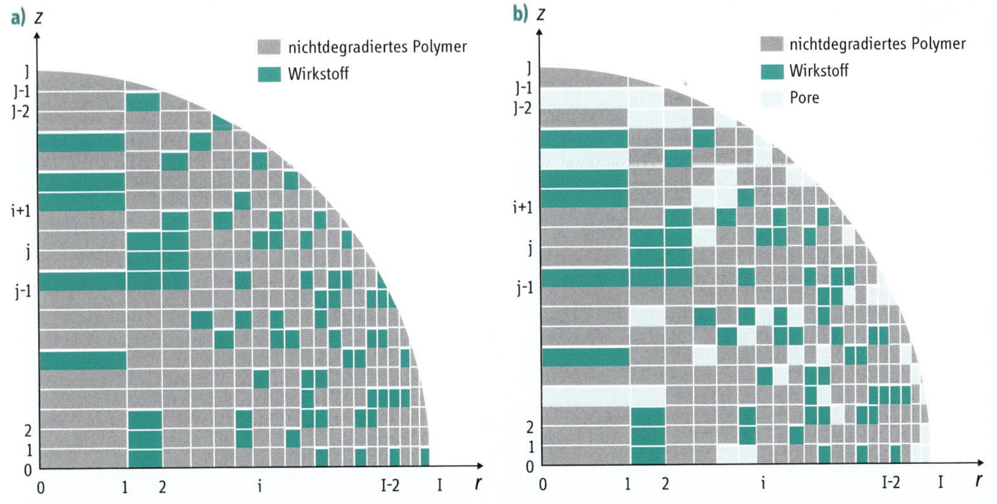

▲ **Abb. 9.6** Schematische Darstellung des Inneren eines PLGA-basierten Mikropartikels: Durch Rotation um die z-Achse beschreibt der dargestellte Viertelkreis eine Halbkugel, die über Spiegelung an der Ebene $z = 0$ die gesamte Kugel ergibt. Vor der Freisetzung (Abb. 9.6a, $t = 0$) besteht die Kugel aus nicht degradiertem Polymer und Wirkstoff. Jedem Pixel, das nicht degradiertes Polymer enthält, wird eine Lebenserwartung (nach Kontakt mit Wasser) zugeteilt. Nach einer bestimmten Expositionszeit zum Freisetzungsmedium (Abb. 9.6b) sind einige der Lebenszeiten abgelaufen: Die entsprechenden Pixel sind in mit Wasser gefüllte Poren umgewandelt worden.

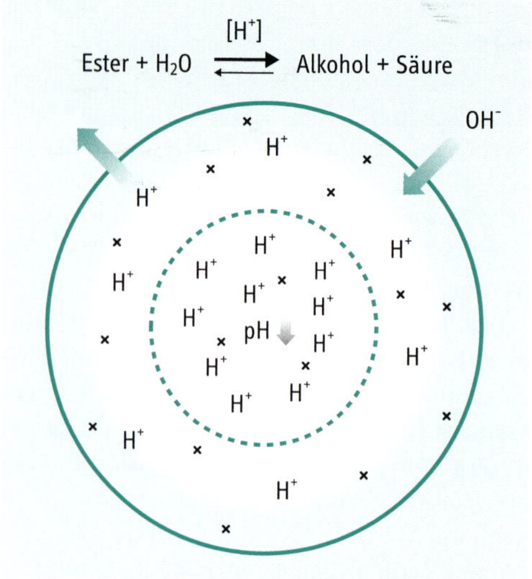

▲ **Abb. 9.7** Schematische Darstellung der Ursache für autokatalytische Effekte in PLGA-basierten Mikropartikeln: Die durch die Esterhydrolyse erzeugten kürzerkettigen Säuren diffundieren aus den Kugeln heraus, während Basen vom Freisetzungsmedium in die Mikropartikel hineindiffundieren. Wenn die Geschwindigkeit der Säureproduktion größer ist als die Neutralisierungsgeschwindigkeit, fällt der pH-Wert (besonders im Zentrum des Systems) ab. Dies führt zu beschleunigtem Polymerabbau (Esterhydrolyse ist säurekatalysiert) und ggf. zum Abbau des Wirkstoffs.

Pore umwandelt. Man kann nun zu jedem beliebigen Zeitpunkt eine Bilanz ziehen (z. B. in ▸**Abb. 9.6b**) und weiß genau, welches Pixel noch nicht degradiertes Polymer enthält und welches Pixel eine mit Wasser gefüllte Pore darstellt. Diese Information ist entscheidend, da sie erlaubt, die orts- und zeitabhängige Porosität der Matrix und somit die Bewegungsfreiheit der noch eingeschlossenen Wirkstoffmoleküle zu berechnen. Durch Verknüpfung mit dem 2. Fick'schen Diffusionsgesetz kann man somit die Freisetzungsgeschwindigkeit quantitativ beschreiben.

Anmerkung: Die Größe der Pixel in ▸**Abb. 9.6** ist unterschiedlich, um zu gewährleisten, dass alle Ringe, die durch Rotation der Pixel um die *z*-Achse beschrieben werden, das gleiche Volumen und somit eine ähnliche Anzahl spaltbarer Esterbindungen aufweisen. Folglich sind die

Merke

Die zugrunde liegenden Freisetzungsmechanismen in PLA- und PLGA-basierten Arzneiformen sind oft komplex und können stark von der Zusammensetzung und Struktur des Systems abhängen.

Chancen aller Pixel bei der Zuweisung der individuellen Lebenserwartungen gleich groß.

Eine Besonderheit, die in größeren, vor allen Dingen in initial nicht porösen PLA- bzw. PLGA-basierten Depotformen auftreten kann, ist das Phänomen der Autokatalyse. Wie in ▸**Abb. 9.7** dargestellt, erfolgt die Esterhydrolyse nach Wassereinstrom in ein PLA- bzw. PLGA-basiertes Mikropartikel im gesamten System („Bulkerosion"). Somit entstehen überall kürzerkettige Säuren. Diese diffundieren aufgrund von Konzentrationsgradienten aus der Arzneiform heraus und werden im umgebenden Medium neutralisiert.

Außerdem können Basen aus dem umgebenden Medium in das System hineindiffundieren und die entstandenen Säuren neutralisieren. Jedoch sind Diffusionsvorgänge oft langsam und die Geschwindigkeit, mit der die Säuren entstehen, kann größer sein als die Geschwindigkeit, mit der sie neutralisiert werden. Dies kann insbesondere im Zentrum der Arzneiform der Fall sein (lange Diffusionswege zum umgebenden Medium). Folglich kann der pH-Wert in dieser Region deutlich abfallen. Dieser lokale pH-Abfall kann zwei wesentliche Konsequenzen haben:

1. pH-empfindliche Wirkstoffe können degradiert werden, z. B. verlieren viele Proteine ihre biologische Aktivität unter diesen Bedingungen;
2. da die Esterhydrolyse säurekatalysiert ist, wird der folgende Polymerabbau beschleunigt.

In Extremfällen kann die Depotform von innen ausgehöhlt werden. Diese autokatalytischen Effekte sind insbesondere bei initial nicht porösen Systemen (mit geringer Beweglichkeit für Säuren und Basen) sowie in größeren Arzneiformen (längere Diffusionswege) ausgeprägt.

7 Handelspräparate

▼ **Tab. 9.1** Übersicht über Handelspräparate mit retardierter Freisetzung (Auswahl)

Handelspräparat	Retardierender Hilfsstoff	Therapeutischer Einsatz
Adalat® Retardtabletten	Hypromellose	Chronisch stabile Angina pectoris, essenzielle Hypertonie
Beloc-Zok® (Tabletten mit verpressten Pellets)	Pellets mit Ethylcellulose-Film	Hypertonie, Angina pectoris, hyperkinetisches Herzsyndrom, tachykarde Arrhythmien sowie zur Langzeitbehandlung nach Herzinfarkt, zur Migräneprophylaxe und bei Herzinsuffizienz
Decapeptyl® Gyn (Mikropartikel)	Poly(glykolsäure-co-milchsäure)	Uterus myomatosus, zur Verkleinerung einzelner Myome, Endometriose
DHC Mundipharma® Retardtabletten	Hypromellose	Mäßig starke bis starke Schmerzen
Enantone® (Mikropartikel)	Poly(glykolsäure-co-milchsäure) (25:75)	Prüfung der Hormonempfindlichkeit eines Prostatakarzinoms bzw. symptomatische Behandlung des fortgeschrittenen hormonabhängigen Prostatakarzinoms
Gliadel® (Mikropartikel zur operativen Implantation)	Polyanhydrid-Polymer	Maligne Gehirntumore
Madopar® Depot (Hartkapsel mit Retardierungsmechanismus)	Hypromellose	Morbus Parkinson
M-Stada® Retardtabletten	Methacrylsäure-Ethylacrylat-Copolymer (1:1), Ammoniummethacrylat-Copolymer (Typ B), Hypromellose	Zur langfristigen Linderung starker und stärkster Schmerzen
Risperdal® Consta® (Mikropartikel)	Poly(glykolsäure-co-milchsäure) (25:75)	Erhaltungstherapie und Rezidivprophylaxe bei schizophrenen Psychosen
Sandostatin® LAR®-Monatsdepot (Mikropartikel)	Poly(glykolsäure-co-milchsäure) (45:55)	Symptomatische Behandlung von endokrinaktiven Tumoren, Senkung H-GH und Insulin-like growth factor, Blutspiegel
Tramadolor® Retardtabletten	Kollidon SR (Polyvinylacetat), Povidon (K 30)	Behandlung mäßig starker bis starker Schmerzen
Trenantone® (Mikropartikel)	Polymilchsäure	Symptomatische Behandlung des fortgeschrittenen hormonabhängigen Prostatakarzinoms und Mammakarzinom prä- und perimenopausaler Frauen
Zoladex® (Implantate für 1 und 3 Monate)	1 Monat: Poly(glykolsäure-co-milchsäure) (50:50) 3 Monate: Poly(glykolsäure-co-milchsäure) (5:95)	Symptomatische Behandlung des fortgeschrittenen Prostatakarzinoms

Zusammenfassung

Zeitlich kontrolliert freisetzende Arzneiformen können wesentliche Vorteile gegenüber konventionellen Arzneiformen bieten. Verschiedenste Freisetzungsverhalten werden ermöglicht. Die Komplexität der zugrunde liegenden Mechanismen ist sehr unterschiedlich: Teilweise ist ein einziger Vorgang (z.B. Diffusion, Quellung, Erosion oder Auflösung) dominant, teilweise können zahlreiche Vorgänge simultan wesentlich zur Kontrolle der Freisetzungsgeschwindigkeit beitragen. Ein fundiertes Verständnis der involvierten Mechanismen ist im Hinblick auf eine effiziente Produktentwicklung und ein mögliches „Trouble Shooting" während der Produktion wünschenswert.

Literatur

Baker R (ed.). Controlled Release of Biologically Active Agents. John Wiley & Sons, New York 1987

Colombo P. Swelling-controlled release in hydrogel matrices for oral route. Adv. Drug Deliv. Rev. 11: 37 - 57, 1993

Crank J (ed.). The Mathematics of Diffusion. Clarendon Press, Oxford, 1975

Cussler EL (ed.). Diffusion: Mass Transfer in Fluid Systems. Cambridge University Press, New York 1984

Fan LT, Singh SK (eds.). Controlled Release: A Quantitative Treatment. Springer, Berlin 1989

Göpferich A. Mechanisms of polymer degradation and erosion. Biomaterials 17: 103 - 114, 1996

Göpferich A. Erosion of composite polymer matrices. Biomaterials 18: 397 - 40, 1997

Higuchi T. Rate of release of medicaments from ointment bases containing drugs in suspensions. J. Pharm. Sci. 50: 874 - 875, 1961

Langer R. Polymeric delivery systems for controlled drug release. Chem. Eng. Commun 6: 1 - 48, 1980

Langer R, Peppas NA. Chemical and physical structure of polymers as carriers for controlled release of bioactive agents: A review. Rev. Macromol. Chem. Phys. C23: 61 - 126, 1983

Peppas NA. Mathematical modeling of diffusion processes in drug delivery polymeric systems. In: Smolen VF, Ball L (eds.). Controlled Drug Bioavailability, Vol. 1. John Wiley & Sons, New York: 203 - 237, 1984

Rosen HB, Kohn J, Leong K et al. Bioerodible polymers for controlled release systems. In: Hsieh D (ed.). Controlled Release Systems: Fabrication Technology, Vol. 2. CRC Press, Boca Raton: 83 - 110, 1988

Siepmann J, Göpferich A. Mathematical modeling of bioerodible, polymeric drug delivery systems. Adv. Drug Deliv. Rev. 48: 229 - 247, 2001

Siepmann J, Peppas NA. Modeling of drug release from delivery systems based on hydroxypropyl methylcellulose (HPMC). Adv. Drug Deliv. Rev. 48: 139 - 157, 2001

Siepmann, J, Siepmann, F, Florence, AT. Local controlled drug delivery to the brain: Mathematical modeling of the underlying mass transport mechanisms. Int. J. Pharm. 314: 101 - 119, 2006

Tanquary AC, Lacey RE (eds.). Controlled Release of Biologically Active Agents. Plenum Press, New York 1974

Vergnaud JM (ed.). Liquid Transport Processes in Polymeric Materials. Prentice-Hall, Englewood Cliffs: 26 - 29, 1991

Vert M, Feijen J, Albertsson A, Scott G, Chiellini E (eds.). Biodegradable Polymers and Plastics. Redwood Press 1992

Rolf Schubert

Liposomen

10

Liposomen werden zu den nanopartikulären Systemen (NPS) gezählt, zu denen unter anderen auch Polymernanopartikel, feste Lipid-Nanopartikel, Nanoemulsionen, Nanosuspensionen und Lipoplexe (Aggregate von Nukleinsäuren und Lipiden) gehören. Die verschiedenen NPS können unterschiedliche Aufgaben als Wirkstoffträger erfüllen. Ihnen allen ist gemeinsam, dass sie aufgrund ihrer Größe in einem Bereich von etwa zehn bis zu mehreren Hundert Nanometern die Wirkstoffe im Organismus durch Zelllücken transportieren können. Weiterhin können sie als Partikel über spezifische Mechanismen der Endozytose in Zellen aufgenommen werden (siehe Kap. 11) und dort die Wirkstoffe in verschiedenen Zellorganellen mehr oder weniger gesteuert freisetzen. Die NPS bieten also aus biopharmazeutischer Sicht die Möglichkeit, die Distribution von Wirkstoffen im Körper gezielt zu beeinflussen.

Die Membranhülle der Liposomen kann der Struktur von natürlichen Zellmembranen sehr ähnlich gestaltet werden. Liposomen stellen deshalb auch ein optimales Modell zur Untersuchung der Membranbindung und -permeation von Wirkstoffen dar.

Im Folgenden werden verschiedene Typen von Liposomen und die Hilfsstoffe zur Liposomenherstellung, vorwiegend Membranlipide, besprochen und ihre zahlreichen Verwendungsmöglichkeiten diskutiert. Mehrere Technologien führen zur Herstellung von Liposomen mit maßgeschneiderten Größen und Strukturen. Zusammenfassend werden die Therapievorteile aufgezeigt, die bei verschiedenen Applikationen von liposomalen Darreichungsformen erzielt werden können. Eine Liste der auf dem Markt befindlichen Fertigarzneimittel sowie einige Formulierungen, die sich in klinischen Phasen der Entwicklung befinden, schließen das Kapitel ab.

1 Typen von Liposomen

Liposomen sind künstlich hergestellte Vesikel, d.h. kugelig in sich abgeschlossene Lipidmembranlamellen. Sie verfügen über einen wässrigen Innenraum, abgetrennt von einer kontinuierlichen wässrigen Phase.

Die Membranen bestehen meist aus einer Lipiddoppelschicht (Bilayer) amphiphiler Lipide, deren hydrophile Teile („Kopfgruppen") zur wässrigen Seite gerichtet sind. Die lipophilen Molekülteile der beiden Lipidschichten (Monolayer, *Leaflets*) sind einander zugewandt und bilden den hydrophoben Innenbereich der Membran ▶**Abb. 10.1**.

Der Durchmesser von Liposomen liegt zwischen etwa 20 nm und einigen Mikrometern. Ihre Membranen haben zusammen mit ihren Hydratschichten eine Dicke von etwa 6 nm.

1.1 Kleine unilamellare Vesikel (Small unilamellar vesicles, SUV)

Kleine unilamellare Vesikel haben einen Durchmesser bis zu 50 nm und bestehen lediglich aus einer Lipiddoppelschicht. Sie unterscheiden sich von anderen Liposomen durch große Membrankurvaturen ▶**Abb. 10.1** und der daraus resultierenden Membranspannung.

▼ **Abb. 10.1** Schematische Darstellung eines sehr kleinen Liposoms (SUV) mit einem Durchmesser von etwa 20 nm. Die Phospholipide bilden eine Lipiddoppelschicht (Bilayer), die den wässrigen Innenraum umhüllt. Lipophile Wirkstoffe sind in den inneren Membranbereich inkorporiert, während hydrophile Wirkstoffe in den wässrigen Innenraum verkapselt werden können.

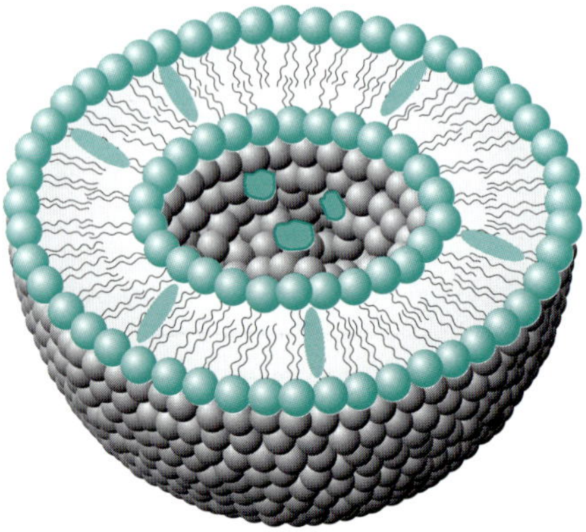

Die kleinstmöglichen SUV werden durch Ultraschall aus Eilecithin hergestellt. Sie haben einen Durchmesser von etwa 20 nm und der Lipidanteil im äußeren Monolayer ist fast doppelt so groß wie im inneren Monolayer. Das Volumen des hydratisierten Bilayers ist etwa 4,5-mal so groß wie das des wässrigen Innenraums.

Durch diese Eigenschaften werden die SUV meist nur als Membranmodell eingesetzt. Die Deformationen bewirken einen metastabilen Membranzustand mit gesteigerter Neigung zu Fusion und Wechselwirkung mit größeren Molekülen sowie eine erhöhte Membranpermeabilität. Aus dem geringen Innenvolumen der SUV resultiert eine geringe Einschlusseffizienz für hydrophile Moleküle. Die geringe Größe kann jedoch beim Einsatz als Wirkstoffträger für eine breitere Organverteilung vorteilhaft sein.

1.2 Große unilamellare Vesikel (Large unilamellar vesicles, LUV)

Große unilamellare Vesikel ▶**Abb. 10.2** haben einen Durchmesser von >50 nm und bestehen lediglich aus einer Lipiddoppelschicht (Lamelle). Aufgrund ihrer nahezu spannungsfreien Membranen zeigen sie eine bessere Stabilität. Bei geeigneter Herstellung kann eine gute Größenhomogenität erreicht werden. Wegen ihrer singulären Lamellen sind LUV auch geeignete Modelle für biologische Membranen. Bei der Verwendung als Wirkstoffträger ergibt sich durch einen hohen Quotienten von wässrigem Innenvolumen zu Lipidmenge ein günstiges Verhältnis von verkapselter Menge an hydrophiler Substanz zu eingesetztem Lipid.

1.3 Große oligolamellare Vesikel (Oligolamellar large vesicles, OLV) und multivesikulare Vesikel (Multivesicular vesicles, MVV)

Große oligolamellare Vesikel ▶**Abb. 10.2** haben bei einem Durchmesser von >50 nm mehrere Lipiddoppelschichten, während in MVVs zwei

oder mehrere Vesikeln nebeneinander in einem größeren Vesikel verkapselt sind.
Solche Strukturen sind häufig bei der Präparation von MLVs zu finden ▸Abb. 10.2, wie sich bei der genaueren Strukturanalyse zeigt. Durch zusätzliche Permeationsbarrieren ist bei den OLVs die Freisetzung des Wirkstoffs verlangsamt.

1.4 Große multilamellare Vesikel (Multilamellar large vesicles, MLV)

Große multilamellare Vesikel haben eine Größe von etwa 100 nm bis zu mehreren Mikrometern und besitzen eine große Zahl konzentrischer Lipiddoppelschichten ▸Abb. 10.2. Nach der ersten Strukturaufklärung 1964 durch Alec Bangham wurden sie zunächst als Modelle zur Messung der Permeabilität verschiedener Ionen durch Membranen verwendet.

Durch ihre hohe Lamellenzahl ist die Freisetzung hydrophiler Moleküle verzögert, was zur Erzielung eines Depoteffekts genutzt werden kann. Als Nachteil erweist sich oft ihre bevorzugte Aufnahme in phagozytierende Zellen nach parenteraler Applikation. Ein weiterer Nachteil ist das ungünstige Mengenverhältnis von verkapselten hydrophilen Wirkstoffen zu Lipid.

1.5 Vesikuläre Phospholipidgele

Wässrige Dispersionen von Liposomen mit verkapselten hydrophilen Wirkstoffen besitzen nur eine begrenzte Lagerstabilität. Dies ist vor allem durch die mehr oder weniger schnelle Membranpermeation der Wirkstoffe begründet, deren verkapselte Menge in den Liposomen während der Lagerung abnimmt. Um dieses Problem zu umgehen, kann man aus Mischungen von Wirkstoff, wässrigem Medium und bis zu 50 % Membranlipiden Gele durch Hochdruckhomogenisation (s. u.) herstellen, bei der vorwiegend dicht gepackte Liposomen entstehen. Bei diesen vesikulären Phospholipidgelen (VPG) nimmt der liposomale wässrige Innenraum einen großen Teil des Gesamtvolumens ein, sodass die Einschlusseffizienz der Wirkstoffe während der

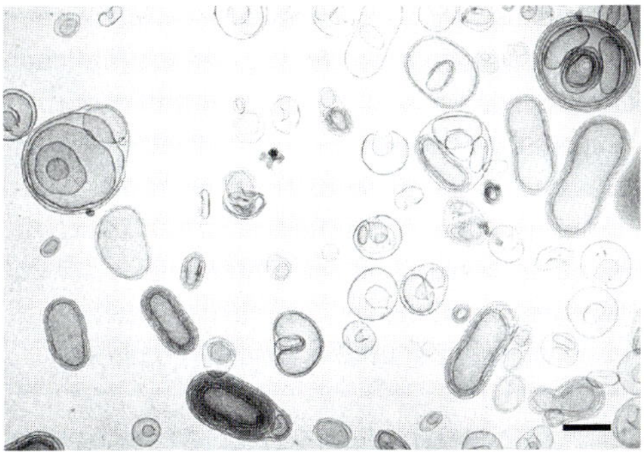

▲ Abb. 10.2 Kryoelektronenmikroskopische Aufnahme einer wässrigen Lecithindispersion. Bei der Hydratisierung von Lecithin bilden sich spontan Liposomen mit unterschiedlichen Strukturen. Hier sind nebeneinander multilamellare, oligolamellare, multivesikuläre sowie unilamellare große und kleine Vesikel zu sehen; Balken: 200 nm.

Lagerung konstant hoch bleibt (bis zu 40 %). Solche Gele können als Implantate verwendet oder kurz vor der Anwendung verdünnt und redispergiert werden.

1.6 Virosomen

Viren besitzen in ihren Membranhüllen Proteine, die eine Fusion mit Zellmembranen bewirken und dadurch mit hoher Effizienz die Einschleusung (Transfektion) der viralen Nukleinsäuren und Proteine in die Zellen ermöglichen. Virosomen sind eine besondere Art von Liposomen, deren Membranen diese Antigene (Hämagglutinin und Neuraminidase) von Viren enthalten und so die Aufnahme in die Zielzellen entscheidend verbessern können. Sie werden z. B. zur Vakzinierung eingesetzt (s. u.). Virosomen zeigen dabei im Vergleich mit anderen Adjuvanzien, z. B. Aluminiumhydroxid, weniger Nebenwirkungen und eine wesentlich bessere Impfwirkung durch Aktivierung von B- und T-Lymphozyten.

1.7 Ultraflexible Liposomen

Die Membranen ultraflexibler Liposomen enthalten eine beträchtliche Menge an Tensiden, z. B. Gallensalze (Transfersomen®) oder an Etha-

von Ei- oder Soja-PC erhalten werden und liegen bis über 50 °C in einer Gelphase (L_β-Phase) vor. Dadurch sind die Membranen weniger permeabel. Diese Lipide sind aber schwieriger zu verarbeiten und können zudem zu veränderten pharmakologischen Effekten führen. Vollsynthetische Phospholipide mit definierten Übergangstemperaturen zwischen der L_α- und L_β-Phase sind teuer und werden oft für physikalisch-chemische Untersuchungen benötigt. Als anionische Ladungsträger zur Erhöhung der Lagerstabilität eignen sich vorwiegend Phosphatidylserin und Phosphatidylglycerol.

Kationische Lipide sind stets synthetischen Ursprungs und werden hauptsächlich zur Transfektion von Nukleinsäuren in der Gentherapie eingesetzt.

Merke

Liposomen eignen sich zur Verkapselung von hydrophilen, lipophilen und amphiphilen Wirkstoffen. Der Einschluss hydrophiler Wirkstoffe erfolgt im inneren (hydrophilen) Kompartiment, der lipophiler Wirkstoffe vorzugsweise in den Lipidbilayern. Amphiphile Wirkstoffe lagern sich ankerartig in die Lipidbilayer ein und ragen auch noch in das wässrige Kompartiment.

Das Herstellungsverfahren muss eine möglichst hohe Verkapselungseffizienz ermöglichen und eine reproduzierbare Liposomengrößenverteilung gewährleisten. Von den vielen möglichen Verfahren wird für die Produktion im industriellen Großmaßstab vor allem die Hochdruckhomogenisation angewendet.

3 Technologie

3.1 Herstellungsverfahren für liposomale Strukturen

Hier sollen nur die für die industrielle Herstellung wichtigsten Verfahren besprochen werden. Zu ausführlichen Übersichten über Herstellungsmethoden sei auf die Literatur verwiesen.

Bei der Wahl der Methode spielen die Herstellungskosten, der Präparationsmaßstab, Rückstände an unerwünschten Substanzen, die Einschlusseffizienz von Wirkstoffen, die gewünschte Liposomengröße oder -lamellarität, die Homogenität und Stabilität der Präparate sowie die Möglichkeit der sterilen Herstellung eine Rolle. Zusätzlich muss berücksichtigt werden, dass durch manche Lipide oder Wirkstoffe bestimmte Herstellungsmethoden ausgeschlossen sein können.

3.1.1 Spontane Vesikelbildung

Dieser erste Schritt der Bildung von Lipidvesikeln ist oft den anschließenden Verfahren der Liposomenherstellung vorgeschaltet. Bei Zugabe von Wasser zu trockenen Membranlipiden werden diese zunächst hydratisiert und quellen. Dieser Vorgang kann durch Vorhomogenisation mit einfachen Laborgeräten beschleunigt werden. Oft werden Lipidfilme aus einer organischen Lösung auf die Glaswand eines Rundkolbens aufgezogen (Filmmethode), um eine schnelle Lipidhydratation zu ermöglichen. Während der Hydratation bilden sich spontan MLV, OLV und myelinartige Strukturen, die bereits bei geringer mechanischer Einwirkung in Liposomen umgeformt werden ▸Abb. 10.2.

3.1.2 Mechanische Verfahren

Zu diesen Verfahren zählen Methoden, bei denen durch Scherkräfte, Drucksprünge oder Schallenergie die Lamellen von MLV und OLV zerrissen werden und danach neu vesikulieren. In vielen Fällen ist es ausreichend, Größe und Lamellenzahl der spontan gebildeten MLV und OLV zu reduzieren. Dies kann durch einfache Homogenisierung mit dem Ultraturrax erfolgen.

Einsatz von Ultraschall. Durch Einwirkung großer Energien bei Verwendung von Ultraschallspitzen („tip sonication") bilden sich SUV, was mit bloßem Auge durch die völlige Klärung der Lipidsuspensionen nach etwa 15 Minuten verfolgt werden kann. Danach findet man jedoch größere Mengen an Metallverunreinigungen aus der Ultraschallspitze im Präparat. Die Methode wird nur noch selten für Laborzwecke angewandt, weil sie überdies auch leicht zur Oxidation der Substanzen führt.

Eine Behandlung von Lipiddispersionen im Ultraschallbad führt nur zu einer Verkleinerung der MLV, nicht zur Herstellung von LUV. Die Methode macht die Lipidmembranen dabei permeabel, was zum Einschließen von hydrophilen Substanzen in die Liposomen genutzt werden kann.

Einsatz von Hochdruck. Bei Hochdruckhomogenisation bilden sich vorwiegend unilamellare Liposomen. Druck und Zahl der Homogenisationszyklen haben Einfluss auf die Größe und Stabilität der Liposomen. Bei hohem Druck entstehen zunächst sehr kleine instabile SUV und innerhalb weniger Tage kann es zum Größenwachstum kommen. Im Allgemeinen sind hier etwa fünf Homogenisationszyklen bei Drücken von etwa 700 bar (70 MPa) zu empfehlen. Es entstehen dann Liposomen mit einer Größe von etwa 100 nm.

Bei der **Extrusion** werden Lipiddispersionen durch definiert große Poren von Membranen gepresst. Diese Membranen bestehen meist aus Polycarbonat. Das Verfahren liefert ein Gemisch aus LUV und OLV. Mit Handextrudern können für Laborarbeiten sehr schnell kleinere Liposomenmengen (ca. 1 ml Dispersion) hergestellt werden. Es ist für die meisten Lipidmischungen ratsam, zunächst mit einem Porendurchmesser von 0,4 µm zu beginnen und dann die Liposomen mit 0,2 µm und evtl. mit 0,1 µm weiter zu verkleinern. Die Liposomendurchmesser liegen dann etwas über den Porendurchmessern der Membranen. Um möglichst einheitliche Liposomendurchmesser zu erreichen, wird meist mehr als 20-mal mit dem gleichen Porendurchmesser extrudiert.

3.1.3 Verwendung organischer Lösungsmittel

Werden Membranlipide in organischen Lösungsmitteln gelöst und dann mit Pufferlösungen gemischt, so hängt der Bildungsmechanismus der Liposomen von der Mischbarkeit des organischen Lösungsmittels mit Wasser ab. Alkoholische Lösungen müssen mit Wasser dabei auf weniger als etwa 15 % (*w/w*) verdünnt werden, damit die Lipide unlöslich werden und sich als Lamellen anordnen, wobei vorwiegend kleine Liposomen entstehen.

Lösungen von Lipiden in Ether werden in warme Pufferlösungen injiziert. Dabei bilden sich an den Phasengrenzen Lipidmonolayer, die sich nach Verdampfen des Ethers zu Gemischen von großen LUVs und OLVs umbilden.

Bei einem Phasenumkehrprozess („reverse-phase evaporation", REV) wird zunächst Membranlipid in einem nicht mit Wasser mischbaren Lösungsmittel (z. B. Hexan oder Ether) gelöst. Der hydrophile Wirkstoff wird in wässriger Lösung dazugegeben. Nach kurzer Ultraschallbehandlung bildet sich ein W/O-System mit Lipidmonolayern an den Grenzflächen. Nach langsamer Verdampfung des organischen Lösungsmittels im Rotationsverdampfer nähern sich die Vesikel bis zur Gelbildung an und bilden nach Phasenumkehr bei einem kritischen Lösungsmittelgehalt dann Bilayervesikel mit hoher Einschlusseffizienz bis zu 50 %.

3.1.4 Verwendung von Detergenzien

Detergenzien können mit Membranlipiden Mischmizellen bilden. Die in den Mischmizellen gebundenen Detergenzien stehen im Gleichgewicht mit freien Detergensmonomeren. Wird die Monomerkonzentration erniedrigt, kommt es zur Fusion von scheibenartigen Mischmizellen. Eine Entfernung der Detergenzien führt somit zur ständigen Vergrößerung der Scheibenmizellen. Bei einer kritischen Größe erfolgt Vesikulierung der Membranlamellen. Die Entfernung der Detergenzien kann durch verschiedene Filtrations- oder Dialyseverfahren, Adsorption an Polymerkügelchen (z. B. Biobeads®) oder durch Verdünnung erfolgen.

Dieses Verfahren hat zahlreiche Vorteile gegenüber anderen: Es eignet sich zur aseptischen Herstellung von Liposomen, da nach Entkeimung der Mischmizellen direkt sterile Präparationen hergestellt werden können. Die Liposomengröße ist sehr gut steuerbar, da diese durch Ionenstärke, Temperatur, Lipidkonzentration und vor allem durch die Wahl des Detergens selbst beeinflusst werden kann. Geeig-

auf den Lipidanteil) bieten hier meistens einen ausreichenden Oxidationsschutz.

Ein drittes Problem ist die Stabilität der Assoziation von Wirkstoffen mit den Liposomen. Bei der Lagerung sind nur hydrophile Moleküle mit einer Molmasse von mehr als 300 – 500 Da (einschließlich der Hydrathülle) relativ stabil verkapselt. Lipophile und amphiphile Moleküle sind in der Liposomenmembran nur bei sehr hohen Verteilungskoeffizienten von log P >5 stabil verankert. Kleinere Moleküle mit mittlerer Lipophilie können nicht stabil eingeschlossen werden, wenn sie nicht im wässrigen Innenraum durch Ionisierung, Komplexierung oder Ausfällung modifiziert werden.

Die Membrandichtigkeit kann durch die Wahl der Lipide erhöht werden. Dazu werden oft Lipidmischungen mit einem möglichst hohen Cholesterolgehalt verwendet. Vesikuläre Phospholipidgele (siehe Abschn. 1.5) sind ein weiteres Konzept zur Erzielung einer hohen Verkapselungseffizienz bei Lagerung.

Um Hydrolyse und Oxidation weitgehend zu unterbinden, können Liposomen auch gefriergetrocknet werden. Beim Rehydratisieren neigen die Liposomenmembranen aber zur Bildung von Defekten. Diese führen einerseits zu Membranfusionen und damit zum Partikelgrößenwachstum. Andererseits treten die verkapselten Wirkstoffe dabei massiv aus den Liposomen aus. Die Defekte bei der Rehydratation können durch Zusatz von Zuckern oder Zuckeralkoholen teilweise unterdrückt werden. Im Allgemeinen werden aber nur Liposomendispersionen lyophilisiert, deren Wirkstoff sehr lipophil und in der Membran inkorporiert ist.

3.4.2 Abtrennung von nicht liposomal verkapseltem Wirkstoff

In vielen Fällen ist es erwünscht, den nicht inkorporierten oder nicht verkapselten Wirkstoff von den Liposomen abzutrennen. Ein effizientes Targeting wird nur durch ausschließliche Applikation des liposomal verkapselten Wirkstoffs erreicht. Zur Abtrennung des freien Wirkstoffs eignen sich Verfahren wie Ultrafiltration, Dialyse oder am effizientesten die Gelpermeationschromatographie, z. B. über Säulen mit Sephadex®-, Sepharose®- oder Sephacryl®-Gelen.

3.4.3 Rekonstitution von Membranproteinen

Membranproteine (z. B. Rezeptoren oder Transportproteine) können in künstlichen Membranen auf ihre Funktion untersucht werden. Liposomen sind hier besonders geeignete Membranen, weil an ihnen auch der Transport zwischen innen und außen oder die Ausrichtung der Proteine sehr gut untersucht werden kann. Membranproteine werden am besten in die Membranen eingebaut, indem zunächst die Liposomen mit der gewünschten Lipidzusammensetzung vorgefertigt werden. Mit geeigneten Detergenzien wird die Liposomenmembran dann so weit gestört, dass die Proteine spontan in die entstehenden Membrandefekte inserieren.

3.4.4 Modifizierung der Oberflächen

In ▸ **Abb. 10.3** sind verschiedene Möglichkeiten von Veränderungen der Liposomenoberflächen gezeigt, die ein jeweils unterschiedliches Verteilungsmuster im Organismus bewirken.

An konventionelle Liposomen mit sehr fluiden Membranen (I) adsorbieren verschiedene Proteine des Blutes (z. B. Komplementprotein C3b, IgG, IgM, Fibronectin, c-reaktives Protein). Diese „Opsonine" können zum einen eine Liposomendestabilisierung bewirken. Zum anderen werden die Liposomen danach von phagozytierenden Zellen als „fremd" erkannt und von diesen im retikuloendothelialen System (RES), vor allem in Leber und Milz, eliminiert. Die Entfernung aus dem Blut erfolgt sehr schnell, d. h. innerhalb etwa einer halben Stunde. Liposomen mit einer Schicht von Polyethylenmolekülen (*Stealth*®-Liposomen, II) verlängern die Blutzirkulationsdauer bis zu vielen Stunden.

Um ein spezifisches Targeting zu erzielen, können die starken Bindungskräfte zwischen liposomal gekoppelten Liganden (kleine Moleküle, Peptide, Lektine, Antikörper) mit definierten Strukturen (Rezeptoren, Zucker,

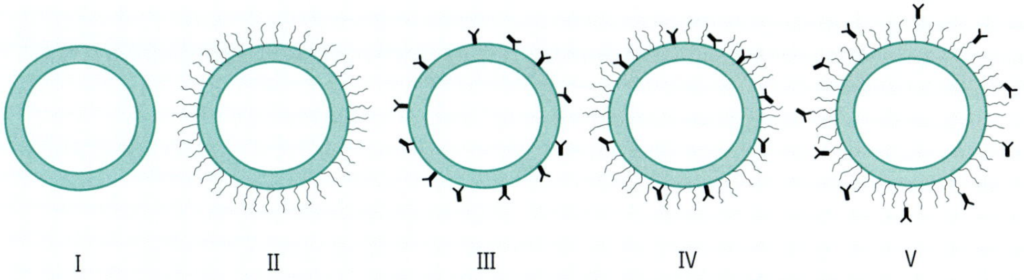

▲ **Abb. 10.3** Liposomen mit verschiedenen Oberflächenstrukturen

I: Konventionelle Liposomen mit unmodifizierter Membran

II: Sterisch stabilisierte Liposomen mit Polyethylenglykolketten (Bei herkömmlichen Pegylierungsmethoden werden die PEG-Lipide während der Liposomenherstellung in die Membranen eingebaut und befinden sich deshalb zusätzlich auch auf der Innenseite der Liposomenmembran.)

III–V: Immunoliposomen: Typ A (III), Typ B (IV), Typ C (V)

Antigene) auf den Zielzellen genutzt werden. Bei Liposomen mit gekoppelten Antikörpern spricht man von Immunoliposomen. Die einfachste Art der Kopplung von Antikörpern an konventionelle Liposomen erhöht zwar die Bindung an die Zielzellen, die jedoch durch die kurze Blutzirkulationszeit dieser Liposomen (III) kaum erreicht werden. Bei pegylierten Liposomen, bei denen die Antikörper direkt an die Membranen gekoppelt sind (IV), ist zwar eine verlängerte Zirkulationsdauer im Blutkreislauf messbar, eine spezifische Erkennung durch die Zielzellen erfolgt jedoch kaum, weil die Antikörper in der PEG-Schicht „versteckt" sind. Erst wenn die Antikörper oder andere Liganden an die Kettenende der PEG-Moleküle gekoppelt sind (V), ist eine ausreichend lange Blutzirkulation gewährleistet, die auch eine Umverteilung in das Zielgewebe durch die Endothellücken der Kapillaren ermöglicht. Anschließend kann dann eine spezifische Bindung dieser auf diese Weise „funktionalisierten" Liposomen an die Zielzellen in diesem Gewebe erfolgen.

Proteine können mit verschiedenen Methoden an die PEG-Ketten gekoppelt werden. Dazu werden meist bei der Liposomenherstellung aktivierte PEG-Lipide in die Liposomen eingebaut und die Proteine dann, z. B. über ein zugängliches Schwefelatom, an das Lipid (z. B. MAL-PEG-DSPE; siehe Tab. 1) an der Oberfläche kovalent gebunden.

4 Verwendung von Liposomen

Durch die Wahl der Membranlipide, der Lamellenzahl und der Liposomendurchmesser kann der Beladungsgrad mit Wirkstoffen variiert und die Freisetzung modifiziert werden. Durch die Verkapselung wird das Liposom zu einem Transportmittel mit Depoteffekt. Die Permeationsgeschwindigkeit der verkapselten Wirkstoffe hängt einerseits von der Beschaffenheit der Liposomenmembran und andererseits von der Lipophilie und Größe der Wirkstoffmoleküle ab (siehe Abschn. 3.4.1).

10

Merke

Die vielseitigen Anwendungsbereiche der Liposomen beruhen auf den verschiedenen Möglichkeiten der Assoziation von Molekülen mit diesen Vesikeln. Hydrophile Moleküle können im wässrigen Innenraum verkapselt, amphiphile oder geladene Moleküle an die Membranen adsorbiert und lipophile Moleküle in die Membranen inkorporiert werden.

Liposomen werden mitunter ohne Wirkstoffe eingesetzt. Trotzdem erfüllen sie eine therapeutische Funktion, wenn z. B. durch die Lipide bei topischer Anwendung eine Schutzwirkung erreicht wird oder ein hoher Anteil an ungesättigten Fettsäuren eine positive Wirkung auf den Metabolismus erzielt.

4.1 Liposomen als Membranmodelle

Merke

Liposomen besitzen wie Zellmembranen eine Lipiddoppelschicht und sind deshalb sehr gut als Membranmodelle geeignet. Mit ihnen ist es möglich, Verteilungsvorgänge von Substanzen und passive Transportvorgänge durch Membranen zu quantifizieren.

Der Verteilungskoeffizient von schwachen Säuren und Basen zwischen Membranen und wässriger Umgebung zeigt eine ausgeprägte pH-Abhängigkeit, die durch die Ladungen dieser Moleküle und auch der Membranlipide bedingt ist. Liposomen sind als Verteilungsmodelle für biologische Membranen den sehr vereinfachten Modellen wie Octanol/Puffer oder ähnlichen Systemen mit organischen Lösungsmitteln in ihrer Aussagekraft weit überlegen. Liposomen bieten zudem die Möglichkeit, durch eine gezielte Auswahl von Lipiden verschiedene biologische Membranen zu imitieren.

4.2 Liposomen als Wirkstoffträger

Liposomen eignen sich nicht als orale Arzneiform, da sie sehr empfindlich gegenüber dem sauren Milieu des Magens, Enzymen im Magen-Darm-Trakt und Gallensalzen im Dünndarm sind. Die wichtigsten Applikationsrouten sind deshalb die parenterale und topische Applikation. Hierzu sind bereits einige Präparate zugelassen oder in klinischer Prüfung ▸ Tab. 10.2 und Tab. 10.3.

Merke

Liposomen können im pharmazeutischen und kosmetischen Bereich als Wirkstoffträger eingesetzt werden. Sie dienen dabei als Wirkstoffträgersysteme zur gezielten Verteilung (Targeting) in Organe, Gewebe (z. B. Tumoren), Zellen und sogar Zellorganellen.

4.2.1 Verwendung von Liposomen in der Dermatologie und Kosmetik

Die Haut ist ein wirksamer Schutz gegen die Permeation von Wasser und hydrophilen Substanzen sowie gegen das Eindringen von Partikeln in den Organismus. Vor allem der oberste Teil der Epidermis, das Stratum corneum (SC, Hornschicht), verhindert durch seine besondere Struktur ein Eindringen von körperfremden Stoffen.

Im Gegensatz zu den tiefer liegenden Hautschichten enthalten die Lipidschichten im SC keine Phospholipide. Diese sind durch Ceramide ersetzt, die nur sehr kleine hydrophile Kopfgruppen besitzen und nur eine geringe Hydratation der Haut zulassen. Dadurch wird die Bildung auch von kleinsten Wasserporen durch die Haut unterdrückt und somit der Körper vor Verdunstung von Wasser geschützt.

Langkettige Ceramide der Haut verzahnen die Lipide des SC zu komplexen Multischichten, die zum Teil mit den abgestorbenen Hornzellen kovalent verbunden sind. Der hohe Sättigungsgrad der Ceramide und die anderen Lipide wie Cholesterol, Cholesterolfettsäureester, Cholesterolsulfat und freie Fettsäuren führen zu einer gelartigen Lipidstruktur mit geringer Fluidität, die zur geringen Permeabilität des SC beiträgt.

In vielen Untersuchungen konnte gezeigt werden, dass konventionelle Liposomen oder Niosomen® als intakte hydrophile Partikel nicht durch das Epithel der Haut penetrieren und damit auch keine transepidermale Trägerfunktion für Wirkstoffe haben können. Trotzdem ist eine gewisse penetrationsfördernde Wirkung liposomaler Präparate wahrscheinlich. Genaue Messungen zur Umverteilung aus liposomalen Zubereitungen konnten zeigen, dass lipophile Wirkstoffe wie Cortisol über längere Zeit in hohen Konzentrationen im SC gehalten werden („drug localizing effect"), ohne dass sie den systemischen Kreislauf erreichen. Eine mögliche Erklärung ist der okklusive Effekt der auftrocknenden Lecithinlamellen, wodurch ein steigender Wassergehalt das Eindringen sowohl von hydrophilen als auch von lipophilen Wirkstoffen in die oberen Hautschichten fördert. Eine andere Erklärung ist eine erleichterte Penetration durch Bildung niedermolekularer Komplexe aus Wirkstoff und liposomalen Lipiden.

Obwohl das nahezu undurchdringliche Epithel des SC den größten Flächenanteil der Haut ausmacht, können Liposomen auch über die flächenmäßig relativ wenigen Poren der Haarschäfte bis in die Tiefe der Haarfollikel eindringen und dort Wirkstoffe freisetzen.

Ein wichtiger Einsatz von Liposomen in der Dermatologie liegt im Bereich des Lichtschutzes, der vor allem zur Vermeidung von Hautkrebs diskutiert wird.

Eine besondere Entwicklung zur Erhöhung der Wirkstoffpenetration in die Haut sind ultraflexible Liposomen mit stark deformierbaren Membranen (s. o.). Mit ihnen gelingt offensichtlich eine Penetration nieder- und höhermolekularer Wirkstoffe in die Haut.

Im kosmetischen Bereich werden Liposomen hauptsächlich eingesetzt, um Substanzen in die oberen Hautschichten zu bringen, z. B. zur Glättung von Hautfältchen.

4.2.2 Verwendung von Liposomen in parenteralen Zubereitungen

Nach Injektion in die Blutgefäße werden konventionelle Phospholipidliposomen durch Einlagerung von Komponenten des aktivierten Serum-Komplement-Systems löchrig. Plasmalipoproteine, vor allem HDL, destabilisieren die Liposomenmembranen durch Lipidaustausch. Der Zusatz von Cholesterol zu den Membranlipiden hat gegen diese unerwünschten Veränderungen einen wichtigen stabilisierenden Effekt.

Die Anlagerung von Serumproteinen an Liposomen führt darüber hinaus auch zu ihrer schnellen Eliminierung durch Phagozyten wie Monozyten, Granulozyten oder Makrophagen, die die Liposomen dann als „fremd" erkennen. Durch Beimischung von Lipiden mit kovalent gebundenen PEG-Ketten von Molmassen im Bereich von 2000 Da werden die Liposomen sterisch stabilisiert und die Proteinadsorption wird unterdrückt. Die Liposomen werden somit „getarnt" (*Stealth*®-Effekt) und zirkulieren deshalb länger im Blut (siehe auch Abschn. 3.4.4).

Merke

1. Für Liposomen zur Injektion, Infusion oder Implantation gelten immer die allgemeinen Anforderungen für Parenteralia.
2. Um Liposomen lagerfähig zu machen, sind besondere Formulierungen und Maßnahmen nötig (siehe Abschn. 3, Technologie).
3. Die Lipidzusammensetzung und die Größe bestimmen das Schicksal der Liposomen im Organismus.

4.3 Therapievorteile von liposomalen Arzneiformen

Die Vorteile der Formulierung von Wirkstoffen mit Liposomen sollen hier nochmals zusammengefasst werden:

1. Aus biopharmazeutischer Sicht bieten Liposomen wie auch andere nanopartikuläre Systeme (NPS) die Möglichkeit, nach parenteraler Applikation die Verteilung der Wirkstoffe zu beeinflussen. Dabei werden die Besonderheiten der Kapillar-Endothelien in verschiedenen Geweben genutzt.
2. Wie alle NPS können die Liposomen durch gezielte Oberflächenmodifikation spezifisch an Zielzellen gebunden und vorwiegend über einen bestimmten Endozytoseweg aufgenommen werden.
3. Liposomen haben gegenüber anderen NPS den Vorteil, dass in sie auch größere Mengen an hydrophilen Wirkstoffen verkapselt werden können.
4. Der Lipidbilayer von Liposomen bietet für Wirkstoffe wie Amphotericin B eine optima-

le Umgebung und ist daher eine besonders geeignete Trägermatrix.

5. Für die Anwendung auf der Haut können die Liposomenmembranen mit Tensiden so fluidisiert werden, dass sie in das Stratum corneum eindringen können.
6. Die meisten Liposomenlipide sind nicht toxisch.
7. Viele Lipide der Liposomen, vor allem natürliche Phospholipide, können aufgrund ihrer zum Teil hoch ungesättigten Fettsäureanteile selbst als Wirkstoffe dienen.

5 Marktpräparate

Die beschriebenen Therapievorteile vor allem bei parenteraler Applikation sind der Grund für zahlreiche Liposomenpräparate auf dem Markt ▸Tab. 10.2 oder in der Entwicklung (Beispiele in Tab. 10.3. Bei dieser ersten Generation der Liposomen findet man noch keine Produkte mit Oberflächenmodifikation zum spezifischen Targeting, da deren Sicherheit noch nicht ausreichend und der Herstellungsaufwand bisher zu groß ist.

▼ **Tab. 10.2** Liposomale Fertigarzneimittel (FAM) auf dem Markt

Wirkstoff	FAM-Name	Zulassungsinhaber	Zulassung in Ländern	Art des Kolloids	Anwendungsgebiet
Amphotericin B	Abelcet®	Zeneus	„weltweit"	Lipidlamellen	systemische Mykosen
	AmBisome®	Gilead	A, B, CH, DE, F, FIN, GB, I, NL, S, T, TR, CDN, USA	konventionelle Liposomen	systemische Mykosen
		Astellas, Fujisawa, Sumitomo	CDN, J		
Cytarabin	DepoCyte®	Mundipharma SkyePharma	A, DE, GB, NL, S, CDN, USA	multivesikuläre Liposomen („DepoFoam")	akute lymphatische Leukämie, intrathecal
Doxorubicin	Doxil® (USA) = Caelyx®	Ortho Biotech	USA	PEGylierte Liposomen	Kaposisarkom; metastasierendes Mammakarzinom Ovarial-Karzinom
		Schering-Plough (Essex)	„weltweit", außer USA		
	Myocet®	Zeneus	„weltweit"	konventionelle Liposomen	metastasierendes Mammakarzinom
Hepatitis-A-Impfstoff	Epaxal®= HAVpur	Berna	CH, I, ES	Virosomen	Impfung
		Baxter	A		
		Masta	E		
		SBL	S		
		Novartis	DE		
Influenza-Impfstoff	Inflexal® V Behring	Berna	CH, I, ES	Virosomen	Impfung
		Baxter	A, DE		
		Sanofi Pasteur	E		
	Invivac® = Influvac® plus	Solvay	DE, E CH	Virosomen	Impfung
Morphin	DepoDur	Endo	USA	multivesikuläre Liposomen („DepoFoam")	postoperative Schmerzen, epidural

▼ **Tab. 10.3** Beispiele für liposomale Fertigarzneimittel in klinischer Entwicklung

Wirkstoff	FAM-Name	Entwickelnde Firma	Klinische Phase	Anwendungsgebiet (meist parenteral)
Vincristin	Onco TCS	Inex	II / III	Non-Hodgkin-Lymphom
Aroplatin	Aroplatin™	Antigenics	II	Colorektal-Karzinom
Lurtotecan	OSI-211	OSI Pharma-ceuticals	II	kleinzelliges Lungen-Karzinom
Irinotecan-Metabolite, Mitoxantron	–	NeoPharm	I / II	verschiedene
Temoporphin	Foslip	Biolitec	III	photodynamische Therapie von Kopf-Hals-Tumoren
Temoporphin	Cellulip	Biolitec	–	photodynamische Therapie von Cellulitis (intradermal)

Zusammenfassung

Liposomen gehören zu den Nanopartikuläre Systemen (NPS). Diese Arzneiformen erlauben eine gezielte Beeinflussung der Verteilung (Distribution) von Wirkstoffen im Organismus. Die natürlichen und untoxischen Hilfsstoffe, einfache Herstellungstechnologien und die Verkapselung auch hydrophiler Wirkstoffe sind ein besonderer Vorteil von Liposomen gegenüber anderen NPS. Zahlreiche Marktprodukte zeigen einen vorteilhaften Einsatz liposomaler Arzneiformen besonders in der Krebstherapie und bei der Vakzinierung, aber auch in der Dermatologie und Kosmetik. Durch die Ähnlichkeit mit zellulären Membranen sind Liposomen darüber hinaus auch als Membranmodelle von besonderem Interesse.

10

Literatur

Allen TM. Liposomal drug formulations. Rationale for development and what we can expect for the future. Drugs 56: 747 - 56, 1998

Bangham AD. Surrogate cells or Trojan horses. The discovery of liposomes. Bioessays 17: 1081 - 8, 1995

Bendas G. Immunoliposomes: a promising approach to targeting cancer therapy. BioDrugs 15: 215 - 24, 2001

Elsayed MM, Abdallah OY, Naggar VF, Khalafallah NM. Lipid vesicles for skin delivery of drugs: reviewing three decades of research. Int. J. Pharm. 332: 1 - 16, 2007

Felgner PL, Tsai YJ, Sukhu L, Wheeler CJ, Manthorpe M, Marshall J, Cheng SH. Improved cationic lipid formulations for in vivo gene therapy. Ann. N Y Acad. Sci. 772: 126 - 39, 1995

Lasic DD, Papahadjopoulos D. Liposomes revisited. Science 267: 1275 - 6, 1995

Lasic DD, Vallner JJ, Working PK. Sterically stabilized liposomes in cancer therapy and gene delivery. Curr. Opin. Mol. Ther. 1: 177 - 85, 1999

Lichtenberg D, Barenholz Y. Liposomes: preparation, characterization, and preservation. Methods Biochem. Anal. 33:.337 - 462, 1988

Maruyama K. In vivo targeting by liposomes. Biol. Pharm. Bull. 23: 791 - 9, 2000

Peschka-Süss R, Schubert R. pH-sensitive liposomes. In: Weissig V, Torchillin V (eds.). Liposomes, a practical approach. 2nd edition. Oxford University Press 264: 305 - 318, 2003

Posner R. Liposomes. J. Drugs Dermatol. 1: 161 - 4, 2000

Schubert R. Liposome preparation by detergent removal. Methods Enzymol. 367: 46 - 70, 2003

Szoka F Jr, Papahadjopoulos D. Comparative properties and methods of preparation of lipid vesicles (liposomes). Annu. Rev. Biophys. Bioeng. 9: 467 - 508, 1980

Regine Süss,
Carsten Rudolph

Nukleinsäuren als moderne Wirkstoffe

11

Das Leben läuft über einen stetigen Informationsfluss innerhalb der Zelle ab. Am Anfang dieses Informationsflusses steht die DNA im Zellkern. Deren Information wird durch die Transkription in die komplementäre mRNA und anschließende Translation an den Ribosomen im Zytoplasma in Protein übersetzt. Die Proteine bilden die eigentlichen Funktionseinheiten zellulärer Prozesse. Das Ziel der Verwendung von Nukleinsäuren als moderne Wirkstoffe ist es, in diese Kaskade einzugreifen und Störungen, d.h. angeborene und erworbene Erkrankungen, zu korrigieren.

Da die Nukleinsäuren ganz am Anfang stehen, sollte es theoretisch möglich sein, jeden beliebigen zellulären Prozess durch deren Einbringen in die Zelle zu beeinflussen. In diesem Kapitel werden die theoretischen Grundlagen für den therapeutischen Einsatz von Nukleinsäuren diskutiert. Im Vordergrund stehen dabei pharmazeutisch-technologische Aspekte. Der Stand der klinischen Entwicklung wird an ausgewählten Beispielen dargestellt.

1 Nukleinsäuren

1.1 Nukleinsäuren und deren therapeutische Verwendung

Bei der Entwicklung der Gentherapie stand zunächst die Behandlung monogener Erbkrankheiten im Vordergrund, die auf den Funktionsausfall eines Gens bzw. dessen fehlerhaften Produkts, d. h. ein Protein, zurückzuführen sind. Klassische Beispiele hierfür sind die Hämophilie, Mukoviszidose (auch zystische Fibrose genannt) und die angeborenen Immundefekte. Im Unterschied zur herkömmlichen medikamentösen Therapie erfolgt bei der Gentherapie keine Verabreichung eines direkt wirkenden Wirkstoffs, der z. B. einen Rezeptor blockiert. Vielmehr sollen die Körperzellen durch das Einbringen von Genen dazu veranlasst werden, die fehlenden oder defekten, aber für den Patienten essenziellen Proteine selbst herzustellen.

In diesem Sinne sind **Gene als Prodrug** zu definieren. Erst nach der Transkription des Gens wird der eigentliche Wirkstoff, das Protein, gebildet. Gentherapie in ihrer eigentlichen Definition („Genkorrektur", „Genreparatur") bedeutet die Reparatur eines defekten Genabschnitts in der Zelle durch gezielten Austausch einer fehlerhaften bzw. das Einfügen der fehlenden DNA-Sequenz. Dies ist bisher allerdings aufgrund der geringen Effizienz der für diesen Zweck zur Verfügung stehenden Systeme nur beschränkt erfolgreich gewesen.

Im weiteren Sinne umfasst daher Gentherapie die Kompensation der Funktion defekter Gene durch das zusätzliche Einbringen einer korrespondierenden, funktionell intakten Kopie in die erkrankte Zelle. Dieser Ansatz wird im weiteren Sinne auch als „Genaddition" oder „Genkomplementierung" bezeichnet. Ebenfalls zählt man die Inaktivierung pathogener Genprodukte durch das **Ausschalten von Genen** zur Gentherapie. Hierunter fallen auch die „Antisense-Therapie" und die derzeitig intensiv beforschte RNA-Interferenz ▸**Abb. 11.1**. Zur Gentherapie wird weiterhin die indirekte Heilung von Erkrankungen durch therapeutische Gene gezählt, um z. B. die Angiogenese bei der peripheren Verschlusskrankheit zu stimulieren und damit die Durchblutung zu verbessern. Die Gentherapie ist somit im Sinne eines Arzneimittels weiter zu fassen als alleinig die Korrektur ererbter genetischer Defekte.

▸▸ Definition

Unter Gentherapie versteht man das Einbringen genetischen Materials in die Zellen eines Individuums, um therapeutischen Nutzen für das Individuum zu erzielen. Die Nukleinsäuren dienen dabei als therapeutische Wirkstoffe.

Merke

Zur Gentherapie zählt man nicht nur die Reparatur von Genen, sondern auch die Addition und das Ausschalten von Genen.

Man unterscheidet bei gentherapeutischen Eingriffen zwischen der Korrektur von Gendefekten in Körperzellen (somatische Gentherapie) und Zellen der menschlichen Keimbahn, d. h. Eizelle und Spermium (Keimbahntherapie). Die gentherapeutische Veränderung der menschlichen Keimbahn, die zu einer Vererbbarkeit der eingebrachten Gene führen würde, ist ethisch bedenklich (betrifft auch die Nachkommenschaft) und auch aus praktischen Gründen (Nebenwirkungen unvorhersehbar) nicht vertretbar. Auch ist sie nach dem Embryonenschutzgesetz in Deutschland verboten.

Bei der gentherapeutischen Applikation unterscheidet man zwischen zwei grundlegenden Applikationsrouten: **In-vivo-** und **Ex-vivo-Gentherapie**. Unter der In-vivo-Gentherapie versteht man die direkte Applikation des Gens in den erkrankten Patienten. Bei der Ex-vivo-Gentherapie werden dem Patienten zunächst eigene Zellen entnommen, die dann außerhalb des Patienten gentherapeutisch behandelt und ihm im Anschluss wieder zurückappliziert werden ▸ **Abb. 11.2**. Beispiele für die In-vivo-Applikation sind die intravenöse, intramuskuläre oder intratumorale Injektion sowie die Inhalation, während Ex-vivo-Strategien vor allem bei Erkrankungen des hämatopoetischen Systems verfolgt werden. Hier ergibt sich die elegante Möglichkeit, die Erkrankung nicht nur in den Zellen zu korrigieren, in denen der defekte Phänotyp zum Tragen kommt (z. B. T-Lymphozyten), sondern bereits in deren Vorläuferzellen, den Knochenmarkstammzellen. Dies hat den immensen Vorteil, dass nur eine relativ geringe Anzahl an Stammzellen korrigiert werden muss, um den Phänotyp des zugrunde liegenden Gendefekts zu korrigieren.

> **Merke**
>
> Gentransfer ist möglich in Körperzellen (somatische Gentherapie) und Keimbahnzellen (Keimbahntherapie) sowie in Zellen außerhalb des Körpers (ex vivo) und innerhalb des Körpers (in vivo).

Mit der therapeutischen Verwendung von Nukleinsäure erhofft man sich große Fortschritte bei der Krebsbekämpfung (Onkologie), in der Virologie (Infektionserkrankungen), bei Erkrankungen der Atemwege (Asthma, chronisch obstruktives Lungenödem, COPD), des Zentralnervensystems, bei Herz-Kreislauf- (Herzinsuffizienz) und entzündlichen Erkrankungen (rheumatoide Arthritis) sowie bei Parkinson.

Außerdem eröffnet die Gentherapie neue Wege der **Vakzinierung** (genetische Impfstoffe), bei der das gewünschte Antigen als kodierende DNA in den Patienten appliziert wird und dieser selbst das entsprechende Antigen produziert. Die Gentherapie kann auch angewendet werden, um spezifische Immunantworten oder den Untergang spezifischer Zellen zu stimulieren (Tumorvakzinierung). Therapeutische Anwendungsbereiche ergeben sich insbesondere in Fällen, in denen konventionelle medikamentöse Ansätze versagen, z. B. wenn eine

> **Merke**
>
> Die große Bedeutung der Gentherapie ergibt sich daraus, dass eine solche Therapie eine echte **Kausaltherapie** darstellt. Neben ersten beachtlichen Erfolgen befinden sich gentherapeutische Ansätze allerdings noch im Forschungs- und Entwicklungsstadium und es gibt – abgesehen von China – noch kein etabliertes und zugelassenes gentherapeutisches Arzneimittel.

Expression des Proteins innerhalb spezifischer Zielzellen zu erfolgen hat bzw. wenn sie gewebespezifisch, lokalisiert oder über lange Zeit in regulierbarer Weise stattfinden soll.

1.1.1 DNA

Die einfachste und am häufigsten eingesetzte Nukleinsäure für den Gentransfer ist die **Plasmid-DNA**.

Prinzipiell sind zur effektiven Gentherapie verschiedenste Barrieren zu überwinden, die noch genauer beschrieben werden. Hier soll nur auf die Problematik der Überwindung der Zellkernmembran eingegangen werden. Die Voraussetzung dafür, dass Plasmid-DNA ihre Wirkung entfalten kann, ist deren **Transport in den Zellkern**, wo der Transkriptionsprozess stattfindet.

Um diese Problematik besser zu verstehen, muss berücksichtigt werden, dass für den Stofftransport zwischen dem Zytoplasma und dem Zellkern die Zellkernporen die einzigen Verbindungen sind. Sie regeln damit den Transport in den Zellkern und durch sie muss auch die Plasmid-DNA transportiert werden. Im Ge-

> **Definition**
>
> Plasmide sind hochmolekulare zirkuläre DNA-Moleküle, die das Gen (auch als Transgen bezeichnet) beinhalten, das das gewünschte Protein kodiert. Formell betrachtet ist Plasmid-DNA ein Prodrug, das erst nach der Zellaufnahme und Transkription in mRNA im Zellkern und deren anschließenden Translation in die aktive Form, das Protein, überführt wird.

gensatz zu kleinen Molekülen, die frei durch die Zellkernpore diffundieren können, werden größere Proteine (>60 kDa, ca. 7 nm Durchmesser) an ihrer Diffusion gehindert. Diese können nur durch einen aktiven Transportprozess, der durch Zellkerntransporter vermittelt wird (mithilfe von Kernlokalisierungssequenzen), das Innere des Zellkerns erreichen. Dabei kann sich der Transportkanal der Zellkernpore nur bis zu einem Durchmesser von ≈ 50 nm öffnen. Berücksichtigt man den Durchmesser von Plasmid-DNA, der je nach Verknäulungsgrad und räumlicher Betrachtung zwischen 10 und 100 nm beträgt, wird offensichtlich, dass deren Diffusion aus dem Zytoplasma in den Zellkern stark behindert ist. Außerdem ist kein aktiver Transportmechanismus vorhanden. Daher lassen sich nicht teilende Zellen, bei denen die Zellkernmembran mit den Zellkernporen intakt ist, nur schwer transfizieren. Die Plasmid-DNA gelangt nur schwer durch die Zellkernporen in den Zellkern.

Im Gegensatz dazu kann die Plasmid-DNA bei sich teilenden Zellen das Zellkerninnere während der Mitose erreichen, da sich zu Beginn der Mitose die Zellkernmembran auflöst und sich erst in ihrer Endphase wieder aufbaut. Befindet sich folglich ein Plasmid-DNA-Molekül in der Endphase der Mitose zufällig an dem Ort in der Zelle, an dem sich um das Molekül herum die Zellkernmembran neu aufbaut, ist dieses nach der Zellteilung von der Zellkernmembran umschlossen und damit im Zellkern.

Eine Plasmid-DNA beinhaltet verschiedene Funktionselemente. Von großer Bedeutung ist der **Promotor**, über den die Transgenexpression reguliert wird. Hier werden einerseits für hohe Expressionsraten starke virale Promotoren verwendet, z. B. der CMV-Promotor aus dem Zytomegalievirus. Andererseits werden gewebespezifische Promotoren eingesetzt. Diese haben den Vorteil, dass das Transgen nur in den gewünschten Zielzellen exprimiert wird und die Proteinmenge physiologisch reguliert ist. Ein Beispiel hierfür ist der leberspezifische hAAT-Promotor des humanen α_1-Antitrypsins, der bei Hämophilie A und B eingesetzt wird.

Neben dem Transgen wird häufig ein **Intron** integriert, das die Expressionsrate um das bis zu 100-fache steigern kann. Ein Beispiel hierfür ist das erste Intron des Ubiquitin-B-Gens.

Ein weiteres wichtiges Funktionselement ist der **Poly(Adenin)-Schwanz,** abgekürzt Poly(A)-Schwanz, der die mRNA-Translation und deren zytoplasmatische Stabilität stark beeinflusst. Außerdem befinden sich auf einem Plasmid ein **Replikationsursprung** und ein **Selektionsgen** für deren Amplifikation in Bakterien. Als Selektionsgen wird derzeitig Kanamycin empfohlen, da dies human selten verwendet wird und dadurch das Selektionsrisiko in einem Patienten minimiert werden kann.

Ein neuer Trend ist die Verwendung der **Minicircle-DNA**, die wie Plasmid-DNA zirkulär ist, aber nur noch den Promotor, das Transgen und den Poly(A)-Schwanz beinhalten. Ihr großer Vorteil ist, dass sämtliche **bakterielle DNA-Sequenzen des Plasmids eliminiert** sind. Diese können einerseits zur Aktivierung des Immunsystems führen. Andererseits wird diskutiert, ob sie zu einer Anreicherung des Plasmids im Heterochromatin führen und damit zu deren Transkriptionsverlust (Silencing), was nicht erwünscht ist. Einer ihrer Nachteile ist die bisher schwierige Herstellung in ausreichenden Mengen.

Ein bisher ungelöstes Problem bei der Verwendung von Plasmid-DNA ist ihre zeitlich limitierte Wirkdauer. Es sind derzeitig keine Funktionselemente bekannt, die zur effizienten Replikation (Vermehrung) während der Zellteilung und damit Vererbung des Plasmids auf die Tochterzellen führt. Dies bedeutet, dass der Zellkern der transfizierten Zelle das Plasmid während der Zellteilung verlieren kann und somit die Tochterzellen das zuvor eingebrachte Transgen nicht mehr enthalten. Die Konsequenz hieraus ist, dass die Plasmid-DNA wiederholt gegeben werden muss, um z. B. bei Erbkrankheiten eine Langzeitwirkung zu erzielen.

Als Weiterentwicklung gelten **artifizielle Chromosomen**, die über **Centromere** und **Telomere** verfügen und dadurch vererbt werden können. Hierzu zählen bakterielle und hefeartifizielle Chromosomen (BACs, YACs) sowie Minichromosomen. Allerdings ist deren Produktion in größeren Mengen und vor allem deren effizienter Transfer in Zellen ein bisher ungelöstes Problem.

Merke

Plasmid-DNA wird vor allem für die „Genaddition" bei monogenen Erbkrankheiten und bei Erkrankungen, bei denen die Überexpression einzelner Gene zu einer Heilung führen soll, eingesetzt. Hier sind als Beispiele Wachstumsfaktoren zu nennen, die die Gefäßneubildung anregen können, oder apoptoseinduzierende Gene, die zum Absterben von Krebszellen führen sollen.

1.1.2 mRNA

Als Alternative zur DNA bietet sich Messenger-RNA (mRNA) an, die formal als **Zwischenstufenprodrug** der DNA angesehen werden kann. mRNA wird während der Transkription eines Gens im Zellkern gebildet und im Zytoplasma an den Ribosomen in Protein translatiert. Im Gegensatz zur DNA muss die **mRNA** nicht in den Zellkern eingebracht werden, sondern **nur in das Zytoplasma**, womit die Zellkernmembran als Barriere entfällt. Dieser Vorteil wurde auch in Versuchen belegt. Es konnte beobachtet werden, dass die Transfektion von Zellen mit mRNA zu wesentlich mehr transfizierten Zellen führt als äquivalente Mengen von Plasmid-DNA.

Wichtige Strukturmerkmale der mRNA, die erheblichen Einfluss auf ihre Aktivität haben, sind: die 3'-Cap-Struktur, die 3'-untranslatierte Region (UTR), die 5'-UTR und der Poly(A)-Schwanz. Die Optimierung dieser Strukturmerkmale führt zu einer bis zu 100-fachen Steigerung der Translationseffizienz.

Die Verwendung von mRNA anstelle von Plasmid-DNA ist bisher noch nicht weit verbreitet. Ein möglicher Grund ist sicherlich ihre schwierige Herstellung. Des Weiteren sind umfassende Vorkehrungen zu treffen, um den Abbau von mRNA durch ubiqitär vorkommende RNasen zu vermeiden.

Merke

mRNA wird gegenwärtig am häufigsten bei der Tumorvakzinierung verwendet. Hier werden antigenpräsentierende dendritische Zellen mit mRNA, die für ein Tumorantigen kodiert, transfiziert. Man erhofft sich davon eine Stimulation der Immunantwort gegen den Tumor und damit eine Tumorregression.

1.1.3 Oligonukleotide

Bei der **„Antigen"**-Therapie muss das Oligonukleotid in den Zellkern eingebracht werden und dort unter Bildung eines Triplex an die doppelsträngige DNA-Sequenz des auszuschaltenden Gens binden. Dies inhibiert die Transkription und folglich die Translation und Proteinbiosynthese. Bei der **„Antisense"**-Therapie bindet das Oligonukleotid an die mRNA oder Prä-mRNA und bildet eine Duplexstruktur, die die Translation bzw. weitere Prozessierung inhibiert und damit die Proteinbiosynthese ausschaltet.

Definition

Oligonukleotide sind kurze (12 – 28 Basenpaare lange) einzelsträngige DNA-Segmente, die nach Aufnahme in die Zelle selektiv die Expression einzelner Proteine verhindern.

Für die eigentliche Wirkung auf molekularer Ebene werden verschiedene Mechanismen diskutiert. Einerseits führt die direkte Bindung an Schlüsselsequenzen der mRNA zu einer Behinderung der mRNA-Translation. Andererseits wird durch die Bindung des Oligonukleotids das Enzym RNase H aktiviert, das die mRNA abbaut. Theoretisch betrachtet sollte die „Antigen"-Therapie zu einer besseren Kontrolle als die „Antisense"-Therapie führen, da hier nur eine Genkopie im Zellkern ausgeschaltet werden muss.

Limitierend für die Anwendung von Oligonukleotiden ist ihre kurze Halbwertzeit durch enzymatische Verdauung. Dies konnte wesentlich durch die Verwendung von Oligonukleo-

Merke

Therapeutisch können Oligonukleotide verwendet werden, um jedes beliebige Protein auszuschalten. Ein erstes Produkt, das 1998 zur Behandlung der durch Zytomegalieviren bedingten Retinis bei Aidspatienten zugelassen wurde, ist Formivirsen-Natrium (Vitravene®, Isis Pharmaceuticals, Carlsbad, CA). Es liegt in wässriger, mit Natriumbicarbonat gepufferter Lösung (pH 8,7) zur intravitrealen Injektion vor.

Oligonukleotide können also eingesetzt werden, um Gene auf Translations- (mRNA) und Transkriptionsebene (Gen) auszuschalten.

tidanaloga verbessert werden, deren Phosphodiesterbindungen durch Phosphothioate oder Methylphosphonate ersetzt sind.

1.1.4 Ribozyme

Die Hydrolyse mit Ribozymen wird verwendet, um entsprechende mRNA und die damit verbundene Proteinbiosynthese auszuschalten. Die beiden wichtigsten Vertreter sind die Hammerhead- und die Hairpin-Ribozyme (so bezeichnet wegen ihrer Form). Aufgrund des RNA-Rückgrats sind die Ribozyme sehr empfindlich gegenüber enzymatischem Abbau durch ubiquitär vorkommende RNasen und folglich auch in vivo nicht sehr stabil.

Definition

Ribozyme, abgeleitet von Ribonukleinsäure und Enzym, sind RNA-Moleküle, die die mRNA sequenzspezifisch schneiden. Dabei paart sich ein Ribozym mit einer komplementären mRNA-Sequenz und bildet eine Duplexstruktur, die zu einer deformierten und leicht hydrolysierbaren mRNA-Konformation führt.

1.1.5 siRNA

Nach dem Einbringen von siRNA in das Zytoplasma werden diese in den RISC-Komplex (RNA induced silencing complex) eingebaut, der die komplementäre mRNA bindet und deren Abbau einleitet. Das Ergebnis dieses Prozesses ist das **posttranskriptionelle Ausschalten eines gewünschten Gens** (ein Video zum siRNA-Mechanismus ist auf der Homepage von „Nature“ frei erhältlich). Die Technologie zeichnet sich durch ihre hohe Effizienz und Selektivität aus. Die RNA-Interferenz erlebt derzeitig einen Boom und bereits 2006, nur acht Jahre nach ihrer Entdeckung, wurde der **Nobelpreis** in Physiologie und Medizin an ihre Entdecker verliehen: Andrew Z. Fire und Craig C. Mellow.

Definition

„Small interfering RNA“ (siRNA) bestehen aus kurzen, 21–23 Basenpaaren langen, doppelsträngigen RNA-Molekülen. Sie können zur Herunterregulation von krankheitsverursachenden Genen durch **RNA-Interferenz (RNAi)** verwendet werden.

Neben der Applikation chemisch-synthetischer siRNA besteht auch die Möglichkeit, dass siRNA von körpereigenen Zellen produziert wird. Hierzu können Plasmide, die für shRNA (small hairpin RNA) kodieren, in Zellen eingebracht werden. Dies ist auch mithilfe integrierender Viren möglich, sodass siRNAs konstitutiv für ihre gesamte Lebensspanne von transduzierten Zellen gebildet werden.

Praxisbeispiel

Erste klinische Studien werden bei der altersbedingten Makuladegeneration durch Ausschalten des VEGF-Rezeptors durchgeführt. Dadurch wird die Gefäßneubildung in der Makula reduziert, die für die negative Beeinträchtigung des Sehvermögens verantwortlich ist.

Die siRNA-Therapie ist eine der am vielversprechendsten Strategien des „Genausschaltens“.

1.1.6 Aptamere

Aptamere können verwendet werden, um mit krankheitsbedingten Proteinen zu interagieren und deren Funktion auszuschalten. Sie werden

Definition

Aptamere (lat. *aptare* = anpassen) sind einzelsträngige Nukleinsäuresegmente, die direkt mit Proteinen wechselwirken.

zur Proteininhibierung gegenüber Antikörpern bevorzugt, da sie sehr spezifisch und nicht immunogen sind. Außerdem besitzen sie eine ausreichende Stabilität zur Herstellung pharmazeutischer Formulierungen. Der Fokus ist allerdings noch auf die Identifikation geeigneter inhibitorischer Aptamere und deren Targetvalidierung gerichtet.

Praxisbeispiel

Pegaptanib-Natrium (Macugen®) ist ein chemisch synthetisierter, modifizierter, aus 28 Basen bestehender RNA-Strang, der kovalent mit Polyethylenglykol verbunden ist. Es wurde 2006 als erster VEGF-Inhibitor für Patienten mit feuchter Form der altersabhängigen Makuladegeneration (AMD) zugelassen.

Eine Voraussetzung für die therapeutische Wirkung der aufgeführten Nukleinsäuren ist u.a. die Formulierung in eine applizierbare Arzneiform. Diese Form muss in erster Linie großtechnisch herstellbar und stabil sein. Außerdem soll eine geeignete Biodistribution erreicht werden, d.h., die Nukleinsäure muss an ihren Wirkort in den Zielzellen transportiert werden, ohne zwischenzeitlich abgebaut zu werden. Zusätzlich ist aber der Wirkstoff Nukleinsäure auch in das Zytoplasma oder sogar in den Zellkern einzubringen.

Im Gegensatz zu den klassischen niedermolekularen Wirkstoffen, deren Biodistribution und zelluläre Aufnahme hauptsächlich durch physikalisch-chemische Eigenschaften bestimmt sind, gelten für Nukleinsäuren andere Voraussetzungen. Nukleinsäuren sind stark negativ geladene Moleküle mit hohem Molekulargewicht. Sie können Zellmembranen unter normalen Umständen nicht passieren, wodurch „nackte“ Nukleinsäuren in den meisten Fällen wirkungslos sind.

Jegliche Organismen schützen sich davor, Nukleinsäuren aufzunehmen, weil diese zu unerwünschter Mutagenese führen könnten. Eine wichtige Herausforderung der pharmazeutischen Technologie ist es daher, Nukleinsäuren so zu formulieren, dass sie ihre Wirkung auch tatsächlich entfalten können. Der Nukleinsäuretransfer, der im englischsprachigen Raum mit „Gene Delivery“ bezeichnet wird, ist Gegenstand des nächsten Abschnitts.

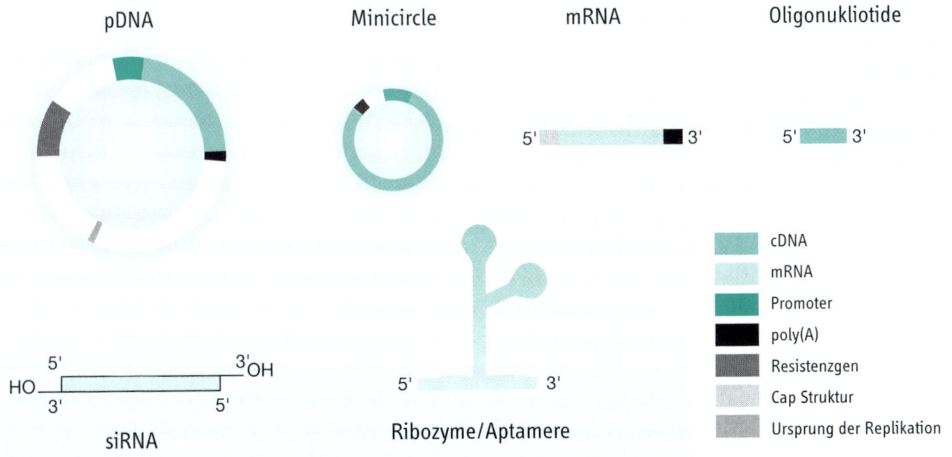

▲ **Abb. 11.1** Überblick über die wichtigsten Nukleinsäuren und deren verschiedene funktionale Abschnitte

1.2 Transfer von Nukleinsäuren in Zellen

Historisch bedingt haben sich für den Nukleinsäuretransfer zwei Methoden entwickelt. Einerseits wurde das zu transfizierende Gen in replikationsdefiziente Viren verpackt, um in Zellen eingebracht zu werden. Alternativ wurden physikalische und chemische Verfahren entwickelt. Entsprechend wird in „viraler" und „nichttviraler" Gentransfer unterschieden. Beim „viralen" Gentransfer nutzt man folglich die evolutionär erworbenen Eigenschaften von Viren aus, ihr Erbgut und damit das Transgen höchst effizient in Zellen einzuschleusen, um diese zu infizieren. Beim „nichtviralen" Gentransfer wird in den meisten Fällen die Kondensation von DNA in kleine Partikel ausgenutzt, die im Gegensatz zu „nackter" Plasmid-DNA über endozytotische Prozesse in die Zelle aufgenommen werden (siehe Abschn. 1.3).

Das Resultat beider Methoden ist die Überführung des Transgens in eine Form, die die Zellmembranen überwindet und an den Zielort in der Zelle gelangt (Zytosol, Zellkern). Das Einbringen von Genen in Zellen mit nichtviralen Methoden wird als **Transfektion** und mit viralen Methoden als **Transduktion** bezeichnet, wobei diese Begriffe nicht immer konsequent verwendet werden.

1.2.1 „Virale" Gentransfersysteme

Obwohl virale Gentransfersysteme historisch bedingt mit dem Begriff „viral" umschrieben werden, ist es wichtig zu wissen, dass dabei **replikationsdefiziente Viren** verwendet werden. Bei diesen Viren sind entscheidende Gene für deren Replikation ausgeschaltet, sodass sie sich in der transduzierten Zelle nach dem Gentransfer nicht mehr vermehren können. Formal betrachtet handelt es sich daher um **komplexe Proteinpartikel mit Nukleinsäure** und nicht mehr um Wildtypviren. Diese Partikel werden auch als **Vektoren** bezeichnet (nicht zu verwechseln mit Plasmid-DNA, die gelegentlich auch als Vektor bezeichnet wird). Im Folgenden werden ihre wichtigsten Vertreter detaillierter vorgestellt ▸ Tab. 11.1.

> **Merke**
>
> Beim viralen Gentransfer wird das Transgen in replikationsdefiziente Viren verpackt und in Zellen eingeschleust. Der Prozess wird als Transduktion bezeichnet. Beim nichtviralen Gentransfer wird das Transgen alleine oder mithilfe von Trägermaterialien in Zellen eingeschleust. Der Prozess wird als Transfektion bezeichnet.

Adenoviren. Adenoviren (Ad) sind doppelsträngige DNA-Viren, deren Genom 30 – 40 kB groß ist und das nach der Transduktion nicht ins Genom der Zelle integriert wird, sondern separat („episomal" oder „extrachromosomal") im Zellkern verbleibt. Sie haben einen Durchmesser von 70 bis 90 nm und transduzieren Zellen mit hoher Effizienz. Sie verändern dabei das Genom der transduzierten Zelle nicht und sind nicht krebsauslösend (onkogen). Beim Menschen können sie nach Infektion Entzündungen der Bindehaut und der Atemwege hervorrufen.

Im Vergleich zu Retroviren sind sie sehr stabil und leicht mit hohen Titern (10^{13} Viruspartikel/ml) herstellbar. Genetisch sind sie einfach zu manipulieren. Bei den adenoviralen Vektoren der ersten und zweiten Generation wurden die Gene, die früh transkribiert werden, deletiert (E1, E3 und E4). Dies führt dazu, dass sie replikationsdefizient sind und sich in der transduzierten Zelle nicht mehr vermehren können. Die neueste Entwicklung sind *„gutless"* Ad-Vektoren, die keine adenoviralen Gene mehr enthalten. Ein großer Vorteil von Ad ist, dass sie nicht teilende Zellen transduzieren können. Ein Nachteil ist ihre hohe Immunogenität, die zu Zwischenfällen in klinischen Studien geführt hat und eine wiederholte Applikation ausschließt.

Adenoassoziierte Viren (AAV). Adenoassoziierte Viren (AAV) sind einzelsträngige DNA-Viren, die zu den humanen Paroviren gehören und deren Genom nur ca. 5 kB groß ist. Ihr Durchmesser beträgt 20 – 25 nm. Sie können Zellen effizient infizieren, sich aber nicht selbstständig in ihnen vermehren, weswegen beim Menschen keine Krankheiten bekannt sind.

Um sich zu replizieren, benötigen AAV ein zweites, sogenanntes Helfervirus (z.B. Adenovirus). Das Helfervirus muss ebenfalls die Zelle infiziert haben, andernfalls integrieren sie auf dem Chromosom 19. Den für den Gentransfer verwendeten AAV-Vektoren fehlt die Replikase, die die chromosomale Integration vermittelt. Sie liegen daher vorwiegend episomal vor, weshalb das Risiko von Onkogenese gering ist. AAV-Vektoren sind sehr stabil, allerdings ist ihre Herstellung mit hohen Titern problematisch. Je nach Serotyp transduzieren AAV unterschiedliche Zelltypen und Gewebe, auch nicht teilende Zellen. Eine Limitation ist ihre geringe Kapazität bezüglich der Gengröße, die in sie verpackt werden kann. Im Gegensatz zu Ad sind AAV wesentlich geringer immunogen, aber auch bei ihnen ist eine wiederholte Applikation problematisch.

Retroviren. Retroviren haben eine Lipidhülle und sind einzelsträngige (kodierender Strang) RNA-Viren, deren homodimeres lineares RNA-Genom 7–10 kB groß ist. Sie haben einen Durchmesser von ca. 100 nm. Nach ihrer Aufnahme in die Zelle wird ihr Genom in lineare doppelsträngige DNA „zurückgeschrieben" (retrotranskribiert, daher Retroviren). Die DNA wird anschließend ins Genom integriert. Die wichtigsten Vertreter für retrovirale Vektoren sind die C-Typ-Retroviren, auch Onkoretroviren genannt, und die Lentiviren (wichtigster Vertreter ist HIV). Sie können zur Entstehung chronischer Infektionen führen, die üblicherweise nicht schwerwiegend sind, aber auch zur Krebsentstehung und Immundefizienz.

Im Gegensatz zu den anderen viralen Vektoren sind Retroviren integrierende Vektoren, d.h., das Transgen wird ins Genom der transduzierten Zelle eingebaut. Dies hat den Vorteil, dass es nach der Zellteilung nicht verloren geht, sondern auf die Tochterzellen vererbt wird. Dies ist auch kritisch zu sehen, denn dadurch ist eine Unterbrechung oder ein Absetzen der Therapie nicht mehr möglich. Diese Eigenschaft der stabilen Integration macht man sich

Merke

Alle viralen Vektoren haben Vor- und auch Nachteile. Es ist notwendig, diese für den gewünschten Einsatz genau gegeneinander abzuwägen. Retrovirale Vektoren können das Transgen ins Genom der erkrankten Zellen integrieren. Dies hat den Vorteil, dass es auch an Tochterzellen vererbt werden kann und eine wiederholte Applikation überflüssig wird. Allerdings besteht das Risiko der insertionellen Mutagenese und der damit verbundenen Tumorentstehung. Außerdem ist ein Abbruch der Therapie nicht mehr möglich. In Fällen, bei denen sich die erkrankten Zellen nicht mehr teilen, ist es daher unter Umständen sinnvoller, einen AAV-Vektor zu verwenden. Bei diesem Vektor verbleibt das Transgen für die restliche Lebenszeit episomal und das Tumorrisiko, bedingt durch insertionelle Mutagenese, wird reduziert.

beim Gentransfer in Stammzellen zunutze, wodurch alle von ihr gebildeten ausdifferenzierten Zellen das Transgen enthalten.

Das bekannteste Beispiel hierfür ist die Transduktion hämatopoetischer Stammzellen ($CD34^+$) mit dem Ziel, einen Gendefekt in T-Lymphozyten zu korrigieren. Während Onkoretroviren nur teilende Zellen transduzieren, können Lentiviren auch nicht teilende Zellen transduzieren. Hierbei wird die retrotranskribierte DNA mithilfe des Präintegrationskomplexes aktiv durch die Kernpore transportiert. Dies macht sie zu einem der am meisten untersuchten viralen Vektoren, da viele Gewebe keine hohen Zellteilungsraten haben und dadurch transduzierbar sind. Ein großes Risiko bei integrierenden Viren ist allerdings die insertionelle Mutagenese, die zur Tumorentstehung führen kann.

1.2.2 „Nichtvirale" Gentransfersysteme

Der erste Versuch eines nichtviralen Gentransfers ist im Jahr 1958 beschrieben: Die Effizienz der Transfektion gereinigter viraler RNA konnte durch Verwendung einer 1 M NaCl-Lösung erhöht werden. Kurze Zeit später wurden die heute noch gebräuchlichen Methoden

▼ **Tab. 11.1** Übersicht über virale Genvektoren

Vektor	Struktur	Nukleinsäure	Kapazität	Tropismus	Immunogenität	Form des Vektorgenoms	Nachteile	Vorteile
Enveloped								
Retrovirus	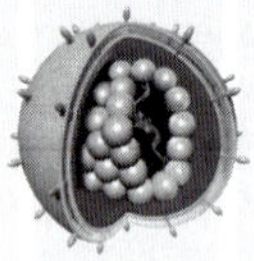	RNA	8 kB	nur teilende Zellen	niedrig	integriert	transduziert nur teilende Zellen; insertionelle Mutagenese (Onkogenese)	persistenter Gentransfer in teilenden Zellen
Lentivirus		RNA	8 kB	breit	niedrig	integriert	insertionelle Mutagenese (Onkogenese)	persistenter Gentransfer in den meisten Geweben
Non-enveloped								
AAV		ssDNA	<5 kB	breit (außer hämatopoetische Zellen)	niedrig	episomal (>90 %), integriert (<10 %)	geringe Verpackungskapazität	geringe Inflammation, apathogen
Adenovirus	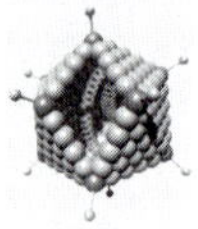	dsDNA	8 - 30 kB	breit	hoch	episomal	Capsid führt zu starker Inflammation	sehr hohe Transduktionseffizienz

des Transfers mit **Diethylaminoethyldextran** (DEAE) (1965) sowie durch **Calciumphosphatpräzipitation** (1973) etabliert. Die Transfektion mit DEAE-Dextran beruht auf demselben Prinzip der Lipo- bzw. Polyfektion (lipid- bzw. polymervermittelte Transfektion). Als Polykation komplexiert DEAE-Dextran (M_r 500 000) negativ geladene Nukleinsäuren und beeinflusst die zelluläre Aufnahme. Die Calciumphosphatpräzipitationsmethode ist auch heute noch eine vielfach verwendete Labortechnik zur stabilen Transfektion von Zellen, vorwiegend aufgrund ihrer einfachen Anwendbarkeit. Der Aufnahmemechanismus von Calciumphosphatkopräzipitaten ist noch weitgehend ungeklärt, aber nach Niederschlag der Nukleinsäuren kommt es offensichtlich zu einer erhöhten Bildung endozytotischer Vesikel, durch die die zelluläre Aufnahme begünstigt wird.

Physikalische Methoden. Auch verschiedene physikalische Methoden wurden schon in den 1980er-Jahren beschrieben. Darunter sind zum einen die **ballistischen Methoden** zu nennen („particle/gene gun"). Beim Einsatz der Particle Gun werden Wolfram- oder Goldpartikel mit Nukleinsäuren beladen und in den Zellkern geschossen. Die Teilchen haben eine Größe von 0,4 bis 2 µm. Im Bereich der Zellkulturen wird diese Methode weniger verwendet, aber bei der Pflanzenbiotechnologie und an lebenden Tieren kommt die Technik häufig zum Einsatz. Eine neuere Entwicklung nutzt magnetische Feldgradienten aus, um Nukleinsäuren, die mit superparamagnetischen Nanopartikeln assoziiert sind, in Zellen einzuschleusen (Magnetofektion).

Ebenfalls in den 1980er-Jahren wurde die **Elektroporation** entwickelt, bei der das Anlegen eines starken elektrischen Feldes zur vorübergehenden Bildung von Poren in der Zellmembran führt. Veränderungen in der Zellmembran werden auch durch **Optoporation** (Membranpermeabilisierung durch Laserpulse) oder **Sonoporation** (Permeabilisierung mit Ultraschall) erreicht.

Bei einer **Mikroinjektion** (1983) wird eine Nukleinsäurelösung mithilfe einer Mikrokapillare direkt in den Zellkern injiziert. Häufig findet diese Technik im Bereich der embryonalen Forschung ihren Einsatz.

Nichtvirale Genvektoren. Hierunter versteht man nanopartikuläre Wirkstoffträgersysteme, z. B. Lipoplexe, Polyplexe, Liposomen, Nanopartikel und weitere, die aus Lipiden und/oder Polymeren mit Nukleinsäure bestehen und einen lipid- bzw. polymervermittelten Gentransfer unterstützen. Man spricht von Lipoplexen bzw. Polyplexen, wenn die negativ geladenen Nukleinsäuren mit kationischen Liposomen bzw. Polymeren komplexiert werden. Beiden Verfahren liegt zugrunde, dass sich die gegensätzlich geladenen Komponenten spontan selbst aneinanderlagern („self-assembly") und nanopartikuläre Systeme bilden. Im Gegensatz dazu können Nukleinsäuren auch in nanopartikuläre Vesikel verkapselt werden (Liposomen, Nanopartikeln). Für diesen Ansatz eignen sich vor allem kleinere Vertreter, z. B. Antisense-Oligonukleotide, siRNA.

Grundsätzlich dienen alle nanopartikulären Wirkstoffträgersysteme zum einen dem Schutz der Nukleinsäuren vor enzymatischem Abbau (DNasen, RNasen), die in physiologischen Flüssigkeiten und intrazellulär vorkommen. Außerdem verbessern sie die Biodistribution und die zelluläre Aufnahme. Die meisten bisher beschriebenen nichtviralen gentherapeutischen Ansätze beruhen auf der Verwendung von Komplexen.

Wie in ▸ Abb. 11.2 zu sehen ist, entsteht durch die Komplexierung ein nicht klar strukturiertes System, dessen Eigenschaften wie Größe und Ladung bei der Herstellung kaum reproduzierbar waren. Inzwischen gibt es hier aber auch technologische Möglichkeiten, die Systeme reproduzierbar in großem Maßstab in entsprechender Qualität herzustellen, die den GMP-Anforderungen entspricht (Good Manufacturing Practice).

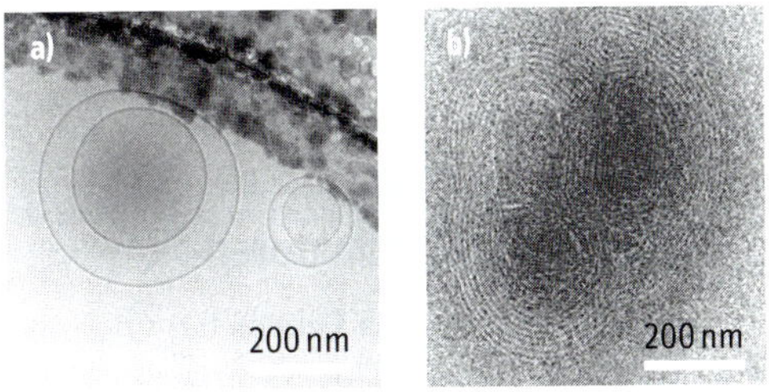

▲ **Abb. 11.2a** Liposomen (im Innenraum können Nukleinsäuren verkapselt werden)
Abb. 11.2b Lipoplex (Komplex aus kationischen Liposomen und anionischen Nukleinsäuren)

Zielfindung („Targeting") von Gentransfersystemen. Um eine möglichst spezifische Interaktion mit nur den betroffenen Zellen zu erreichen, gibt es Bestrebungen, das Wirkstoffträgersystem mit einem Liganden zu versehen, der (nur) mit Oberflächenstrukturen der Zielzelle interagiert. Hier spricht man meist von einer rezeptorvermittelten Transfektion.

Eines der ersten Beispiele für dieses Vorgehen ist das Targeting über den Transferrinrezeptor. Das Eisentransportprotein Transferrin wurde mit kationischem Poly-L-Lysin konjugiert und mit Plasmid-DNA komplexiert. Mit diesen Systemen wurden gute Transfektionsraten in Zellen mit hoher Dichte an Transferrinrezeptoren erreicht. Inzwischen wird dieses Konzept des Drug Targetings weiter mit anderen Zielen verfolgt. Vielversprechend scheint hier die Verwendung von Antikörpern zu sein, die mit spezifischen

Merke

Neben den biologischen (viralen) Gentransfermethoden werden auch physikalische und chemische Methoden eingesetzt. Am Menschen kommen hauptsächlich die biologischen und einige der chemischen Methoden zur Anwendung. Bei den chemischen Methoden findet die Verwendung von nanopartikulären Nukleinsäure-Trägersystemen die größte Beachtung. Die gezielte Ansteuerung von betroffenen Zellen (Targeting) ist ein zukunftsorientiertes Konzept.

2 Pharmazeutische Hilfsstoffe für die Formulierung von Nukleinsäuren

2.1 Lipide

In diesem Abschnitt werden ausschließlich kationische Lipide zur Komplexierung von Nukleinsäuren vorgestellt; andere Lipide werden ausführlich in Kapitel 10 *Liposomen* beschrieben.

Kationische Lipide ▸Abb. 11.5, die zur Herstellung der positiv geladenen Liposomen eingesetzt werden, weisen eine bestimmte gemeinsame Grundstruktur auf. Sie bestehen aus einer **kationischen Kopfgruppe, lipophilen Anker-(Schwanz-)Gruppen und einer Linker-(Spacer-)Region**, die diese beiden Komponenten miteinander verknüpft.

Die **Kopfgruppe** dient zur Interaktion mit der Nukleinsäure sowie mit der Zellmembran und wirkt sich dadurch auf die Transfektionseffizienz und möglicherweise auch auf die Toxizität aus. Bei monovalenten Lipiden kann eine, bei multivalenten können mehrere positive Ladungen in den Kopfgruppen enthalten sein.

Die anknüpfende Linkerregion besteht meist aus Ether-, Ester- oder Amidbindungen sowie Carbamaten. Die Länge des Linkers scheint für die Transfektionseffizienz nicht entscheidend zu sein. Auch Lipide, in denen gar kein oder nur ein sehr kurzer Spacer vorhanden ist, weisen hohe Transfektionsraten in der Zellkultur auf.

Das Verbindungsteil hat jedoch einen entscheidenden Einfluss auf die Stabilität und Bioabbaubarkeit des Moleküls. Je stabiler der Linker (z. B. Ether oder C-N-Bindungen), desto niedriger ist die Bioabbaubarkeit, was sich nachteilig auf die Anwendung am Menschen auswirken kann. Esterbindungen sind leicht bioabbaubar, weisen jedoch eine sehr geringe Lagerstabilität auf. Amide oder Carbamoylgruppen hingegen sind stabiler und ausreichend bioabbaubar.

Der lipophile Ankerbereich besteht üblicherweise aus ein oder zwei Fettsäure- oder Alkylresten oder einem Cholesterolgrundgerüst. Ein häufig eingesetztes Cholesterolderivat ist DC-Chol (Cholesteryl-3β-carboxyamidoethylendimethylamin). Es war auch das erste kationische Lipid, das in klinischen Studien eingesetzt wurde. Cholesterol, das natürlicherweise in Zellmembranen vorkommt, wird häufig auch zusätzlich als Komponente in Liposomenmembranen eingebaut, da es die Membran durch Erhöhung der Packungsdichte stabilisiert. Im Fall von **Fettsäureketten als hydrophobem Anker** greift man auf solche Vertreter zurück, die eine ausreichende Membranfluidität aufweisen und die Ausbildung von Bilayern ermöglichen. Die Fettsäureketten von monovalenten Lipiden sollten entweder länger und ungesättigt (C18) oder kürzer und gesättigt sein (C12, C14). Bei multivalenten Lipiden scheinen sich Länge und Sättigungsgrad der Ketten nicht auf die Transfektionseffizienz auszuwirken.

Das erste **monovalente kationische Lipid**, das im Jahr 1987 synthetisiert wurde, war DOTMA (*N*-[1-(2,3-dioleyloxy)propyl]-*N*,*N*,*N*-trimethylammoniumchlorid). Heute findet man viele Publikationen mit Lipiden aus der DOTAP-Familie. Bei DOTAP (1,2-diacyl-3-trimethylammoniumpropan) handelt es sich um ein Analogon von DOTMA, bei dem die Etherbindung von DOTMA gegen eine Esterbindung ausgetauscht wurde. Als Vertreter der **polyvalenten kationischen Lipide** sei DOGS (Dioctadecylamidoglycylspermin) genannt, das aufgrund der Polyaminfunktion eine starke Interaktion mit der DNA aufweist. An dieser Stelle sei allerdings darauf hingewiesen, dass sich inzwischen gezeigt hat, dass sich eine zu hohe Stabilität von Lipid-Nukleinsäure-Komplexen negativ auf die Transfektionseffizienz auswirkt, da die Nukleinsäure nicht mehr ausreichend vom Komplex dissoziieren kann, um den gewünschten Effekt auszuüben.

Oftmals sind in Transfektionsreagenzien auch Helferlipide enthalten. Bekanntestes Beispiel ist **DOPE** (Dioleoylphosphatidylethanolamin), das invers hexagonale Non-Bilayer-Strukturen bildet und die Fusion von Membranen unterstützt, wodurch die Destabilisierung des Plasmalemmas bzw. des Endosoms gefördert wird. Dies hat zur Folge, dass zellulär aufgenommene Lipoplexe/Polyplexe die Möglichkeit haben, aus Endosomen freigesetzt zu werden, bevor der enzymatische Abbau in späteren Zellkompartimenten erfolgen kann.

Viele verschiedene Transfektionreagenzien (meist Mischungen aus kationischem Lipid und Helferlipid) sind kommerziell erhältlich. Die meisten sind jedoch nur für den Laborversuch und nicht für die Anwendung am Menschen zugelassen.

Untersuchungen zur Aufnahme und Effektivität von Transfektionssystemen werden häufig mit

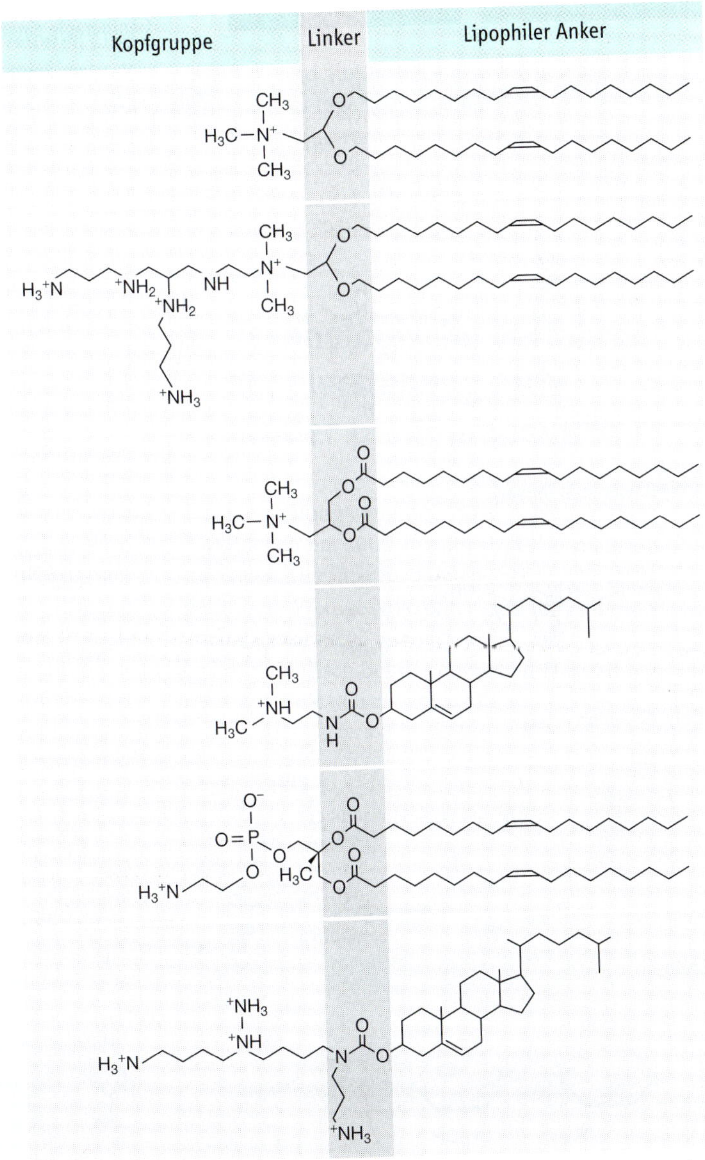

a) DOTMA (lipofectin™)
Kopfgruppe: Monovalent

b) DOTMA (lipofectinAMINE®)
Kopfgruppe: Quadrivalent

c) DOTAP
Kopfgruppe: Monovalent

d) DC-Chol
Kopfgruppe: Monovalent

e) DOPE
Kopfgruppe: Neutral

f) GL-67™
Kopfgruppe: Trivalent

▲ **Abb. 11.5** Strukturformeln verschiedener gebräuchlicher kationischer Lipide, die zum Gentransfer eingesetzt werden

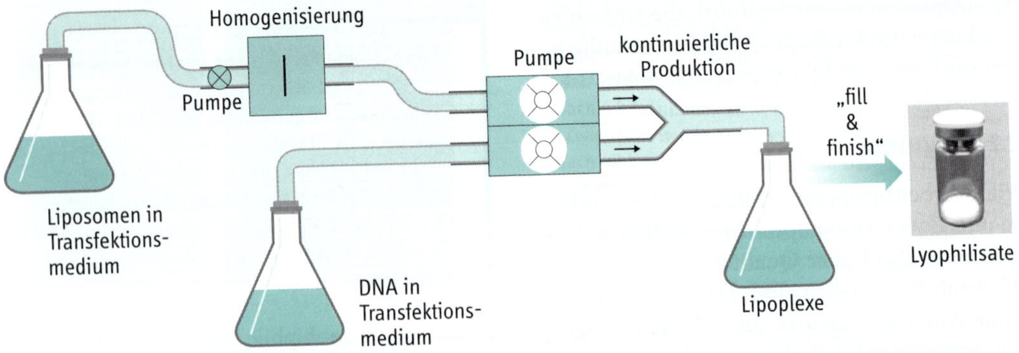

▲ **Abb. 11.9** Großtechnische Herstellung von sterilen, lagerstabilen Lipoplexen/Polyplexen (Upscaling) (Quelle: Peschka-Süss R., Schubert R., Denkinger N., Hörmann H., Bechthold-Peters K., Garidel P., Eur. Pat. Case Nr. 1-1564, 2003)

mer die schlechte Reproduzierbarkeit der Komplexe. So wurde im Hinblick auf eine therapeutische Anwendung intensiv an der Möglichkeit eines Upscalings mit reproduzierbaren Ergebnissen gearbeitet.

Eine sehr einfache Methode zur automatisierten Herstellung beliebiger Volumina von Lipid- bzw. Polymer-DNA-Kompexen ist in ▸**Abb. 11.9** beispielhaft für eine mögliche industrielle Produktion dargestellt: Lipid/Polymer wird in entsprechendem Medium dispergiert und durch eine Membran bestimmter Porenausschlussgrenze (z. B. 800 nm) gepumpt bzw. extrudiert (Homogenisation). Die Nukleinsäuren werden in gleichem Medium gelöst und über ein Y-Stück mit der Liposomen- bzw. Polymersomendispersion zusammengepumpt. Entstehende Lipoplexe/Polyplexe werden abgefüllt und lyophilisiert, sie sind dann mindestens zwei Jahre lagerstabil. Vor Anwendung wird das Lyophilisat mit Aqua ad injectabilia redispergiert. Mit dieser Technologie können Tausende von Vials aseptisch und GMP-gerecht produziert werden.

4 Biodistribution und Pharmakokinetik nichtviraler Genvektoren

Nichtvirale Genvektoren sind im Gegensatz zu vielen klassischen niedermolekularen Wirkstoffen nach peroraler Gabe praktisch nicht bioverfügbar. Wie bei der Nahrungsaufnahme werden die elektrostatisch gebundenen Nukleinsäuren während der Magen-Darm-Passage von dem Gentransfercarrier abgetrennt und enzymatisch gespalten. Aus diesem Grund müssen nichtvirale Genvektoren direkt in das erkrankte Gewebe (z. B. intratumoral, intrathekal), topisch (z. B. als Aerosol in die Lunge, dermal) oder systemisch (intravenös) appliziert werden. Bei der systemischen Applikation sind mehrere Faktoren für eine erfolgreiche Wirkung zu beachten:

- Die Genvektoren müssen den anatomischen Verhältnissen angepasst sein, d. h., sie müssen Kapillaren passieren können, um in der Blutbahn zu zirkulieren.
- Um das erkrankte Gewebe zu erreichen, müssen sie die Gefäße verlassen können (z. B. fenestrierte Bereiche).
- Innerhalb des erkrankten Gewebes müssen sie zu den erkrankten Zellen diffundieren können.
- Von der erkrankten Zelle müssen sie aufgenommen werden und gegebenenfalls die Nukleinsäuren noch in den Zellkern gelangen.

Diese hohen Anforderungen sind nicht leicht zu erfüllen. Eine entscheidende Rolle für die Biodistribution nach intravenöser Applikation spielen die biophysikalischen Eigenschaften der Genvektoren, in erster Linie deren Oberflächenladung und Größe. Positiv geladene Genvektoren werden innerhalb weniger Minuten aus der Blutbahn eliminiert. Der größte Teil (>90 %) reichert sich in der Leber an, dort vor allem in den Kupffer'schen Sternzellen (Makrophagen). Dies ist dadurch bedingt, dass die Genvektoren als Fremdpartikel erkannt werden, das alternative Komplementsystem aktivieren und opsoniert über das retikuloendotheliale System eliminiert werden. Aus diesem Grund lassen sich unmodifizierte kationische Genvektoren, wie sie üblicherweise in vitro verwendet werden, in vivo nicht anwenden.

Deshalb werden Genvektoren mit dem inerten biokompatiblen Polymer Polyethylenglykol (PEG) modifiziert. Dies führt zu einer Reduktion der Oberflächenladung und Interaktion der Genvektoren mit Serumbestandteilen. Dies wird auch als „Stealth"-Effekt (Tarnkappe) bezeichnet. Die modifizierten Genvektoren besitzen um mehrere Stunden verlängerte Halbwertszeiten in der Blutzirkulation. Derartige Formulierungsstrategien wurden aus Bereichen der Liposomenentwicklung übernommen (z. B. Doxil®, Ortho Biotech Products) und bereits mit siRNA als Nukleinsäuren in Primaten erfolgreich getestet.

Die systemische Anwendung von Genvektoren ist daher eine der größten Herausforderung in der pharmazeutisch-technologischen Entwicklung nichtviraler Genvektoren.

5 Stand der klinischen Entwicklung und erste Marktpräparate

5.1 Stand der klinischen Entwicklung

Der erste Gentransfer im Menschen wurde 1989 durchgeführt. Melanompatienten wurden tumorinfiltrierende Lymphozyten entnommen und mithilfe eines Retrovirus das Neomycinresistenzgen ex vivo eingebracht, bevor die behandelten Zellen den Patienten zurückappliziert wurden. In diesem Fall hatte das in die Zellen eingebrachte Gen keine therapeutische Funktion, sondern wurde verwendet, um die tumorinfiltrierenden Lymphozyten zu markieren, um ihre Verteilung und Überlebenszeit in den Patienten zu verfolgen. Die Applikation der gentechnisch veränderten Zellen wurde gut von den Patienten vertragen.

Die erste eigentliche therapeutische Gentherapiestudie in Patienten wurde schon im darauf folgenden Jahr bei zwei Patienten durchgeführt, die an einer Form des schweren kombinierten Immundefekts („severe combined immunodeficiency", SCID) litten.

Bei dieser Erberkrankung sind die Patienten nicht in der Lage, ausreichend Adenosin Deaminase (ADA) zu bilden. Dies hat zur Folge, dass sich toxische Purinmetabolite (Adenosin und Deoxyadenosin) bilden. Diese beeinträchtigen die Lymphozytenfunktion und führen zu einem Verlust der Immunabwehr der Patienten, die dadurch häufig an schweren Infektionen leiden.

In dieser ersten Gentherapiestudie wurde das ADA-Gen ex vivo mithilfe eines retroviralen Vektors in die T-Lymphozyten der Patienten eingebracht und ihm anschließend wieder zurückappliziert. Die Behandlung wurde von allen gut vertragen und genveränderte T-Lymphozyten wurden noch 8 – 10 Jahre später in den Patienten gefunden. Ob die Betroffenen von der Gentherapie profitiert haben, ist allerdings unklar, da die durchführenden Wissenschaftler die begleitende PEG-ADA-Standardtherapie aufgrund des Studienprotokolls nicht absetzen durften.

Überschattet wurden diese anfänglichen Erfolge durch einen schweren Zwischenfall im September 1999 in einer Gentherapiestudie, bei der ein 18-jähriger Patient starb, der an dem Ornithin-Transcarbamylase(OTC)-Defekt litt. Der Tod wurde auf eine unerwartete verheerende inflammatorische Reaktion auf den verwendeten adenoviralen Vektor zurückgeführt. Als Folge dessen wurde von der amerikanischen Lebensmittel- und Arzneimittelüberwachungsbehörde (FDA) ein Abbruch sämtlicher klinische Gentherapiestudien angeordnet.

Erst im Jahr 2000 erholte sich das Forschungsfeld von diesem Schock, als die erfolgreichen Ergebnisse einer klinischen Gentherapie zum angeborenen X-chromosomal vererbten kombinierten Immundefekt (X-SCID) einer französischen Forschergruppe veröffentlicht wurden. Wie bei der ADA-SCID (s. o.) führt die Erkrankung zu einer Immunschwäche. Den Patienten fehlt jegliche Immunantwort gegen Erreger und die betroffenen Kinder müssen unter sterilen Bedingungen leben. Aufgrund einer Unterbringung in Kunststoffzelten werden sie auch als „Bubble Boys" bezeichnet.

Bei X-SCID liegt eine Mutation in der γ_c-Untereinheit des allgemeinen Interleukinrezeptors vor, die zur frühen Blockade der Differenzierung von Lymphozyten in T- und NK-Zellen führt. Den Patienten wurden Knochenmarksstammzellen entnommen, in die ex vivo mit einem Retrovirus das γ_c-Gen eingebracht wurde. Die retransplantierten Zellen führten in kurzer Zeit zu einer Normalisierung der T- und NK-Zellanzahl, die bis heute (sieben Jahre nach der Behandlung) anhält. Die Kinder können ohne weitere adjuvante Therapie am normalen Leben teilnehmen und gehen zur Schule.

In der Tat ist dies die erste klinische Gentherapiestudie, die zur Heilung von Patienten mit einer tödlichen Erbkrankheit geführt hat. Allerdings wurde auch dieser Erfolg durch eine Nachricht getrübt: Bei drei Patienten trat drei Jahre nach der Behandlung eine leukämieähnliche klonale Lymphozytenproliferation auf, die auf die genomische Integration des retroviralen Vektors zurückgeführt wurde (insertionelle Mutagenese genannt). Jeweils ein weiterer Patient folgte 2005 und 2007. Während drei der betroffenen Patienten auf eine Chemotherapie ansprachen, verstarb einer der Patienten im Jahre 2004.

Neuere klinische Gentherapiestudien zur Behandlung der ADA-SCID an zehn Patienten seit 2002 mithilfe des retroviralen Gentransfers in Knochenmarkstammzellen ohne adjuvante ADA-PEG-Therapie verliefen ohne bisherige Nebenwirkungen. Das gentherapeutische Arzneimittel erhielt den Orphan-Drug-Status durch die Europäische Arzneimittelagentur (European Medicines Agency, EMEA), außerdem wurde mittlerweile die Zulassung beantragt.

5.2 Erste Marktpräparate

Die Entwicklungen führten schließlich zu der Zulassung der ersten gentherapeutischen Produkte Gendicine® (SiBiono GeneTech, Shenzhen) und Oncorine® (Shanghai Sunway Biotech) durch die chinesische Zulassungsbehörde (Chinese State Food and Drug Administration) in den Jahren 2003 und 2004. Gendicine® ist ein replikationsdefizientes Adenovirus, das das Apoptose-induzierende p53-Gen (rAdp53) trägt. Es ist für Kopf- und Halstumoren zugelassen. Bei Oncorine® handelt es sich um ein onkolytisches Virus. Es muss allerdings betont werden, dass die relevanten klinischen Phase-III-Studien im Rahmen der Zulassung nicht nach den Standardkriterien der International Conference on Harmonization (ICH) erfolgte. Daher sind die Studien in Fachkreisen sehr umstritten ist. Es bleibt abzuwarten, wie die klinische Anwendung verläuft.

5.3 Ausblick in die Pipeline

Trotz der Rückschläge birgt die Gentherapie große Potenziale und entwickelt sich stetig weiter. Insgesamt wurden seit der ersten Gentransferapplikation in den Menschen mehr als 1340 klinische Gentherapiestudien in 28 Ländern zugelassen, befinden sich in der Durchführung oder wurden bereits abgeschlossen. Die größte Rolle spielen dabei die USA mit 64 % der durchgeführten klinischen Studien, gefolgt von Europa mit 27 %. In den meisten klinischen Gentherapiestudien werden Therapieansätze zu Krebs- (66,5 %), kardiovaskulären (9,1 %) und Erberkrankungen (8,3 %) untersucht. Die ersten beiden Gruppen sicherlich wegen deren enormer Prävalenz und häufigen Todesfolge, bei den Erberkrankungen wegen des kausalen Konzepts, die Funktion des defekten Gens durch das Einbringen des intakten Gens zu ersetzen. In ▸ Tab. 11.2 sind die wichtigsten Erkrankungen klinischer Gentherapiestudien zusammengefasst.

Neben der Gentherapie entwickelt sich zurzeit der Bereich der RNA-Interferenz (RNAi) nach den ersten präklinischen Erfolgen sehr dynamisch. Bereits elf klinische Phase-I-Studien wurden initiiert, wobei eine Studie zur altersbedingten Makuladegeneration die klinische Phase II erreicht hat. Der RNAi-Technologie wird derzeit eines der größten Potenziale als zukünftige Wirkstoffe zugeschrieben, die den Arzneimittelmarkt revolutionieren könnte.

▼ **Tab. 11.2** Übersicht über aktuelle klinische Gentherapiestudien in verschiedenen therapeutischen Bereichen

Therapeutischer Bereich/Studie		
Monogene Erkrankungen:	**Infektionserkrankungen:**	**Neurologische Erkrankungen:**
Zystische Fibrose (CF)	HIV/Aids	Alzheimer
Schwerer kombinierter Immundefekt (SCID)	Tetanus	Parkinson
Alpha-1-Antitrypsin Defizienz	Epstein-Barr-Virus	Multiple Sklerose
Hämophilie A und B	Cytomegalie-Infektionen	Epilepsie etc.
Hurler-Syndrom	Hepatitis A, B, C	**Ophthalmologische Erkrankungen:**
Hunter-Syndrom	Influenza etc.	Makuladegeneration
Chorea Huntington	**Krebs:**	Glaukom
Duchenne-Muskeldystrophie	gynäkologisch (Brust, ovarial, Zervix)	Retinitis pigmentosa
Chronische Granulomatose (CGD)	Nervensystem (Glioblastom, Neuroblastom)	**Andere Erkrankungen:**
Familiäre Hypercholesterinämie	gastrointestinal (Kolon, kolorektal, Lebermetastasen, Pankreas)	Rheumatoide Arthritis
Gaucher	urogenital (Prostata, Niere)	Diabetes Typ I
Familiäre amyotrophe Lateralsklerose etc.	Haut (Melanom)	Erektile Dysfunktion etc.
Kardiovaskuläre Erkrankungen:	Kopf und Hals (nasopharyngal)	
Periphere Gefäßerkrankung	Lunge (Adenocarcinoma, kleinzellige, nicht kleinzellig; Mesothelioma)	
Claudicatio intermittens	hämatologisch (Leukämie, Lymphom, multiples Myelom)	
Myokardiale Ischämie	Sarkom etc.	
Koronarstenose		
Angina pectoris		
Pulmonale Hypertonie etc.		

Zusammenfassung

Zukünftige Herausforderungen für die Gentherapie sind vielschichtig und in ganz unterschiedlichen fachlichen Disziplinen angesiedelt, die allerdings in vielen Fällen pharmazeutisch relevant sind.

Eines der größten Probleme der viralen Gentransfermethoden ist deren Immunogenität. Sowohl die zelluläre Immunantwort gegen virale Proteine, die von transduzierten Zellen exprimiert werden, als auch die humorale Immunantwort gegen das Viruscapsid müssen entschieden verbessert werden. Daneben ist die virale Genvektorproduktion immer noch eine große Herausforderung, die notwendigerweise für den klinischen Einsatz den Bedürfnissen angepasst werden muss. Hierunter fallen

▶

▶ Zusammenfassung

vor allem Verfahren zur Aufreinigung, z. B. Abtrennung nicht intakter von intakten Viruspartikeln, von Zellbestandteilen aus der Produktion und Serumbestandteilen, sowie die Standardisierung von Verfahren zur Titerbestimmung. Ebenfalls sind detaillierte Untersuchungen zur Formulierung von Virusproteinpartikeln (sie sind nichts anderes als ein komplexes rekombinantes Protein mit Nukleinsäure) bisher nicht intensiver verfolgt worden. Bei der Verwendung integrierender Vektoren wird die Vermeidung der insertionellen Mutagenese die gentherapeutische Forschung in den nächsten Jahren weiter dominieren. Um dies zu verhindern, werden neue Konzepte notwendig.

Im Bereich der nichtviralen Genvektoren werden die pharmazeutisch-technologischen Herausforderungen zum einen in der Entwicklung neuartiger biokompatibler Polymere und Lipide sowie anderer Trägermaterialien liegen. Diese müssen vor allem wesentlich effizienter transfizieren als die derzeit verwendeten. Denkbar sind Polymere mit interessanten Eigenschaften, z. B. solche, die die endosomale Freisetzung verbessern. Außerdem könnten Kombinationen aus bekannten und bewährten Arzneiformen mit Nukleinsäure-beladenen Nanopartikeln die Forschung weiter voranbringen. Ein weiterer Weg, der bereits sehr erfolgreich eingeschlagen wurde, ist der Einsatz molekularer Konjugate, die z. B. durch Peptide mit definierten biologischen Eigenschaften funktionalisiert sind und eine Art künstliches Virus darstellen.

Zum anderen wird es immer wieder eine Herausforderung sein, die Genvektoren so zu formulieren, dass sie für den Markt verfügbar werden, über lange Zeiträume lagerstabil sind und allen weiteren zulassungsrelevanten Anforderungen entsprechen. Ein weiteres Forschungsgebiet wird die Weiterentwicklung der Nukleinsäure sein, d. h. des Wirkstoffs selbst. Inzwischen ist wissenschaftlich belegt, dass nichtmethylierte CpG-Motive aus der Plasmid-DNA eliminiert werden müssen, um Entzündungsreaktionen zu vermeiden, die durch den Toll-like-Rezeptor 9 vermittelt werden. Derartige Mechanismen des angeborenen Immunsystems müssen auch bei anderen Nukleinsäuren wie siRNA, Oligonukleotide und mRNA berücksichtigt werden.

Abschließend lässt sich feststellen, dass es kein „Magic Bullet“, d. h. keine alleinige Methode, geben wird, das für alle Fragestellung geeignet ist. Es wird notwendig sein, für jedes Kernproblem das geeignete Gentransfersystem speziell nach den Anforderungen zu wählen und zwischen Vor- und Nachteilen abzuwägen. Dies kann auch bedeuten, Kombinationen aus viralen und nichtviralen Systemen einzusetzen. Insgesamt konnte in den letzten Jahren beobachtet werden, dass versucht wurde, die viralen Genvektoren weniger „viral“ und mehr „nichtviral“ zu machen und umgekehrt. Das zeigt, dass beide Methoden voneinander lernen, um zu versuchen, die möglichst besten Eigenschaften beider Systeme miteinander zu verbinden.

Literatur

Deutsche Gesellschaft für Gentherapie, www.dg-gt.de

Edelstein ML, Abedi MR, Wixon J. Gene therapy clinical trials worldwide to 2007 – an update. J. Gene Med. 9(10): 833–42, 2007

Garidel P, Peschka-Süss R. Lipoplexes in gene therapy under the considerations of scaling up, stability issues and pharmaceutical requirements. In: Gregoriadis G (ed.). Liposome Technology, 3rd edition, Vol. I, chapter 7, 2006

Kay MA, Glorioso JC, Naldini L. Viral vectors for gene therapy: the art of turning infectious agents into vehicles of therapeutics. Nat Med. 7(1): 33–40, 2001

Kircheis R, Wightman L, Wagner E. Design and gene delivery activity of modified polyethylenimines. Adv. Drug Deliv. Rev. 53(3): 41–58, 2001

Patil SD, Rhodes DG, Burgess DJ. DNA-based therapeutics and DNA delivery systems: a comprehensive review. AAPS J. 7(1): E61–77, 2005

Thomas CE, Ehrhardt A, Kay MA. Progress and problems with the use of viral vectors for gene therapy. Nat Rev Genet. 4(5): 346–58, 2003

Heike Bunjes

Lipidsysteme zur parenteralen Anwendung – Nanoemulsionen und Lipidnanopartikel

12

Lipiddispersionen mit Größenverteilungen im Nanometerbereich finden in verschiedenen pharmazeutischen Bereichen Anwendung. In diesem Kapitel werden Lipidnanoemulsionen, feste Lipidnanopartikel sowie mit ihnen verwandte nanopartikuläre Systeme besprochen, die für die parenterale Anwendung geeignet sind.

Den Kern solcher Nanopartikel bilden zumeist natürliche oder halbsynthetische Lipide. Stabilisiert werden die Partikel von Emulgatoren mit besonders guter physiologischer Verträglichkeit. Die Zusammensetzung, Herstellung sowie die besonderen Charakteristika der unterschiedlichen Partikeltypen werden in diesem Kapitel vorgestellt.

Aufgrund ihrer Teilchengröße im Nanometerbereich können solche Dispersionen nicht nur in das Gewebe, sondern auch in Blutgefäße injiziert werden. Nanoemulsionen auf Basis von Triglyceridölen dienen im klinischen Einsatz vor allem der intravenösen Energiezufuhr. Sie können jedoch auch als Träger für schwer wasserlösliche Wirkstoffe eingesetzt werden. Zudem ist eine Lipidnanoemulsion als Adjuvans für Impfstoffe verfügbar.

Die weiteren in diesem Kapitel beschriebenen nanopartikulären Systeme befinden sich zurzeit noch im Stadium der Forschung und Entwicklung. Sie sollen in Zukunft ebenfalls dazu beitragen, parenterale Arzneiformen auch für pharmazeutische Wirkstoffe mit ungünstigen physikalisch-chemischen Eigenschaften, wie z. B. einer geringen Wasserlöslichkeit, zu entwickeln.

Danksagung
Vielen Dank an Dr. Judith Kuntsche, Kirsten Dahse, Prof. Dr. Alfred Fahr, Dr. Markus Drechsler, Dr. Katja Jores und Prof. Dr. Karsten Mäder für die Überlassung von Bildmaterial zur Illustration dieses Kapitels.

1 Einleitung

Neben den Liposomen, die im Kapitel 10 beschrieben werden, gibt es eine Reihe weiterer kolloidaler Lipidsysteme, die parenteral verabreicht werden können ▸Tab. 12.1. Darunter fallen sowohl im Fertigarzneimittelbereich bereits seit Langem etablierte Zubereitungen, wie die parenteralen Fettemulsionen, als auch Systeme, die sich noch im Stadium der Forschung befinden, z. B. feste Lipidnanopartikel oder die Cubosomen®.

Die Strukturmerkmale dieser Dispersionssysteme sind recht unterschiedlich, allen gemeinsam ist jedoch eine Teilchengröße im Nanometerbereich. Eine entsprechende Qualität der Zubereitungen vorausgesetzt, sind die dispergierten Teilchen damit in der Lage, auch die feinsten Kapillaren des Blutgefäßsystems zu passieren. Sie können somit nicht nur parenteral ins Gewebe (z. B. subkutan oder intramuskulär), sondern auch direkt in die Blutbahn appliziert werden. Neben der parenteralen Gabe werden auch andere Applikationswege für Lipidnanopartikel untersucht. So wurden z. B. interessante Effekte nach ihrer dermalen oder peroralen Gabe beschrieben.

Dieses Kapitel beschränkt sich auf die Diskussion der Eigenschaften nanopartikulärer Lipidsysteme im Hinblick auf die parenterale Applikation.

▾ **Tab. 12.1** Nanoemulsionen und weitere nanopartikuläre Lipidsysteme für die parenterale Applikation mit den jeweils verwendeten Matrixlipiden (Übersicht)

Parenterale Lipidemulsionen
Für die parenterale Ernährung: Triglyceridöle (langkettige Triglyceride wie z. B. Sojaöl, mittelkettige Triglyceride, strukturierte Triglyceride) Als Adjuvans: Squalen
Feste Lipidnanopartikel
Feste, nicht quellbare Lipide (z. B. feste Glyceride, Wachse, Fettsäuren)
Nanostrukturierte Lipidcarrier
Gemisch fester und flüssiger, nicht quellbarer Lipide (z. B. Glyceride, Wachse)
Lyotrop-flüssigkristalline Lipidnanopartikel
Quellbare Lipide (z. B. ungesättigte Monoglyceride) im Gemisch mit Wasser (ggf. unter Einlagerung des Emulgators)
Unterkühlt-smektische Lipidnanopartikel
Zur Bildung smektischer Phasen befähigte Cholesterolester

▸▸ Definition

Lipidnanopartikel besitzen Teilchengrößen im Nanometerbereich und sind hauptsächlich oder vollständig aus Lipiden aufgebaut: Sie bestehen aus einem Lipidkern (Matrix), der von einer Emulgatorhülle umgeben ist. Die Partikel können im flüssigen Zustand vorliegen (Lipidnanoemulsionen) oder einen festen Kern besitzen (feste Lipidnanopartikel). Lipidnanopartikel, in deren Matrix sowohl feste als auch flüssige Lipide vorkommen, werden als nanostrukturierte Lipidcarrier bezeichnet. Außerdem gibt es Nanopartikel mit flüssigkristalliner Matrix, die nach der IUPAC-Nomenklatur ebenfalls den Emulsionen zuzurechnen sind.

2 Hilfsstoffe

Um stabile nanopartikuläre Lipidsysteme zu erzeugen, wird in der Regel eine Kombination aus Matrixlipid bzw. -lipidgemisch und einer oder mehreren grenzflächenaktiven Substanzen (im Folgenden als Emulgator bezeichnet) eingesetzt. Die Funktionen dieser beiden Hilfsstoffgruppen sind dabei nicht immer vollständig voneinander zu trennen. So enthalten z. B. feste Lipidnanopartikel häufig auch recht polare und damit grenzflächenaktive Lipide als Matrixlipide, während sich die oft als Stabilisator in kubischen Lipidnanopartikeln eingesetzten Poloxamere mit in die „Matrix" dieser Partikel einlagern.

Bei der Auswahl von Hilfsstoffen für Zubereitungen zur parenteralen Anwendung muss der physiologischen Verträglichkeit ganz besondere Aufmerksamkeit gewidmet werden.

Dies gilt natürlich auch bei der Entwicklung nanopartikulärer Systeme. Die verwendeten Hilfsstoffe müssen bioabbaubar und/oder nierengängig sein und dürfen bei der Applikation keine reizende oder sonstige negative Wirkung auf die betroffenen Zellen (z. B. Blut- oder Endothelzellen) ausüben. Um negative Einflüsse von Verunreinigungen so weit wie möglich auszuschließen, werden für den Einsatz in Parenteralia üblicherweise besonders stark aufgereinigte Hilfsstoffqualitäten verwendet.

2.1 Matrixlipide

Die Verwendung von Lipiden als Ausgangsmaterialien lässt in den meisten Fällen eine gute physiologische Kompatibilität erwarten. Allerdings muss auch hier die Verträglichkeit im Einzelfall geprüft werden, da der Organismus nicht mit allen verwendeten Lipiden (z. B. Wachsen) von Natur aus auf parenteralem Weg oder in der eingesetzten Konzentration in Kontakt kommt.

Die Art des verwendeten Matrixlipids bestimmt ganz wesentlich die Natur der entstehenden Lipidnanopartikel. Nicht nur der Aggregatzustand der Partikel (fest, flüssig, flüssigkristallin) wird durch die chemischen Eigenschaften der verwendeten Matrix beeinflusst, sondern auch ihre Aufnahmeeigenschaften für Wirkstoffe. Eine Übersicht über die in parenteralen Lipidsystemen häufig verwendeten Substanzgruppen findet sich in ▸Tab. 12.1 und ▸Abb. 12.1.

2.2 Glyceride

Fettsäureester des Glycerols werden als physiologische Stoffgruppe am weitaus häufigsten als Matrixlipide für nanopartikuläre Lipidsysteme eingesetzt. Sie können durch Lipasen in Blut und Geweben abgebaut und in den physiologischen Stoffkreislauf eingeschleust werden. Je nach Glyceridtyp entstehen Partikel mit ganz unterschiedlichen Eigenschaften. Triglyceridöle, zumeist pflanzlicher Herkunft (v. a. Sojaöl), aber auch halbsynthetischen Ursprungs (v. a. mittelkettige Triglyceride), bilden die Tropfen in parenteralen Fettemulsionen. Feste Triglyceride, häufig im Gemisch mit Mono- und Diglyceriden, werden als Basis für die Herstellung fester Lipidnanopartikel verwendet. Bestimmte Monoester des Glycerols mit ungesättigten Fettsäuren (z. B. Monoolein) sind in der Lage, mit Wasser flüssigkristalline Phasen zu bilden, die sich ebenfalls zu Nanopartikeln dispergieren lassen.

2.3 Weitere Lipide

Für die Herstellung von festen Lipidnanopartikeln für die parenterale Anwendung werden auch andere feste Lipide wie Wachse (z. B. Cetylpalmitat) oder Fettsäuren (z. B. Stearin- oder Palmitinsäure) verwendet. Erste Untersuchungen an festen Cetylpalmitatnanopartikeln weisen auf einen Abbau in humanem Plasma und eine gute *in-vivo*-Verträglichkeit hin. Zur parenteralen Verträglichkeit von Fettsäurenanopartikeln gibt es hingegen bisher keine detaillierten Untersuchungen. Aus pharmakokinetischen Studien mit solchen Partikeln sind jedoch bisher keine akut toxischen Effekte beschrieben. Auch Cholesterolester, die einen wichtigen Bestandteil von Lipoproteinen darstellen und somit ebenfalls als physiologische Substanzen anzusehen sind, können als Matrix für Lipidnanopartikel eingesetzt werden. Je nach Art der veresterten Säure und in Abhängigkeit von der Herstellungsweise führen sie zur Bildung fester (z. B. Cholesterylacetat) oder thermotrop-flüssigkristalliner Nanopartikel (z. B. Cholesteryloleat, -nonanoat).

Zur Modifikation der Trägereigenschaften von parenteralen Emulsionen für Wirkstoffe werden neben Glyceriden auch andere Substanzen erprobt. So haben z. B. Emulsionen auf Tocopherolbasis („Tocol-Emulsionen") deutlich bessere Löseeigenschaften für das schwer wasserlösliche Zytostatikum Paclitaxel als die üblichen Triglyceridemulsionen. In der als Adjuvans für Impfstoffe (z. B. Fluad® Influenza-Impfstoff) verwendeten Emulsion MF59 findet sich Squalen als Ölphase. Dieses Triterpen, das die Hauptkomponente von Haifischleberöl bildet, kommt im menschlichen Organismus als Bestandteil des Steroidstoffwechsels vor und

Glyceride

Tripalmitin

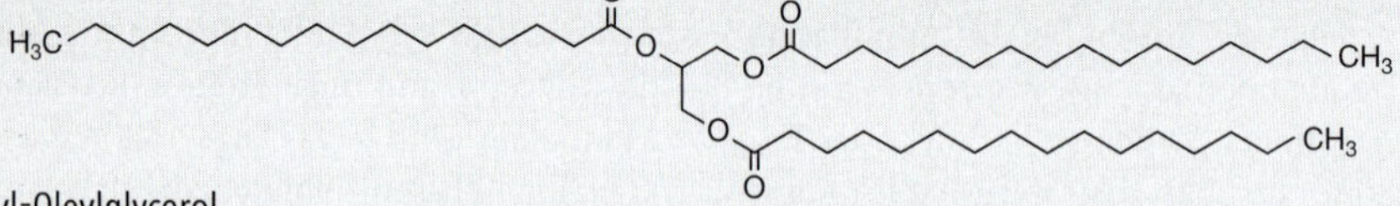

Dilinolyl-Oleylglycerol

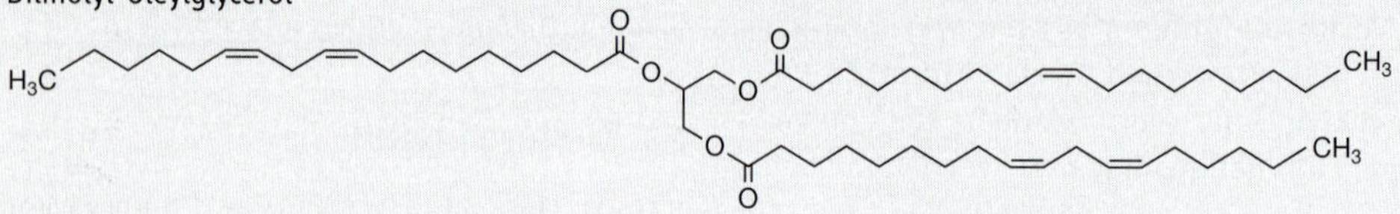

Monoolein

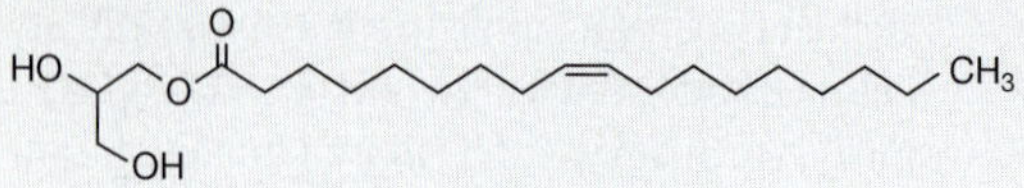

Dimyristin

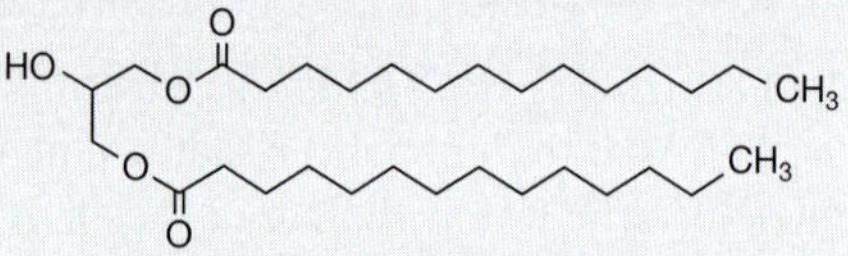

Fettsäuren

Stearinsäure

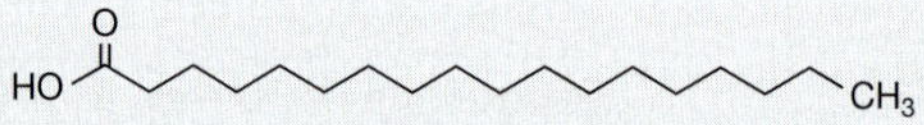

Wachse

Cetylpalmitat

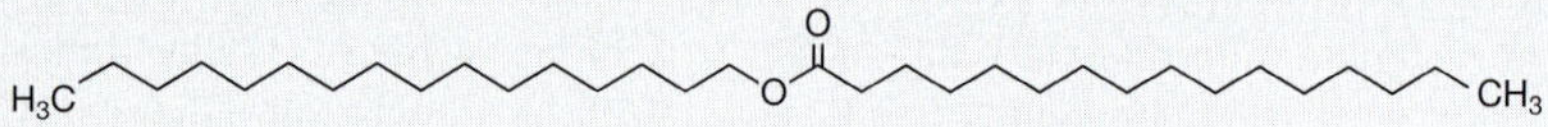

Cholesterolester

Cholesterylmyristat

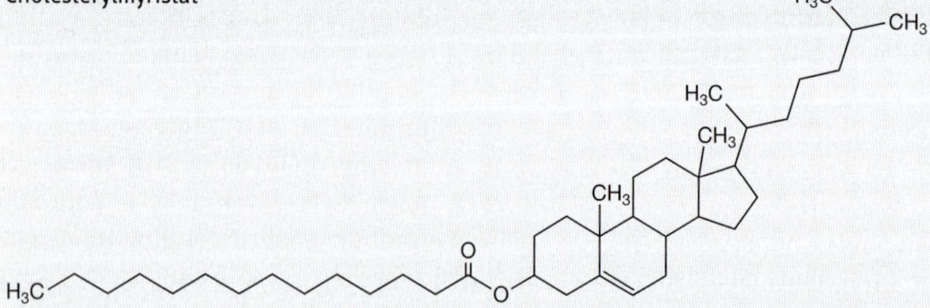

Squalen

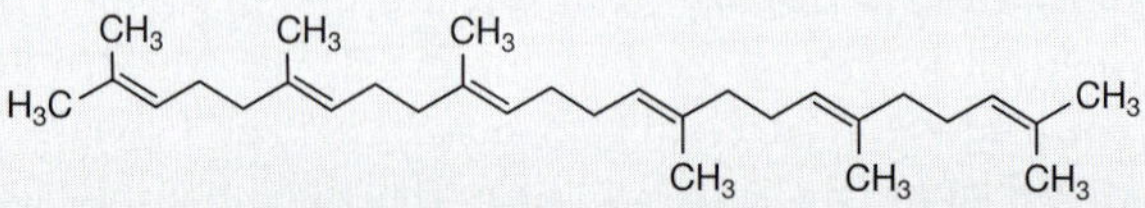

▲ **Abb. 12.1** Als Matrixmaterialien in parenteralen Lipidsystemen gebräuchliche Substanzgruppen mit Stoffbeispielen

kann dementsprechend vollständig physiologisch verwertet werden.

Im Bereich der lyotrop-flüssigkristallinen Nanopartikel wird auf der Suche nach hydrolysestabilen Ausgangssubstanzen u.a. auch das flüssige Phytantriol eingesetzt.

2.4 Emulgatoren

Hinsichtlich ihrer Verträglichkeit bei parenteraler Gabe sind Emulgatoren recht problematische Hilfsstoffe. Infolge ihrer Grenzflächenaktivität können sie mit Zellmembranen interagieren und dadurch toxische Effekte auslösen (z.B. Hämolyse nach Injektion in die Blutbahn). Daher sind nur sehr wenige Emulgatoren für die parenterale Anwendung geeignet bzw. zugelassen. Beispiele für in parenteralen Lipidsystemen verwendete Emulgatoren sind in ▸ **Abb. 12.2** dargestellt.

2.5 Phospholipide

Aufgrund ihres physiologischen Vorkommens als Hauptbestandteil der Zellmembranen sind gereinigte Phospholipide als Emulgatoren für Parenteralia im Gegensatz zu den meisten anderen grenzflächenaktiven Substanzen gut geeignet. Sie werden daher bereits seit langer Zeit erfolgreich als Stabilisatoren in parenteralen Fettemulsionen eingesetzt und können im Rahmen der parenteralen Ernährung in Mengen von mehreren Gramm pro Tag über längere Zeiträume infundiert werden.

Die als Emulgatoren in parenteralen Zubereitungen eingesetzten Phospholipide sind normalerweise natürlichen Ursprungs (v.a. aus Eigelb, auch aus Soja) und stellen auch nach der Aufreinigung komplexe Mischungen dar. Hauptbestandteil ist das amphotere Phosphatidylcholin (Lecithin), wobei auch dieser Bestandteil infolge der Heterogenität der Fettsäurefraktion üblicherweise eine Mischung darstellt. Es sind jedoch auch Lecithine mit definierter Fettsäurezusammensetzung im Handel.

Neben Phosphatidylcholin enthalten Phospholipide natürlichen Ursprungs mehr oder weniger große Anteile von anderen Phospholipiden, insbesondere Phosphatidylethanolamin. Zusätzlich können geringe Mengen teilhydrolysierter Derivate der Hauptkomponenten („Lysolecithin“) vorkommen, die jedoch eine geringere physiologische Verträglichkeit aufweisen, da sie wegen ihrer höheren Hydrophilie Mizellbildner sind und hämolytisch wirken.

Aufgrund der langjährigen positiven Erfahrung mit Phospholipiden als Emulgatoren für parenterale Fettemulsionen werden diese Substanzen auch häufig in Emulgatormischungen für andere nanopartikuläre Lipidsysteme eingesetzt. Ebenso wie bei Liposomen werden zum Teil auch pegylierte Phospholipide verwendet, um die Oberflächeneigenschaften der Partikel zu verändern und ihnen eine längere Zirkulationsdauer im Blutkreislauf zu ermöglichen. Allerdings sind pegylierte Phospholipide vergleichsweise teuer.

2.6 Gallensalze und Fettsäuren

Abgesehen von Phospholipiden, die wegen ihrer besonderen chemischen Struktur gut verträglich sind, werden ionische Tenside aufgrund ihrer zumeist relativ aggressiven Eigenschaften in Parenteralia normalerweise nicht eingesetzt. In Kombination mit Phospholipiden (dies erhöht die physiologische Verträglichkeit der Substanzen) werden allerdings noch zwei physiologische Substanzen mit anionenaktiven Eigenschaften in parenteralen Produkten verwendet.

In Rezepturen für die Herstellung von Fettemulsionen zur parenteralen Ernährung findet sich häufig ein Zusatz des Natriumsalzes der Ölsäure, das neben seiner Wirkung auf den pH-Wert auch eine stabilisierende Wirkung auf die Emulsionstropfen hat. Eine weitere Ausnahme bilden die ebenfalls physiologisch vorkommenden Gallensalze, insbesondere das Glycocholat, das in Vitaminpräparaten wie Cernevit® oder Konakion® MM für die intravenöse Anwendung zugelassen ist. Gallensalze finden sich häufig in (derzeit noch nicht zugelassenen) Zubereitungen von festen oder smektischen Lipidnanopartikeln, während Fettsäuresalze bisher nur selten als Stabilisatoren für andere nanopartikuläre Lipidsysteme beschrieben sind.

▼ **Abb. 12.2** Als Emulgatoren in parenteralen Lipidsystemen gebräuchliche Substanzgruppen mit Stoffbeispielen

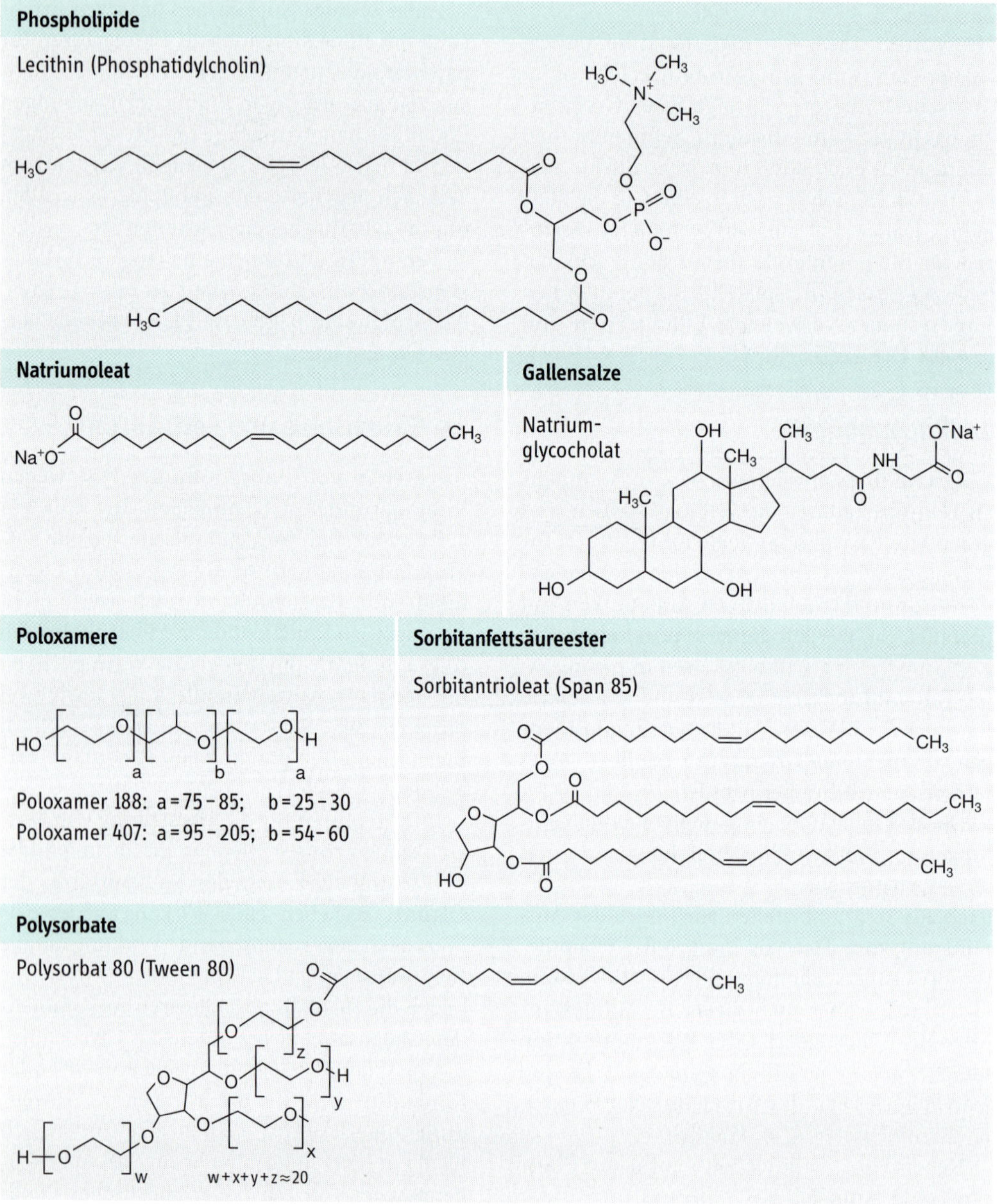

2.7 Poloxamere

Blockcopolymere aus Polyethylen- und Polypropylenglykol (Poloxamere) mit unterschiedlicher Zusammensetzung sind nichtionische Tenside mit wenig aggressiven Eigenschaften ►**Abb. 12.2**. Sie sind in Deutschland in einigen

Peptidzubereitungen zur subkutanen Anwendung (z.B. Insuman®, Norditropin®) zugelassen und werden in der Forschung für die Stabilisierung aller hier besprochenen Typen von Lipidnanopartikeln untersucht. Eine besondere Rolle spielen sie bei der Herstellung lyotrop-kubischer Nanopartikel. Neben den Emulgatoreigenschaften von Poloxameren ist, wie bei den pegylierten Phospholipiden, auch ein möglicher Einfluss auf die Zirkulationszeit von i.v. applizierten Nanopartikeln von Interesse.

2.8 Polysorbate und Sorbitanfettsäureester

Polysorbate, insbesondere Polysorbat 80, finden sich in vielen Fertigarzneimitteln zur parenteralen (inklusive der intravenösen) Applikation, z.B. einer Reihe von Proteinzubereitungen als Stabilisator. Eine Kombination aus Polysorbat 80 und Sorbitantrioleat wird als Emulgator für die Adjuvansemulsion MF59 eingesetzt. Polysorbate werden z.B. auch im Bereich der festen Lipidnanopartikel als Emulgatoren untersucht. Hierbei ist besonders interessant, dass für mit Polysorbat 80 überzogene Polymernanopartikel die Möglichkeit der Überwindung der Blut-Hirn-Schranke beschrieben wurde, sodass diese Möglichkeit nun auch für Lipidnanopartikel untersucht wird.

2.9 Weitere Emulgatoren

Neben den genannten nichtionischen Emulgatortypen sind noch eine ganze Reihe weiterer nichtionischer Tenside, z.B. Cremophor® EL, Solutol® HS15 oder Tyloxapol®, für die Stabilisierung von nanopartikulären Lipiddispersionen eingesetzt worden. Im Gegensatz zu den Fettemulsionen zur parenteralen Ernährung, die derzeit ausschließlich mit Phospholipiden (ggf. unter Zusatz von Oleat) stabilisiert werden, hat sich für die weiteren noch in der Forschung befindlichen nanopartikulären Lipidsysteme noch kein einheitliches Stabilisierungsschema etabliert. Dies liegt natürlich auch an der Heterogenität der bearbeiteten Zubereitungen.

Um die Oberflächeneigenschaften nanopartikulärer Zubereitungen zu verändern, werden neben pegylierten Substanzen auch andere Stoffe verwendet. Besonders hervorzuheben sind hier kationenaktive Tenside, die den Stabilisatoren von Emulsionen oder festen Lipidnanopartikeln in geringer Menge zugemischt werden, um eine positive Oberflächenladung zu erzeugen. Dadurch wird eine Adsorption negativ geladener Biomakromoleküle, z.B. DNA oder bestimmter Proteine, an die Oberfläche der Partikel ermöglicht.

2.10 Sonstige Hilfsstoffe

Neben den zur Bildung und Stabilisierung des dispersen Systems erforderlichen Hilfsstoffen können Lipidnanopartikeldispersionen weitere für Parenteralia typische Substanzen enthalten. Zu nennen sind hier insbesondere isotonisierende Zusätze sowie Substanzen zur Einstellung des pH-Wertes. Um die Handhabung zu erleichtern, werden in der Forschung häufig Konservierungsmittel zugesetzt, deren Einsatz in Marktpräparate jedoch in der Regel unerwünscht ist.

Merke

Die als Isotonisierungszusatz in wässrigen Parenteralia üblicherweise eingesetzten Elektrolyte wie Natriumchlorid sind für die Isotonisierung von elektrostatisch stabilisierten Dispersionssystemen ungeeignet, weil sie das Zetapotenzial der Partikel herabsetzen und dadurch eine Aggregation der Teilchen auslösen. Deshalb wird z.B. in parenteralen Fettemulsionen als Isotonisierungszusatz in der Regel Glycerol in einer Konzentration von 2,25 bis 2,50% verwendet.

3 Technologie

3.1 Parenterale Fettemulsionen

Phospholipidstabilisierte Emulsionen von Triglyceridölen mit mittleren Teilchengrößen im Nanometerbereich wurden zu Beginn der

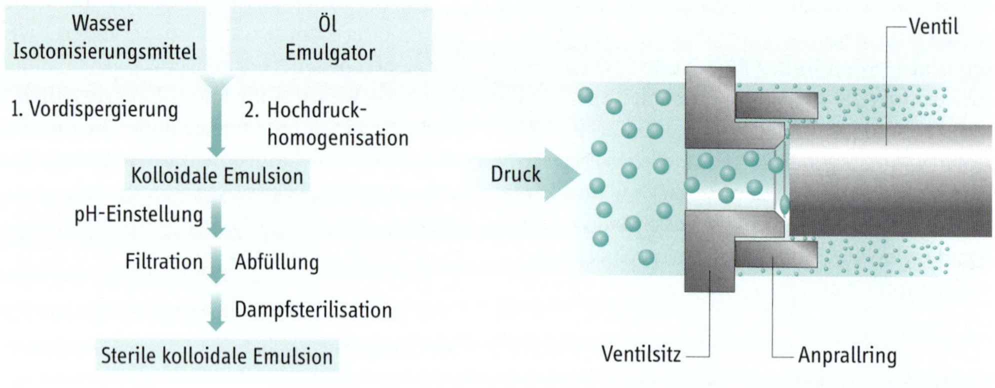

▲ **Abb. 12.3** Links: Schema der Herstellung von Fettemulsionen zur parenteralen Ernährung (der Emulgator kann auch aus der Wasserphase heraus verarbeitet werden); rechts: Prinzip der Teilchenzerkleinerung in einem Hochdruckhomogenisator

1960er-Jahre in Europa eingeführt und haben sich zu einem unentbehrlichen Bestandteil der parenteralen Ernährung entwickelt. Mit ihrer Hilfe ist es möglich, Patienten, die peroral oder enteral keine Nahrung zu sich nehmen können, mit einer ausreichenden Energiemenge zu versorgen, ohne Zubereitungen mit großen osmotischen Werten und/oder sehr hohe Flüssigkeitsmengen (wie sie beispielsweise bei der Verabreichung von gelösten Substanzen, z. B. Zuckern, notwendig wären) verwenden zu müssen. Außerdem dienen die Emulsionen als Lieferanten essenzieller Fettsäuren. Sie werden häufig zusammen mit anderen Komponenten der parenteralen Ernährung, insbesondere Aminosäuren, Glucose und ggf. Elektrolyten verabreicht.

3.1.1 Zusammensetzung und Herstellung

Emulsionen zur parenteralen Ernährung bestehen aus Triglyceridölen, Eilecithin und einer mit Glycerol isotonisierten Wasserphase ▸Tab. 12.2 (Abschn. 5.1). Außerdem finden sich Zusätze von Natriumoleat, Natriumhydroxid (zur pH-Einstellung) und α-Tocopherol (als Antioxidans).

Die Herstellung erfolgt durch Hochdruckhomogenisation im Anschluss an eine Vordispergierung der Öl- und Wasserphase, z. B. mit Rotor-Stator-Rührwerken ▸Abb. 12.3. Die dabei entstehende kolloidale Emulsion wird nach pH-Wert-Einstellung, Filtration und Abfüllung im Endbehältnis dampfsterilisiert.

3.1.2 Charakteristika parenteraler Fettemulsionen

Die mittlere Tropfengröße handelsüblicher Emulsionen zur parenteralen Ernährung liegt meist im Bereich um 300 nm (mit einer relativ großen Spanne zwischen unterschiedlichen Präparaten). Die mittlere Teilchengröße wird normalerweise durch Lichtstreuverfahren bestimmt. Es muss sichergestellt sein, dass die Emulsionstropfen auch die feinsten Kapillargefäße, deren Durchmesser im Bereich von wenigen Mikrometern liegt, passieren können, um Embolien mit möglicher Todesfolge zu vermeiden. Daher ist neben der mittleren Teilchengröße die Erfassung von Fetttropfen im Mikrometerbereich, üblicherweise mithilfe der optischen Einzelteilchenzählung (Lichtblockadeverfahren), eine wichtige Methode zur Qualitätskontrolle. Weder für die Bestimmung der mittleren Tropfengröße noch für die Erfassung der Tropfen im Mikrometerbereich gibt es derzeit eine konkrete Arzneibuchvorschrift. Für das letztere Qualitätskriterium kann z. B. der Anteil an Fetttropfen mit Teilchengrößen über 5 μm bestimmt werden. Dieser liegt in der Regel unter 0,05, meist sogar unter 0,01 % Vol.

Phospholipidstabilisierte kolloidale Fettemulsionen sind hauptsächlich ladungsstabilisiert und weisen ein negatives Zetapotential auf. Aufgrund der elektrostatischen Stabilisierung sind sie empfindlich gegenüber dem Zusatz von Elektrolyten, was insbesondere bei der Herstellung komplexer Mischungen zur Totalen Parenteralen Ernährung (total parenteral nutrition, TPN) zu berücksichtigen ist. Deshalb werden in diesem Bereich häufig Mehrkammerbeutel eingesetzt, in denen die Emulsionszubereitung in einer separaten Kammer vorliegt und erst unmittelbar vor der Applikation mit den übrigen Bestandteilen der Ernährungszubereitung gemischt wird.

Aus technischen Gründen wird bei der Herstellung phospholipidstabilisierter Emulsionen das Phospholipid stets in einem Überschuss verwendet. Die überschüssigen Phospholipidmoleküle, die nicht zur Stabilisierung der Tropfengrenzfläche benötigt werden, schließen sich in der Wasserphase zu Vesikeln zusammen, sodass in den Emulsionspräparaten immer auch Liposomen enthalten sind ▸**Abb. 12.4**. Weil der Phospholipidüberschuss als Ursache für bestimmte Nebenwirkungen der Präparate diskutiert wird, versucht man das Phospholipid-Triglycerid-Verhältnis möglichst gering zu halten.

3.1.3 Kolloidale Fettemulsionen als Wirkstoffträgersysteme

Da die Tropfen kolloidaler Fettemulsionen kleine lipophile Kompartimente in einer wässrigen Umgebung darstellen, sollten solche Emulsionen in der Lage sein, die Löslichkeit lipophiler Substanzen gegenüber rein wässrigen Systemen zu verbessern, indem diese Substanzen in den Tropfen solubilisiert werden. Entsprechend begann man bereits kurz nach der erfolgreichen Einführung der Emulsionen zur parenteralen Ernährung mit Versuchen zur Einarbeitung schwer wasserlöslicher Substanzen in die Emulsionen.

In der Praxis erweist sich die Umsetzung dieses Konzepts jedoch als nicht ganz trivial. So weisen schwer wasserlösliche Substanzen nicht unbedingt ausgeprägt lipophile Eigenschaften

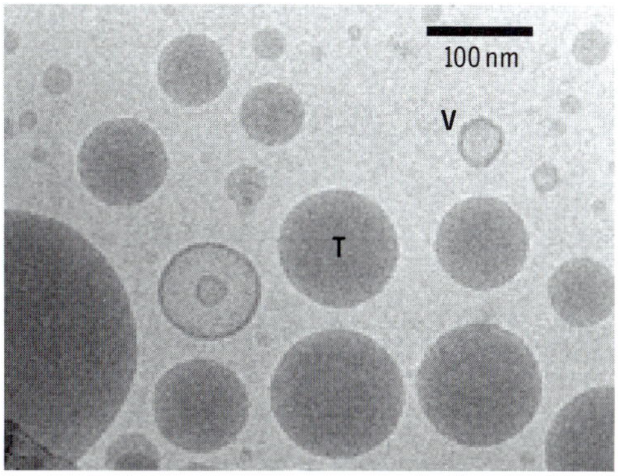

▲ **Abb. 12.4** Elektronenmikroskopische Aufnahme der parenteralen Fettemulsion Lipofundin® MCT 10 (Cryo-Transmissionselektronenmikroskopie). Deutlich sind Emulsionstropfen (T) und Phospholipidvesikel (V) zu unterscheiden.

auf, sondern sind häufig auch in Ölen kaum löslich. Durch eine Variation der Ölphase können die Löseeigenschaften der Emulsionen in gewissem Maße optimiert werden. Die nur wenig polaren langkettigen Triglyceride, wie sie in Pflanzenölen vorkommen, weisen in der Regel nur ein mäßiges Solubilisationsvermögen für Wirkstoffe auf. Günstiger ist oft eine etwas höhere Polarität des Öls, die in den auf dem Markt befindlichen Präparaten teilweise durch den Zusatz mittelkettiger oder teilacetylierter Triglyceride erzeugt wird ▸**Tab. 12.3** (Abschn. 5.1).

Auch ein Wechsel auf vollkommen anders zusammengesetzte Ölphasen kann Abhilfe schaffen. Wie bereits erwähnt, weisen z. B. Emulsionen auf Basis von Tocopherolderivaten ein deutlich besseres Lösevermögen für das extrem schwer wasserlösliche Zytostatikum Paclitaxel auf als Emulsionen auf Glyceridbasis.

Die Ölphase als solche ist in kolloidalen Lipidemulsionen jedoch nicht der einzige mögliche Aufenthaltsort für Wirkstoffe. Viele Wirkstoffe sind grenzflächenaktiv und lagern sich an der Tropfenoberfläche an. So lässt sich z. B. das Antimykotikum Amphotericin B zu einem deutlichen Anteil in kolloidalen Fettemulsionen solubilisieren, obwohl es weder in der Wasser- noch in der Ölphase gut löslich ist. Eine Einlagerung der Wirkstoffe in die Tropfengrenzfläche kann sich jedoch negativ auf die Stabilität der Emulsionen auswirken. Das gilt insbesondere für geladene Wirkstoffe, die das Zetapotenzial der Tropfen beeinflussen können. In manchen Fällen kann einem solch negativen Einfluss durch die Modifikation der Emulgatorzusammensetzung begegnet werden.

Obwohl in den heutigen wirkstoffhaltigen Marktpräparaten ausschließlich Phospholipide als Emulgatoren (ggf. unter Zusatz von Oleat) eingesetzt werden, ist in wirkstoffhaltigen Präparaten der Einsatz alternativer Emulgatoren eher denkbar als in Emulsionen zur parenteralen Ernährung, da bei der Gabe wirkstoffhaltiger Emulsionen üblicherweise wesentlich geringere Emulsionsmengen appliziert werden müssen.

Zurzeit wird an einer Reihe von Emulsionszubereitungen gearbeitet, die zur Formulierung schwer wasserlöslicher Substanzen beitragen sollen. Einige wirkstoffbeladene Emulsionspräparate (z. B. mit Etomidat, Propofol oder Diazepam) sind bereits im Handel erhältlich ▸ Tab. 12.3 (Abschn. 5.1). Die Wirkstoffbeladung erfolgt bei der großtechnischen Herstellung in der Weise, dass die im Öl gelösten Wirkstoffe zusammen mit der Ölphase verarbeitet werden.

In den derzeit auf dem Markt befindlichen Präparaten ist die Emulsion als eine Art „komplexes Lösungsmittel" zu betrachten. Nach einer i. v. Injektion wird der Wirkstoff schnell aus den Tropfen freigesetzt und zeigt pharmakokinetische Eigenschaften, wie sie für eine homogene Lösung zu erwarten wären. Dies ist für viele der derzeit mithilfe von Fettemulsionen verabreichten Substanzen, die häufig in der Anästhesie eingesetzt werden, eine wichtige Voraussetzung.

Forschungsarbeiten an Emulsionen zur parenteralen Anwendung beschäftigen sich jedoch auch mit der Frage, inwieweit ein besonderes Verteilungsmuster der Emulsionstropfen im Organismus für gezieltere Wirkstofftherapien nutzbar gemacht werden kann. Ähnlich wie Liposomen sind nämlich auch Emulsionstropfen in der Lage, in Abhängigkeit von ihrer Größe und Oberflächenbeschaffenheit z. B. über längere Zeiträume im Blutkreislauf zu zirkulieren (bevorzugt kleine Tropfen mit hydrophilen, z. B. pegylierten Oberflächen) und diesen in Geweben mit poröser Endothelstruktur der Blutgefäße (z. B. in Entzündungsherden oder Tumoren) zu verlassen. Dies führt zu einer Anreicherung der Nanopartikel in den betreffenden Geweben. Größere und stärker geladene Tropfen werden hingegen bevorzugt von makrophagenreichen Geweben aufgenommen. Auf diese Weise könnten in die Tropfen eingearbeitete Wirkstoffe gezielt an bestimmte Orte des Organismus gebracht werden (passives Drug Targeting). Eine noch gezieltere Wirkstoffapplikation (aktives Drug Targeting) wäre möglich, wenn an die Oberflächen noch zusätzlich gewebespezifische Strukturen, z. B. Antikörper gegen bestimmte Zellstrukturen, gekoppelt werden.

Voraussetzung für das Gelingen einer solchen Strategie ist jedoch, dass die in die Emulsionen eingearbeiteten Wirkstoffe so lange mit den Tropfen assoziiert bleiben, bis diese ihr Ziel erreicht haben. Nach heutigem Kenntnisstand ist dies in Emulsionen nur für Wirkstoffe möglich, die einen sehr hohen Verteilungskoeffizienten ($\log P_{\text{Octanol/Wasser}} \geq 9$) aufweisen. Ein solch hoher Wert ist jedoch für viele Wirkstoffe selbst nach lipophiler Modifizierung nicht zu erreichen.

3.2 Adjuvansemulsion MF59

Die als Adjuvans in Grippeimpfstoffen eingesetzte Emulsion MF 59 weist wie die parenteralen Fettemulsionen eine mittlere Teilchengröße im unteren Nanometerbereich auf. Wie diese wird sie durch Hochdruckhomogenisation hergestellt (die Bezeichnung „MF" steht für „Microfluidizer", einen speziellen Hochdruckhomogenisator). Sie ist mit ihrer Ölphase aus Squalen und einer Emulgatormischung aus Polysorbat 80 und Sorbitantrioleat (1 : 1) jedoch völlig anders zusammengesetzt. Durch Verwendung der nichtionischen Tenside als Emulgatoren ist diese Emulsion unempfindlich gegenüber den in Impfstoffen enthaltenen Puffersalzen.

3.3 Feste Lipidnanopartikel

Als Weiterentwicklung der parenteralen Emulsionen wurden Anfang der 1990er-Jahre die ersten stabilen nanopartikulären Dispersionen aus festen Lipidteilchen (auch „solid lipid nanoparticles", SLN) beschrieben. Eine Idee hinter dieser Entwicklung war die Vorstellung, dass eine feste Lipidmatrix besser als eine flüssige in der Lage sein sollte, den Wirkstoff dauerhaft zu binden und so ein Drug Targeting zu ermöglichen. Außerdem könnten feste Partikel z. B. auch hinsichtlich ihrer Stabilität gegenüber Koaleszenz und der Dauerhaftigkeit einer Oberflächenmodifizierung Vorteile gegenüber flüssigen Partikeln bieten.

3.3.1 Zusammensetzung und Herstellung

Dispersionen fester Lipidnanopartikel sind hinsichtlich ihrer Rezepturen und Herstellungsmöglichkeiten sehr viel weniger einheitlich als die marktüblichen Lipidemulsionen. Die Rezeptur muss oft stark an den Herstellungsprozess angepasst werden. Ein großer Anteil der beschriebenen Systeme zeigt jedoch eine deutliche Verwandtschaft zu den parenteralen Fettemulsionen. Ihre Herstellung erfolgt analog den kolloidalen Emulsionen (s. o.) durch Hochdruckhomogenisation. Meist wird bei Temperaturen oberhalb der Schmelztemperatur der Lipide homogenisiert, da sich bei der Homogenisation fester Lipide oft nur unbefriedigende Teilchengrößen erzielen lassen. Im Anschluss an die Homogenisation werden die Lipidtröpfchen dann durch Abkühlen zu festen Partikeln kristallisiert.

Als Matrixlipide in (schmelz)hochdruckhomogenisierten Zubereitungen dienen normalerweise unpolare Lipide, häufig Glyceride, aber z. B. auch Wachse, mit einem Schmelzpunkt von unter 100 °C. Lipophile Wirkstoffe können durch Zusatz zum geschmolzenen Lipid in die Dispersionen eingearbeitet werden. Als Stabilisatoren werden eine Reihe unterschiedlicher Tenside eingesetzt.

Im Gegensatz zu den parenteralen Emulsionen ist in schmelzhomogenisierten Zubereitungen eine alleinige Stabilisierung mit Phospholipiden in der Regel nicht möglich. In rein phospholipidstabilisierten Zubereitungen bildet sich zwar bei der Homogenisation eine Emulsion aus, die jedoch typischerweise bei der Kristallisation der Teilchen geliert und eine parenterale Applikation unmöglich macht. Diese Instabilität, die auf eine Formänderung der Partikel bei der Kristallisation zurückzuführen ist, kann durch den Zusatz von weiteren Tensiden wie Gallensalzen oder auch vielen nichtionischen Tensiden verhindert werden (vgl. Rezepturbeispiel in ▸ Abb. 12.5). Auch der alleinige Einsatz alternativer Emulgatoren wie z. B. Poloxamer oder Tyloxapol ist möglich.

Trimyristin	10 %
Sojalecithin	2,4 %
Natriumglycocholat	0,6 %
Wasserphase*	ad 100 %

*mit 2,25 % Glycerol, ggf. 0,01 % Thiomersal

▲ **Abb. 12.5** Rezepturbeispiel für eine Dispersion fester Lipidnanopartikel (vgl. Partikel in ▸ **Abb. 12.6**)

Anstelle einer Lipidschmelze kann auch eine Lösung des Matrixlipids in nicht mit Wasser mischbaren organischen Lösungsmitteln homogenisiert werden; das Lösungsmittel wird anschließend unter vermindertem Druck aus der Dispersion entfernt, wobei das feste Lipid ausfällt. Obwohl mit dieser Methode besonders feine Lipidpartikel hergestellt werden können, wird sie nur selten eingesetzt, weil sie auf den Einsatz potenziell toxischer Lösungsmittel angewiesen ist, die bei der Schmelzhomogenisation nicht benötigt werden.

Nicht auf den Einsatz von Hochdruckhomogenisatoren angewiesen sind Verfahren, bei denen die Lipidpartikel aus homogenen Systemen ausgefällt werden. Eine klassische Methode, für die inzwischen viele Variationen beschrieben sind, beruht auf der Herstellung eines sich in der Hitze spontan bildenden, feindispers wässrigen Systems z. B. aus Stearinsäure, Lecithin und Gallensalz. Aus diesem fallen beim Verdünnen mit kaltem Wasser sehr feine Stearinsäurepartikel aus. Sie müssen allerdings noch von überschüssigen Stabilisatoren befreit und in der Regel gefriergetrocknet werden, um eine angemessene Stabilität sicherzustellen. Schmelzhomogenisierte Systeme mit optimierter Zusammensetzung sind hingegen auch in wässriger Suspension langzeitstabil.

Weiterhin ist eine Ausfällung kolloidaler fester Lipidpartikel aus Lösungen in mit Wasser mischbaren organischen Lösungsmitteln wie Aceton möglich. Allerdings ist diese Methode nur für relativ polare Lipide geeignet, die die eine ausreichende Löslichkeit in Aceton aufweisen.

Die Sterilisation von Dispersionen fester Lipidnanopartikel erfolgt bevorzugt durch Autoklavieren. Allerdings sind nicht alle Rezepturen gegenüber dieser Prozedur stabil. Insbesondere bei der Stabilisierung mit vielen nichtionischen, Polyethylenglykoleinheiten enthaltenden Emulgatoren wie z. B. Polysorbaten muss mit Instabilitäten gerechnet werden. Der HLB-Wert solcher Emulgatoren nimmt mit steigender Temperatur ab, sodass es zum Verlust der stabilisierenden Wirkung bei den erforderlichen hohen Temperaturen kommen kann (dies gilt natürlich auch für Emulsionen, die mit solchen Tensiden stabilisiert werden). Hinzu kommt, dass feste Lipidnanopartikel beim Erhitzen aufschmelzen und später wieder rekristallisieren, was bei unzureichender Stabilisierung ebenfalls zu Komplikationen führen kann.

3.3.2 Charakteristika von festen Lipidnanopartikeln

Der wesentliche Unterschied von festen Lipidnanopartikeln zu kolloidalen Emulsionen besteht im festen Aggregatzustand der Partikelmatrix. Es handelt sich jedoch nicht einfach um „verfestigte Emulsionstropfen", denn die kristalline Natur der Partikel führt zu einigen Besonderheiten in ihrem Verhalten. So sind die festen Teilchen in der Regel nicht kugelförmig, sondern weisen eine mehr oder weniger anisometrische Gestalt auf ▸ Abb. 12.6. Ihre spezifische Oberfläche ist somit wesentlich größer als die von vergleichbaren Emulsionstropfen und der Emulgatorbedarf zu ihrer Stabilisierung höher.

Bei der Kristallisation der Partikel aus der Schmelze, z. B. nach der Herstellung durch Schmelzhomogenisation oder nach dem Autoklavieren, kommt es zu einer schlagartigen Änderung der Partikelform. Aus Kugeln werden anisometrische Teilchen (oft Plättchen). Durch diese Formveränderungen entstehen neue Partikelgrenzflächen, die sofort durch Emulgatoren belegt werden müssen, um eine Teilchenaggregation zu vermeiden. Die in Emulsionen üblicherweise verwendeten Phospholipide sind bei alleinigem Einsatz dazu nicht in der Lage, sodass zusätzlich noch andere Tenside einzusetzen sind oder ganz auf Phospholipide verzichtet wird. Aber auch beim Einsatz alternativer Emulgatoren können nach Herstellung oder während der Lagerung Instabilitäten wie Gelierung oder Partikelgrößenwachstum auftreten. Daher ist eine sehr sorgfältige Auswahl der Emulgatoren erforderlich.

Instabilitätsphänomene während der Lagerung können auch auf Veränderungen des kristallinen Zustands der Matrixlipide zurückzuführen sein. Bei den eingesetzten Lipiden handelt es sich in aller Regel um polymorphe Substanzen. Polymorphe Umwandlungen können auch in den Nanopartikeln beobachtet werden. Sie führen zu Veränderungen der inneren Ordnung der Teilchen, z. B. verbunden mit einer Änderung der Packungsdichte, die einen

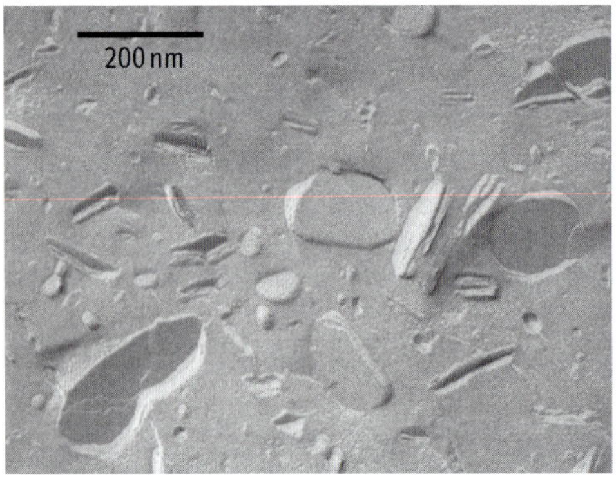

◂ Abb. 12.6 Elektronenmikroskopische Aufnahme von festen Lipidnanopartikeln aus dem Triglycerid Trimyristin (Gefrierbruch-Transmissionselektronenmikroskopie). Deutlich ist die plättchenförmige Gestalt und der schichtartige Aufbau der Partikel zu erkennen.

Einfluss auf die Aufnahmefähigkeit für eingearbeitete Wirkstoffe haben kann.

Auch eine Veränderung der Partikelgestalt ist möglich. Der Verlauf der polymorphen Umwandlungen wird dabei durch die Rezeptur (insbesondere durch den eingesetzten Emulgator und ggf. eingearbeitete Wirkstoffe), die Teilchengröße und die Lagerungsbedingungen beeinflusst. In manchen Zubereitungen (z. B. beim Einsatz des Triglycerids der Laurinsäure) kommt es nach der Herstellung in der Hitze zu einer Verzögerung oder Unterdrückung der Kristallisation, sodass die Teilchen für eine gewisse Zeit oder sogar über lange Zeiträume im Emulsionszustand verbleiben (Emulsionen unterkühlter Schmelzen). Sollen solche Teilchen in den festen Zustand überführt werden, müssen besondere Temperaturprogramme verwendet werden, die im Rahmen der Entwicklung festzulegen sind.

Neben einer sorgfältigen Analyse der Größenverteilung, wie sie auch für Emulsionszubereitungen notwendig ist, müssen zur Qualitätskontrolle von Dispersionen fester Teilchen detaillierte Untersuchungen zum Zustand der Partikelmatrix durchgeführt werden. Informationen zum Schmelz- und Kristallisationsverhalten, zur Kristallinität und der polymorphen Form können vor allem mithilfe thermoanalytischer Verfahren (insbesondere Differenzialthermoanalyse, DSC) und der Röntgendiffraktometrie erhalten werden. Außerdem ist es häufig sinnvoll, mithilfe bildgebender Verfahren wie z. B. der Elektronenmikroskopie eine Vorstellung von der Teilchenform zu entwickeln. Solche Verfahren liefern oft auch zusätzliche Informationen über weitere in den Dispersionen enthaltene kolloidale Bestandteile.

Auch Dispersionen fester Lipidnanopartikel enthalten einen gewissen Emulgatorüberschuss, der zur Bildung zusätzlicher kolloidaler Strukturen wie z. B. Vesikel oder Mizellen in der Wasserphase führen kann. Zur Klärung weiterer Fragestellungen wie z. B. zur Lokalisation und Mobilität von Stabilisatoren und eingearbeiteten Wirkstoffen werden häufig spektroskopische Charakterisierungsverfahren eingesetzt.

3.3.3 Wirkstoffbeladung

Genauso wie Lipidemulsionen bieten sich Dispersionen fester Lipidnanopartikel vorrangig für die Einarbeitung lipophiler Wirkstoffe an. Die bisher in diesem Zusammenhang untersuchten Substanzen reichen von lipophilen Vitaminen über Corticoide bis zu Zytostatika, um einige Wirkstoffgruppen nur beispielhaft zu nennen. Auch hier ist eine Lokalisation der Wirkstoffe sowohl in der Lipidmatrix als auch an der Partikeloberfläche (sowie ggf. in zusätzlich vorhandenen kolloidalen Strukturen) möglich.

Aufgrund der meist sehr hoch geordneten Packung der kristallinen Lipide, die insbesondere in sehr kleinen Partikeln kaum Raum für den Einschluss von Fremdsubstanzen lässt, ist die Aufnahmekapazität der Lipidmatrix allerdings begrenzt. Andererseits bietet die gegenüber Emulsionstropfen deutlich vergrößerte Partikeloberfläche größere Kapazitäten für die Adsorption von Wirkstoffen. Allerdings ist für adsorbierte niedermolekulare Wirkstoffe kaum eine Modifikation der Freisetzungseigenschaften der Partikel zu erwarten.

Sehr interessant ist die große Partikeloberfläche für die Adsorption hydrophiler Makromoleküle wie Proteine oder Nukleinsäuren. Diese können über elektrostatische Wechselwirkungen an die Partikel gebunden werden (z. B. negativ geladene DNA an Lipidpartikel mit positiver Oberflächenladung). Solche Strategien sind z. B. für die Impfstoffentwicklung von Bedeutung. Hierzu wurden bereits verschiedene Untersuchungen zum Einsatz von festen Lipidnanopartikeln als Adjuvanzien für Impfstoffe durchgeführt.

Hinsichtlich der ursprünglich erwarteten Verzögerung der Wirkstofffreisetzung aus den Partikeln unter den Bedingungen der intravenösen Gabe konnte für niedermolekulare lipophile Stoffe mit festen Lipidnanopartikeln bisher noch kein Durchbruch erzielt werden. Dies könnte zum einen auf eine bevorzugte Lokalisation eingearbeiteter Wirkstoffe an der Partikeloberfläche zurückzuführen sein. Zum anderen ist – im Gegensatz zu Mikropartikeln – eine diffusionskontrollierte Freisetzung in Nanopartikeln wegen der kurzen Wegstrecken selbst bei geringen Diffusionskoeffizienten nur sehr schwer oder nicht zu erreichen. Inwieweit sich das Freisetzungsverhalten durch eine Modifikation der Partikeleigenschaften optimieren lässt, muss sich in weiteren Untersuchungen zeigen.

Zum Freisetzungsverhalten adsorbierter Makromoleküle liegen bisher noch keine detaillierten Untersuchungen vor, da dieses Forschungsgebiet relativ neu ist. Es konnte aber z. B. gezeigt werden, dass an feste Lipidnanopartikel adsorbierte DNA vor dem Angriff hydrolytischer Enzyme geschützt ist, während frei in Lösung vorliegende DNA durch diese Enzyme abgebaut wird.

3.4 Nanostrukturierte Lipidcarrier

Um die Aufnahmekapazität für Wirkstoffe in festen Lipidnanopartikeln zu verbessern, sind unterschiedliche Strategien entwickelt worden, die eine Störung der hochkristallinen Ordnung der Lipide zum Ziel haben. Die entsprechenden Partikel werden häufig als „nanostrukturierte Lipidcarrier“ (engl. *nanostructured lipid carriers*, NLC) bezeichnet. Besonders günstig wäre ein vollständig fest-amorpher Zustand der Matrixlipide, der aufgrund der hohen Kristallisationstendenz von Lipiden jedoch bisher nicht erreicht werden konnte.

Auch durch den Einsatz hochkomplexer Lipidmischungen wird versucht, einen möglichst geringen Ordnungszustand im Lipidkern zu erzeugen. Streng genommen liegt hier allerdings kein „nanostrukturierter“ Zustand vor.

Im engeren Sinn versteht man unter nanostrukturierten Lipidcarriern normalerweise Partikel, in denen ein Teil des festen Matrixlipids durch ein flüssiges Öl ersetzt ist. Da die Wirkstofflöslichkeit in flüssigem Öl üblicherweise höher ist als in festen Lipiden, kann hierdurch die Wirkstoffaufnahmekapazität bei gleichzeitigem Erhalt des festen Partikelcharakters erhöht werden.

Ursprünglich wurde mit dieser Matrixzusammensetzung die Vorstellung verbunden, dass das zugesetzte Öl kleine flüssige Kompartimente innerhalb der Partikelmatrix ausbildet. In diesem Fall könnte auch eine verzögerte Wirkstofffreisetzung erwartet werden, da die Wirkstoffdiffusion durch die die Ölkompartimente umschließende feste Partikelmatrix behindert wird. Diese Vorstellung zur Partikelstruktur konnte experimentell jedoch nicht bestätigt werden. Stattdessen hat das Öl die Tendenz, bei der Kristallisation aus der festen Partikelmatrix auszutreten und sich auf der Partikeloberfläche anzusammeln. Bei der Anwesenheit größerer Ölmengen sind in diesem Fall kleine Lipidtröpfchen auf der Partikeloberfläche nachweisbar ▸Abb. 12.7. Obwohl sich solche „mehrphasigen“ Partikel prinzipiell auch für die parenterale Gabe eignen sollten, konzentriert sich die Forschung an diesen Systemen zurzeit auf die dermale Anwendung, insbesondere im kosmetischen Bereich.

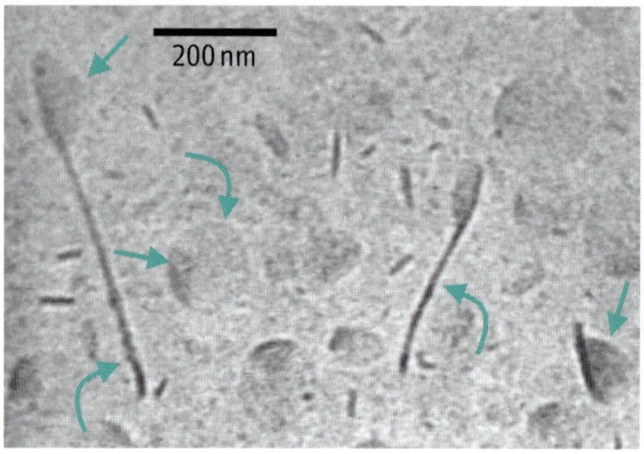

▲ **Abb. 12.7** Elektronenmikroskopische Aufnahme von Nanopartikeln mit einer gemischten Matrix aus 70 % Glycerolbehenat und 30 % mittelkettigen Triglyceriden (Cryo-Transmissionselektronenmikroskopie). Die einzelnen Partikel enthalten sowohl einen festen (gekrümmte Pfeile) als auch einen flüssigen Anteil (gerade Pfeile).

3.5 Unterkühlt-smektische Lipidnanopartikel

Ein weiterer Ansatz zur Erhöhung der Aufnahmekapazität fester Lipidnanopartikel wird durch den Einsatz thermotrop-flüssigkristalliner Matrices verfolgt. Als Matrixmaterialien können bestimmte kristalline Cholesterolester eingesetzt werden (z. B. Cholesterylmyristat, -nonanoat), die thermotrop-flüssigkristalline

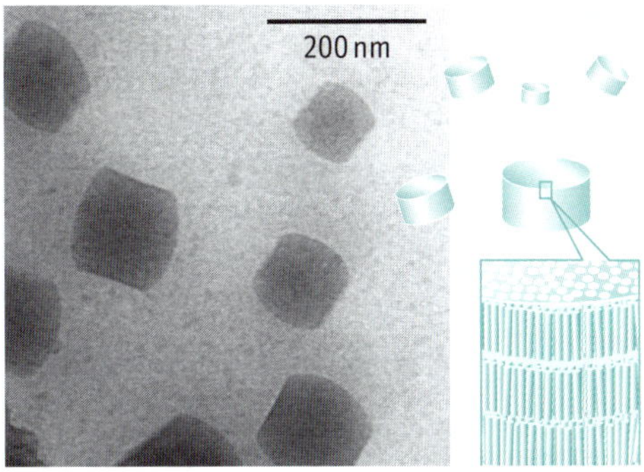

◄ **Abb. 12.8** Elektronenmikroskopische Aufnahme von unterkühlt-smektischen Nanopartikeln aus Cholesterylmyristat (Cryo-Transmissionselektronenmikroskopie). Die hier dargestellten Partikel besitzen eine zylinderförmige Gestalt mit geschichteter Innenstruktur (Schema rechts).

▼ **Abb. 12.9** Schematische Darstellung einer bikontinuierlichen kubischen Phase aus Monoglycerid und Wasser. Die kubische Struktur wird durch eine Lipiddoppelschicht aufgebaut.

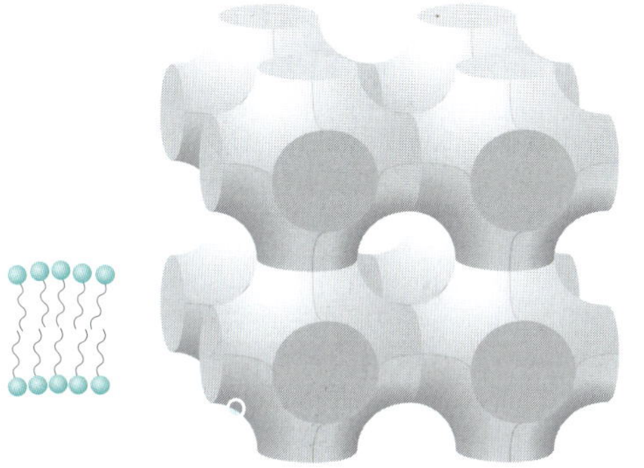

Phasen ausbilden. Die Herstellung und Stabilisierung der Partikel erfolgt wie die von festen Lipidnanopartikeln. Analog zur Situation bei der Verarbeitung fester Triglyceride beobachtet man auch in Cholesterolesternanopartikeln eine verzögerte Rekristallisation. Die Partikel verbleiben jedoch nicht im Zustand einer flüssigen Schmelze, sondern gehen in eine thermotrop-smektische Phase über. Diese kann unter geeigneten Umständen über lange Zeiträume in den Partikeln stabil bleiben.

Die Partikel sind nicht so stark anisometrisch wie feste Lipidnanopartikel, sondern nehmen eine zylinder- bis kugelförmige, manchmal auch „pflastersteinartige" Form an ►**Abb. 12.8**. Makroskopisch besitzt die smektische Phase der Cholesterolester eine relativ hohe Viskosität, auf molekularer Ebene sind die darin enthaltenen Moleküle jedoch beweglich. Dadurch wird eine gegenüber dem kristallinen Zustand erhöhte Beladungskapazität erwartet, die für manche Wirkstoffe auch bereits nachgewiesen werden konnte. Ob allerdings durch die gegenüber dem flüssigen Zustand erhöhte Viskosität der Partikel tatsächlich eine Verzögerung der Wirkstofffreisetzung erreicht werden kann, ist zu bezweifeln.

3.6 Nanopartikel auf Basis lyotrop-flüssigkristalliner Phasen

Bestimmte Monoester des Glycerols mit ungesättigten Fettsäuren, z. B. Monoolein, bilden mit Wasser bikontinuierliche kubische Phasen aus. Hierbei handelt es sich nicht um eine kubische Packung von Mizellen oder inversen Mizellen, wie sie bei der Interaktion bestimmter Tenside mit Wasser beobachtet werden kann, sondern um ein regelmäßig aufgebautes dreidimensionales Netzwerk aus Lipidbilayerstrukturen, das von Wasserkanälen durchzogen ist ►**Abb. 12.9**. Diese besondere Struktur bedingt, dass sich die entsprechende kubische Phase auch bei Zugabe größerer Wassermengen nicht auflöst, sondern im Wasserüberschuss stabil ist.

Beim Einsatz geeigneter Emulgatoren (hierfür werden hauptsächlich Poloxamere verwendet) und unter Zuhilfenahme hochenergetischer Zerkleinerungsverfahren wie z. B. der Hochdruckhomogenisation lassen sich solche kubischen Phasen zu Nanopartikeln dispergieren. In den entstehenden Partikeln, die auch als Cubosomen® bezeichnet werden, lässt sich im Elektronenmikroskop sehr gut die kubische Struktur erkennen ►**Abb. 12.10**.

Lyotrop-kubische Nanopartikel unterscheiden sich von den in diesem Kapitel bisher besprochenen nanopartikulären Lipidsystemen dadurch, dass ihre Matrix sehr viel Wasser enthält (>50 %). Sie können dadurch nicht nur lipophile und amphiphile Wirkstoffe in den Lipidbilayern solubilisieren, sondern in den Wasserkanälen auch hydrophile Wirkstoffe beherbergen. Dies macht sie u.a. für die Verarbeitung hydrophiler Peptide und Proteine interessant.

Allerdings hat sich auch für diese Nanopartikel gezeigt, dass sich eingearbeitete niedermolekulare Wirkstoffe beim Verdünnen der Systeme sehr schnell in die die Partikel umgebende Wasserphase verteilen. Dies ist vorrangig auf die geringe Teilchengröße und die damit verbundenen kurzen Diffusionswege zurückzuführen, denn kubische Bulkphasen sind durchaus in der Lage, Wirkstoffe über längere Zeiträume verzögert abzugeben. Wie für feste Lipidnanopartikel ist über das Freisetzungsverhalten lyotrop-kubischer Nanopartikel für makromolekulare Wirkstoffe nur wenig bekannt.

Von Nachteil für die intravenöse Gabe könnte sein, dass Monooleinpartikel im Blut wenig stabil sind und schnell zu „Restpartikeln" abgebaut werden. Dadurch können sie zwar immer noch zur Solubilisation schwerlöslicher Wirkstoffe eingesetzt werden, Drug-Targeting-Strategien dürften jedoch wenig vielversprechend mit ihnen umzusetzen sein. Möglicherweise liegt ihr größeres Potenzial in der parenteralen Applikation ins Gewebe, für die allerdings hinsichtlich der Partikelstabilität noch keine Studien vorliegen. Auch über die Verträglichkeit von Monoolein nach parenteraler Gabe ist wenig bekannt. Außer Glycerolmonooleat werden inzwischen auch andere Lipide, die zur Ausbildung bikontinuierlicher kubischer Phasen befähigt sind (z.B. Phytantriol), intensiv als alternative Matrixmaterialien untersucht.

Lyotrop-kubische Nanopartikel auf Basis von Monoolein reagieren relativ empfindlich auf Veränderungen der Rezeptur und des Herstellungsprozesses. So hängt die Bildung ausschließlich kolloidaler Partikel, wie sie für eine intravenöse Anwendung benötigt werden, stark von der Herstellungstemperatur ab. Bei bestimmten Rezepturen kann ein großer Energieeintrag während der Homogenisation zur Ausbildung

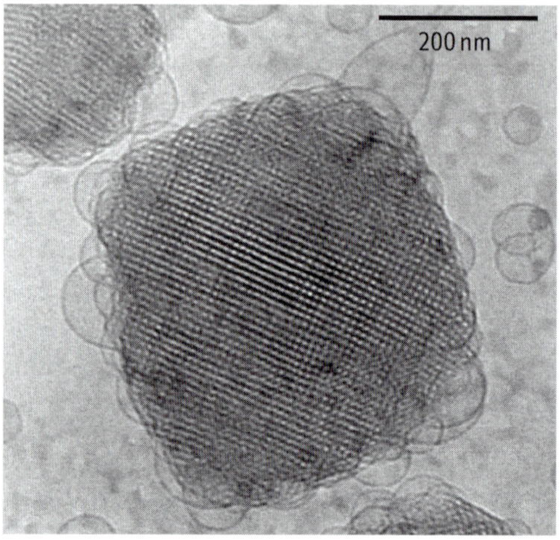

▲ **Abb. 12.10** Elektronenmikroskopische Aufnahme eines Nanopartikels mit kubischer Innenstruktur im System Monoolein/Poloxamer 407/Wasser (Cryo-Transmissionelektronenmikroskopie). Neben dem kubischen Partikel sind auch einige Vesikel zu erkennen.

vesikulärer, liposomenähnlicher Strukturen anstelle der gewünschten kubischen Nanopartikel führen. Die Vesikel können allerdings durch Hitzebehandlung wieder in den kubischen Gleichgewichtszustand überführt werden.

Durch Variationen der Zusammensetzung, z.B. durch die Einarbeitung von Wirkstoffen, kann das Phasenverhalten der Lipid-Wasser-Mischung beeinflusst werden. So führt der Zusatz stark lipophiler Komponenten zur Ausbildung einer Hexagonalphase, aus der aber ebenfalls Nanopartikel erzeugt werden können. Inzwischen sind auch Lipidmischungen bekannt, die direkt zur Ausbildung lyotrop-hexagonaler Nanopartikel, auch Hexosomen® genannt, führen. Eine weitere lyotrope Phase, die sich zu Nanopartikeln zerteilen lässt, ist die sogenannte Schwammphase (engl. *sponge phase*), die man sich als unregelmäßige kubische Phase vorstellen kann.

4 Therapievorteile

Nanopartikuläre Lipidsysteme sind insbesondere für die Verarbeitung schwer wasserlöslicher, lipophiler Wirkstoffe eine interessante Alternative zum Einsatz etablierter Systeme zur Löslichkeitsverbesserung. Diese enthalten häufig

Lösungsmittel wie z. B. Ethanol und/oder mizellbildende Tenside, die bei der Injektion oder Infusion gewebereizend wirken können. Die als Lösevermittler eingesetzten Tenside können zudem teilweise schwere Nebenwirkungen auslösen. Dies gilt insbesondere für Cremophor® EL, ein polyoxyethyliertes Rizinusöl, das z. B. in dem bekannten Präparat Taxol® enthalten ist, und für das schwere anaphylaktische Reaktionen beschrieben sind. Zwar müssen auch in nanopartikulären Zubereitungen Emulgatoren eingesetzt werden, in Bezug auf die Menge an solubilisierender Lipidphase ist ihr Anteil jedoch weitaus geringer als in den mizellaren Präparaten.

Nanopartikel haben zudem den Vorteil, dass sich ihre Solubilisationseigenschaften beim Verdünnen nicht verändern. Das ist bei Lösungsmittelgemischen oder klassischen mizellaren Systemen anders: Bei der Herstellung von Infusionslösungen aus den Konzentraten oder der direkten Applikation in das Blut nimmt die Lipophilie von Lösungsmittelgemischen ab; in mizellaren Systemen löst sich ein Teil der Mizellen auf. Hierdurch kann es zur Bildung übersättigter Systeme und ggf. zu Ausfällungen des Wirkstoffs kommen. Dies wird bei nanopartikulären Lipidsystemen nicht beobachtet. Außerdem führt ein Wirkstoffeinschluss in die Partikel ggf. zu einem verbesserten Schutz vor Abbaureaktionen. Ein besonderes Verteilungsverhalten im Organismus kann ebenfalls nur durch die Nutzung partikulärer Trägersysteme erreicht werden.

Die hier vorgestellten nanopartikulären Lipidsysteme sind aber nicht die einzigen Zubereitungen, mit deren Hilfe die genannten Vorteile erreicht werden können. So besteht eine gewisse „Konkurrenz" der beschriebenen Lipidpartikel zu Nanopartikeln aus Polymeren und zu Liposomen. Gegenüber Polymernanopartikeln haben Lipidsysteme grundsätzlich den Vorteil, dass sie zumindest größtenteils auf physiologischen Komponenten basieren, für die keine Nebenwirkungen durch Reste aus der Synthese oder toxische Abbauprodukte zu erwarten sind. Außerdem kann bei vielen Herstellungsprozessen auf den Einsatz von Lösungsmitteln verzichtet werden, was bei der Herstellung von Polymersystemen häufig nicht der Fall ist. Zudem steht mit der Hochdruckhomogenisation eine seit Langem etablierte Herstellungstechnik zur Verfügung, die die Produktion nanopartikulärer Lipidsysteme auch im Großmaßstab ohne Weiteres möglich macht.

Gegenüber Liposomen weisen viele nanopartikuläre Lipidzubereitungen den Vorteil einer höheren Stabilität auf. Außerdem steht für die Solubilisation lipophiler Substanzen pro Partikel ein höheres Lipidvolumen zur Verfügung. Die meisten hydrophilen Komponenten lassen sich hingegen in Liposomen besser verarbeiten.

Es ist als großer Fortschritt zu betrachten, dass inzwischen eine ganze Reihe sehr unterschiedlicher nanopartikulärer Trägersysteme verfügbar ist, die die Lösung vieler verschiedener Fragestellungen in Bereich der Formulierung von Wirkstoffen ermöglichen.

5 Marktpräparate

5.1 Parenterale Lipidemulsionen

Kolloidale Lipidemulsionen sind derzeit die einzigen der hier besprochenen nanopartikulären Systeme, die als Fertigarzneimittel für die parenterale Anwendung erhältlich sind. Es existiert eine ganze Reihe von Marktpräparaten sowohl mit als auch ohne Wirkstoff.

5.1.1 Emulsionen zur parenteralen Ernährung

Wie bereits erwähnt sind Fettemulsionen zur parenteralen Ernährung bereits seit Jahrzehnten als Fertigarzneimittel auf dem Markt ▸Tab. 12.2. Dabei ist eine kontinuierliche Weiterentwicklung der Produkte beispielsweise im Hinblick auf die eingesetzte Ölphase und die Reduktion des Emulgatoranteils festzustellen.

Die Ölphase ist in Emulsionen zur parenteralen Ernährung nicht als Hilfsstoff, sondern als „Wirkstoff" zu betrachten, ihre Auswahl erfolgt nach ernährungsphysiologischen Gesichtspunkten. Traditionell wird Sojaöl verwendet,

▼ **Tab. 12.2** Fettemulsionen zur parenteralen Ernährung; reine Emulsionspräparate (Übersicht)

Präparat	Ölphase	Phospholipide	Sonstige Hilfsstoffe
Lipovenös® 10 % PLR, 20 %, 30 %	Sojaöl 10 %, 20 %, 30 %	Eilecithin 0,6 %; 1,2 %; 1,2 %	Natriumoleat, NaOH, Glycerol, WFI
Lipofundin® N 10 %, 20 %	Sojaöl 10 %, 20 %	Eilecithin 0,8 %; 1,2 %	α-Tocopherol, Natriumoleat, Glycerol, WFI
Soyacal® 10 %, 20 %	Sojaöl 10 %, 20 %	Eilecithin 1,2 %; 1,2 %	Natriumoleat, NaOH, Glycerol, WFI
Salvilipid® 20	Sojaöl 20 %	Eilecithin 1,2 %	Natriumoleat, NaOH, Glycerol, WFI
Deltalipid® LCT 10 %, 20 %	Sojaöl 10 %, 20 %	Eilecithin 1,2 %; 1,2 %	α-Tocopherol, Natriumoleat, Glycerol, WFI
Lipovenös® MCT 10 %, 20 %	Sojaöl, MCT (1:1) 10 %, 20 %	Eilecithin 0,6 %; 1,2 %	Natriumoleat, NaOH, Glycerol, WFI
Lipofundin® MCT 10 %, 20 %	Sojaöl, MCT (1:1) 10 %, 20 %	Eilecithin 0,8 %; 1,2 %	α-Tocopherol, Natriumoleat, Glycerol, WFI
ClinOleic® 20 %	Sojaöl, Olivenöl (2:8) 20 %	Eilecithin 1,2 %	Natriumoleat, NaOH, Glycerol, WFI
Omegaven-Fresenius	Hochseefischöl 10 %	Eilecithin 1,2 %	α-Tocopherol, Natriumoleat, NaOH, Glycerol, WFI
SMOFlipid® 200 mg/ml	Sojaöl, MCT, Olivenöl, Fischöl (6:6:5:3) 20 %	Eilecithin k. A.	α-Tocopherol, Natriumoleat, NaOH, Glycerol, WFI

MCT: mittelkettige Triglyceride; WFI: Wasser für Injektionszwecke; k. A.: keine Angabe
Quelle: Rote Liste 2008

zum Teil mit dem Zusatz mittelkettiger Triglyceride, die eine schnellere Clearance aufweisen. Auch Oliven- und Fischöl werden, zum Teil in Gemischen mit anderen Ölen, eingesetzt.

Neben den in ▸Tab. 12.2. genannten Produkten gibt es eine Reihe von Präparaten zur totalen parenteralen Ernährung, die zusätzlich Glucose, Aminosäuren und meist auch Elektrolyte enthalten. In einigen dieser Produkte (Structo-Kabiven®) werden als Ölphase keine Mischung unterschiedlicher Öle, sondern synthetische Mischester aus mittel- und langkettigen Fettsäuren, sogenannte strukturierte Triglyceride, eingesetzt.

5.1.2 Wirkstoffhaltige parenterale Fettemulsionen

In Deutschland handelsübliche Emulsionspräparate enthalten die Wirkstoffe Diazepam, Propofol, Etomidat, Dexamethasonpalmitat oder eine Mischung fettlöslicher Vitamine, die im Rahmen der parenteralen Ernährung verwendet wird ▸Tab. 12.3. In den meisten Fällen sind die Emulsionen zur intravenösen Anwendung bestimmt, lediglich das Produkt Lipotalon® wird in Gelenke injiziert, z. B. zur Behandlung von Arthrosen. Als Ölphase dient Sojaöl, zum Teil mit dem Zusatz von mittelkettigen oder teilacetylierten Triglyceriden.

5.1.3 Squalenemulsion als Adjuvans

Die Squalenemulsion MF59 wird als Adjuvans in den Grippeimpfstoffen Fluad® und Addigrip® eingesetzt. Adjuvanzien dienen in Impfstoffen dazu, die Immunantwort gegen das Impfantigen zu verbessern. Dies ist insbesondere bei modernen Subunitvakzinen von Bedeutung, die nur definierte, hochgereinigte

▼ **Tab. 12.3** Fettemulsionen als Wirkstoffträger für die parenterale Applikation (Übersicht)

Präparat	Wirkstoff	Ölphase
Stesolid®	Diazepam (5 mg/ml)	Sojaöl, teilacetylierte Triglyceride
Diazepam-®Lipuro	Diazepam (5 mg/ml)	Sojaöl, MCT
Disoprivan® 1 %, 2 %	Propofol (10 mg/ml, 20 mg/ml)	Sojaöl
Propofol-ratiopharm® 10 mg/ml, 20 mg/ml	Propofol (10 mg/ml, 20 mg/ml)	Sojaöl
Propofol-®Lipuro 1 %, 2 %	Propofol (10 mg/ml, 20 mg/ml)	Sojaöl, MCT
Propofol 1 %, 2 % MCT Fresenius	Propofol (10 mg/ml, 20 mg/ml)	Sojaöl, MCT
Etomidat-®Lipuro	Etomidat (2 mg/ml)	Sojaöl, MCT
FrekaVit® fettlöslich	Mischung fettlöslicher Vitamine	Sojaöl
Vitalipid Infant/Adult	Mischung fettlöslicher Vitamine	Sojaöl
Lipotalon®[a]	Dexamethasonpalmitat	Sojaöl

[a] Lipotalon wird intraartikulär angewendet. MCT: Mittelkettige Triglyceride Quelle: Rote Liste 2008.

Antigene enthalten, da bei diesen Impfstoffen die die Immunantwort unterstützende Anwesenheit von Mikroorganismenbestandteilen wegfällt.

Traditionell werden als Adjuvanzien partikuläre Aluminiumsalze (Aluminiumhydroxid, Aluminiumphosphat) verwendet. Diese führen jedoch in Influenzaimpfstoffen nicht zur gewünschten Verstärkung der Immunantwort, weshalb auf ihren Einsatz in diesen Impfstoffen verzichtet wird. Die in den 1990er-Jahren entwickelte nanopartikuläre Emulsion MF59 weist hingegen auch in Influenzavakzinen einen deutlichen Adjuvanseffekt auf und zeigt gleichzeitig eine gute Verträglichkeit (viele potenzielle Adjuvanzien können wegen zu starker Nebenwirkungen nicht in Humanimpfstoffen eingesetzt werden). Aufgrund der günstigen Eigenschaften der nanopartikulären Squalenemulsion ist zu erwarten, dass diese in Zukunft noch als Adjuvans in weiteren Vakzinen Anwendung finden wird.

5.2 Andere nanopartikuläre Lipidsysteme

Für die anderen in diesem Kapitel vorgestellten nanopartikulären Lipidsysteme sind noch keine parenteralen Fertigarzneimittel auf dem Markt. Nanostrukturierte Lipidcarrier sind inzwischen in einer Reihe von kosmetischen Produkten im Handel.

Zusammenfassung

Nanopartikuläre Lipidsysteme zur parenteralen Anwendung bieten eine Reihe interessanter Ansatzpunkte für die Verabreichung insbesondere lipophiler Wirkstoffe. Die bereits auf dem Arzneimittelmarkt eingeführten phospholipidstabilisierten kolloidalen Emulsionen auf der Basis von Triglyceridölen können als Träger für schwer wasserlösliche Wirkstoffe dienen. Entsprechende wirkstofffreie Emulsionspräparate bilden einen wichtigen Bestandteil von Zubereitungen zur parenteralen Ernährung. Als Adjuvans in Grippeimpfstoffen findet eine durch nichtionische Emulgatoren stabilisierte Squalenemulsion Verwendung.
Feste Lipidnanopartikel, nanostrukturierte Lipidcarrier und unterkühlt-smektische Lipidnanopartikel, die bisher noch nicht in Form von Fertigarzneimitteln zur parenteralen Anwendung verfügbar sind, sind als Weiterentwicklung der parenteralen Lipidemulsionen zu betrachten. Verglichen mit Emulsionen besitzen sie eine veränderte Matrixstruktur, und somit bestehen andere Möglichkeiten zur Wechselwirkung zwischen Wirkstoffen und diesen Systemen. So weisen z.B. feste Lipidnanopartikel aufgrund ihrer zumeist plättchenförmigen Struktur eine größere spezifische Oberfläche auf und bieten dadurch interessante Möglichkeiten zur Wirkstoffadsorption.

Grundsätzlich verschieden von diesen Nanopartikeln mit einer kontinuierlichen Lipidmatrix sind Nanopartikel aus lyotrop-flüssigkristallinen Phasen wie z.B. die Cubosomen®. Sie bestehen aus schwer wasserlöslichen amphiphilen Lipiden und enthalten in ihrer Matrix eine gewisse Menge Wasser. Dadurch sind sie in der Lage, auch hydrophile Wirkstoffe in die Partikelmatrix aufzunehmen, und könnten u.a. für die Verarbeitung von Proteinen und Peptiden Verwendung finden.

Literatur

Bunjes H, Kuntsche J. Supercooled smectic nanoparticles. In: Thassu D, Deleers M, Pathak Y (Eds.). Nanoparticulate Drug Delivery Systems. Informa Health Care, New York: 129 - 140, 2007

Bunjes H, Siekmann B. Manufacture, characterization and applications of solid lipid nanoparticles as drug delivery systems. In: Benita S (Ed.). Microencapsulation, 2nd edition. Marcel Dekker, New York: 213 - 268, 2006

Carpentier YA, Dupont IE. Advances in intravenous lipid emulsions. World J. Surg. 24: 1493 - 1497, 2000

Klang S, Benita S. Design and evaluation of submicron emulsions as colloidal drug carriers for intravenous administration, in Benita S (Ed.) Submicron Emulsions in Drug Targeting and Delivery, Harwood Academic Publishers, Amsterdam, 119 - 152, 1998

Mehnert W, Mäder K. Solid lipid nanoparticles - Production, characterization and applications. Adv. Drug Deliv. Rev. 47: 165 - 196, 2001

O'Hagan DT, Singh M. MF59: A safe and potent oil-in-water emulsion adjuvant. In: Singh M (Ed.). Vaccine Adjuvants and Delivery Systems. Wiley Interscience, Hoboken: 115 - 129, 2007

Spicer PT. Progress in liquid crystalline dispersions: Cubosomes. Curr. Opin. Colloid Interf. Sci. 10: 274 - 279, 2005

Tamilvanan S. Oil-in-water lipid emulsions: implications for parenteral and ocular delivering systems. Progr. Lipid Res. 43: 489 - 533, 2004

Wissing SA, Kayser O, Müller RH. Solid lipid nanoparticles for drug delivery. Adv. Drug Deliv. Rev. 56: 1257 - 1272, 2004

Achim Göpferich

Kontrollierte Freisetzungssysteme in Biomaterialien

13

Biomaterialien sind Werkstoffe, die ursprünglich dafür entwickelt wurden, Gewebe oder Teile von Geweben zu ersetzen. Da ihre Wirkung originär lediglich durch die physikalische Präsenz des Materials und dessen physikalisch-chemische Eigenschaften vermittelt wird, nehmen Biomaterialien eine Stellung ein, die sie eigentlich leicht von einem Arzneimittel unterscheidbar machen sollte. War diese Abgrenzung in der Vergangenheit noch zutreffend, so ist sie mittlerweile nicht mehr zeitgemäß.

Es ist bekannt, dass Biomaterialien im Rahmen ihrer Anwendung mit Zellen und Geweben, ähnlich wie Wirkstoffe, über teils sehr spezifische Mechanismen interagieren. Darüber hinaus ergibt sich zur Sicherung des Behandlungserfolgs häufig die Notwendigkeit, Biomaterialien mit Wirkstoffen zu kombinieren. Damit rücken sie näher in den Blickpunkt der pharmazeutischen Wissenschaften. Das Kapitel führt in die Welt der Biomaterialien als Träger und Freisetzungssysteme von Wirkstoffen ein und zeigt die damit verbundenen Herausforderungen und Chancen auf.

1 Definition und Problematik

Biomaterialien werden in den Organismus eingebracht, was hohe Anforderungen an die Verträglichkeit der zur Herstellung verwendeten Substanzen mit sich bringt. Eine klare Abgrenzung zu Arzneimitteln wird zunehmend schwierig. Diesen liegen in aller Regel Wirkstoffe und Substanzen zugrunde, die sich für eine Pharmakotherapie oder für die Diagnostik eignen. Allerdings besitzen einige Biomaterialien, z. B. Kollagen, die Fähigkeit, an Rezeptoren zu binden, und damit letztlich auch die Eigenschaft, selbst biologische Effekte auszulösen. Beispiele für klassische Biomaterialien sind Metalle, Keramiken und Polymere.

Die Einsatzgebiete sind weit gestreut und umfassen orthopädische Implantate wie beispielsweise Hüftendoprothesen ebenso wie Herzklappen oder Materialien für zahnmedizinische Anwendungen. Seit vielen Jahren wächst aber der Bedarf an neuen Generationen von Biomaterialien, die die bisher gültige Definition, die eine Abwesenheit von Wirkstoffen beinhaltet, ins Wanken bringt.

Für viele Anwendungen von Biomaterialien ist eine gleichzeitige lokale Gabe von Wirkstoffen geradezu ideal. Ein herausragendes Beispiel sind orthopädische Implantate, die im Rahmen ihrer Applikation einem erheblichen Infektionsrisiko unterliegen. Dem wird begegnet, indem zusammen mit dem Material Antibiotika verabreicht werden, z. B. Gentamicin. Dabei ist es von Vorteil, dass durch die lokale Applikation hohe systemische Spiegel der Substanz vermieden werden und damit ein geringeres Nebenwirkungsrisiko eingegangen wird.

Trotz der Vorteile der Implementierung eines pharmakologischen Prinzips in ein Biomaterial ist die Kombination nicht unproblematisch. Vom regulatorischen Standpunkt ist es im Rahmen einer Zulassung unerlässlich, sich von einem Arzneimittel abzugrenzen. Aus technischer Sicht besteht die Notwendigkeit, die optimale Freisetzung des Wirkstoffs nach Implantation zu gewährleisten. Letzteres stellt Pharmazeuten und Materialwissenschaftler häufig vor große Probleme.

> **Definition**
>
> Biomaterialien sind wichtige Hilfsmittel für zahlreiche Therapien. Insbesondere bei Erkrankungen, die mit einer Schädigung bzw. einem Verlust an Gewebe einhergehen, dienen sie dazu, Gewebedefekte zu füllen. Es gibt eine Vielzahl von Definitionen für Biomaterial. Gemeinhin beziehen sie sich alle darauf, dass Materialien, die unter den Begriff **Biomaterial** fallen, dazu bestimmt sind, **Teile von Geweben und Organen oder deren Funktion im Organismus zu ersetzen** (Park 2002).

Als Beispiel können hier wiederum metallische orthopädische Implantate dienen. Obwohl eine Beladung mit Wirkstoffen sinnvoll sein kann, gestaltet sie sich bei Metallen in der Praxis schwierig. Selbst wenn eine technische Lösung wie beispielsweise in Form eines geeigneten Beschichtungsverfahrens gefunden ist, bleibt die Funktionalität oft hinter den Erwartungen zurück. Niedermolekulare organische Wirkstoffe unterliegen häufig einer raschen Freisetzung, während eine Beladung mit Proteinen und Peptiden oft unter einer begrenzten Stabilität dieser Substanzen während der Herstellung und der Anwendung im biologischen Milieu leidet.

Insgesamt ist die Einstellung der Freisetzungskinetik häufig problematisch. Nachfolgend soll zunächst auf die Problematik der Beladung und Freisetzung von Wirkstoffen aus Biomaterialien näher eingegangen werden. Abschließend werden dazu ausgewählte Beispiele auf dem Markt befindlicher Systeme gegeben.

2 Freisetzungsmechanismen aus Biomaterialien

Nachfolgend werden diese Mechanismen in ihren Grundzügen beschrieben und die Besonderheiten für Biomaterialien näher ausgeführt.

Merke

Die Kontrolle der Freisetzung aus Biomaterialien folgt denselben Regeln wie bei der Freisetzung aus Arzneiformen. Dabei spielen insbesondere die Diffusion, Konvektion, Erosion und in einigen Fällen auch der Abbau von Substanzen, teilweise als Vorstufe für die Erosion, eine entscheidende Rolle.

2.1 Diffusion

Definition

Unter **Diffusion** versteht man den Transport von Teilchen aufgrund einer Zufallsbewegung. Dem Vorgang liegt die Brown'sche Molekularbewegung zugrunde, die aufgrund thermischer Anregung von Teilchen zu einer im Wesentlichen ungerichteten Bewegung führt.

Die zeit- und ortsabhängige Verteilung der Teilchen lässt sich durch das zweite Fick'sche Gesetz beschreiben:

$$\frac{\partial c(x,y,z,t)}{\partial t} = \frac{\partial}{\partial x}\left(D_x \frac{\partial c}{\partial x}\right) + \frac{\partial}{\partial y}\left(D_y \frac{\partial c}{\partial y}\right) + \frac{\partial}{\partial z}\left(D_z \frac{\partial c}{\partial z}\right) \quad (1)$$

Gleichung 1 beschreibt die Konzentration c der im dreidimensionalen Raum diffundierenden Substanz. Darin sind x, y und z die Raumkoordinaten und t die Zeit. D bezeichnet den Diffusionskoeffizienten, der in der oben gezeigten Darstellung ebenfalls ortsabhängig ist.

Nach Beschreibung des Diffusionsraums durch Festlegung geeigneter Randbedingungen lässt sich Gleichung 1 lösen. Man erhält dadurch spezifische Lösungen, welche die Freisetzung von Substanzen oder die Konzentration an einem bestimmten Ort zu einer definierten Zeit im Diffusionsraum beschreiben. Für grundlegende Betrachtungen ist es dabei sinnvoll, den Transport nur in einer Dimension zu verfolgen. Unter der Annahme, dass es in y- und z-Richtung keine Wirkstoffgradienten gibt und dass der Diffusionskoeffizient ortsunabhängig ist, lässt sich die Gleichung 1 vereinfachen zu:

$$\frac{\partial c(x,t)}{\partial t} = D \frac{\partial^2 c}{\partial x^2} \quad (2)$$

Eine wichtige Größe für zahlreiche Betrachtungen ist der Diffusionskoeffizient. Typische Werte für D von Substanzen in Polymeren bewegen sich zwischen $10^{-8}\,cm^2/s$ (z.B. für Wasser) und etwa $10^{-20}\,cm^2/s$ (für gängige niedermolekulare Wirkstoffe). Der Diffusionskoeffizient hängt im Wesentlichen von der Größe und Form der diffundierenden Substanz, deren Interaktionen mit den Polymerketten (z.B. Ladungswechselwirkungen) sowie der Beweglichkeit der Polymerketten ab (Göpferich 1996, Saltzman 2001).

Im Bereich der Freisetzung aus zahlreichen Biomaterialien reicht eine eindimensionale Betrachtung aus, d.h., Gleichung 2 lässt sich anwenden. Für dieses vereinfachte zweite Fick'sche Gesetz lassen sich zahlreiche Lösungen in der Literatur finden, die für wirkstoffbeladene Biomaterialien von Relevanz sind (Crank 2004). Eine dieser Lösungen betrachtet die Freisetzung von Wirkstoffen aus einer Matrix, die mit Wirkstoff beladen ist ▸**Abb. 13.1a**.

Unter Anwendung der entsprechenden Randbedingungen, nämlich dass die Matrix in einer Richtung undurchlässig ist, während auf der Oberfläche zum Freisetzungsmedium hin Sink-Bedingungen herrschen, erhält man aus Gleichung 2 folgende Lösung:

$$\frac{m(t)}{m(\infty)} = 1 - \sum_{n=0}^{\infty} \frac{8}{(2n+1)^2 \cdot \pi^2} \cdot e^{\frac{-D \cdot t \cdot (2n+1)^2 \cdot \pi^2}{4 \cdot l^2}} \quad (3)$$

Darin bezeichnet t die Zeit, l die Dicke der Membran, D den Diffusionskoeffizienten, $m(t)$ die zur Zeit t freigesetzte Wirkstoffmasse und $m(\infty)$ die Wirkstoffmasse im Biomaterial unmittelbar vor der Freisetzung.

Die Freisetzungsprofile weisen eine konkave Form auf, d.h., während der Wirkstoff zu Beginn noch nahezu mit konstanter Geschwindigkeit freigesetzt wird, nimmt diese über die Zeit sichtbar ab. Die dimensionslose Darstellung des Freisetzungsprofils hat dabei deutliche Vorteile. Anstelle der Zeit t ist auf der Abszisse

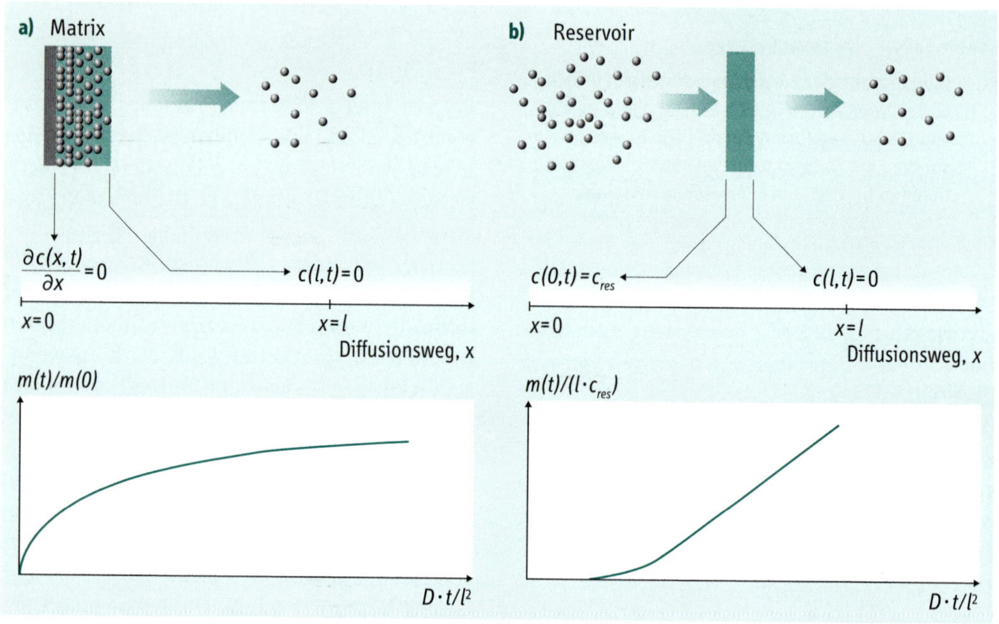

▲ **Abb. 13.1** Darstellung der diffusionskontrollierten Wirkstofffreisetzung unter Angabe der entsprechenden Randbedingungen: **a)** Freisetzung aus einer Matrix unter der Annahme von Sink-Bedingungen an der Oberfläche und einer perfekten Isolation an der Basis der Matrix; **b)** Darstellung der Freisetzungskontrolle durch eine Membran. Im Reservoir herrscht eine (annähernd) konstante Konzentration C_{res}, während an der Matrixoberfläche Sink-Bedingungen herrschen.

der dimensionslose Parameter $D \cdot t/l^2$ aufgetragen. Die Parameter D und l stauchen bzw. dehnen die Zeitachse so, dass für verschiedene Diffusionskoeffizienten und Dicken dasselbe Konzentrations-Zeit-Profil erhalten wird. Die Grafik macht auch deutlich, dass man bei hohen Diffusionskoeffizienten D und/oder geringer Schichtdicke l rasch den Bereich der zu Beginn nahezu linearen Freisetzung verlässt, was von Nachteil mit Blick auf eine kontinuierliche Wirkstofffreisetzung ist.

Eine ebenso wichtige Rolle, wenn auch technisch oft schwieriger realisierbar ist die Freisetzung durch eine Membran ►**Abb. 13.1b**. Zur Lösung von Gleichung 1 kann man vereinfachend annehmen, dass der Wirkstoff aus einem Reservoir stammt, das von der Membran zum Freisetzungsmedium hin abgegrenzt wird und in dem eine weitgehend gleichbleibende Konzentration c_{res} herrscht. Unter der Annahme, dass an der Membranoberfläche wieder Sink-Bedingungen herrschen, erhält man:

$$\frac{m(t)}{A \cdot l \cdot c_{res}} = \frac{D \cdot t}{l^2} - \frac{1}{6} - \frac{2}{\pi^2} \sum_{n=1}^{\infty} \frac{(-1)^n}{n^2} \cdot e^{\frac{-D \cdot t \cdot n^2 \cdot \pi^2}{l^2}} \quad (4)$$

In diesem Fall gelingt es erst nach einer Verzögerungsphase, der Lag-Zeit, den Diffusionsstrom über längere Zeit konstant zu halten. Die Membran mit der Fläche A schließt ein Wirkstoffreservoir nach außen ab und reguliert die Freisetzungsgeschwindigkeit. Dabei kann das Reservoir flüssig oder fest sein, solange die Diffusionsgeschwindigkeit im Reservoir höher ist als in der Membran.

Obwohl diese Betrachtungen sehr geradlinig und einfach erscheinen, erweist sich die rein diffusionskontrollierte Freisetzung häufig als schwierig realisierbar, da viele zusätzliche Prozesse Einfluss auf den Diffusionsvorgang nehmen. In diesem Zusammenhang seien molekulare Interaktionen zwischen diffundierender Substanz und stationärem Diffusionsmedium genannt, wie sie beispielsweise über ionische Interaktionen vermittelt werden. Ein anderes Beispiel sind Verteilungsphänomene, die eine Rolle spielen, sobald sich eine Substanz aufgrund ihrer physikalisch-chemischen Eigenschaften zu unterschiedlichen Anteilen zwischen dem wässrigen Freisetzungsraum und der Diffusionsschicht, die ihre Freisetzung reguliert, verteilt.

2.2 Erosion

Neben der Diffusion spielt die Erosion von Materialien für die Wirkstofffreisetzung aus Biomaterialien häufig eine bedeutende Rolle (Göpferich 1996). In vielen Fällen ist nämlich der Einsatz eines Biomaterials nur temporär erforderlich und die Verwendung erodierender Materialien, z.B. bioabbaubarer Polymere oder Metalle, von großem Vorteil. Während Metalle wie Magnesium derzeit noch experimentellen Charakter haben, finden wirkstoffbeladene Polymere als resorbierbares Nahtmaterial bereits Anwendung in der Praxis.

Für hydrophobe bioabbaubare Polymere sind die grundlegenden Erosionsmechanismen bekannt. Zunächst werden die Polymerketten hydrolytisch gespalten. Durch den Polymerkettenabbau entstehen wasserlösliche Monomere und Oligomere, die dazu führen, dass die Matrix erodiert. Wie ▸ **Abb. 13.2** schematisch zeigt, unterliegen die Materialien entweder einer Oberflächen- oder einer Bulkerosion.

Im ersten Fall werden Polymerketten hydrolytisch oder enzymatisch derart rasch gespalten, dass das Material von der Oberfläche ausgehend erodiert. Vorteil dieses „schichtweisen" Abtragens von Material besteht darin, dass eingebettete Substanzen kontinuierlich freigesetzt werden können, was lokal zu konstanten Wirkstoffspiegeln führen kann. Beispiele für oberflächenerodierende Polymere sind Substanzen aus der Klasse der Polyanhydride und der Polyorthoester.

Im Fall der bulkerodierenden Substanzen werden die Bindungen zwischen den Monomeren wesentlich langsamer hydrolysiert. Dies hat zur Folge, dass diese Polymere weniger rasch, aber dafür über ihren gesamten Querschnitt

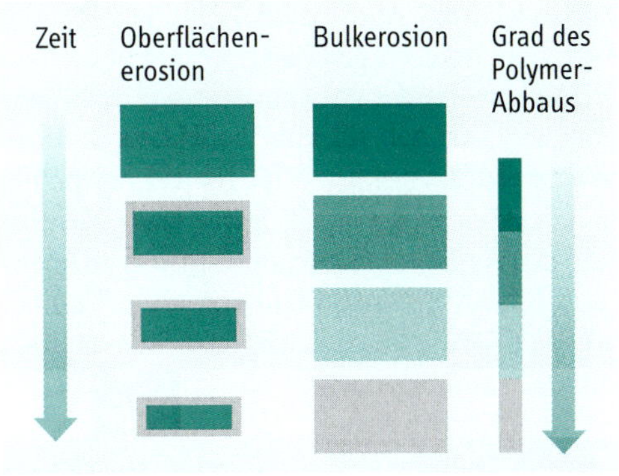

▲ **Abb. 13.2** Schematische Darstellung von Oberflächen- und Bulkerosion. Während bei der Oberflächenerosion im Idealfall das Polymer entweder komplett erodiert oder bis auf eine hochporöse Schicht an der Oberfläche abgetragen wird, bleibt bei der Bulkerosion die Form einer Matrix über längere Zeit erhalten (reproduziert mit Erlaubnis von Elsevier, aus: Tessmar et al. 2002).

abgebaut werden. Deshalb bleiben Matrizes über längere Zeit makroskopisch intakt und verlieren keine Masse.

Erosion kann erst dann einsetzen, wenn ein kritischer Grad des Abbaus erreicht ist, mit dem die Matrix beginnt sich aufzulösen. Als Folge für die Freisetzung eines inkorporierten Wirkstoffs beobachtet man häufig, dass dieser vor Beginn der Erosion über Diffusion und nach Einsetzen deutlich beschleunigt, fast unkontrolliert aus den Matrizes entweicht. Klassische Materialien, die nach diesem Mechanismus erodieren und sehr häufig direkt als Biomaterial oder für Überzüge eingesetzt werden, sind

Merke

In vielen Materialien lässt sich die Wirkstofffreisetzung nicht mit nur einem Prozess beschreiben, da mehrere Mechanismen, die sich nicht voneinander entkoppeln lassen, parallel zueinander wirken. So besitzen bioabbaubare Polymere beispielsweise die Eigenschaft, dass sie Wirkstoffe meist unter der Kontrolle mehrerer Mechanismen freisetzen. Insbesondere bei bulkerodierenden Materialien spielt neben der Erosion hauptsächlich die Diffusion aber auch die Quellung eine Rolle.

Poly(α-hydroxyester) wie Poly(D,L-laktid) oder Poly(D,L-laktid-co-glykolid).

Nach welchem Mechanismus ein bioabbaubares Polymer erodiert und wie es dabei Wirkstoffe freisetzt, hängt im Wesentlichen von der Geschwindigkeit der Wasseraufnahme und der Geschwindigkeit der Erosion ab (siehe auch Kap. 9). Ist die Wasseraufnahme rascher als die Erosion, dann wird das Polymer einer Bulkerosion unterliegen. Um für eine Matrix entscheiden zu können, wie sie abgebaut wird, ist es deshalb erforderlich, beide Geschwindigkeiten miteinander zu vergleichen. Dabei geht man davon aus, dass die Wasseraufnahme diffusionskontrolliert ist und die Erosionsgeschwindigkeit identisch ist mit der Abbaugeschwindigkeit der Bindungen zwischen den Monomeren.

Aus den entsprechenden Kinetiken beider Prozesse lässt sich eine dimensionslose Größe ε als Quotient von Diffusions- und Erosionsgeschwindigkeit berechnen (von Burkersroda et al. 2002), die es erlaubt abzuschätzen, nach welchem Mechanismus ein Material erodiert. Für $\varepsilon > 1$ ist eine Matrix oberflächenerodierend. ▸ **Abb. 13.3** zeigt, dass ε und damit der Erosionsmechanismus von drei Größen bestimmt wird: der Hydrolysegeschwindigkeit funktioneller Gruppen des Polymers, aus dem die Matrix besteht, repräsentiert durch die Geschwindigkeitskonstante λ, der „Größe" der Matrix L, die aus dem Material gefertigt wird, und der Diffusionsgeschwindigkeit D von Wasser im Polymer.

Je rascher das Polymer hydrolysiert und je größer die Dimensionen seiner Geometrie, desto höher die Wahrscheinlichkeit der Oberflächenerosion. In der Literatur findet man genauere Hinweise darauf, wie beide Parameter gewichtet sind (von Burkersroda et al. 2002).

> **Merke**
>
> Unter **Erosion** versteht man die Massenverminderung eines Materials. Erosion kann als **Oberflächenerosion** oder **Bulkerosion** auftreten.

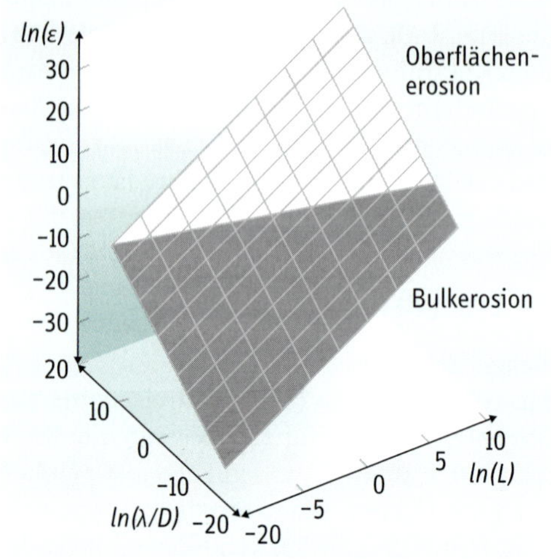

▲ **Abb. 13.3** Grafische Darstellung der Abhängigkeit der Erosion von der Geometrie einer Matrix mit der Halbdicke (L) und dem Quotienten aus Hydrolysegeschwindigkeit und Diffusionskoeffizient von Wasser in der Matrix (λ/D). Die dargestellte Ebene ist bei $\varepsilon = 0$ in zwei Bereiche geteilt: einen Bereich $\varepsilon > 1$, für den eine Matrix oberflächenerodierend, und einen Bereich $\varepsilon < 0$, indem sie bulkerodierend ist (reproduziert mit Erlaubnis von Elsevier, aus: von Burkersroda et al. 2002).

2.3 Quellung

Die Quellung als Freisetzungsmechanismus oder freisetzungsrelevantes Phänomen spielt vornehmlich eine Rolle bei der Verwendung von makromolekularen Materialien. Kennzeichen zahlreicher Polymere ist die Aufnahme von Wasser, das über zahlreiche Mechanismen auf die Eigenschaften einer Matrix Einfluss nehmen kann.

Eine sehr deutliche Reaktion stellt beispielsweise die Quellung dar, was insbesondere für Hydrogele charakteristisch ist, bei denen es zu einer starken Interaktion zwischen Polymerketten und Wasser kommt. Gleichzeitig kann die Aufnahme von Wasser zu einer Absenkung der Glasübergangstemperatur führen (Wasser wirkt in diesem Zusammenhang ähnlich wie ein Weichmacher), wenn die Wechselwirkungen mit Wasser weniger stark ausgeprägt sind. Kommt es im Rahmen der Quellung zu einer Erhöhung der Mobilität von Wirkstoff in der

Matrix (beispielsweise durch Auflösen fester Substanzen) und ist die Diffusion von Wirkstoff in der gequollenen Matrix rasch im Vergleich zur Quellung, dann erhält man ein System, dessen Freisetzung quellungskontrolliert ist (Siepmann und Peppas 2007). Da im Rahmen der Quellung häufig eine deutliche Volumenzunahme der Matrix zu beobachten ist, können aber auch Transportvorgänge über Konvektion eine Rolle spielen. Eine Volumenzunahme kann in vielen Fällen von Nachteil sein, so z.B. wenn das Biomaterial in drucksensitiven Bereichen des Körpers eingesetzt werden soll, z.B. dem Auge.

2.4 Kontrolle der Gesamtkinetik

Die oben dargestellten Freisetzungsmechanismen beschreiben die physikalisch-chemischen Prozesse, über die Wirkstoffe aus Biomaterialien freigesetzt werden können, bei Weitem nicht erschöpfend. Es handelt sich dabei lediglich um Hauptmechanismen, die zu berücksichtigen sind.

In diesem Zusammenhang stellt sich immer wieder die Frage, wie es gelingt, die Freisetzungskinetik zu kontrollieren. Hier ist es von entscheidender Bedeutung, dass bei parallelen Prozessen der schnellste die Gesamtkinetik dominiert. Für ein bioabbaubares Polymer bedeutet dies, dass nur rasch erodierende Materialien, d.h. oberflächenerodierende Substanzen, das Potenzial haben, die Wirkstofffreisetzung allein über Erosion zu kontrollieren. Dies erklärt, warum langsam erodierende Substanzen, die über Bulkerosion abgebaut werden, Wirkstoffe zu Beginn der Freisetzung bevorzugt über Diffusion freisetzen.

3 Strategien zur Beladung von Biomaterialien mit Wirkstoffen

Im Gegensatz zu einem Arzneimittel, dessen Design lediglich darauf ausgelegt ist, einen Wirkstoff applizierbar zu machen, gestaltet sich die Beladung von Biomaterialien mit einem Wirkstoff sehr schwierig. Seine Eigenschaften sind nämlich im Wesentlichen von den Notwendigkeiten des Ersatzes von Geweben geprägt und werden dadurch den Erfordernissen der Beladung mit Wirkstoffen häufig nicht gerecht.

Während sich die Beladung eines Polymers in vielen Fällen durch Verarbeitung aus Lösungen oder über thermische Verarbeitung, z.B. Extrusion, noch relativ einfach gestaltet, ist die Beladung von Substanzen wie Keramiken oder Metallen diffizil. In diesen Fällen ist man gezwungen, die Stoffe über eine Beschichtung ggf. unter Nutzung von Poren zu beladen. Werden die Wirkstoffe über Diffusion freigesetzt, kann das Probleme verursachen (siehe Abschn. 2.1). Wenn Freisetzungen über längere Zeit gewünscht sind, verarmen dünne Filme rasch an Wirkstoff.

Als Alternative zur klassischen Freisetzung bietet sich für potente Wirkstoffe, die unmittelbaren Kontakt zum Zielgewebe bzw. zur Zielzelle haben, eine Verankerung der Substanzen an der Biomaterialoberfläche an, um den Wirkstoff direkt zu „präsentieren“. Nachfolgend werden die wichtigsten Strategien der Beladung von Biomaterialien mit Wirkstoffen dargestellt.

3.1 Beladung des Materialbulks

Die Strategie, die Masse des Materials, d.h. den gesamten Querschnitt bzw. Bulk, mit Material zu beladen, eignet sich lediglich für ein eingeschränktes Spektrum an Biomaterialien. Im Wesentlichen handelt es sich dabei um Substanzen aus der Klasse der Polymere. Für die Beladung dieser Materialien sind zahlreiche Verfahren beschrieben:

13

3.1.1 Beladung über Lösungen

Polymere lassen sich sehr einfach nach Herstellung einer Lösung mit Wirkstoff belanden. In diesem Fall wird der Wirkstoff in einer Polymerlösung gelöst oder suspendiert. Anschließend wird das Lösungsmittel über Verdunstung, Verdampfung oder über Gefriertrocknung entfernt, wodurch eine feste, wirkstoffbeladene

Matrix entsteht. Als nachteilig kann sich bei diesem Verfahren der Restgehalt an Lösungsmitteln erweisen, wenn mit nicht wässrigen Systemen gearbeitet wird.

3.1.2 Beladung durch thermische Bearbeitung

Eine Alternative besteht darin, Wirkstoffe im Rahmen einer thermischen Verarbeitung von Polymeren in diese zu inkorporieren. Dadurch lässt sich zwar der Einsatz von Lösungsmitteln vermeiden, allerdings eignet sich dieses Verfahren nicht universell für alle Polymere und aufgrund der thermischen Belastung auch nicht für alle Wirkstoffe. Als Verfahren sei hier beispielsweise die Extrusion genannt.

3.1.3 Beladung während der Polymerisation

Eine sehr elegante Möglichkeit stellt die Wirkstoffbeladung eines polymeren Biomaterials während seiner Herstellung dar. Prominenter Vertreter dieser Art ist Knochenzement auf der Basis von Polyacrylaten, denen Antibiotika zugemischt sind und insbesondere im Bereich der Fixierung von Totalendoprothesen zur Infektionsprophylaxe eingesetzt werden. Die Komponenten bestehen aus Polymerpartikeln, Monomeren, Startern und Wirkstoff. Sie werden unmittelbar vor der Anwendung gemischt und härten in situ zu einem Freisetzungssystem aus. Problematisch bei dieser Art der Beladung ist, dass sich nicht jede Polymerisationsreaktion mit den Anforderungen an die Gewebeverträglichkeit und die Wirkstoffstabilität vereinbaren lässt.

3.1.4 Beladung über Diffusion

In vielen Fällen ist die Beladung des Bulks eines Materials mit keinem der oben beschriebenen Verfahren möglich. Man kann sich dann häufig mit einer Beladung der Materialien über Diffusion behelfen. Dies ist insbesondere bei solchen Materialien von Interesse, die sich weder in Wasser noch in organischen Lösungsmitteln lösen und sich auch thermisch nicht verarbeiten lassen. Hiervon sind im Wesentlichen alle quer vernetzten Polymere, insbesondere solche aus der Klasse der Hydrogele betroffen.

Zur Beladung lässt man die Materialien in einem für den Wirkstoff geeigneten Lösungsmittel quellen, was dem Wirkstoff die Möglichkeit eröffnet, in das Material zu diffundieren. Nach definierter Zeit werden die Materialien entnommen und getrocknet oder ggf. in ein Lösungsmittel überführt, in dem die Fähigkeit zu quellen eingeschränkt ist und/oder das den Wirkstoff zusätzlich über Ausfällung oder molekulare Interaktionen in der Matrix festhält. In diesem Zusammenhang erweist sich der pH-Wert sehr häufig als hilfreicher Parameter insbesondere bei der Beladung von Hydrogelen wie quer vernetzter Gelatine oder quer vernetzten Kollagenen mit Proteinen. Nachteil bei diesem Verfahren ist die teils lange Zeit bis zur vollständigen Beladung, die häufig problematische Dosierungsgenauigkeit und ggf. Probleme mit der Stabilität von Wirkstoffen in Lösung.

3.2 Beladung von Poren

Bei porösen Materialien erfolgt die Beladung mit Wirkstoffen häufig direkt über die Füllung der Poren. Während Mikroporen lediglich ein geringes Volumen aufweisen und damit eine geringe Kapazität haben, Wirkstoffe aufzunehmen, sind Makroporen ideal für eine Beladung geeignet. Im einfachsten Fall können schwammartige Materialien, z. B. auch Tamponaden, unmittelbar vor der Anwendung mit einer Wirkstofflösung getränkt werden.

3.3 Beladung von Materialoberflächen

In vielen Fällen ist es erforderlich, die Materialien an der Oberfläche mit den Wirkstoffen zu beschichten. Dies trifft insbesondere in solchen Fällen zu, in denen der Kontakt mit dem Wirkstoff lokal begrenzt stattfinden soll und der Bulk des Materials nicht direkt mit Wirkstoff beladen werden kann, wie dies in der Regel für Metalle und Keramiken der Fall ist. Beispiele für solche Systeme sind Koronarstents, die aus einem Metallgeflecht gefertigt sind und damit keine Wirkstoffe aufnehmen können.

Grundsätzlich steht eine Reihe von Möglichkeiten für die Beladung von Oberflächen zur Verfügung. Die einfachste Option besteht darin, auf das betreffende Biomaterial eine Materialschicht aufzubringen, die mit Wirkstoff beladen werden kann. Dafür eignen sich insbesondere Polymere, vorzugsweise solche, die bioabbaubar sind, z. B. Polylaktide und deren Derivate.

Die Methoden, mit denen sich solche Überzüge aufbringen lassen, greifen sehr häufig auf Polymerlösungen in organischen Lösungsmitteln zurück, in die man die betreffenden Biomaterialien tauchen kann oder die sich über Versprühen auf die Materialoberflächen aufbringen lassen. Der Wirkstoff ist im Idealfall in der Polymerlösung molekulardispers verteilt, um einen gleichmäßigen Auftrag auf das Biomaterial zu gewährleisten.

Die Immobilisierung der Polymerschicht wird durch das Verdampfen des Lösungsmittels erreicht. Die auf dem Biomaterial abgeschiedenen Materialien wirken als Diffusionsschichten für den inkorporierten Wirkstoff. In vielen Fällen haben diese Schichten geringe Dicke, was eine relativ rasche Freisetzung des inkorporierten Wirkstoffs zur Folge hat. In diesem Zusammenhang kann es hilfreich sein, wenn die verwendeten Wirkstoffe über geeignete Eigenschaften, z. B. niedrige Diffusionskoeffizienten im Polymer oder über eine geringe Löslichkeit in Wasser verfügen, was dazu führt, dass sich der Wirkstoff während der Freisetzung nur begrenzt ins wässrige Milieu des Applikationsorts verteilt.

Bei Verwendung abbaubarer Beschichtungsmaterialien kommt es zu insgesamt recht komplizierten Verhältnissen in Bezug auf die Freisetzung, da zusätzlich Polymerabbau und -erosion in die Freisetzungskinetik des Wirkstoffs eingreifen.

Eine Alternative zu diesem Verfahren stellt das Layer-by-Layer(LBL)-Verfahren dar. Grundlage dieses Verfahrens sind starke elektrostatische Interaktionen zwischen gegensinnig geladenen Polymerketten, die die Löslichkeit der Polyelektrolyte in Wasser stark vermindern und zu ihrer Anreicherung an den Oberflächen führen. Wie ▸ **Abb. 13.4** zeigt, werden Polykationen und Polyanionen im Wechsel auf die Materialoberflächen aufgebracht und nicht adhärentes Polymer nach jedem Beschichtungsschritt von der Oberfläche abgewaschen.

Mit jedem aufgebrachten Überzug wird die Oberfläche des Materials elektrisch umgeladen, was es ermöglicht, ein gegensinnig geladenes Polymer im nächsten Schritt auf der Materialoberfläche zu verankern. Dieser Prozess kann mehrere Male, jedoch nicht beliebig oft wiederholt werden, weil es zunehmend zu einer Durchdringung der gegensinnig geladenen Schichten kommt. Auch bei diesem Verfahren lassen sich Wirkstoffe durch Einbringen in die Elektrolytlösungen in der auf dem Biomaterial aufgebrachten Polymerschicht immobilisieren. Problematisch an dieser Art von Beladung ist die geringe Dicke der Schichten und die damit ggf. verbundenen Probleme, Wirkstoffe über längere Zeit freizusetzen.

Eine Methode, die vollkommen auf die Aufbringung von Diffusionsschichten verzichtet, ist die unmittelbare Verankerung von Wirkstoffen auf Materialoberflächen. In vielen Fällen ist es möglich, Wirkstoffe allein aufgrund ihrer physikalisch-chemischen Eigenschaften aus Lösungen auf der Oberfläche eines Biomaterials adsorptiv zu immobilisieren. Nachteilig bei dieser Strategie ist die zu erwartende rasche Desorption der Substanzen im Rahmen der Applikation.

Sehr häufig wird von dieser Strategie Gebrauch gemacht, wenn Proteine, z. B. Wachstumsfaktoren, auf Materialien aufgebracht werden sollen. Beispiele hierfür finden sich beim sogenannten Tissue Engineering, dessen Ziel es ist, Gewebedefekte mit gezüchtetem Ersatzgewebe zu füllen. Bei dieser Art der Applikation spielen Wachstumsfaktoren eine große Rolle, da sie es erlauben, die Zellen in ihrer Vermehrung und Differenzierung entscheidend zu beeinflussen. Dabei zum Einsatz kommende Zellträger werden ebenfalls den Biomaterialien zugerechnet und sind poröse bioabbaubare Gerüste, die vorzugsweise aus bioabbaubaren Polymeren hergestellt werden.

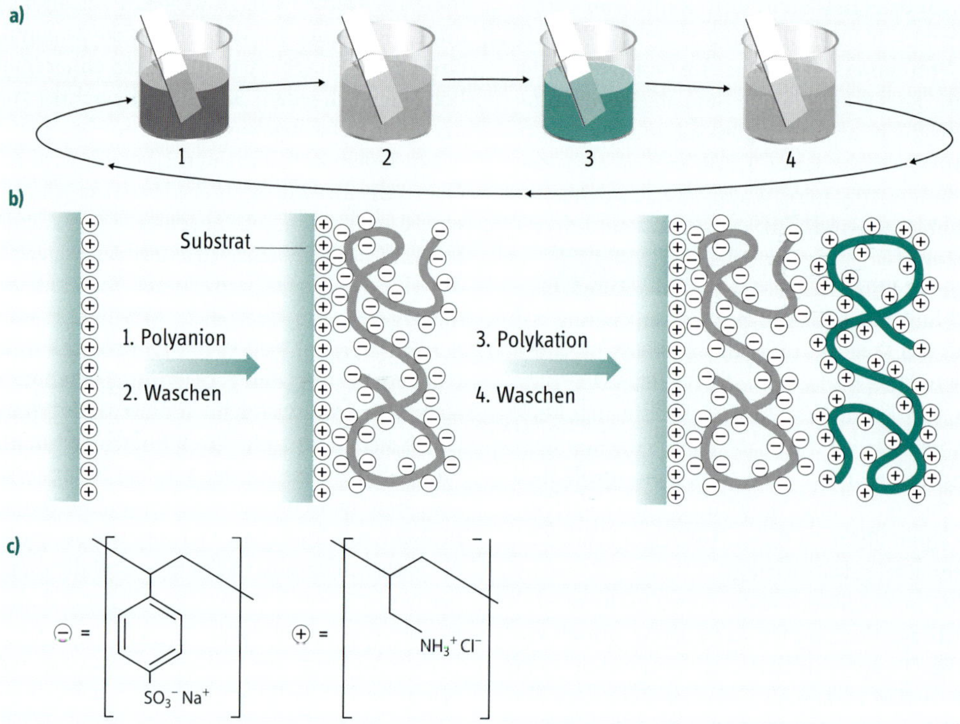

▲ **Abb. 13.4** Schematische Darstellung des Layer-by-layer(LBL)-Verfahrens. Polyelektrolyte entgegengesetzter Ladung, wie hier schematisch für Polystyrolsulfonat und Polyallylaminhydrochlorid gezeigt, werden abwechselnd unter Unterbrechung durch Waschschritte auf einem festen Untergrund immobilisiert (reproduziert mit Erlaubnis von Science Magazine, aus: Decher 1997).

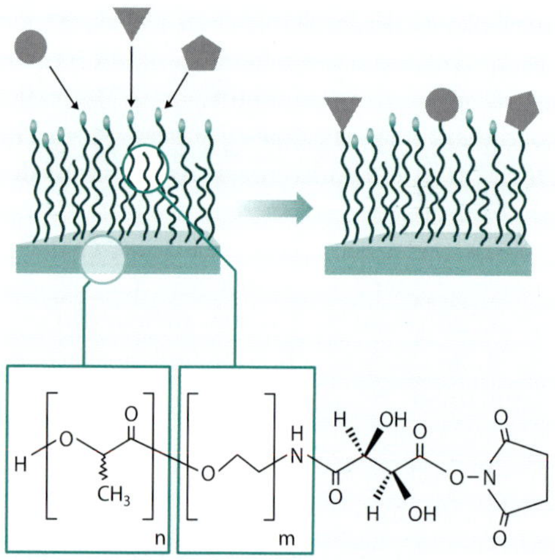

▲ **Abb. 13.5** Schematische Darstellung eines biomimetischen Polymers. An Polyethylenglykolketten lassen sich über aminreaktive funktionelle Gruppen pharmakologisch aktive Proteine wie z. B. Wachstumsfaktoren über Aminogruppen immobilisieren.

In den vergangenen Jahren hat man diese Träger derart weiterentwickelt, dass sie teilweise dazu in der Lage sind, Funktionen der Extrazellularmatrix zu übernehmen, zu denen u. a. eine Speicherung von Wachstumsfaktoren zählt. Diese sogenannten biomimetischen Materialien (Tessmar et al. 2003) zeichnen sich dadurch aus, dass Zytokine über geeignete Ankergruppen, z. B. aus Polyethylenglykol, an der Oberfläche immobilisiert sind ▸**Abb. 13.5**.

Trotz der insgesamt geringen Proteinmengen, die an der Materialoberfläche immobilisiert werden können, haben sich einige dieser Materialien als besonders wertvoll erwiesen.

4 Auf dem Markt befindliche Präparate

Auf dem Markt befinden sich derzeit eine Reihe von Arzneimitteln bzw. Medizinprodukten, die der Klasse der Biomaterialien zuzurechnen und mit Wirkstoffen beladen sind. Eine komplette Übersicht ist bei der Vielzahl der Produkte kaum möglich, deshalb finden sich in den nachfolgenden Abschnitten lediglich Beispiele, an denen sich der Charakter der einzelnen Strategien der Freisetzung von Wirkstoffen gut zeigen lässt. Da die Einsatzgebiete für Biomaterialien sehr unterschiedlich sind, ist diese Gruppe von Produkten sehr heterogen. Eine Einteilung wurde auf der Basis des Prinzips nach dem der Wirkstoff auf dem Material aufgebracht wird vorgenommen.

4.1 Wirkstoffbeschichtete Biomaterialien

Ein klassisches Beispiel für eine Klasse von Biomaterialien, die Wirkstoffe aufgrund einer Beschichtung freisetzen, sind Koronarstents für die Behandlung der Verengung von Koronararterien. Dabei handelt es sich im Wesentlichen um Formkörper, die über entsprechende Katheter in die Herzkranzgefäße eingebracht werden und sich dort vor Ort mithilfe des Katheters derart weiten lassen, dass es zu einer formstabilen, plastischen Verformung kommt. Als Materialien finden vor allem Drahtgeflechte aus rostfreiem Stahl Verwendung. Da nach Applikation eines Stents ein erhebliches Risiko zur Entwicklung einer Restenose besteht, im Rahmen derer es zu einer erneuten Verengung durch Proliferation von Zellen am Applikationsort kommt, ist man dazu übergegangen, Koronarstents mit antiproliferativen Substanzen zu beladen, so z. B. Sirolimus oder Paclitaxel ▸ Tab. 13.1.

Im Fall des Cypher®-Stents ist eine dünne Diffusionsschicht aus Polyethylenvinylacetat (PEVA) und Poly(n-butylmethacrylat) (PBMA) aufgebracht, die zu 33 % (*w*/*w*) mit Sirolimus beladen ist. Zusätzlich ist diese wirkstofftragende Schicht mit PBMA überzogen. Dies erlaubt es, die Freisetzungskinetik von Sirolimus nach dem Prinzip der Diffusion durch eine Membran ▸ Abb. 13.1 b zu kontrollieren. Der Taxus®-Stent ist mit Paclitaxel beladen, das in Poly(styrol-*b*-isobutylen-*b*-styrol) (Translute®), ein Triblockcopolymer, eingebettet ist. Die Wirkstofffreisetzung erfolgt nach dem oben dargestellten Matrixprinzip ▸ Abb. 13.1 a.

Obwohl Koronarstents in der Therapie sehr Erfolg versprechend sind und die Anwendung wirkstoffbeladener Systeme sinnvoll erscheint, haben sich in den vergangenen Jahren dennoch erhebliche Zweifel aufgrund klinischer Studien ergeben, was das Langzeitüberleben der so behandelten Patienten betrifft. Es bleibt deshalb abzuwarten, wie die weitere Verwendung der Systeme in der Therapie in Zukunft aussehen wird.

4.2 Biomaterialien mit wirkstoffenbeladenem Bulk

Diese Art der Beladung von Biomaterialien trifft auf sehr viele am Markt befindliche Systeme zu ▸ Tab. 13.2.

Ein klassisches Biomaterial, das den Wirkstoff im Inneren des Bulks enthält, ist her-

▼ **Tab. 13.1** Wirkstoffbeladene Stents (Übersicht)

Präparat/Hersteller	Produkt/Biomaterial	Wirkstoff	Wirkstoffbeladung
Cypher® Johnson & Johnson	Koronarstent Rostfreier Stahl	Sirolimus	Polymerbeschichtung aus nicht abbaubaren Polymeren
Taxus® Boston Scientific	Koronarstent Rostfreier Stahl	Paclitaxel	Polymerbeschichtung aus nicht abbaubaren Polymeren

▼ **Tab. 13.2** Wirkstoffbeladene Knochenzemente und Hämostyptika (Übersicht)

Präparat/Hersteller	Produkt/Biomaterial	Wirkstoff	Wirkstoffbeladung
Refobacin® Bone cement R *Biomet*	Knochenzement zur Verankerung von Prothesen	Gentamicin	Wirkstoffpulver zur Mischung vor der Polymerisation
Refobacin® Revision *Biomet*		Gentamicin, Clindamycin	
SmartMix Cemvac GHV *DePuy*		Gentamicin	
SmartSet GHV *DePuy*		Gentamicin	
Palacos® LV+G *Heraeus*		Gentamicin	
Palamed® *Heraeus*		Gentamicin	
Copal® *Heraeus*		Gentamicin, Clindamycin	
Septocoll® *Biomet*	Hämostatikum auf der Basis von Kollagen	Gentamicin	Wirkstoff im Rahmen der Vliesherstellung eingearbeitet
Vicryl® Plus *Ethicon*	Resorbierbares Nahtmaterial aus Poly(L-laktid-co-glykolid) (10:90)	Triclosan	wirkstoffbeladener Faden

kömmlicher Knochenzement. Dieser besteht zunächst aus einer Pulvermischung aus Polyacrylaten, einem Radikalstarter wie z. B. Benzoylperoxid, sowie verschiedenen Zusätzen, die den Zement röntgensichtbar machen, z. B. Zirkoniumdioxid oder Bariumsulfat. Sehr häufig werden solche Knochenzemente prophylaktisch mit Antibiotika beladen, die der Pulverkomponente zugesetzt werden. Im Rahmen der Anwendung werden die festen Bestandteile mit einer flüssigen Phase gemischt. Sie besteht aus Monomeren, z. B. Methylmethacrylat und Propylmethacrylat, Initiatoren für die Darstellung von Radikalen, z. B. *N,N*-Dimethyl-p-Toluidin, sowie Radikalfängern, z. B. Hydrochinon (Kühn 2000). Als Antibiotika werden vor allem Gentamicin oder Clindamycin eingesetzt.

Die Freisetzungskinetik von Wirkstoffen ist in Abhängigkeit vom System als teilweise kontinuierlich, teilweise als diskontinuierlich beschrieben. Bei diskontinuierlicher Freisetzung werden gleich zu Beginn, d. h. unmittelbar nach Applikation des Zements im Gewebe, größere Mengen des Antibiotikums freigesetzt. Der Rest des Wirkstoffs verlässt den Zement in den darauffolgenden Wochen und Monaten. Die Wirkstofffreisetzungskinetik wird dabei jeweils über Diffusion kontrolliert. Das Profil entspricht der Freisetzung aus einer Matrix (s. o.). Die dabei gemessenen Diffusionskoeffizienten liegen im Bereich von $10^{-10}\,cm^2/s$ bis $10^{-11}\,cm^2/s$ (Knappwost und Freitag 1976).

Eine weitere Klasse von Materialien, die sehr häufig im Bulk mit Antibiotika beladen werden, sind Hämostatika. Zu dieser Gruppe zählen beispielsweise Hydrogele auf der Basis von Kollagen. Im Rahmen der Herstellung wird Kollagen zusammen mit dem Antibiotikum zu einer wässrigen Lösung verarbeitet und anschließend einem Gefriertrocknungsprozess unterworfen. Dies ergibt feste Matrizes, die als Xerogele relativ rasch in einem wässrigen Medium einer Auflösung unterliegen und dabei den Wirkstoff lokal freisetzen.

Ein weiteres Biomaterial, bei dem die Ladung mit einem Antibiotikum von Bedeutung ist, sind Nahtmaterialien auf der Basis bioabbaubarer Polymere. Sie bestehen aus Polyglykolsäuren, die zu Fäden extrudiert und dann schließlich zu größeren Fäden verflochten werden. Auch hier finden Antibiotika im Rahmen der Herstellung Verwendung. Ziel ist es, einer Infektion am Nahtort in der Chirurgie vorzubeugen. Die bioabbaubaren Poly-(α-hydroxyester), die für die Herstellung dieser Nahtmaterialien verwendet werden, sind meist solche mit einem höheren Glykolidanteil, was für eine höhere Stabilität der extrudierten Fäden sorgt.

4.3 Biomaterialien mit wirkstoffbeschichteten Oberflächen

Insbesondere im Bereich der Anwendung von Kathetern, z. B. bei einem zentralen Venenkatheter (ZVK), finden Beschichtungen mit Wirkstoffen Anwendung, die der Infektionsprophylaxe dienen. Beispiele finden sich in ▶ Tab. 13.3.

Schätzungen für die USA gehen davon aus, dass es pro Jahr zu etwa 100 000 – 500 000 Infektionen im Blutstrom im Zusammenhang mit der Anwendung von Kathetern kommt. Ungefähr 25 000 Patienten sterben dabei an den Folgen einer Infektion (Wu und Grainger 2006). Für die Beladung dieser Katheter eignet sich grundsätzlich die des Bulks. Dies geschieht durch Zusatz der Wirkstoffe zum Polymer vor dessen Extrusion.

Eine Alternative besteht darin, die Wirkstoffe an der Katheteroberfläche zu immobilisieren, z. B. durch elektrostatische Interaktion. Dazu können an die hydrophobe Materialoberfläche zunächst oberflächenaktive Substanzen wie Tricodecylmethylammoniumchlorid adsorbiert werden, die dieser eine positive Ladung geben. Über elektrostatische Interaktionen werden dann negativ geladene Substanzen immobilisiert, z. B. Antibiotika oder Antiseptika. Als effizient haben sich die Kombination von Minocyclin/Rifampicin und Chlorhexidin/Silbersulfadiazin erwiesen.

Ein ähnlich hohes Infektionsrisiko ist mit der Anwendung von Urethralkathetern verbunden. Die häufig auftretenden Harnwegsinfektionen sind zwar nicht mit einem ähnlich hohen Mortalitätsrisiko verknüpft wie bei den ZVKs, allerdings sind die Inzidenzen für Infektionen hoch und die Behandlungskosten ebenfalls erheblich. Eine einfache, aber bewährte Methode ist, den Katheter vor der Anwendung in Lösungen mit antimikrobiellen Substanzen zu tauchen und ihn so zu „beladen". In diesem Zusammenhang hat sich beispielsweise Ciprofloxacin bewährt. Die Beladung kommt wahrscheinlich durch Adsorption der Wirkstoffe an der Katheteroberfläche oder durch Diffusion in die Katheterwand zustande. Als effiziente Alternative haben sich Katheter bewährt, die in der Lage sind, Silberionen abzugeben. Dazu wird das Kathetermaterial mit metallischem Silber beladen. Aus diesem Reservoir werden kontinuierlich Silberionen abgegeben, die antiseptisch wirken.

▼ **Tab. 13.3** Beispiele für wirkstoffbeladene Katheter

Präparat/Hersteller	Produkt/Biomaterial	Wirkstoff	Wirkstoffbeladung
ARROWgard *Arrow International*	zentraler Venenkatheter	Chlorhexidin, Silbersulfadiazin	Beladung des Bulks
Spectrum® *Cook Critical Care*	zentraler Venenkatheter	Minocyclin, Rifampicin	Beladung der Oberfläche durch elektrostatische Interaktion
Bardex® I.C. *Bard Medical Division*	Blasenkatheter	metallisches Silber	metallische Beschichtung
LubriSil® *Bard Medical Division*	Blasenkatheter	metallisches Silber	metallische Beschichtung

Zusammenfassung

Biomaterialien spielen eine herausragende Rolle als Ersatz für defektes oder geschädigtes Gewebe. Ziel ihres Einsatzes ist vor allem die Wiederherstellung einer körperlichen Funktion. Dies wird primär dadurch erreicht, dass ein Biomaterial neben einer ausreichenden Kompatibilität geeignete physikalische und chemische Eigenschaften besitzt.

Der gezielte Einsatz von Wirkstoffen spielt eine entscheidende Rolle beim Versuch komplexe Interaktionen zwischen Biomaterial und dem Körper in therapeutisch günstige Richtungen zu lenken. Während dabei die Grenzen zwischen reinen Biomaterialien und Wirkstoffen klassischer Prägung immer mehr verschwimmen, wird es in Zukunft von großer Bedeutung sein, dem Bedarf an technischen Lösungen für die erfolgreiche Konzeption wirkstofftragender Biomaterialien gerecht zu werden.

Weitergehende Interaktionen des Materials mit dem biologischen System spielten in der Vergangenheit eine untergeordnete Rolle. Diese sind erst in den letzten Jahren verstärkt in den Blickpunkt des Interesses der Materialentwicklung gerückt. Getrieben ist diese Entwicklung von der Beobachtung, dass ein Material nach Implantation vom Organismus „erkannt" wird, was erwünschte, aber auch unerwünschte Effekte nach sich ziehen kann.

Literatur

von Burkersroda F, Schedl L, Göpferich A. Why Degradable Polymers Undergo Surface Erosion or Bulk Erosion. Biomaterials 23: 4221 - 4231, 2002

Crank J. The Mathematics of Diffusion. Oxford University Press, 2nd edition, 2004

Decher G. Fuzzy Nanoassemblies: Toward Layered Polymeric Multicomposites. Science 277: 1232 - 1237, 1997

Göpferich A. Mechanisms of Polymer Degradation and Erosion. Biomaterials 17: 103 - 114, 1996

Knappwost A, Freitag R. Zum Mechanismus der Abgabe von Antibiotika aus sog. Knochenzementen. Naturwissenschaften 63: 195 f., 1976

Kühn KD. Bone Cements. Springer, Heidelberg, 2000

Langer R, Vacanti JP. Tissue engineering. Science 260 (5110): 920 - 6, 1993

Park JB. Biomaterials. In: Bronzino JD (ed.). The biomaterial Engineering Handbook. CRC Press: 529 - 536, 1995

Saltzman MW. Drug Delivery Engineering - Principles for Drug Therapy. Oxford University Press, 2001

Siepmann J, Peppas NA. Modeling of drug release form delivery systems based on hydroxypropyl methylcellulose (HPMC). Adv. Drug Deliv. Rev. 48: 139 - 157, 2007

Tessmar J, Göpferich A, Blunk T. Biomimetic Polymers. Biomaterials 24: 4335, 2003

Wu P, Grainger DW. Drug/device combinations for local drug therapies and infection prophylaxis. Biomaterials 27: 2450 - 2467, 2006

Gerrit Borchard

14 Parenteral verabreichte Proteinwirkstoffe

Seit der Aufdeckung der DNA-Struktur hat der Fortschritt in der Molekularbiologie und Biotechnologie zur Entwicklung ganzer Klassen neuartiger Medikamente und Therapieansätze geführt. Diese Substanzklassen werden heute übergreifend als *Biopharmaceuticals* bezeichnet und umfassen neben Oligonukleinsäure-basierenden Verbindungen, wie dem auf dem Markt befindlichen Aptamer Pegaptanib (Macugen®), und Impfstoffen vor allem Peptid- und Proteinwirkstoffe.

Von den 200 heute am Markt befindlichen Biopharmaceuticals sind 198 Proteine. 2000 weitere Kandidaten befinden sich zurzeit in verschiedenen Phasen der klinischen Prüfung. Der mögliche jährliche Umsatz dieser Wirkstoffe wird auf ca. 40 Milliarden US-Dollar geschätzt, die Tendenz ist steigend. Hochmolekulare Wirkstoffe haben daher heute einen festen Platz in dem zur Verfügung stehenden Wirkstoffarsenal eingenommen und werden in den kommenden Jahren weiter an Bedeutung gewinnen. Dieses Kapitel beschreibt die Entwicklung von Proteinwirkstoffen, deren Formulierung und analytische Charakterisierung.

1 Definition und Entwicklung

Die Entwicklung von Proteinwirkstoffen ist grundsätzlich verschieden von der Entwicklung „gewöhnlicher", niedermolekularer Wirkstoffe, die durch chemische Synthese gewonnen werden. Vorteile von Proteinwirkstoffen sind dabei das bekannte Wirkungsprinzip (mode of action, MOA), wie z.B. beim Insulin oder bei Wachstumshormonen ebenso wie die bekannten Metabolisierungsmechanismen dieser Wirkstoffe, die praktisch identisch sind mit denen endogener Moleküle. Auf der anderen Seite sind Proteine im Gegensatz zu Wirkstoffen aus der chemischen Synthese hochkomplexe Strukturen, deren Wirkungsprinzip und potenzielle Immunogenität direkt mit ihrer Struktur und Konformation korreliert sind. Diese Struktur zu erzeugen und in einer Formulierung über längere Zeit zu erhalten ist sehr komplex und anspruchsvoll. Deshalb wird bei der Entwicklung von Proteinwirkstoffen nicht der Wirkstoff selbst, sondern der gesamte Prozess als Produkt betrachtet.

Eine Änderung der Herstellungsparameter kann unter Umständen zu einer Veränderung der Proteinstruktur führen, die von einem Wirkungsverlust oder sogar erhöhter Immunogenität des Produkts begleitet sein kann. Die Herstellung von „generischen" Biopharmaceuticals ist anders als bei Generika chemisch hergestellter Wirkstoffe einem strengeren Zulassungsverfahren unterworfen, das in weiten Teilen der Zulassung eines neuen Wirkstoffs gleicht. Die europäische Zulassungsbehörde EMEA (European Medicines Agency) definiert „generische" Biopharmaceuticals deshalb als *Biosimilars*.

Zuletzt erfordert die Herstellung, Formulierung und Prüfung von Proteinwirkstoffen eine Vielzahl von verfeinerten Analyse- und Nachweismethoden, die immer nur in Kombination zu einer Aussage über Identität, Wirksamkeit und Stabilität der jeweiligen Formulierungen führen. Diese Verfahren umfassen spektroskopische, chemische und auf Zellversuchen basierende biologische Methoden.

Definition

Biopharmaceuticals sind auf Proteinen oder Nukleinsäuren basierende pharmazeutische Substanzen, die zur Therapie oder In-vivo-Diagnose von Erkrankungen verwendet und nicht durch reine Extraktion genetisch unveränderter (nativer) biologischer Systeme gewonnen werden.

2 Eigenschaften von Proteinwirkstoffen

Der universelle genetische Code und dessen Umsetzung durch Translation und Transkription bestimmen grundsätzlich die Struktur eines Proteins. Anschließende Prozesse (posttranslationale Modifikationen), wie z.B. die Glykosylierung, können für die Funktion des Proteins entscheidend sein.

2.1 Proteinstruktur

Die durch den genetischen Code festgelegte Sequenz der über Peptidbindungen verbundenen Aminosäuren wird als die *Primärstruktur* der Proteine bezeichnet. Eigenschaften von Aminosäuren werden durch ihre jeweiligen Seitenketten bestimmt. So lassen sich polare (hydrophile) Aminosäuren (z.B. Serin, Threonin, Cystein) von apolaren (hydrophoben) Aminosäuren (z.B. Alanin, Phenylalanin, Valin) und neutralen (Glycin) unterscheiden. Die Anzahl und Sequenz von Aminosäuren unterschiedlichen Charakters trägt entscheidend zu den Eigenschaften des Proteins bei und bestimmen z.B. Konformation, Löslichkeit und Ladung.

Die *Sekundärstruktur* von Proteinen ist durch zwei hauptsächliche Strukturelemente gekennzeichnet. Die α-Helixstruktur kommt durch den Aufbau von Wasserstoffbrückenbindungen zwischen C=O- und NH-Gruppen im Abstand von jeweils vier Aminosäuren zustande. Das zweite Strukturelement der Sekundärstruktur ist die β-Faltblattstruktur, sie wird durch die

Bildung von Wasserstoffbrückenbindungen zwischen weit auseinanderliegenden Bereichen des Proteins erzeugt.

Ein weiteres, für die letztendliche Struktur des Proteins entscheidendes Element ist die Ausbildung von Disulfidbrücken durch die Reaktion von zwei Cysteinseitenketten. Diese können ebenfalls zwischen zwei in weit auseinanderliegenden Bereichen des Proteins befindlichen Cysteinen ausgebildet werden. Die Kombination von α-Helix-, β-Faltblattstrukturelementen und Disulfidbrücken resultiert in einer für das jeweilige Protein einzigartigen dreidimensionalen Struktur, der *Tertiärstruktur*. Diese Struktur ist bestimmend für die Funktion des Proteins, z. B. für die Ausformung von katalytischen Zentren bei Enzymen, Ligandenbindungsstellen bei Rezeptoren und Antikörpern oder für die Funktionalität bei Ionenkanälen. Eine Veränderung dieser Struktur durch Mutation (d.h. Austausch von Aminosäuren) oder Denaturation kann neben dem Wirkungsverlust auch zur Exposition von Molekülbereichen (Epitopen) führen, die vom Immunsystem als „fremd" erkannt werden. Eine Aktivierung des Immunsystems wäre die Folge.

Die *Quartärstruktur* beschreibt die Struktur von aus mehreren Polypeptiduntereinheiten zusammengesetzten Molekülverbänden. Beispiele für diese Strukturen sind das Hämoglobin oder die DNA-Polymerase.

An die Translation schließt sich oft noch die enzymatisch katalysierte, kovalente Bindung von Saccharidmolekülen (z. B. N-Acetylglucosamin, Fucose, Mannose, Galaktose) an bestimmte Aminosäuren im Protein an. Dieser Prozess wird als *posttranslationale Glykosylierung* bezeichnet.

Die Glykosylierung von Proteinen kann auf die Wirksamkeit von Proteinwirkstoffen in mehrerer Hinsicht Einfluss haben. Zum einen beeinflusst die Glykosylierung die Löslichkeit, Stabilität und Plasmahalbwertzeit. Zum anderen werden durch die Anwesenheit von Glykosylketten potenzielle immunogene oder antigene Epitope maskiert. Die Abwesenheit der Glykosylierung würde daher zu einer erhöhten Immunogenität des Wirkstoffs führen. Ein Beispiel hierfür ist GM-CSF (granulocyte macrophage colony stimulating factor, z. B. Leukine®), das zur Stimulierung der Produktion von Leukozyten in der Chemotherapie maligner Erkrankungen eingesetzt wird.

Darüber hinaus kann der nicht glykosylierte Bereich eines hydrophoben Proteins zu einer erhöhten Aggregation führen, was sich wiederum negativ auf dessen Löslichkeit auswirken kann. Interferon-beta-1b (z. B. Betaferon®), eingesetzt bei der Therapie der Multiplen Sklerose (MS), ist ein bekanntes Beispiel für dieses Problem.

Letztendlich kann die Glykosylierung für die Interaktion eines Proteins mit seinem Rezeptor verantwortlich sein, wie dies z. B. beim Erythropoietin (z. B. Aranesp®) der Fall ist. Eine Veränderung oder Abwesenheit der Glykosylierung resultiert dementsprechend in einer Minderung oder gänzlichen Unterdrückung der Aktivität des Proteins.

Muster und Ausmaß der Glykosylierung hängen von dem zur Herstellung verwendeten Zelltyp ab. Die Auswahl der Zelllinien für die Herstellung von humanen glykosylierten Proteinen ist daher von sehr großer Bedeutung (siehe Abschn. 3).

Merke

Die Eigenschaften von Proteinwirkstoffen werden durch ihre Primär-, Sekundär-, Tertiär- und Quartärstruktur sowie durch posttranslationale Modifikationen wie der Glykosylierung bestimmt. Eine Veränderung dieser Eigenschaften hat oft den Wirkungsverlust und eine Erhöhung der Immunogenität des Proteinwirkstoffs zur Folge.

2.2 Biopharmazeutische und pharmakokinetische Aspekte

2.2.1 Resorption

Aufgrund ihres hohen Molekulargewichts passieren Proteine nicht das mukosale Epithel des Darms durch *passive Diffusion*. Hinzu kommt die hohe Instabilität gegenüber dem niedrigen pH-Wert im Magen und der enzymatischen Aktivität im Verdauungstrakt. Proteinwirkstoffe werden ebenso wie Proteine in der Nahrung im Darm zu Di- und Tripeptiden sowie Aminosäuren abgebaut und anschließend über einen *aktiven Transportprozess* resorbiert. Ein bekanntes Transportsystem für Peptide ist das Pept1-Transportprotein, das an den Epithelien des Darms und der Lunge auf der mukosalen Seite des Epithels exprimiert wird. Die so aufgenommenen Aminosäuren und Peptide werden dem Aminosäurepool zugeführt und finden bei der Synthese endogener Proteine Verwendung.

Als weiterer Resorptionsweg für Proteine, alternativ zur parenteralen Applikation, wird der Respirationstrakt betrachtet. Bereits 1925 wurden erste Versuche zur Applikation von Insulin durch Inhalation durchgeführt. Es wurde schon damals gezeigt, dass es durch Inhalation zu einer Aufnahme von Insulin durch das Alveolarepithel der Lunge kommt und damit eine Senkung des Blutzuckerspiegels erreicht werden konnte. In der Folge wurde gezeigt, dass sich das Alveolarepithel aufgrund seiner großen Oberfläche (ca. 100 m^2), der niedrigen Enzymaktivität und der Umgehung des First-pass-Effekts nach Resorption aus der Lunge für die systemische Applikation von Proteinwirkstoffen eignet.

Eine langwierige Entwicklung, nicht zuletzt gekennzeichnet durch intensive klinische Studien in der Phase 3, führte schlussendlich zur Markteinführung des ersten inhalierbaren Insulins (Exubera®). Leider musste das Produkt wegen wirtschaftlicher Erwägungen und Sicherheitsbedenken wieder vom Markt genommen werden (siehe Kapitel 16).

Eine neuere Entwicklung zur Erhöhung der Resorption von Proteinwirkstoffen durch das mukosale (bronchiale) Epithel der Lunge und des Darms ist die *rezeptorvermittelte Endozytose* von Fusionsproteinen. Diese Fusionsproteine sind molekulare Chimären, zusammengesetzt aus der Fc-Kette von Antikörpern und therapeutischen Proteinen, z. B. Erythropoietin. Über die Fc-Kette sind diese Moleküle in der Lage, an den an mukosalen Epithelien exprimierten neonatalen Fc-Rezeptor (nFcR) zu binden, wodurch die Aufnahme und der transzelluläre Transport des gesamten Moleküls in und durch die Epithelzelle ermöglicht werden. Diese ursprünglich von der Firma Syntonix entwickelte Technologie befindet sich zurzeit in der präklinischen Erprobung.

Die nasale Applikation von Peptiden und Proteinen stellt ebenfalls eine Alternative zur parenteralen Applikation dar. Mehrere Produkte befinden sich auf dem Markt (z. B. Desmopressin, Minirin®). Diese Applikationsroute stellt allerdings aufgrund der relativ geringen zur Verfügung stehenden Resorptionsoberfläche, der enzymatischen Aktivität, der geringen Verweildauer sowie der Verträglichkeit von Hilfsstoffen hohe Ansprüche an die Eigenschaften der nasal zu verabreichenden Arzneiform.

Die absolute Bioverfügbarkeit von oral verabreichten Proteinwirkstoffen liegt im Bereich von unter 1 %, bei der nasalen Applikation zwischen 1 und 10 %. Bei der pulmonalen Applikation wurden Werte von bis zu 80 % beschrieben. Für inhaliertes Insulin (Exubera®) wird eine Bioverfügbarkeit von 10 bis 20 % angegeben.

Aufgrund der hier beschriebenen Limitationen wird die Mehrzahl der Proteinwirkstoffe durch Injektion appliziert. Hierbei spielen der Injektionsort (intravenös, intramuskulär, intradermal, intraarteriell) sowie Eigenschaften der Formulierung (pH-Wert, Viskosität) eine große Rolle (siehe Abschn. 4). Durch den Injektionsort bedingt ergeben sich auch unterschiedliche Plasmaspiegelverläufe.

2.2.2 Verteilung

Wegen ihrer geringen Membrangängigkeit sind Proteine auf die Verteilung im extrazellulären Milieu beschränkt. Das Verteilungsvolumen ist daher recht klein und wird mit 3 – 8 Litern beschrieben. Das Verteilungsvolumen von Proteinen, die durch aktive Transportprozesse in Zellen aufgenommen werden (z. B. durch rezeptorvermittelte Endozytose) ist natürlich größer. Proteinwirkstoffe können auch an Plasmabestandteile binden; so zeigen z. B. IGF-1 95 %, Nartogastrim 92 % und Met-Enkephalin 49 % Plasmaeiweißbindung, während das Oli-

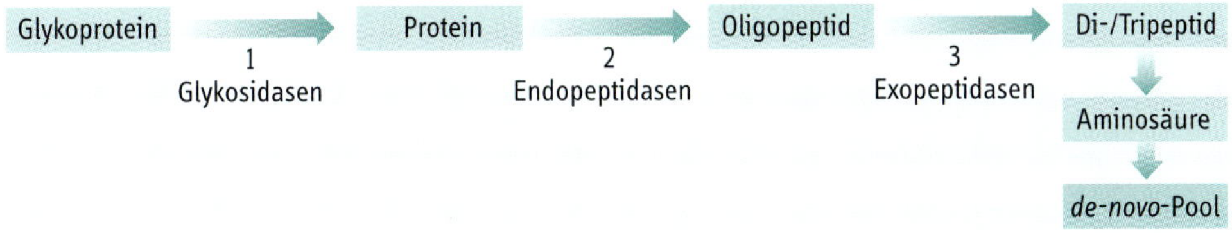

▲ **Abb. 14.1** Metabolismus von Glycoproteinen in der Leber, den Nieren und intrazellulär nach Endozytose

gopeptid Octreotid zu 65% an LDL (low density lipoproteins) gebunden wird.

2.2.3 Metabolismus und Elimination

Der Metabolismus von Proteinwirkstoffen erfolgt durch die gleichen enzymatischen Systeme, die für den Abbau endogener Proteine verantwortlich sind ▸**Abb. 14.1**. Im Gegensatz zu den Metaboliten niedermolekularer Wirkstoffe sind die Abbauprodukte von Proteinen inaktiv, untoxisch und werden dem *de-novo*-Pool der Proteinbiosynthese zugeführt. Allerdings entsteht wegen der komplizierten Struktur der Proteine und der verschiedenen enzymatischen und nicht enzymatischen Abbauwege eine Vielzahl von Metaboliten.

Ein Hauptmetabolismus- und Eliminationsorgan für Proteine sind die Nieren ▸**Tab. 14.1**. Die glomeruläre Filtration von Proteinen ist von deren Molekulargewicht und Ladung (Filtrationsrate anionisch < neutral < kationisch) abhängig. Nach glomerulärer Filtration kann eine Resorption der Proteine durch Endozytose in Zellen des proximalen Tubulus erfolgen, gefolgt von intrazellulärer Hydrolyse zu Peptiden und Aminosäuren ▸**Abb. 14.2**. Kleine, lineare Peptide (z.B. Angiotensin) werden von membranständigen Enzymen des luminalen Bürstensaumepithels (brush border epithelium) abgebaut. Die so entstehenden Aminosäuren werden über aktive Transportprozesse (z.B. PEPT1-Transportproteine) aus dem Primärharn in die systemische Zirkulation resorbiert.

Die Leber ist ein weiteres wichtiges Organ für die Metabolisierung von Proteinen. Die Aufnahme von Peptiden und Proteinen in Hepatozyten erfolgt durch verschiedene Mechanismen wie passiver Diffusion (z.B. Ciclosporin) und carriervermitteltem Transport. Glykoproteine werden über Interaktion mit dem Asialoglykoproteinrezeptor, Lipoproteine wie tPA (tissue plasminogen activator) und uPA (urokinase type plasminogen activator) durch den LPR

▼ **Tab. 14.1** Eliminationsmechanismen und -organe für Proteinwirkstoffe

Molekulargewicht	Eliminationsorgan	Eliminationsmechanismus	Bestimmende Faktoren
<500 Da	Blut, Leber	▪ extrazelluläre Hydrolyse ▪ passive Diffusion	
500–1000 Da	Leber	▪ carriervermittelte Aufnahme ▪ passive Diffusion	▪ Struktur ▪ Lipophilie
1–50 kDa	Nieren	▪ glomeruläre Filtration	▪ Molekulargewicht
50–200 kDa	Nieren, Leber	▪ rezeptorvermittelte Endozytose	▪ Glycosylierung ▪ Ladung
200–400 kDa	Immunsystem	▪ Opsonisierung	▪ Macroglobulin ▪ IgG
>400 kDa	Immunsystem	▪ Phagozytose	▪ Partikelaggregation

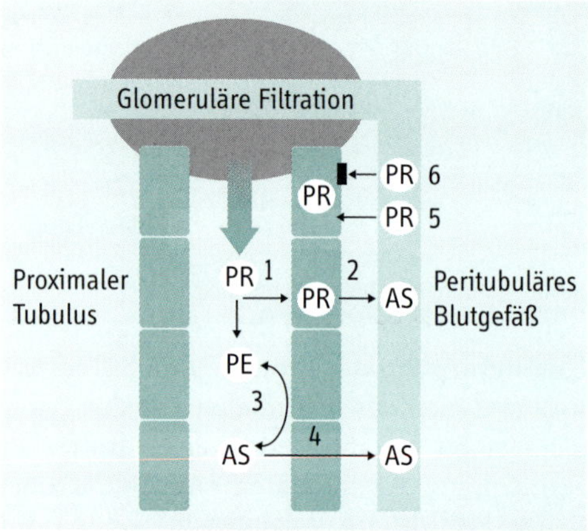

▲ **Abb. 14.2** Renale Elimination von Proteinen:
(1) Resorption von Proteinen (PR) aus dem Filtrat;
(2) Intrazellulärer Abbau zu Aminosäuren (AS) und Resorption in die systemische Zirkulation;
(3) Abbau zu Peptiden (PE) und Aminosäuren durch membranständige Enzyme;
(4) Resorption von AS über PEPT1 Rezeptor;
(5) Peritubuläre Extraktion von Proteinen;
(6) Rezeptorvermittelte Ausscheidung

(Low Density Lipoprotein-Related Protein Receptor) aufgenommen.

Wie aus ▸ **Tab. 14.1** ersichtlich ist, lassen sich nicht einzelne Eliminationsmechanismen für Proteine beschreiben. Vielmehr werden Proteine durch eine Vielzahl von Mechanismen zu Peptiden und Aminosäuren verstoffwechselt. Proteine können u. a. durch rezeptorvermittelte Endozytose dem intrazellulären Abbau in den Lysosomen zugeführt werden. Beispielsweise lässt sich im Fall von G-CSF (granulocyte colony stimulating factor), das als Filgastrim® oder Neupogen® in der Krebstherapie eingesetzt wird, ein Zusammenhang zwischen dem pharmakologischen Effekt (Pharmakodynamik) und der Elimination (Pharmakokinetik) beobachten. G-CSF stimuliert als Wachstumsfaktor sowohl die Anzahl von neutrophilen Granulozyten als auch die von ihnen exprimierte Zahl von G-CSF-Rezeptoren. Da G-CSF nach Bindung an seinen Rezeptor in die Zelle aufgenommen und metabolisiert wird, steht die pharmakologische Wirkung des Proteins in direktem Zusammenhang mit dem Ausmaß und der Rate seiner Elimination. Gleichzeitig unterliegt G-CSF der Elimination durch die renale Filtration. Da die Elimination durch rezeptorvermittelte Endozytose im Gegensatz zur renalen Filtration einen der Michaelis-Menten-Kinetik folgenden sättigbaren Prozess darstellt, ergibt die Kombination beider Eliminationsmechanismen für G-CSF eine nicht lineare Kinetik. Ähnliche nicht lineare Kinetiken wurden ebenfalls für monoklonale Antikörper (mAbs) wie z. B. Trastuzumab (Herceptin®) für die Therapie des Mammakarzinoms festgestellt.

> **Merke**
>
> Die Mehrzahl der Proteinwirkstoffe wird parenteral appliziert. Das relativ kleine Verteilungsvolumen von Proteinen wird oft durch Endozytose in den intrazellulären Raum vergrößert. Die Metabolisierung von Proteinwirkstoffen erfolgt auf gleichem Weg wie die der endogenen Proteine. Durch Kombination verschiedener Abbauwege ergibt sich nicht nur eine Vielzahl von inaktiven Metaboliten, sondern auch eine nicht lineare Kinetik. Außerdem können Pharmakokinetik und Pharmakodynamik von Proteinwirkstoffen in direktem Zusammenhang stehen.

2.3 Immunogenität

Der Begriff Immunogenität beschreibt die Eigenschaft eines Moleküls, durch Interaktion mit Zellen des Immunsystems eine Immunreaktion hervorzurufen. Diese Aktivierung des Immunsystems kann sich durch die Interaktion mit aktivierten Zellen der unspezifischen Abwehr (neutrophile Granulozyten, NK-Zellen oder Monozyten) und resultierender Ausschüttung von Zytokinen oder Chemokinen darstellen. Auf der anderen Seite können die Zellen der adaptiven oder spezifischen Abwehr (T- und B-Lymphozyten) durch antigene Epitope von Proteinen aktiviert werden.

Der Begriff *Antigenität* betrifft die Entwicklung von für das Molekül spezifischen Antikörpern und stellt daher eine mögliche Form der Immunantwort auf eine Aktivierung der spezifischen Abwehr dar.

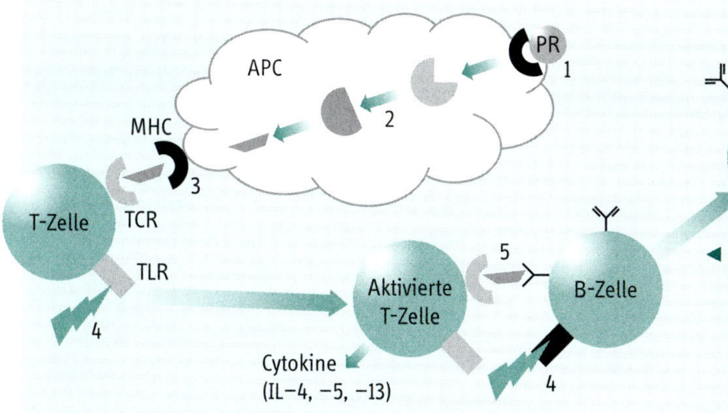

◀ **Abb. 14.3** Aktivierung der T-Zell-spezifischen Immunantwort. PR: Protein; APC: antigenpräsentierende Zelle; MHC: major histocompatibility complex protein; TCR: T-Zell-rezeptor; TLR: Toll-like receptor

Für die Aktivierung einer auf der Reaktion von T- und B-Zellen basierenden Immunantwort ▶ **Abb. 14.3** muss das Protein zunächst von antigenpräsentierenden Zellen (antigen-presenting cells, APC) aufgenommen (1) und intrazellulär prozessiert werden. Zu den antigenpräsentierenden Zellen gehören z. B. die alveolären Makrophagen der Lunge, die Langerhans-Zellen der Haut und die dendritischen Zellen in submukosalen Geweben. Nach Degradation in den Lysosomen (2) werden einzelne Oligopeptide des Proteins dann durch MHC-II-Membranproteine (major histocompatibility complex protein type II) auf der Oberfläche von antigenpräsentierenden Zellen „präsentiert" (3). Die Interaktion des durch MHC präsentierten Peptids mit einem spezifischen Rezeptor auf T-Zellen (T-cell receptor, TCRH) stellt das erste Signal der Immunaktivierung dar.

Für eine effektive Aktivierung des Immunsystems ist allerdings noch ein zweites Signal nötig, das von spezifischen Rezeptoren vermittelt wird (4). In den letzten zehn Jahren wurden einige Familien von Rezeptoren identifiziert, die in der Lage sind, bestimmte Strukturelemente pathogener Organismen zu erkennen. Die Bindung dieser Rezeptoren an pathogene Liganden löst das zweite Signal, auch „danger signal" genannt, aus. Zu den wichtigsten Vertretern dieser Rezeptoren gehört die Familie der TLR (Toll-like receptors). TLR sind im Tierreich weit verbreitet und über die Evolution konserviert. Sie werden nicht nur von Immunzellen, sondern auch in Epithelzellen in der Zellmembran und in intrazellulären Kompartimenten, wie den Endosomen, exprimiert.

Der Begriff „Toll" bezieht sich dabei nicht auf den englischen Begriff „toll" (Maut, Gebühr). Vielmehr war die Gruppe um die spätere Nobelpreisträgerin Christiane Nüsslein-Volhard von der Entdeckung des ersten Vertreters dieser Rezeptorfamilie (in *Drosophila melanogaster*) sehr begeistert, kurz gesagt, sie fanden es einfach – toll.

Es wird vermutet, dass in Formulierungen von Proteinarzneimitteln *Danger signals* u. a. von Verunreinigungen (z. B. Proteine der Produktionszellen) oder Hilfsstoffen ausgelöst werden können. So können in Gegenwart von Polysorbat 80 (Tween 80) Oxidationen von Proteinen auftreten. Diese strukturell veränderten Proteine könnten eine höhere Immunogenität aufweisen.

Aktivierte T-Zellen fördern anschließend die Aktivierung von B-Zellen (5) und deren Differenzierung in antikörperproduzierende Plasmazellen (6).

Des Weiteren wird vermutet, dass Aggregate von Proteinen direkt mit B-Zellen interagieren, die dann zu Plasmazellen differenzieren. Das von den Plasmazellen produzierte IgM (Immunglobulin M) zeigt im Vergleich zu IgG eine verhältnismäßig geringe Affinität zum antigenen Protein.

Für die Abschätzung der Immunogenität von Proteinwirkstoffen und deren Formulierungen sind In-vitro-Tests oder Tierstudien nur beschränkt nützlich. Durch die Verwendung von transgenen Mausmodellen, bei denen dass MHC-Protein eine teilweise humane Struktur aufweist, lassen sich zwar bereits erste Aussagen machen. Eine abschließende Beurteilung lassen allerdings nur klinische Studien am Mensch zu.

3 Herstellung von Biopharmazeutika

Therapeutische Proteine, wurden zunächst durch Extraktion natürlicher Ressourcen isoliert. So wurde Insulin aus dem Pankreas von Kühen gewonnen, wobei sich humanes und bovines Insulin lediglich in drei Aminosäuren voneinander unterscheiden. Das heute noch am Markt befindliche, modifizierte Enzym Aminodeaminase (Adagen®) zur Behandlung von kombinierten Immundefekten (severe combined immunodeficiency disorder, SCID) wird aus dem bovinen Darmgewebe gewonnen. Das erste durch rekombinante Methoden hergestellte humane Insulin (Humulin®) wurde 1982 zugelassen.

3.1 Upstream-Herstellungsprozesse

Für die Herstellung rekombinanter Proteine wird deren genetischer „Bauplan" in Zellen eingeführt. Dazu werden bakterielle DNA-Moleküle, sog. Plasmide, verwendet, die die genetische Information des Proteins enthalten. Die Zellen werden dann mit den Plasmiden transfiziert und unter bestimmten Bedingungen gezüchtet. Verschiedene Zelllinien, sog. Expressionssysteme, stehen zur Verfügung ▸**Tab. 14.2**. Die Auswahl der Zelllinie wird durch das jeweilige Produkt bestimmt.

Die mit der Selektion, Modifikation und Züchtung der Expressionssysteme verbundenen Prozesse werden als *Upstream Processing* bezeichnet ▸**Abb. 14.4**.

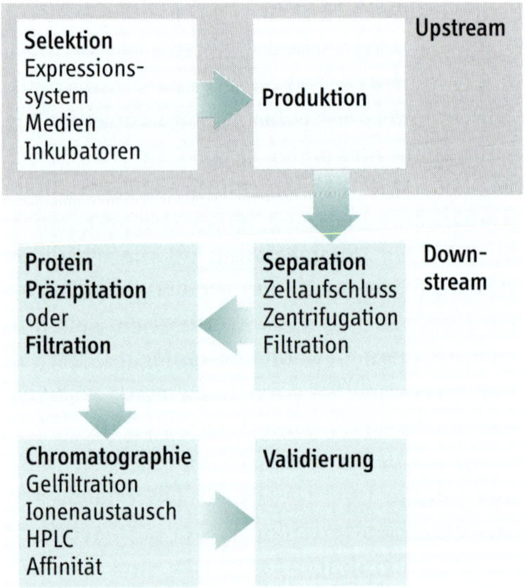

▲ **Abb. 14.4** Prozessschritte bei der Produktion rekombinanter Proteine

▼ **Tab. 14.2** Vergleich verschiedener Expressionssysteme für rekombinante Proteine

Eigenschaften/Parameter	Prokaryoten	Eukaryoten	Hefe
Konzentration	hoch	hoch	niedrig
Molekulargewicht	niedrig	hoch	hoch
Disulfidbrückenbindung	limitiert	nicht limitiert	nicht limitiert
Sekretion	nein	nein/ja	ja
Aggregation	Inclusion body	Einzelmoleküle, nativ	Einzelmoleküle, nativ
Glykosylierung	nein	möglich	möglich
Pyrogene	möglich	nein	nein

3.2 Downstream-Herstellungsprozesse

Die so hergestellten Proteine können je nach Zelltyp in das Kulturmedium sezerniert oder intrazellulär in Einschlusskörpern („inclusion bodies") vorliegen. Ersteres erfordert die Isolation und Aufreinigung aus dem Nährmedium. Inclusion bodies sind durch kovalente und nicht kovalente Bindungen zusammengehaltene Aggregate von Proteinen, in denen die Proteine gegen enzymatische Degradation geschützt sind. Die Gewinnung der Proteine erfordert den Aufschluss der Zellen, Sedimentation und Denaturation der Proteine und die Reduktion der Disulfidbrücken. Die so gewonnenen Proteine weisen gegenüber sezernierten Proteinen eine initiale hohe Reinheit auf (50 % gegenüber 1 % Reinheit). An diese initialen Prozesse schließt sich ein mehrstufiger Prozess einzelner Filtrations-, Zentrifugations- und chromatographischer Aufreinigungsschritte an, der von einer analytischen Qualitätsüberprüfung begleitet wird. Das Produkt dieses Prozesses, der Proteinwirkstoff, wird anschließend in einem Formulierungsprozess in die Arzneiform überführt.

Merke

Der Herstellungsprozess eines Proteinwirkstoffs setzt sich aus Upstream- und Downstream-Prozessen zusammen. Eine Veränderung dieser komplizierten Prozesse kann zu einer Veränderung des Produkts – des Proteinwirkstoffs – führen: „Der Prozess ist das Produkt."

4 Formulierung von Biopharmazeutika

Proteine sind hochkomplexe Moleküle, deren Aktivität (Bindung an einen Rezeptor, enzymatische Aktivität) von ihrer korrekten dreidimensionalen Struktur (sog. „folding") abhängt. Diese Struktur und damit die Aktivität des Proteins zu stabilisieren und zu bewahren, ist Aufgabe der Formulierung. Proteine werden durch äußere Einflüsse destabilisiert; es muss daher eine Formulierung entwickelt werden, die das Protein vor diesen Einflüssen schützt. Eine Reihe stabilitätsbeeinflussender Faktoren und deren Auswirkungen auf das Protein sind in ▸ Tab. 14.3 dargestellt.

Daneben spielt der Applikationsweg eine entscheidende Rolle bei der Bioverfügbarkeit und der Wirkung von Proteinwirkstoffen. Wie bereits erwähnt, zeichnet sich der perorale Applikationsweg durch eine hohe enzymatische Aktivität und große pH-Gradienten aus. Beide Faktoren sind sehr unvorteilhaft in Hinsicht auf die Proteinstabilität. Andere mukosale Applikationswege, wie die nasale oder pulmonale Route, gehören aufgrund der relativ niedrigen zu erzielenden Bioverfügbarkeit sowie toxikologischer Bedenken nicht zur ersten Wahl für die Applikation von Proteinwirkstoffen.

Die parenterale Applikation ist, obwohl durch eine tendenziell niedrigere Compliance gekennzeichnet, bis heute der bevorzugte Applikationsweg. Auf spezielle Formulierungen (wie z. B. erosions- oder diffusionskontrolliert freisetzende Mikropartikel und Implantate) soll in diesem Kapitel nicht weiter eingegangen werden (siehe Kapitel 15).

▼ **Tab. 14.3** Stabilitätsbeeinflussende Faktoren und deren Auswirkungen auf Proteinwirkstoffe

Faktor	Auswirkung
pH	Aggregation, Deamidierung, Hydrolyse, Oxidation, Veränderung der 3-D-Struktur
Temperatur	Aggregation, Deamidierung, Hydrolyse, Veränderung der 3-D-Struktur
Adsorption an Oberflächen	Aggregation, Veränderung der 3-D-Struktur
Mechanischer Stress	Aggregation, Veränderung der 3-D-Struktur
Puffer	Deamidierung, Hydrolyse
Sauerstoffradikale, Licht	Oxidation

Die Formulierung von Proteinwirkstoffen wird von den in ▸Tab. 14.4 aufgeführten Parametern bestimmt.

▼ **Tab. 14.4** Formulierung von Proteinwirkstoffen: beeinflussende Parameter

Parameter	Kommentar
Protein-konzentration	Einfluss auf Stabilität (Aggregation), Injizierbarkeit (Viskosität!)
Lösung	Ready-to-use, geringere Lagerstabilität
Gefriergetrocknetes Produkt	höhere Lagerstabilität, Rekonstitution als mögliche Fehlerquelle (Dosierung, falsches Rekonstitutionsmedium)
pH	Formulierung möglichst eine pH-Einheit ober- oder unterhalb des isoelektrischen Punktes (IEP) des Proteins zur Vermeidung von Aggregation
Hilfsstoffe	Art, Menge, Qualität; Einfluss auf physikalische und chemische Stabilität, aber auch auf Immunogenität
Verpackungsmaterialien	Glasvials, Stopfen
Pharmakokinetik/ Pharmakodynamik	Plasmahalbwertszeit, Plasmablutspiegel, Zielorgan, Immunogenität, Therapiedauer
Anwendung	in Kliniken, Notfall-/Intensivmedizin, von Patienten

Hilfsstoffe, die für die Formulierung von Proteinwirkstoffen verwendet werden, sollten der Definition des GRAS-Status (generally regarded as safe) der FDA (Food and Drug Administration, USA) genügen, also toxikologisch unbedenklich sein. Weiterhin müssen sie den jeweiligen GMP-Anforderungen (Good Manufacturing Practice) entsprechen. Diese beiden Voraussetzungen schränken die Auswahl der zur Verfügung stehenden Hilfsstoffe deutlich ein. Hilfsstoffe sollten daher nur wenn notwendig und nur in der absolut erforderlichen Quantität für die Formulierung verwendet werden. ▸Tab. 14.5 zeigt eine Liste von häufig verwendeten Hilfsstoffklassen und deren Funktion.

Prozessparameter bei der Formulierung von Proteinen, wie mechanischer Stress durch Rühren oder Schütteln, Gefrier- und Auftauvorgänge, Anwesenheit von Luftsauerstoff, Licht, können die Stabilität von Proteinen beeinflussen. Der Einfluss dieser Parameter muss erkannt und möglichst minimiert werden. Die Optimierung und Validierung von Herstellungsprozessen bei Formulierungen geht dabei einher mit Stabilitätsprüfungen unter Lagerbedingungen (z. B. Kühlschrank, –20 °C, –80 °C) und unter beschleunigten Bedingungen, sog. Stresstests (z. B. 25 °C/60 % rel. Luftfeuchte). In Bezug auf die Vorhersage der Stabilität von Proteinformulierungen lassen sich durch Stresstests allerdings nicht ohne Weiteres eindeutige Aussagen treffen, da die Abbaureaktionen von Proteinen nicht unbedingt einer typischen Arrhenius-Kinetik folgen. Stabilitätsstudien dieser Formulierungen

▼ **Tab. 14.5** Für die Formulierung von Proteinwirkstoffen verwendete Hilfsstoffklassen und deren Funktion

Hilfsstoffklasse	Funktion	Beispiele
Puffer	pH-Einstellung	Phosphat, Citrat, Acetat
Isotonisierungszusätze	Einstellung der Tonizität	NaCl, Polyalkohole (Mannitol, Sorbitol), Zucker (Sucrose, Trehalose)
Füllstoffe	Kuchenbildung bei Gefriertrocknung	Polyalkohole, Zucker, Aminosäuren (Glycin)
Stabilisatoren	Stabilisierung des Proteins gegen Degradation und Aggregation	Tenside, Zucker, Polyalkohole, Aminosäuren, Antioxidanzien
Konservierungsstoffe	Konservierung von Mehrdosenformulierungen	Benzylalkohol, m-Kresol, Phenol

erfordern geeignete analytische Methoden, die im folgenden Abschnitt angesprochen werden.

5 Analytik

Proteine sind aufgrund ihrer komplexen Struktur und der davon abhängigen Aktivität, Toxizität und Immunogenität nur durch die Kombination verschiedener Analysemethoden charakterisierbar. Darüber hinaus sind die durch rekombinante Methoden hergestellten Proteine durchaus nicht homogen, sondern weisen kleine Abweichungen auf, z. B. in ihrer Aminosäuresequenz (Primärstruktur) oder Glykosylierung. Ersteres resultiert aus Fehlern bei der Transkription oder Translation, d. h. der Umsetzung der genetischen Information in die Expression des Proteins. Letzteres ist auf Fehler bei der posttranslationalen Modifikation zurückzuführen. Dieses Problem ist als Mikroheterogenität (microheterogenicity) von rekombinanten Proteinen bekannt und kann heute durch hochempfindliche Analysemethoden charakterisiert werden. So konnte kürzlich bei Ausdauersportlern die Verabreichung von rekombinantem EPO (Erythropoietin) nachgewiesen werden, weil sich dieses von endogenem EPO in seiner Mikroheterogenität unterschied.

Bei der Analytik von Proteinwirkstoffen geht es vor allem um die Aufklärung der Sekundär- und Tertiärstruktur der Proteine, deren Aktivität sowie die Entstehung von löslichen oder unlöslichen Aggregaten. Entsprechende Methoden sind in ▸ Tab. 14.6 aufgeführt, wobei diese Liste sicher nicht vollständig ist.

Merke

Die Wirkung von Proteinarzneimitteln ist von deren Struktur abhängig. Rekombinante Proteine weisen eine sog. Mikroheterogenität auf. Die Analyse dieser komplexen Makromoleküle erfordert die Anwendung einer Kombination verschiedener Analysemethoden.

▼ **Tab. 14.6** Analysemethoden für Proteinwirkstoffe und deren Formulierungen

Methode	Parameter
LC-MS: Flüssigchromatographie (LC), gepaart mit Massenspektrometrie (MS) und Electron Spray Detection (ESI)	Molekulargewicht, Anwesenheit von Modifikationen (z. B. Oxidation)
Röntgenkristallographie	3-D-Struktur
Nuclear Magnetic Resonance (NMR)	3-D-Struktur für kleinere Proteine und Peptide (<30 kDa)
Zirkulardichroismus (CD)	Temperaturstabilität, Veränderung der Sekundärstruktur
Fourier-Transformed Infrared (FT-IR)	Veränderung der Sekundärstruktur, Temperaturstabilität
µDSC (Micro Differential Scanning Calorimetry)	Thermodynamische Analyse der Temperaturstabilität von Proteinen
Fluoreszenzspektroskopie	Veränderungen der Tertiärstruktur durch Messung der intrinsischen Fluoreszenz des Proteins, hervorgerufen durch die Aminosäuren Phe, Tyr und Trp
Isoelektrische Fokussierung (IEF)	Ladung, Bestimmung des IEP
SDS-PAGE (sodium dodecylsulfate polyacrylamide gel electrophoresis)	Molekulargewicht des Proteins und seiner Aggregate und Abbauprodukte
ELISA (Enzyme-linked Immunosorbent Assay), Proteinassays, UV-Spektroskopie	Proteinkonzentration
Field-Flow-Fractionation (FFF), Analytische Ultrazentrifugation	Molekulargewichtsverteilung, Oligomere, lösliche Aggregate

6 Marktpräparate

Eine vollständige Auflistung aller am Markt befindlichen Biopharmaceuticals würde den Rahmen dieses Buches sprengen. Deshalb werden an dieser Stelle nur noch die bereits beschriebenen Arzneimittel in tabellarischer Form ►Tab. 14.7 zusammengefasst.

▼ **Tab: 14.7** Marktpräparate auf Protein- bzw. Peptidbasis in Beispielen

Handelsname	Protein bzw. Peptid	Pharmazeutischer Unternehmer	Indikation
Adagen®	Pegademase Bovine	Enzon Pharmaceuticals	Adenosine Deaminase (ADA) Defizit
Humulin®	Insulin	Eli Lilly	Diabetes mellitus
Herceptin®	Trastuzumab	Roche	Metastasierendes Mammakarzinom
Neupogen®	Filgastrim (G-CSF)	Amgen	Andauernde Neutropenie
Macugen®	Pegaptanib	Pfizer	Altersabhängige Makuladegeneration
Leukine®	Sargramostim (GM-CSF)	Bayer	Zur schnelleren Regeneration des Immunsystems
Betaferon®	Interferon beta-1b	Bayer	Multiple Sklerose
Aranesp®	Darbepoetin alfa	Amgen	Anämie
Minirin® parenteral	Desmopressinacetat	Ferring Arzneimittel/ CSL Behring	Diabetes insipidus
NeoRecormon®	Epoetin beta	Roche	Anämie

Zusammenfassung

Biopharmaceuticals haben in der Vergangenheit viele neuartige Therapieoptionen erst möglich gemacht. Ihr Stellenwert wird in Zukunft weiter steigen. Es handelt sich hierbei um Substanzen, die auf Proteinen oder Nukleinsäuren basieren und sich wesentlich von niedermolekularen Wirkstoffen in Bezug auf ihren Wirkungsmechanismus, ihre Wirkungspotenz und Pharmakokinetik unterscheiden. Außerdem sind Herstellung, Formulierung und Prüfung wesentlich aufwendiger und erfordern teilweise modernste Technologien und Methoden.

Die Wirksamkeit und damit Wirkungspotenz von Proteinen wird im Wesentlichen durch deren Struktur bestimmt. Die strukturellen Eigenschaften können hierbei in Primär- (Aminosäuresequenz), Sekundär- (α-Helix oder β-Faltblatt), Tertiär- (dreidimensionale Ausrichtung) und Quartärstruktur (Molekülverbände mehrerer Polypeptiduntereinheiten) unterschieden werden, wobei alle für die Wirksamkeit maßgebend sind. Aufgrund ihrer Instabilität im Magen-Darm-Trakt werden Proteinwirkstoffe in der Regel parenteral verabreicht und anschließend zu einer Vielzahl an aktiven und inaktiven Metaboliten, später zu Aminosäuren abgebaut.
Zur Herstellung von rekombinanten Proteinen wird bakterielle DNA in Zelllinien transfiziert, die als Expressionssysteme dienen und das jeweilige Protein produzieren (Upstream-Herstellungsprozess). Im folgenden Downstream-Herstellungsprozess erfolgt die Aufreinigung zum erforderlichen Reinheitsgrad.

▶

▶ Zusammenfassung

Bei der anschließenden Formulierung von Proteinwirkstoffen spielen zahlreiche Parameter, wie pH-Wert und Ionenkonzentration, eine wichtige Rolle. Die Formulierungen dienen in der Regel einer parenteralen, gelegentlich aber auch einer mukosalen Applikation, beispielsweise über pulmonale oder nasale Epithelien. Zu einer präzisen Prüfung sind hochempfindliche, moderne Analysemethoden erforderlich. Typische Methoden sind hier LC-MS, Röntgenkristallographie, NMR, CD, FT-IR, μDSC, Fluoreszenzspektroskopie, IEF, SDS-PAGE, ELISA und FFF. Die Analyse der komplexen Proteinmoleküle erfordert immer eine Kombination aus mehreren dieser Methoden.

Literatur

Borchard G, Lueßen HL, Mahler HC. Protein Pharmaceuticals - Formulation, Analytics and Delivery. Editio Cantor, Aulendorf

Crommelin D, Sindelar RD. Pharmaceutical Biotechnology - Fundamentals and Application. 3rd edition. Marcel Dekker, New York, 2002

Knäblein J. Modern Biopharmaceuticals. Wiley-VCH, Weinheim, 2006

Moritz Beck-Broichsitter, Walter Kamm,
Isabell Andrea Schöttle, Thomas Kissel

Parenterale Depotarzneiformen – Mikropartikel

15

Mikropartikel sind parenterale Depotarzneiformen auf Basis von bioabbaubaren Polymeren. In den vergangenen zwei Jahrzehnten haben sich mikropartikuläre Fertigarzneimittel in verschiedenen therapeutischen Bereichen, wie z.B. der Therapie der Endometriose, Akromegalie, sowie zur palliativen Behandlung des Prostatakarzinoms am Markt etabliert.

Dieses Kapitel beschreibt die Anforderungen an die mikropartikulären Depotarzneiformen sowie an die eingesetzten Wirkstoffe und polymeren Hilfsstoffe. Darüber hinaus werden der Bioabbau, die Herstellung sowie die Vor- und Nachteile der polymeren Hilfsstoffe beschrieben. Die Herstellung der am Markt befindlichen mikropartikulären Fertigarzneimittel erfolgt mithilfe der Verfahren der Phasentrennung, Emulsionsbildung mit anschließender Lösungsmittelverdampfung oder -extraktion sowie Sprühtrocknung. Diese Verfahren werden detailliert beschrieben und die Therapievorteile der resultierenden Fertigarzneimittel diskutiert.

Der abschließende Ausblick verdeutlicht, dass die Forschung und Entwicklung der mikropartikulären Depotarzneiformen auf Basis von bioabbaubaren Polymeren noch nicht am Ende angelangt ist. Zahlreiche Präparate befinden sich in Phase III der klinischen Prüfung und könnten das bestehende Arzneimittelportfolio in den therapeutischen Bereichen des Diabetes mellitus, der Alkoholentwöhnung und Akromegalie sowie der palliativen Behandlung des Prostatakarzinoms bereichern.

1 Definitionen

> **Definition**
>
> Unter **Mikroverkapselung** ist eine Technologie zu verstehen, die die Umhüllung oder Einbettung gasförmiger, flüssiger oder fester Wirkstoffpartikel in ein Polymer zum Ziel hat. Dabei entstehen kugelförmige Festkörper im Größenbereich von 1 bis 1000 µm.

Der gegenwärtige Stand der Technik erlaubt die erfolgreiche Verkapselung zahlreicher Substanzen in mikropartikulärer Form. Verkapselungsmethoden sind in vielen Industriezweigen, wie der Nahrungsmittel- und Agrarindustrie, gängige Praxis. So werden Aromastoffe bereits seit den 1930er-, Vitamine seit den 1940er-Jahren und Druckerschwärze für Reaktivdurchschreibpapier seit 1956 mikroverkapselt. Der Grund dafür, dass man Substanzen in ein Hüllmaterial einschließt, ist vor allem in der Stabilisierung dieser teilweise äußerst empfindlichen Materialien zu suchen. Das Hüllmaterial dient als Barriere, die die eingeschlossene Substanz vor Umwelteinflüssen schützt. Die Freisetzung der Substanz macht häufig die Zerstörung der Barriere nötig.

Für die pharmazeutische Wissenschaft ist die Mikroverkapselung von Wirkstoffen in polymere Trägermaterialien von besonderem Interesse für die Herstellung von injizierbaren Darreichungsformen mit kontrollierter Wirkstofffreisetzung, die sich gegenüber konventionellen Arzneiformen durch eine Reihe von Vorteilen auszeichnen. Dazu zählen neben der Steuerung der Wirkstofffreisetzung vor allem eine verbesserte Bioverfügbarkeit, eine Reduzierung von Nebenwirkungen sowie eine Verbesserung der Therapietreue und -bequemlichkeit („patient compliance and convenience"). Teilweise ermöglichte die Verfügbarkeit parenteraler Depotarzneiformen erst die Entwicklung empfindlicher Wirkstoffe.

Ein Blick auf den Arzneimittelmarkt zeigt, dass mikropartikuläre Depotarzneiformen nur einen relativ kleinen Anteil der am Markt befindlichen Fertigarzneimittel ausmachen, woraus aber nicht auf eine geringe Bedeutung dieser Arzneiform zu schließen ist. Kaum ein anderes Gebiet der pharmazeutischen Technologie wurde und wird mit derartigen Anstrengungen bearbeitet. Ganze Zeitschriften widmen sich ausschließlich dem Thema „Mikroverkapselung" und unterstreichen damit die besondere Bedeutung dieses Forschungsgebiets für die Pharmazie.

Dieses Kapitel kann keine erschöpfende Beschreibung mikropartikulärer Wirkstoffträger leisten. Vielmehr versucht es dem Leser beispielhaft anhand von mikropartikulären Handelsprodukten auf Basis bioabbaubarer Polymere einen kurzen Überblick über den Stand der Bemühungen aufzuzeigen.

Die Mikroverkapselung erfolgt typischerweise in einem Schritt und ist damit von Überzugsverfahren zu unterscheiden. Die Unterteilung der Mikropartikel nach ihrer Feinstruktur in

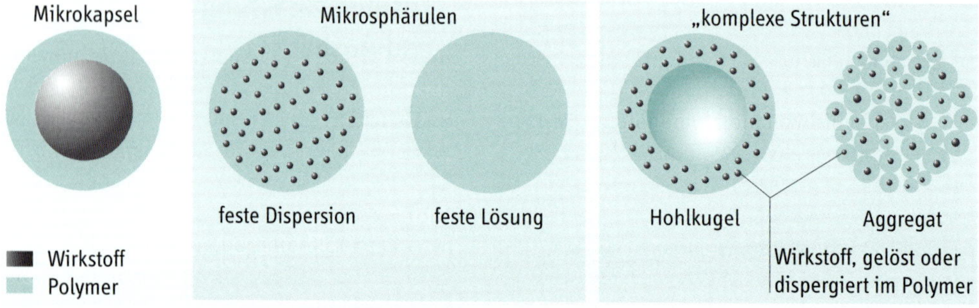

▲ **Abb. 15.1** Morphologie der Mikropartikel (modifiziert nach Kissel 1983)

Definition

Als **Mikrokapseln** (Reservoirsysteme) bezeichnet man Strukturen, bei denen ein fester oder flüssiger Wirkstoffkern von einem Polymer als Wandmaterial umhüllt wird.

Mikrokapseln, Mikrosphärulen und Mikropartikel mit „komplexer Struktur" ist zweckmäßig. Sie kann in Abhängigkeit von der Löslichkeit des Wirkstoffs im Polymer und der verwendeten Herstellungstechnik erfolgen ▶ **Abb. 15.1**.

Im Fall eines langsamen Abbaus der Hülle besteht die Möglichkeit einer Wirkstofffreisetzung durch Diffusion nach einer Kinetik 0. Ordnung, da im Reservoir der Mikrokapsel eine gesättigte Wirkstofflösung vorliegt. Als nachteilig erweisen sich jedoch zu geringe Diffusionsgeschwindigkeiten pharmazeutisch interessanter Wirkstoffe durch die Polymerhülle, Änderung der Diffusionskoeffizienten durch Abbau der Polymerschicht und ein „Versagen" der Arzneiform durch Ruptur der regulierenden Membran. Aus diesen Gründen werden monolithische Systeme wie Mikrokugeln bevorzugt.

Definition

Als **Mikrosphärulen** (Mikrokugeln) bezeichnet man Strukturen, bei denen der Wirkstoff homogen in einer Polymermatrix verteilt vorliegt.

Die weitere Unterteilung der Mikrosphärulen kann anhand der Löslichkeit des Wirkstoffs im Polymer vorgenommen werden. Es lassen sich feste Dispersionen (Wirkstoff dispergiert in Polymermatrix) und feste Lösungen (Wirkstoff gelöst in Polymermatrix) unterscheiden. Die Freisetzungskinetik des Wirkstoffs ist meist recht komplex, doch lassen sich durch Optimierung der Faktoren Wirkstoffbeladung, Partikelgröße des Wirkstoffs und Abbaugeschwindigkeit des bioabbaubaren Polymers in vivo kontinuierliche, infusionsähnliche Freisetzungsraten erzielen.

So können Hohlkugeln bei der Herstellung von Mikropartikeln bei der Lösungsmittelverdampfungs- oder Sprühtrocknungsmethode entwickelt werden. Besitzen Mikropartikel hohe Aggregationstendenz, ist mit der Zusammenlagerung zu größeren Aggregaten zu rechnen.

Definition

Unter **Mikropartikeln** mit „komplexer Struktur" werden z. B. Hohlkugeln oder Aggregate kleinerer Mikropartikel verstanden, die prozessbedingt entstehen.

▼ **Tab. 15.1** Anforderungen an mikropartikuläre Depotarzneiformen (Auswahl; modifiziert nach Lill 1995)

Aspekt	Anforderungen
Indikation	▪ Behandlungsdauer >1 Woche
Wirkstoff	▪ hochpotent (wenige Milligramm pro Monat erforderlich) ▪ große therapeutische Breite
Polymer	▪ biokompatibel ▪ bioabbaubar ▪ spezielle Löseeigenschaften in den eingesetzten Lösungsmitteln ▪ lagerstabil
Lösungsmittel	▪ spezielle Löseeigenschaften für die Wirkstoffe und/oder Polymere ▪ nicht brennbar ▪ nicht explosiv ▪ nicht toxisch für Mensch und Umwelt
Herstellungstechnologie	▪ verfügbar im Labormaßstab ▪ übertragbar auf Produktionsmaßstab (Scale-up) ▪ hohe Ausbeuten ▪ effektive Wirkstoffeinbettung ▪ Erhaltung der biologischen Aktivität des Wirkstoffs ▪ reproduzierbar ▪ kostengünstig ▪ aseptische Arbeitsweise oder Sterilisation im Endbehältnis möglich
Mikropartikelprodukt	▪ frei fließendes Partikelkollektiv ▪ Korngröße <125 µm ▪ steuerbares Freisetzungsprofil ▪ Stabilisierung des Wirkstoffs in der Arzneiform

Zwischen diesen exakten Definitionen liegt eine Vielzahl von Variationsmöglichkeiten hinsichtlich der Wirkstoffverteilung, Umhüllung und Partikelform. Da die Herstellungsprozesse selten Produkte liefern, die diesen Beschreibungen entsprechen, hat sich in der Literatur der **Oberbegriff Mikropartikel** durchgesetzt, unter dem man die Begriffe Mikrokapsel und Mikrosphärule subsumiert.

Die Hauptanwendung von Mikropartikeln ist in der kontrollierten Freisetzung von Wirkstoffen über mehrere Wochen bis hin zu Jahren zu sehen. Eine Retardierung der Wirkstofffreisetzung über solche Zeiträume ist in der Therapie chronischer Erkrankungen sinnvoll. Die Anwendung der Mikropartikel erfolgt meist parenteral, d.h. durch subkutane oder intramuskuläre Injektion. Ziel ist ein konstanter, infusionsähnlicher Wirkstoffspiegel über einen langen Zeitraum.

Wichtige Anforderungen an diese Arzneiformen sind in der ▸ Tab. 15.1 zusammengefasst.

2 Polymere Hilfsstoffe

2.1 Allgemeines

Ein wichtiger Faktor bei der Mikroverkapselung ist die Auswahl eines geeigneten Polymers, das die Wirkstofffreisetzung aus der mikropartikulären Depotarzneiform kontrolliert.

Polymere stellen in der Pharmazie eine wichtige Hilfsstoffgruppe dar. Für parenterale Depotarzneiformen werden **bioabbaubare Polymere** eingesetzt, die eine Entfernung der Arzneiform nach Gebrauch überflüssig machen. Sie werden durch Hydrolyse oder Enzyme abgebaut. Polymere Trägermaterialien können also nach Einbringung in den Körper spezielle Aufgaben erfüllen, z.B. die kontrollierte Wirkstofffreisetzung im Fall von mikropartikulären Depotarzneiformen. An diese **„Biomaterialien"** sind besondere Anforderungen zu stellen. Dabei ist strengstens auf ihre **Biokompatibilität** zu achten, worunter man die physiologische Verträglichkeit des in den Körper eingebrachten Materials versteht.

Biokompatible Trägermaterialien für die pharmazeutische Anwendung sind sowohl unter natürlichen als auch unter halb- bzw. vollsynthetischen Polymeren zu finden ▸ Abb. 15.2. Hierbei haben sich die vollsynthetischen Polymere aufgrund der gezielten Beeinflussbarkeit von verarbeitungstechnischen und applikationsrelevanten Parametern eindeutig durchgesetzt.

Biokompatible, nicht bioabbaubare Polymere wie Silikon oder Poly(ethylen-co-vinylacetat) werden schon lange als implantierbare Trägermaterialien zur kontrollierten Wirkstofffreisetzung genutzt. Doch die Notwendigkeit eines chirurgischen Eingriffs zur Entfernung des Freisetzungssystems nach Erschöpfung des Wirkstoffreservoirs limitiert ihre Anwendung.

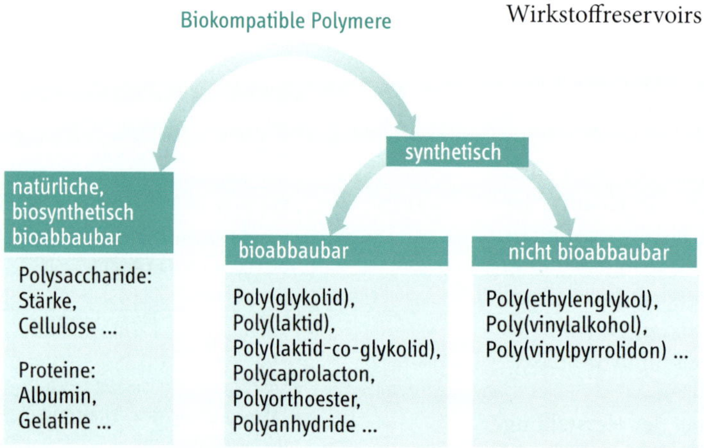

◂ Abb. 15.2 Auswahl an biokompatiblen Polymeren für die kontrollierte Wirkstofffreisetzung (modifiziert nach Wittmar 2004)

Seit etwa 40 Jahren stehen bioabbaubare Polymere zur Verfügung, die unter den milden Bedingungen im Gewebe hydrolytisch oder enzymatisch vollständig abgebaut werden. Der im Körper einsetzende Abbau sollte zu Abbauprodukten führen, die weder toxisch noch immunogen oder karzinogen, sondern physiologisch verträglich, gleichzeitig über den körpereigenen Stoffwechsel metabolisierbar und eliminierbar sind. Solche Polymere sind als „resorbierbares Nahtmaterial" in der Chirurgie (Vicryl®, Dexon®) bekannt und wurden aufgrund ihrer langjährigen Erfahrung als biokompatibel und bioabbaubar eingestuft. Erste Patentansprüche, Depotarzneiformen auf Grundlage dieser Polymere herzustellen, wurden bereits 1969 formuliert. Seit dieser Zeit ist eine Fülle an neuen bioabbaubaren Trägermaterialien für die kontrollierte Wirkstofffreisetzung aus parenteralen Depotarzneiformen beschrieben worden. Von diesen Materialien haben besonders Makromoleküle vom Typ der Polyester und Polyanhydride durch die Einführung von Handelsprodukten Bedeutung erlangt.

2.2 Bioabbau der polymeren Hilfsstoffe

Im Zusammenhang mit dem Bioabbau polymerer Trägermaterialien fallen häufig die Begriffe **Degradation** und **Erosion**.

Soll nun der Polymerabbau in Gegenwart eines physiologischen Mediums erfolgen, so ist primär aufgrund der geringen Polymerlöslichkeit nicht mit einem Abbau durch Erosion, also durch Löse- und Diffusionsprozesse, zu rechnen. Dafür müssen die Polymermoleküle erst in kleinere Oligomereinheiten überführt werden (Degradation), die dann abtransportiert (Erosion) oder weiter metabolisiert werden können. Der Degradationsprozess geht dem Erosionsprozess in der Regel voraus. Nichtabbaubare Polymere wie Polyethylenglykol (PEG) oder Polyvinylalkohol (PVA) unterliegen ausschließlich der Erosion.

Die Einteilung bioabbaubarer Trägermaterialien erfolgt generell nach ihrem Abbauverhalten,

> **Definition**
>
> Unter dem Begriff **Degradation** wird ein chemischer Prozess, der hydrolytische oder enzymatische Bindungsbruch, verstanden, der zum Polymerabbau führt. **Erosion** bezeichnet hingegen einen physikalischen Abbauprozess, den Materialabtransport (Verringerung der Masse).

wobei Oberflächen- und Massenerosion zu unterscheiden sind. Bei der **Oberflächenerosion** wird das Polymer schichtweise von außen nach innen abgebaut. Nach Bindungsbrüchen können die gebildeten Degradationsprodukte abgeführt werden. Der Massenverlust der Arzneiform findet bei gleichbleibendem Molekulargewicht des Polymers statt, wobei im Idealfall das Innere der Depotarzneiform aus trockenem, unverändertem Polymer besteht ▸**Abb. 15.3**. Diese Art des Abbaus ist bevorzugt, da sich eine Korrelation zwischen Massenabbau und Freisetzung des Wirkstoffs ergibt (lineare Freisetzungskinetik bei flacher Geometrie). Die Oberflächenerosion wurde bisher nur für wenige Polymere, z. B. Polyethylencarbonat, bestätigt.

Die zweite Möglichkeit bezeichnet man als **Massenerosion** (Bulkerosion). Hier erfolgt der Polymerabbau nach Wasseraufnahme in die Polymermatrix von innen nach außen. Die Degradation des Polymers führt zu Beginn vor allem zur Bildung von großen, noch wasserunlöslichen Abbauprodukten, die die Depotarzneiform nicht verlassen können. Der Massenverlust der Arzneiform ist erst nach einer Verzögerungszeit (Lag-Zeit) detektierbar, wenn sich wasserlösliche oligomere Degradationsprodukte gebildet haben, die die Arzneiform verlassen können. Die Abnahme des Molekulargewichts des Polymers ist sofort messbar ▸**Abb. 15.4**.

Wenn es sich bei den Degradationsprodukten um saure Verbindungen handelt, die im Kern der Depotarzneiform eingeschlossen werden, kommt es dort zu einer Absenkung des pH-Werts (saures Mikroklima). Problematisch ist dieser Umstand vor allem, wenn es sich

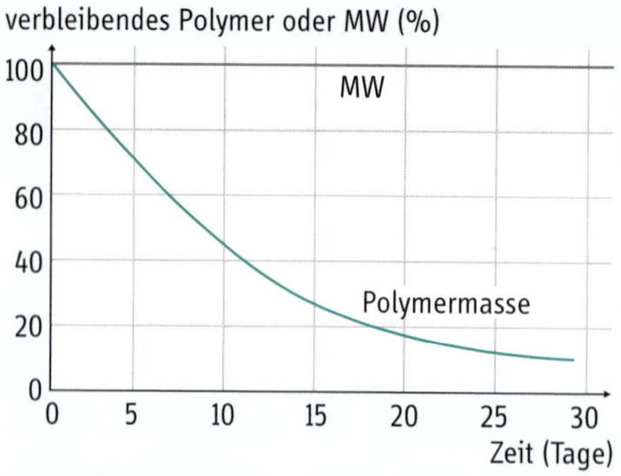

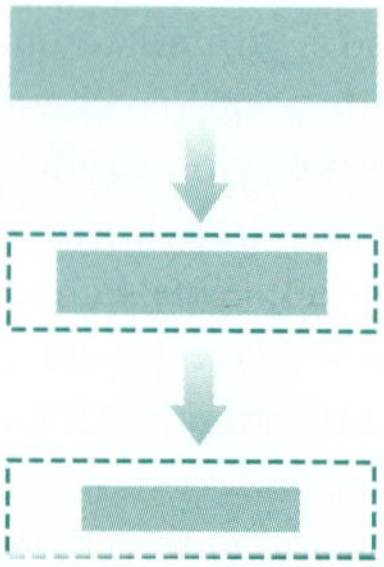

▲ **Abb. 15.3** Schema der Oberflächenerosion (links), Veränderung der Masse der Depotformulierung sowie des Molekulargewichts des Polymers bei Oberflächenerosion (oben) (MW = Molekulargewicht) (modifiziert nach Siepmann 2001 und Wittmar 2004)

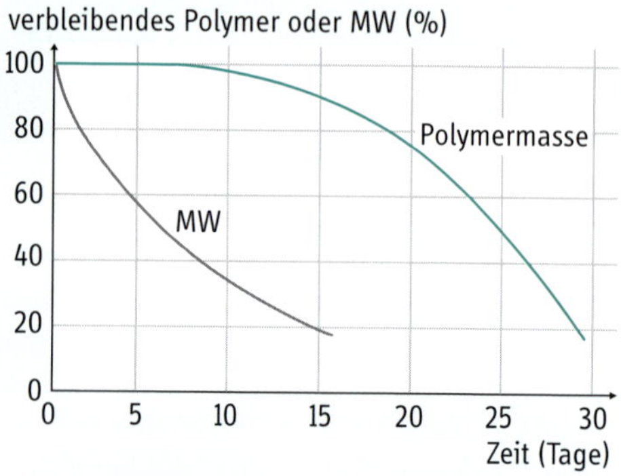

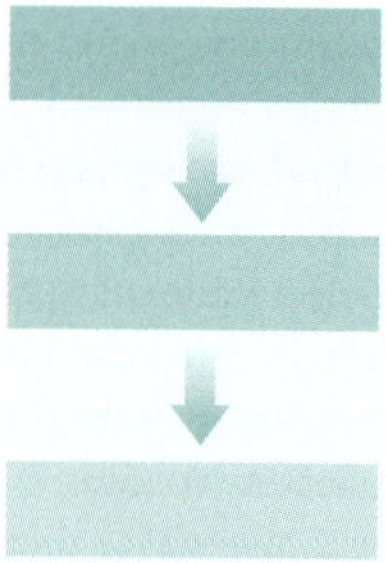

▲ **Abb. 15.4** Schema der Massenerosion (links), Veränderung der Masse der Depotformulierung sowie des Molekulargewichts des Polymers bei Massenerosion (oben) (MW = Molekulargewicht) (modifiziert nach Siepmann 2001 und Wittmar 2004)

bei den in die Depotarzneiform eingebetteten Wirkstoffen um empfindliche Stoffe wie etwa Proteine handelt.

In Abhängigkeit von den physikalisch-chemischen Eigenschaften der Polymere treten bisweilen beide möglichen Erosionsmechanismen nebeneinander auf. Welcher Erosionsmechanismus bevorzugt abläuft, hängt u. a. vom Gleichgewicht zwischen Wasseraufnahme und Polymerabbau ab. Liegt das Gleichgewicht aufseiten der Wasseraufnahme, so ist mit Massenerosion zu rechnen. Liegt es hingegen aufseiten des Polymerabbaus, so ist die Oberflächenerosion wahrscheinlicher.

2.3 Herstellung polymerer Hilfsstoffe

Zu den wohl bekanntesten und am besten untersuchten biologisch abbaubaren Polymeren zählen die aliphatischen Homo- und Copolyester der α-Hydroxycarbonsäuren Milch- und Glykolsäure. Die kommerzielle Einführung bioabbaubarer Polyester Mitte der 1980er-Jahre hat parenteralen Depotarzneiformen einen großen Schub versetzt. In Deutschland werden derartige Polyester von Boehringer Ingelheim unter dem Warenzeichen Resomer® vertrieben. Ihre besondere Bedeutung wird ebenfalls durch den vielfachen Gebrauch in kommerziellen Depotarzneiformen ersichtlich, von denen später einige mikropartikuläre Systeme beispielhaft näher beleuchtet werden sollen.

Die Darstellung von Polyestern bis zu einem Molekulargewicht von etwa 10 000 Da kann durch die direkte Polykondensation der α-Hydroxycarbonsäuren erfolgen. Die erhaltenen linearen Polyester sind im Fall der Homopolymere mit Polyglykolsäure (PGA) bzw. Polymilchsäure (PLA), im Fall der Copolymere mit Poly(milch-co-glykol)säure (PLGA) zu bezeichnen.

Hochmolekulare Polymere sind durch direkte Polykondensation nicht zugänglich. Sie lassen sich durch ringöffnende Polymerisation (ROMP) der zyklischen Diester, den Laktiden und Glykoliden, erzeugen. Die Polymerisation

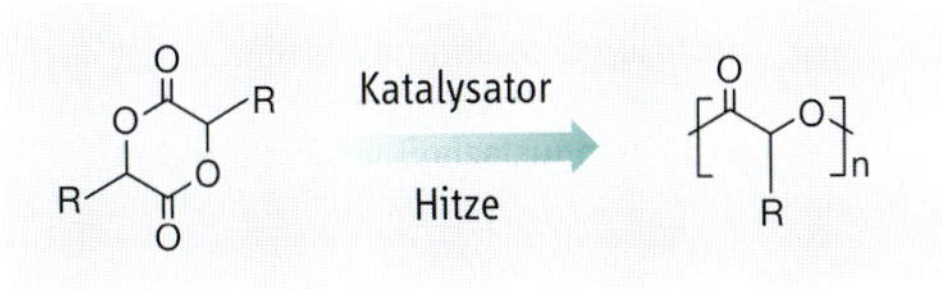

▲ **Abb. 15.5** Ringöffnungspolymerisation (ROMP) zu Polyglykolid (*R* = H) bzw. Polylaktid (*R* = CH_3)

erfolgt in Gegenwart von Katalysatoren, vorzugsweise Zinn(II)-carboxylaten ▸**Abb. 15.5**.

Die Polymerisation unterschiedlicher zyklischer Dimere führt zu Copolymeren, die als Poly(laktid-co-glykolid) bezeichnet werden. Die üblicherweise angewendete Schmelzpolymerisation führt in der Regel zu statistischen Copolymeren (zufällige Sequenz: ABBABAAB). Nur im Anfangsstadium der Polymerisation kann die Bildung von Blockcopolymeren (blockweise Sequenz: AAABBB) beobachtet werden (A = Milchsäure, B = Glykolsäure).

Das asymmetrische Kohlenstoffatom der Milchsäure bedingt, dass bei der Synthese der Polymere aus den zyklischen Diestern von vier verschiedenen Diastereoisomeren ausgegangen werden kann. Daraus lassen sich drei verschiedene Polymere ableiten: Poly(L-laktid), Poly(D-laktid) und Poly(D,L-laktid). Von ihnen haben bisher vor allem Poly(L-laktid) und Poly(D,L-laktid) große Bedeutung als polymeres Matrixmaterial für die kontrollierte Wirkstofffreisetzung erlangt. Die Stereochemie der Polymere hat großen Einfluss auf deren physikalisch-chemisches und physiologisches Verhalten, für deren Charakterisierung eine Fülle von Methoden zur Verfügung steht, auf die in diesem Rahmen nicht eingegangen werden kann. Näheres findet sich beispielsweise bei Lill et al. 1996.

Den „Goldstandard" unter den biologisch abbaubaren Polymeren bildet das Copolymer **Poly(D,L-laktid-co-glykolid)**. Dies ist neben der ausreichenden Erfahrung bei der Anwendung im Humanbereich darauf zurückzuführen, dass sich die Eigenschaften des Copolymers durch Einstellung des Monomerenverhältnisses variieren lassen.

Der Abbau der Polyester erfolgt durch hydrolytische Spaltung der Esterbindung ohne

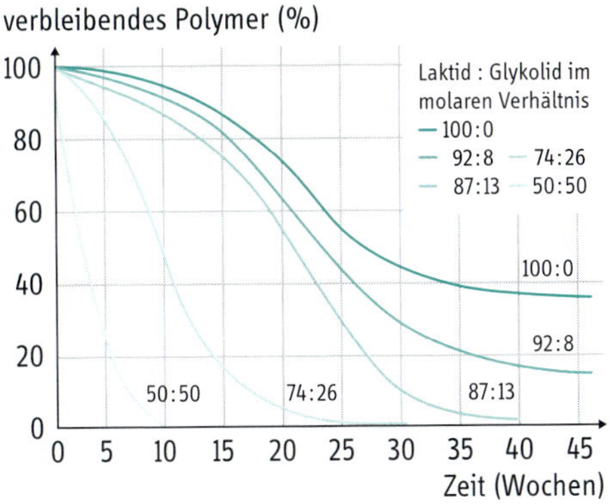

▲ **Abb. 15.6** *In vivo* Resorption von radioaktiv markierten Poly(D,L-laktid-co-glykolid) Mikropartikeln über die Zeit (modifiziert nach Anderson 1997)

Einwirkung von Enzymen. Nach Wasseraufnahme folgt der Polymerabbau von innen nach außen. Da die Hydrolyse der Esterbindungen im Inneren der polymeren Matrix zur Bildung von sauren Degradationsprodukten führt, sinkt stellenweise der pH-Wert, was die weitere Hydrolyse begünstigt (Autokatalyse). Der Polymerabbau hängt von einer Reihe von Faktoren wie etwa der chemischen Zusammensetzung des eingesetzten Polymers ab, was aus ▸**Abb. 15.6** zu entnehmen ist.

Die chemische Zusammensetzung des Polyesters hat großen Einfluss auf dessen Abbaugeschwindigkeit. Ein Ansteigen des Milchsäureanteils (50 bis 100 %) hat eine Verlängerung der benötigten Resorptionszeit zur Folge.

Für die Wirkstofffreisetzung aus mikropartikulären Depotarzneiformen wäre eine konstante Freisetzungsgeschwindigkeit über das gesamte Therapieintervall, die sich mit einer Kinetik 0. Ordnung beschreiben lässt, wünschenswert (infusionsähnliches Freisetzungsprofil). Doch durch die Vorgabe, dass sich das Polymer im Körper abbauen lässt und somit der Abbauvorgang bereits kurz nach der Applikation beginnt, wird bei gleichmäßiger Einbettung des Wirkstoffs in den Mikropartikel dieses Freisetzungsverhalten nicht erreicht.

Die Wirkstofffreisetzung aus polymeren Trägermaterialien erfolgt nach verschiedenen

▼ **Tab. 15.2** Mögliche Freisetzungsmechanismen von Wirkstoffen aus Mikropartikeln (modifiziert nach Kissel 1983)

Freisetzungssystem	Freisetzungs-mechanismus	Geometrie	Kinetik	Bemerkung
Reservoirsystem 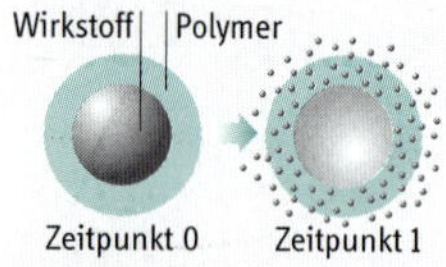	Fick'sche Diffusion durch Membran	konstant	0. Ordnung	bei Membrandefekten schlagartige Freisetzung des gesamten Wirkstoffs möglich
Matrixsystem 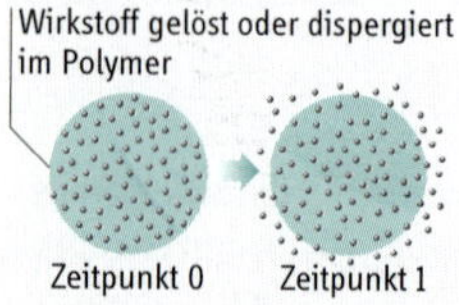	Fick'sche Diffusion durch Matrix	konstant	Higuchi; Korsmeyer, Peppas ($n = 0{,}43$)	für Freisetzung von Makromolekülen größtenteils ungeeignet
Matrixsystem 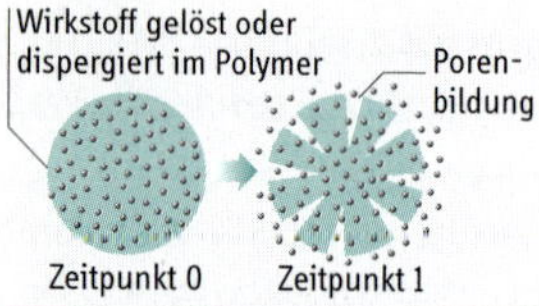	Fick'sche Diffusion durch Poren	± konstant	Higuchi; Korsmeyer, Peppas	für Freisetzung von Makromolekülen geeignet
Bioerodierbares System 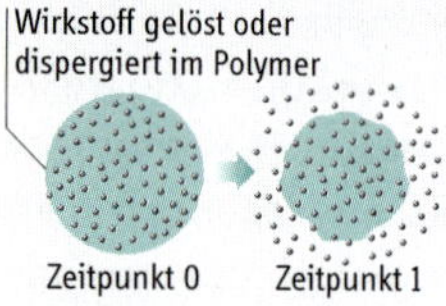	Bioerosion der Matrix	abnehmend	Kubikwurzelgesetz (Oberflächenerosion); komplex (Massenerosion)	komplexe Freisetzung durch Überlagerung von Erosion und Diffusion
Quellungskontrolliertes System 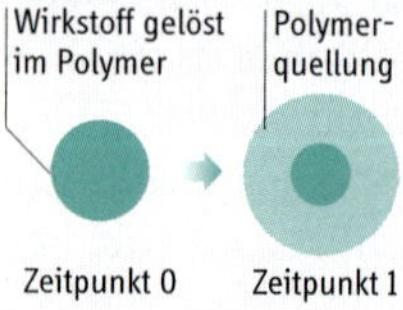	Nicht-Fick'sche Diffusion (Case II)	zunehmend	Korsmeyer, Peppas ($n = 0{,}85$)	selten

Mechanismen, von denen in ▸ **Tab. 15.2** einige beispielhaft beschrieben werden.

Für die Wirkstofffreisetzung aus mikropartikulären Depotarzneiformen auf Basis bioabbaubarer Polyester, wie Poly(laktid-co-glykolid), ist deren Abbauverhalten von entscheidender Bedeutung. Häufig wird die Freisetzung bei Oberflächen- und Massenerosion von Diffusionsphänomenen des Wirkstoffs durch Matrix und Poren überlagert. Die mathematische Beschreibung derartiger Systeme fällt dementsprechend schwer. Meist reicht es deshalb aus, den Freisetzungsverlauf grob zu charakterisieren. Für Poly(laktid-co-glykolid) Mikropartikel wird der Wirkstofffreisetzungsverlauf als mehrphasig beschrieben ▸ **Abb. 15.7**.

Nach Applikation mikropartikulärer Depotarzneiform startet die Freisetzung mit einer initialen Bolusfreisetzung, die man als „burst release" bezeichnet (1). Der „burst release" führt

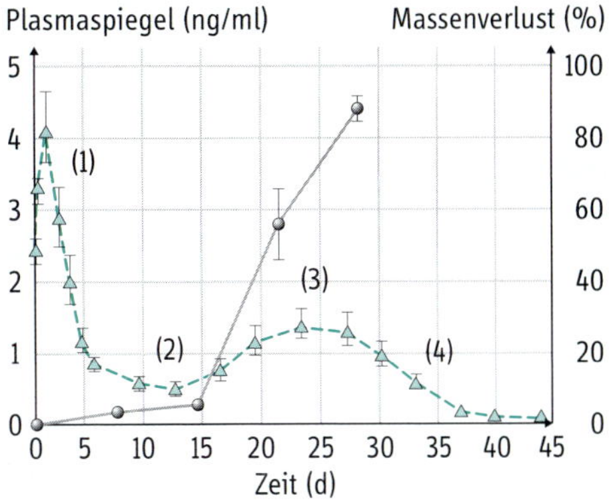

▶ **Abb. 15.7** Mehrphasiges Freisetzungsprofil von Bromocriptin-haltigen Mikropartikeln aus linearem Poly(laktid-co-glykolid); Plasmaspiegel (durchgezogene Linie) und Biodegradation (gestrichelte Linie) (Phasen (1) bis (4) siehe Text) (modifiziert nach Kissel 1991)

neben unerwünschten Plasmaspiegelspitzen auch zu einer verkürzten „Lebensdauer" der Arzneiform. Der rationale Einsatz, der sicherlich für manche Anwendungen als nützlich einzustufen ist, bleibt wegen der Unvorhersagbarkeit des Ausmaßes der Initialfreisetzung verschlossen. Danach folgt eine Phase, in der das Polymer Wasser aufnimmt, zu quellen beginnt und die Molekulargewichtsabnahme eingeleitet wird. In dieser Phase ist es dem Wirkstoff häufig nicht möglich, die Arzneiform durch Diffusion zu verlassen. Es kommt zu einer verminderten Wirkstofffreisetzung (2). Die Wirkstofffreisetzung kann in beiden Phasen um den Faktor 10 bis 100 unterschiedlich sein, weshalb der Wirkstoff eine große therapeutische Breite besitzen muss. Die dritte Phase der Wirkstofffreisetzung geht jetzt mit der Abnahme der Masse der Depotarzneiform und den dadurch immer größer werdenden Poren, die die Freisetzung erleichtern, einher (3). Es ist noch einmal ein Anstieg des Wirkstoffspiegels zu registrieren, der in der letzten Phase mit dem vollständigen Abbau des Polymers auf null abflacht (4).

2.4 Nachteile polymerer Hilfsstoffe

Auch wenn die Polyester der α-Hydroxycarbonsäuren aufgrund ihrer positiven Eigenschaften gern für die Steuerung der Wirkstofffreisetzung aus mikropartikulären Depotarzneiformen verwendet werden und weite Verbreitung unter den Handelsprodukten gefunden haben, sollte doch auch auf einige Nachteile derartiger Polymere hingewiesen werden. Darunter fällt u.a. ihre Lipophilie, die die Einbettung hydrophiler Moleküle erschwert. Proteine neigen dazu, an hydrophoben Oberflächen zu denaturieren, was beim Insulin mit dem Begriff „Frosting" bezeichnet wird. Durch den Einbau hydrophiler Domänen in ansonsten lipophile Polymere wird versucht, diese Tendenz zu umgehen. Als geeignete hydrophile Verbindung wird häufig das biokompatible Polyethylenglykol (B, grau) verwendet, das mit Polylaktiden oder Poly(laktid-co-glykolid)en (A, grün) zu Blockcopolymeren umgesetzt wird ▶**Abb. 15.8.**

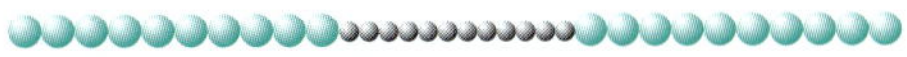

▲ **Abb. 15.8** Schematische Darstellung eines ABA-Triblockcopolymers

Als weiteren Punkt kann man das Abbauverhalten der Polyester nennen. Eine Oberflächenerosion, die beispielsweise für Polyethylencarbonat belegt werden konnte, sollte einer Massenerosion, wie weiter oben bereits beschrieben, immer vorgezogen werden. Die Bildung eines sauren „Mikroklimas" innerhalb der Depotarzneiform während des Polymerabbaus ist nicht für alle Wirkstoffe, z.B. Proteine, tolerierbar. Man behilft sich deshalb häufig damit, zusätzliche Puffersubstanzen oder basische Salze mit in die Polymermatrix einzubetten, die ein Absinken des pH-Werts verhindern (Nutropin Depot®).

Es muss bedacht werden, dass sich dadurch auch die Abbaucharakteristik des Polymers verändern kann. Der mehrphasige Abbau der Polyester geht mit der mehrphasigen Freisetzung des Wirkstoffs einher. Durch Umsetzung der linearen Polyester (grün) mit Polyolen (grau) wie Polyvinylalkohol oder Glucose zu Kamm- bzw.

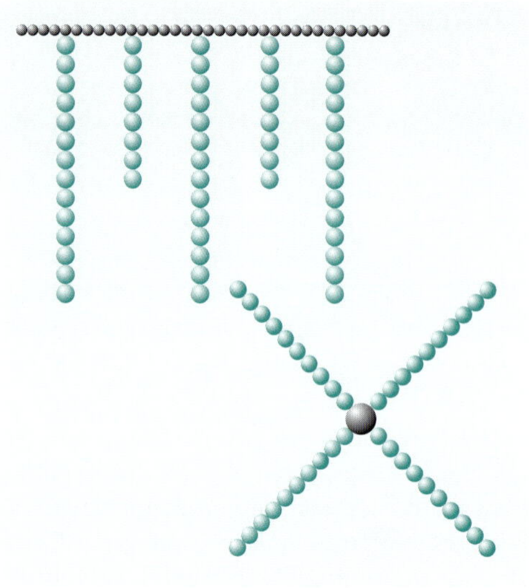

▲ **Abb. 15.9** Schematische Darstellung eines Kamm- (oben) und Sternpolymers (unten)

Sternpolymeren ▸**Abb. 15.9** kann das übliche mehrphasige einem monophasischen Abbauprofil des Polymers angenähert werden, das gut mit einer kontinuierlichen Wirkstofffreisetzung des Wirkstoffs korreliert.

Mit Parlodel LAR® (Novartis) war lange Zeit ein Handelsprodukt auf Basis dieses Retardierungseffekts im Handel. Sandostatin® LAR® (Novartis) bedient sich ebenfalls dieses Prinzips.

Eine weitere Klasse an interessanten bioabbaubaren Polymeren sind die Polyanhydride ▸**Abb. 15.10**. Wie oben bereits erwähnt, wäre eine reine Oberflächenerosion für die Steuerung der Wirkstofffreisetzung aus Depotarzneiformen von großem Vorteil. Spezielle Polyanhydride wurden mit diesem Gedanken entwickelt. Für eine Oberflächenerosion der Polymere spricht ihre große Hydrophobie bei Anwesenheit von hydrolytisch spaltbaren Bindungen. Wenn nun das Gleichgewicht zwischen Wasseraufnahme und Erosion aufseiten der Erosion liegt, dann wäre von einer überwiegenden Oberflächenerosion auszugehen. Diese Hoffnung erfüllte sich im Fall der Polyanhydride nach vielen eingehenden Untersuchungen leider nur teilweise.

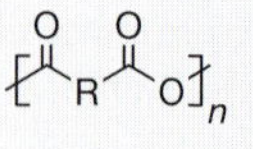

◂ **Abb. 15.10** Grundstruktur der Polyanhydride (*R* = verschiedene hydrophobe Domänen)

Grundlage der am besten untersuchten Polyanhydride sind die Sebacinsäure und das p-Carboxyphenoxypropan, dessen Copolymer, das Polifeprosan 20, die Polymermatrix des Handelsprodukts Gliadel® Wafer (MGI Pharma) bildet ▸**Abb. 15.11**. Bei Gliadel® Wafer handelt es sich um ein scheibenförmiges Implantat (Durchmesser etwa 1,5 cm, Dicke etwa 1 mm), das direkt nach Entfernung von Gehirntumoren in die Wunde platziert wird. Dort wird der Wirkstoff Carmustin, ein Nitrosoharnstoffderivat, über etwa einen Monat aus dem Implantat freigesetzt.

Carmustin wird dazu in einem Sprühtrocknungsprozess zu etwa 3,9 % in das bioabbaubare Polyanhydrid eingebettet. Es werden Mikropartikel mit einem Durchmesser von 1 bis 20 µm erhalten, die im Anschluss sofort zu dem scheibenförmigen Endprodukt verpresst werden.

In den vergangenen 40 Jahren sind eine enorme Vielzahl von Biomaterialien beschrieben worden, von denen sich einige als polymere Trägermaterialien für mikropartikuläre Depotarzneiformen eignen. Aus den dargelegten Gründen kommen für mikropartikuläre Depotarzneiformen nur polymere Hilfsstoffe infrage, die sich durch Biokompatibilität und Bioabbaubarkeit auszeichnen. Von großer Bedeutung sind die Homo- und Copolyester der α-Hydroxycarbonsäuren Milch- und Glykolsäure, Sternpolymere und Polyanhydride, die

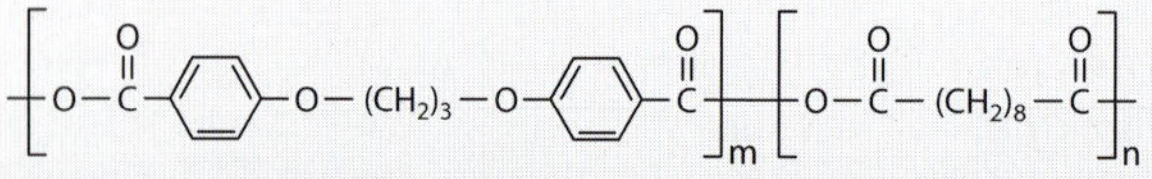

Verhältnis m/n=20/80 zufällig zusammengesetztes Copolymer

◂ **Abb. 15.11** Strukturformel des Polyanhydrids, das das Matrixmaterial für Gliadel® Wafer darstellt (Polifeprosan 20)

in der pharmazeutischen Industrie zur Herstellung von kommerziell erhältlichen Produkten verwendet werden.

3 Technologie der Mikroverkapselung

Die Bereitstellung neuer, hochpotenter Wirkstoffe aus der Klasse der Peptide und Proteine durch biotechnologische Syntheseverfahren stimulierte die Entwicklung parenteraler Depotarzeiformen, da durch sie häufige Injektionen vermieden werden können. Die Übertragung von Mikroverkapselungstechniken auf pharmazeutische Problemstellungen bot neue Herausforderungen, die in den engen Wechselwirkungen zwischen Wirkstoff, Polymer und Herstellungstechnologie zu suchen sind.

So verwundert es nicht, dass sehr vielfältige Herstellungsmethoden für Mikropartikel beschrieben worden sind. Nach vorsichtigen Schätzungen gibt es etwa 2000 verschiedene Verfahren in der Patentliteratur, von denen sich in der Pharmazie bisher nur wenige kommerziell durchgesetzt haben. Anhand der Grundprinzipien kann eine Einteilung in physikalisch-chemische, mechanische und chemische Methoden erfolgen.

Zu den physikalisch-chemischen Methoden sind Phasentrenn- und Emulsionsverfahren zu zählen, bei denen die Verkapselung eines festen oder flüssigen Kernmaterials vorrangig in flüssiger Phase durchgeführt wird. Bei den mechanischen Methoden wie Sprüh- und Mahlverfahren erfolgt die Verkapselung bzw. Partikelformung in der Gasphase. Chemische Methoden, zu denen diverse Polymerisationsverfahren zu zählen sind, eignen sich zur Herstellung polymerer Nanopartikel. Folgende Verfahren werden detailliert vorgestellt:

1. Mikroverkapselung durch Phasentrennverfahren (Koazervation)
2. Mikroverkapselung mit Emulsionsverfahren durch Lösungsmittelverdampfung und Lösungsmittelextraktion
3. Mikroverkapselung durch Sprühtrocknung

3.1 Phasentrennverfahren – Koazervation

Die Mikroverkapselung durch Phasentrennverfahren (Koazervation) eignet sich für die Verkapselung von hydrophilen und lipophilen Wirkstoffen unter Verwendung organischer Lösungsmittel. Es ermöglichte als erstes Verfahren die Produktion von peptidbeladenen Mikropartikeln (z. B. Nafarelin) zur parenteralen Applikation im industriellen Großmaßstab.

Das Phasentrennverfahren beruht auf der Überführung eines gelösten Polymers in eine polymerreiche, noch lösungsmittelhaltige Phase (disperse Phase) und in eine polymerarme Phase (kontinuierliche Phase) mithilfe partieller Desolvatation. Die polymerreiche, noch lösungsmittelhaltige Phase nimmt also eine Sonderstellung zwischen der Polymerlösung und dem Polymerpräzipitat ein. Sie wird als Koazervat bezeichnet. Durch geeignete Maßnahmen, z. B. durch Änderung von Temperatur, pH-Wert oder durch Zugabe von Fällungsmitteln bzw. Abdampfen des Lösungsmittels, wird die Bildung des Koazervats induziert, was durch das Auftreten einer Trübung, feiner Tröpfchen oder der Bildung zweier Schichten im System zu erkennen ist.

Die Mikroverkapselung durch Phasentrennverfahren wird anhand des Polymer-Polymer-Inkompatibilitätsverfahrens, das für die Herstellung von mikropartikulären Depotarzneiformen von großer Bedeutung ist, beschrieben ▸Abb. 15.12.

Löst man zwei chemisch unterschiedliche Polymere, das polymere Wandmaterial und das polymere Phasentrennmittel, in einem Lösungsmittel, so tritt spontan eine Phasentrennung ein. Die Polymere sind inkompatibel. Es entstehen zwei polymerreiche Phasen: Die eine Phase ist reich an polymerem Wandmaterial und die andere Phase ist reich an polymerem Phasentrennmittel. Ist nun in der Phase, die das polymere Wandmaterial enthält, auch das zu verkapselnde Kernmaterial enthalten, so kommt es unter Voraussetzung der Adsorption und Spreitung des Wandmaterials auf dem Kernmaterial zur Bildung von Mikropartikeln.

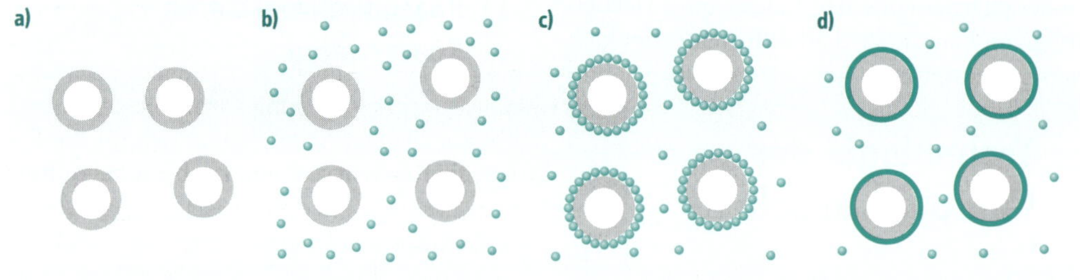

▲ **Abb. 15.12** Schematische Darstellung der Mikroverkapselung durch Phasentrennung: **a)** Dispersion flüssiger oder fester Wirkstoffe in einer Polymerlösung, **b)** beginnende Phasentrennung ausgelöst durch eine geeignete Maßnahme, **c)** Anreicherung der polymerreichen Phase an der Oberfläche des Wirkstoffs, **d)** Zusammenfließen der polymerreichen Phase zu einem geschlossenen Überzug (Wandbildung), die Aushärtung des Wandmaterials führt zur Bildung eines verfestigten Überzugs (modifiziert nach Sliwka 1975)

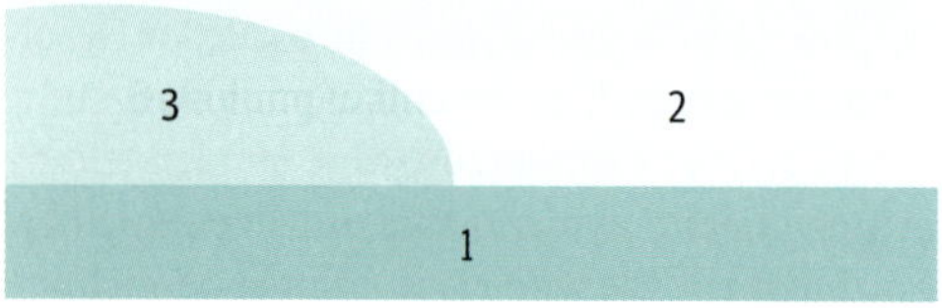

▲ **Abb. 15.13** Erzeugtes Dreiphasensystem bestehend aus Kernmaterial (1), kontinuierlicher (2) und disperser Phase (3) (modifiziert nach Mathiowitz 1999)

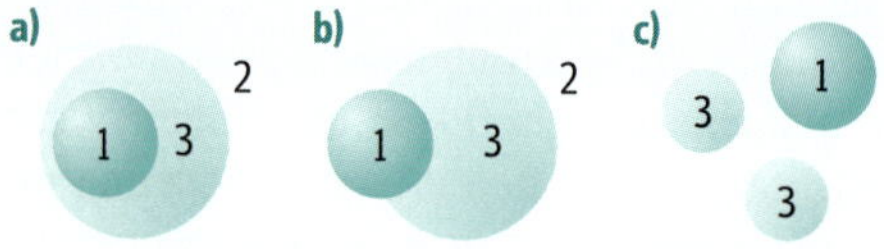

▲ **Abb. 15.14** Mögliche Gleichgewichtszustände: **(a)** vollständige Einhüllung, **(b)** partielle Einhüllung und **(c)** keine Einhüllung (modifiziert nach Mathiowitz 1999)

Den eigentlich entscheidenden Prozessschritt in der Mikroverkapselung durch Phasentrennverfahren stellt also die Adsorption und Spreitung der abgeschiedenen Phase auf dem Kernmaterial dar c) und d). Durch die Phasentrennung wird das Dreiphasensystem aus Kernmaterial, kontinuierlicher und disperser Phase erzeugt ▸**Abb. 15.13**.

Damit das Kernmaterial durch das Wandmaterial eingehüllt wird, muss sich die disperse Phase spontan auf dem Kernmaterial verteilen (Spreitung). Bei Kenntnis der auftretenden Grenzflächenspannungen (γ) und Spreitungskoeffizienten (S_K) im System lässt sich der entstehende Gleichgewichtszustand des Systems voraussagen ▸**Abb. 15.14**.

Aus den ▸**Abb. 15.12** und ▸**Abb. 15.14** wird auch ersichtlich, dass bei der Mikropartikelherstellung durch Phasentrennverfahren vorrangig Mikrokapseln entstehen. Nur unter bestimmten Voraussetzungen lassen sich nach diesem Verfahren auch Mikrosphärulen herstellen.

Nach abgeschlossener Phasentrennung werden die initial entstandenen Mikropartikel durch Zugabe eines Härtungsmittels unter Lösungsmittelextraktion gehärtet. Das Härtungsmittel sollte eine leichtflüchtige Verbindung sein, die eine Entfernung des Phasentrennmittels gestattet. Nach der Aushärtung der Polymerphase werden die Mikropartikel abfiltriert, gewaschen und getrocknet.

Trotz der Vorzüge des Phasentrennverfahrens weist es auch Nachteile auf. Das Verfahren erfordert große Mengen an organischen Lösungsmitteln, die gerade aus umwelttechnischer und toxikologischer Sicht bedacht werden sollten. Es muss sichergestellt werden, dass dem erzeugten Mikropartikelprodukt durch geeignete Maßnahmen das Lösungsmittel bis auf einen geringen Restgehalt entzogen wird. Der eigentliche Phasentrennschritt ist schwer zu kontrollieren, hat aber entscheidenden Einfluss auf die Qualität der Mikropartikel. Die erzeugten Tröpfchen neigen wegen ihrer „Klebrigkeit" zur Aggregation, bevor die Phasentrennung abgeschlossen ist.

Das erste auf Basis dieser Technologie erhältliche kommerzielle mikropartikuläre Handelsprodukt war Decapeptyl LP® (Debiopharm).

3.2 Emulsionsverfahren mit Lösungsmittelverdampfung und Lösungsmittelextraktion

Die Mikroverkapselung durch das Emulsionsverfahren mit Lösungsmittelverdampfung und Lösungsmittelextraktion zur Herstellung von Mikropartikeln erfreut sich in der Pharmazie großer Beliebtheit. Den ersten Schritt stellt dabei die Herstellung einer Emulsion dar. Üblicherweise wird dazu eine Polymerlösung in einer kontinuierlichen Phase dispers verteilt. Wirkstoffe lassen sich in der Polymerphase lösen oder dispers einarbeiten. Die Tröpfchengröße der dispersen Phase wird durch die hydrodynamischen Bedingungen im System bestimmt. Ein Leistungseintrag durch Dispergiergeräte führt zur Zerteilung der dispersen Phase. Der Zusatz eines geeigneten Stabilisators (Detergenzien) garantiert die Stabilität der erzeugten Emulsion.

Ist die Emulsionsstabilität einmal erreicht, wird der dispersen Phase unter Rühren das Lösungsmittel erschöpfend entzogen, bis es zur Präzipitation des Polymers kommt. Das kann entweder durch Verdampfung, Extraktion oder durch eine kombinierte Anwendung beider Verfahren geschehen. Die erzeugten Mikropartikel werden im Anschluss mechanisch abgetrennt, gewaschen und getrocknet.

Lösungsmittelverdampfungsprozess und Lösungsmittelextraktionsprozess eignen sich im Allgemeinen hervorragend zur Einbettung von hydrophoben Wirkstoffen in bioabbaubare Polymere. Das bioabbaubare Polymer wird dazu in einem leichtflüchtigen, organischen Lösungsmittel gelöst, das mit Wasser nur begrenzt mischbar ist. In diese organische Polymerlösung wird nun der Wirkstoff gelöst oder dispers eingearbeitet.

In einem weiteren Verfahrensschritt wird die Polymer-Wirkstoff-Lösungsmittelmischung (O-Phase) in einem wässrigen Medium (W-Phase), das einen Stabilisator enthält, unter Einsatz eines Dispergiergeräts emulgiert. Bei einem Lösungsmittelverdampfungsprozess wird die erhaltene O/W-Emulsion so lange gerührt, bis den inneren Tröpfchen das Lösungsmittel komplett entzogen wurde und das Polymer mit dem enthaltenen Wirkstoff in Form von Mikropartikeln ausgefallen ist. Dieser Schritt kann bei Normalbedingungen, unter Vakuum und/oder erhöhter Temperatur erfolgen. Bevor sich das organische Lösungsmittel an der Oberfläche der kontinuierlichen Phase verdampfen lässt, muss es zuerst durch Diffusion von der dispersen in die kontinuierliche Phase übergehen, d. h., es geht dem Lösungsmittelverdampfungsprozess immer ein Extraktionsschritt voraus.

In einer Abwandlung des Lösungsmittelverdampfungsprozesses wird der dispersen Phase der O/W-Emulsion das Lösungsmittel durch Extraktion entzogen (Lösungsmittelextraktionsprozess). Nach Ausbildung von Primärmikropartikeln überführt man die O/W-Emulsion in eine große Menge an Extraktionsflüssigkeit. In der Regel ist es ein wässriges Medium, das diesen Mikropartikeln das organische Lösungsmittel kontrolliert entzieht. Man nutzt dafür die zwar geringe, aber vorhandene Löslichkeit des organischen Lösungsmittels in Wasser aus. Das organische Lösungsmittel diffundiert aus der dispersen in die kontinuierliche Phase (Extraktionsschritt) und kann an der Oberfläche der kontinuierlichen Phase eliminiert werden (Verdampfungsschritt).

Eine Vielzahl von Parametern, wie die Eigenschaften des Wirkstoffs und der Emulsion sowie die Verdampfungs- bzw. Extraktionsgeschwindigkeit, bestimmt die Qualität der Mikropartikel. Die Verkapselung von hydrophilen Wirkstoffen bereitet mit dem O/W-Verfahren große Schwierigkeiten. Die Wirkstoffe verteilen sich in Abhängigkeit von ihren physikalisch-chemischen Eigenschaften (Verteilungskoeffizient, Ionisationsgrad, Oberflächenaktivität) zwischen der dispersen und kontinuierlichen Phase und können damit zu schlechten Einschlussraten führen. Der Einschluss wasserlös-

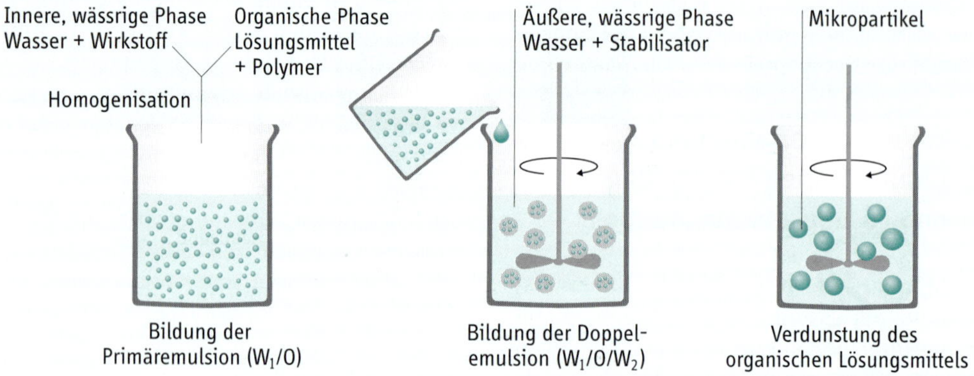

▲ **Abb. 15.15** Mikropartikelherstellung nach der W/O/W-Emulsionsmethode (modifiziert nach Couvreur 1997)

licher Wirkstoffe gelingt durch Bildung einer W/O/W-Emulsion.

Ein auf Basis dieser Technologie erhältliches kommerzielles mikropartikuläres Handelsprodukt ist Risperdal® Consta® (Janssen, Alkermes).

Eine weitere Emulsionsvariante zur Mikropartikelherstellung ist die **W/O/W-Doppelemulsionstechnik**, die auch als „in water drying"-Methode bezeichnet wird. Dieses Verfahren erlaubt die Verkapselung von empfindlichen Substanzen wie Peptiden und Proteinen in bioabbaubaren Polymeren unter schonenden Bedingungen, denn die Wirkstoffe können in wässrigen Lösungen und ohne große thermische Belastung mikroverkapselt werden.

Die Herstellung der $W_1/O/W_2$-Doppelemulsion zur Mikroverkapselung, die einer Mehrfachemulsion des Typs Wasser/organische Phase/Wasser darstellt, erfolgt in einem zweistufigen Emulgierverfahren, wie es bei der Herstellung von Mehrfachemulsionen häufig verwendet wird ▸**Abb. 15.15**.

Im ersten Emulgierschritt wird hierbei zunächst eine Primäremulsion gebildet, die W_1/O-Emulsion. Sie besteht aus der wässrigen wirkstoffhaltigen Phase (innere wässrige Phase, W_1-Phase), die in der organischen polymerhaltigen Phase (O-Phase) emulgiert wird.

In einem zweiten Emulgierschritt wird die Primäremulsion in einem größeren Volumen wässriger stabilisatorhaltiger Phase, der äußeren wässrigen Phase (W_2-Phase), emulgiert. Dadurch entsteht eine $W_1/O/W_2$-Doppelemulsion.

Das Entfernen des organischen Lösungsmittels durch mehrstündiges Rühren bei Raumtemperatur (Evaporation) führt zur Präzipitation des polymeren Wandmaterials in Form von Mikropartikeln. Die eingearbeitete innere Wasserphase wird dabei eingeschlossen, was zur Bildung von Mikrosphärulen vom Typ „feste Dispersion" führt.

Um einen Wirkstoffverlust durch Diffusion der wasserlöslichen Wirkstoffe in die äußere wässrige Phase zu verhindern, sollte die Viskosität der inneren W_1/O-Emulsion auf einen geeigneten Wert eingestellt werden. Zu diesem Zweck können der inneren wässrigen Phase weitere Hilfsstoffe („drug retaining substances") wie Gelatine zugesetzt werden.

Die ausgehärteten Mikropartikel werden im Anschluss isoliert, gewaschen und getrocknet.

Trotz des scheinbar einfachen Grundprinzips dieser Mikroverkapselungsmethode ergibt sich durch den mehrstufigen Herstellungsprozesses, durch die Möglichkeiten zur Variation der Konzentrationen und der Phasenverhältnisse eine Vielzahl von Einflussmöglichkeiten auf das Gesamtsystem. Neben diesen Einflüssen sind weiterhin die allgemeinen Versuchsbedingungen und die Aufarbeitung der Mikropartikel entscheidend für das Mikropartikelprodukt.

Ein großer Vorteil der Emulsionsverfahren ist, dass sich sehr kleine Ansätze herstellen lassen, mit denen noch genügend große Ausbeuten erzielt werden können. Dieser Aspekt ist gerade zu Beginn der Arzneiformenentwicklung, wo neue Wirkstoffe meist nur im Milligramm-Maßstab zur Verfügung stehen, von großer Bedeutung.

Probleme bereiten die Emulsionsverfahren hinsichtlich der Reproduzierbarkeit infolge der Vielzahl an qualitätsbestimmenden Variablen. Bei der großtechnischen Produktion fallen enorme Mengen an aufzuarbeitenden Lösungsmitteln an, deren Wiederaufarbeitung bzw. Vernichtung einen erheblichen Kostenfaktor darstellt.

Das erste auf Basis der W/O/W-Technologie erhältliche kommerzielle mikropartikuläre Handelsprodukt war Lupron Depot® (Joint Venture Takeda-Abbott Pharma, TAP).

3.3 Sprühtrocknung

Als weiteres geeignetes Verfahren zur Herstellung von Mikropartikeln wird die Mikroverkapselung durch Sprühtrocknung beschrieben. Die Zerstäubungstrocknung ist ein vielseitiges Verfahren und stellt in vielen bedeutenden Industriezweigen eine etablierte Trocknungsmethode dar. Kennzeichnend für diese Methode ist, dass flüssige, zerstäubbare Güter in einem einstufigen Prozess in getrocknete, partikuläre Form überführt werden können. Dazu wird das Gut in einem erwärmten Gasstrom zerstäubt. Während die erzeugten Tröpfchen im Trocknungsgas schweben, verdampft die Flüssigkeit und hinterlässt den fein verteilten Trocknungsrückstand, der schließlich vom Trocknungsgas abgetrennt wird. Diesen Teilvorgängen entsprechen die wesentlichen Bestandteile einer Sprühtrocknungsanlage, die in ▸ **Abb. 15.16** gezeigt werden.

Als Zerstäubungseinrichtungen stehen neben rotierenden Zerstäubern, Ein- und Zweistoffdüsen auch Ultraschallzerstäuber zur Verfügung, wobei sich die Auswahl der Zerstäubungseinrichtung vor allem nach den gewünschten Eigenschaften wie der Größenverteilung des getrockneten Produkts richtet.

Apparative Unterschiede können darin bestehen, dass das erwärmte Trocknungsgas dem zerstäubten Gut in Gleich- oder Gegenstromrichtung zugeführt wird. Während sich für hitzeempfindliche Stoffe das Gleichstromprinzip empfiehlt, da hier das getrocknete Produkt nur mit dem bereits abgekühlten Trocknungsgas in Berührung kommt, wird das Gegenstromprinzip für die Herstellung von „klebrigen" Produkten, wie Mikropartikeln, die aus Polymeren

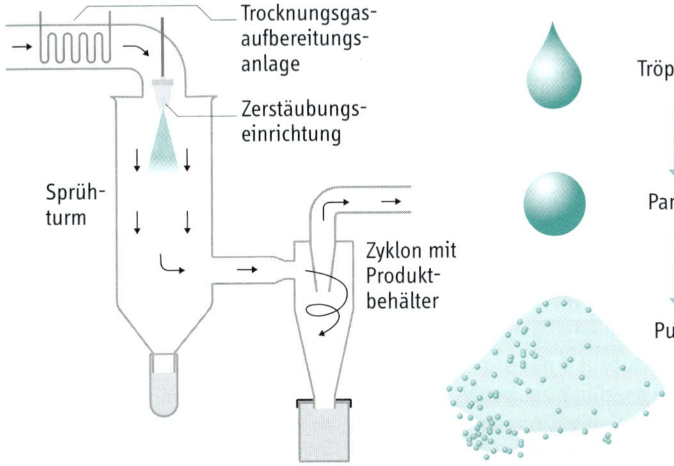

◂ **Abb. 15.16** Schema eines Sprühtrockners, bei dem die Trocknung im Gleichstromprinzip erfolgt (links) und dem ablaufenden Trocknungsprozess (rechts) (modifiziert nach Conte 1994)

mit niedrigen Glasübergangspunkten bestehen, empfohlen.

Das vom Trocknungsgas mitgeführte Produkt wird im letzten Prozessschritt ▸ Abb. 15.16 in einem Fliehkraftabscheider (Zyklon) abgeschieden und als trockenes Pulver im Produktbehälter aufgefangen.

Die Sprühtrocknung ist neben der Trocknung empfindlicher Stoffe wie etwa Proteinen auch zur Mikroverkapselung von Wirkstoffen in bioabbaubaren Polymeren geeignet. Hierzu wird eine organische Polymerlösung des Wandmaterials, die das Kernmaterial in gelöster oder dispergierter Form enthält, versprüht. Der rasche Trocknungsprozess führt zur Einbettung des Kernmaterials in das Wandmaterial. Je nach Sprühbedingungen lassen sich trockene, frei fließende Mikropartikelprodukte erzeugen, die in der Regel durch breite Größenverteilungen charakterisiert sind. Mittlere Teilchendurchmesser von etwa 10 µm sind realistisch.

Zahlreiche Variablen des Sprühtrocknungsprozesses bestimmen die Produktqualität der erzeugten Mikropartikel. Die wesentlichen qualitätsbestimmenden Sprühparameter sind die Zerstäubungseinrichtung und die Trocknungsbedingungen. Beide lassen sich über eine Prozessleittechnik reproduzierbar einstellen. Verglichen mit anderen Mikroverkapselungsmethoden stellt die Sprühtrocknung einen ausgereiften Prozess dar, der die schnelle, schonende und reproduzierbare Herstellung von Mikropartikeln erlaubt. Für die Anwendung in der pharmazeutischen Industrie sprechen vor allem die Möglichkeit, unter aseptischen Bedingungen zu arbeiten, wenn ein geschlossenes System unter Verwendung von steriler Trockenluft eingesetzt wird, sowie die einfache Übertragung in Produktionsmaßstäbe (Scale-up). Hohe Anschaffungs- und Betriebskosten sind als größte Nachteile der Sprühtrocknung zu nennen.

Die ersten auf Basis dieser Technologie erhältlichen kommerziellen mikropartikulären Handelsprodukte waren Parlodel LA® und Parlodel LAR® (Novartis). Beide sind nicht mehr erhältlich. Mit Suprecur® MP (Sanofi-Aventis) folgte kurze Zeit später eine weitere Formulierung.

3.4 Zusammenfassende Betrachtung der beschriebenen Herstellungsverfahren

Auf dem Gebiet der Mikroverkapselung steht eine Vielzahl von Verfahren zur Verfügung, nur die oben beschriebenen haben eine Bedeutung in der pharmazeutischen Industrie zur Herstellung von kommerziell erhältlichen Produkten erlangt. In der Literatur wird häufig von „neuen" Mikroverkapselungsmethoden berichtet, von denen es sich bei der Mehrzahl der eingesetzten Verfahren lediglich um Modifikationen von bereits bekannten Prinzipien handelt. Sie lassen sich in der Regel nach dem bereits beschriebenen Schema einteilen. Dennoch stellen sie Weiterentwicklungen dar, die zur Überwindung von bisherigen Mikroverkapselungsproblemen Einsatz finden können.

Allen bisher genannten Verfahren ist gemeinsam, dass sie in wenigstens einem Herstellungsschritt auf organische Lösungsmittel angewiesen sind, weil die zur kontrollierten Freisetzung aus mikropartikulären Depotarzneiformen in Gebrauch befindlichen bioabbaubaren Polymere in wässrigen Lösungsmitteln schlecht löslich sind. Deshalb ist man in der Regel bei der Herstellung derartiger Systeme auf organische Lösungsmittel wie halogenierte Kohlenwasserstoffe angewiesen, um die Polymere in Lösung zu bringen. Idealerweise sollte es sich um leichtflüchtige, nicht brennbare und untoxische Lösungsmittel handeln. Da solche nicht verfügbar sind, müssen sie im Anschluss an das Herstellungsverfahren bis auf eine tolerable Restmenge (gesetzliche Anforderungen) durch zeit- und energieaufwendige Trocknungsverfahren entfernt werden.

3.5 Sterilisation der parenteralen Depotarzneiformen

Aufgrund der notwendigen Therapiesicherheit müssen parenterale Depotarzneiformen steril sein. Die Sterilisationsmöglichkeiten sind bei der Wahl bioabbaubarer Matrizes durch die Eigenschaften des Polymers limitiert. Die Anwendung von feuchter und trockener Hitze macht die Formulierungen durch Hydrolyse und/oder Verformung unbrauchbar, da die meisten bioabbaubaren Polymere eine Phasenübergangstemperatur von deutlich unter 100 °C aufweisen. Die Begasung mit Ethylenoxid ist wegen ihrer Hauptnachteile (Rückstandsproblematik und Anwesenheit von Wasser) für eine effektive Sterilisation ebenfalls nicht geeignet.

Für die kommerzielle Herstellung von mikropartikulären Depotarzneiformen bleibt also neben der durchaus akzeptablen, aber technologisch sehr aufwendigen aseptischen Herstellung (Reinräume, speziell geschultes Personal, siehe Kap. 20) nur noch die γ-Bestrahlung. Während diese Sterilisationsart in den meisten Ländern zugelassen ist, bleibt sie in Deutschland nur Ausnahmefällen vorbehalten (Verordnung über radioaktive oder mit ionisierenden Strahlen behandelte Arzneimittel, AMRadV). Dabei müssen die Formulierungen eine Strahlendosis von mindestens 25 kGy (Anforderung des Arzneibuchs) aufnehmen (siehe Kap. 20). Mögliche Veränderungen von Polymer und Wirkstoff sollten dabei genauso berücksichtigt werden wie z. B. die Änderung der Freisetzungseigenschaften der Depotarzneiform.

4 Therapievorteile

Die Applikation von Wirkstoffen zur Behandlung von Krankheiten muss so erfolgen, dass sich die gewünschten Effekte einstellen. Dazu ist es nötig, die Wirkstoffkonzentration im Plasma so einzustellen, dass sie innerhalb des therapeutischen Fensters liegt. Dies erfolgt bei chronischen Erkrankungen in der Regel durch die regelmäßige perorale Verabreichung der Wirkstoffe in einer geeigneten Formulierung.

Mangelnde Mitarbeit des Patienten und schwankende oder unzureichende perorale Bioverfügbarkeit des Wirkstoffs können den Erfolg der Therapie gefährden. Es ist beispielsweise für die Therapie psychischer Erkrankungen (Schizophrenie) belegt, dass etwa die Hälfte der Patienten bereits nach einem Monat nicht mehr an der Therapie festhält, was sich folglich in einer Verschlechterung der Symptomatik ausdrückt.

Liegt die schwankende oder unzureichende perorale Bioverfügbarkeit in den Eigenschaften des Wirkstoffs begründet, behilft man sich durch Anwendung parenteraler Applikationsarten, die für peptidische Wirkstoffe, wie die Gruppe der LHRH-Agonisten, bekannt ist. Nasale Zubereitungen (Synarela®, Profact® nasal) übertreffen die perorale Bioverfügbarkeit bei Weitem, doch unterliegen die erreichten Plasmaspiegel auch einem großen Schwankungsbereich.

Wirklich zuverlässig lässt sich die allgemeine Zirkulation nur durch intravenöse, intramuskuläre oder subkutane Applikation erreichen. Dem zügigen Anfluten des Wirkstoffs im zentralen Kompartiment folgt kurze Zeit später der Abfall des Plasmaspiegels in Abhängigkeit von der biologischen Halbwertszeit des Wirkstoffs. Demzufolge muss bei geringen Halbwertszeiten die Applikation in kurzen Zeitabständen erfolgen, um ausreichend oft einen Plasmaspiegel im therapeutischen Fenster zu erzielen. Ein anderer Ansatz wäre die kontinuierliche intravenöse Infusion nach Hospitalisierung des Patienten oder durch transportable Infusionspumpensysteme. Die genannten Möglichkeiten sind wenig komfortabel für den Patienten und gefährden seine Mitarbeit.

Das Problem lässt sich anhand von ▸ **Abb. 15.17** weiter verdeutlichen. Die Applikation einer konventionellen Formulierung, worunter hier Tabletten, Nasensprays und intramuskulär bzw. subkutan verabreichte Injektionslösungen zu verstehen sind, führt zu einer „Berg-und-Tal-Fahrt" der Wirkstoffkonzentration im Plasma über die Zeit. Ein effektiver Plasmaspiegel innerhalb des therapeutischen Fensters ist nur kurzzeitig gegeben, weshalb sich wiederholte Applikationen anschließen müssen. Anders verhält es sich bei einer „idealen" Formulierung, die eine ausreichende Menge an Wirkstoff über eine angemessene Zeitspanne zur Verfügung stellt und einen konstanten Plasmaspiegel innerhalb des therapeutischen Fensters sicherstellt.

Die Aufrechterhaltung eines konstanten Plasmaspiegels kann über einen längeren Zeitraum

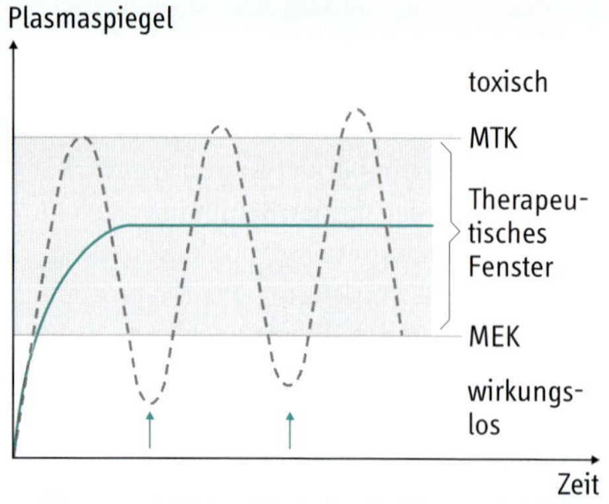

▲ **Abb. 15.17** Zeitverlauf der Plasmaspiegelkurven bei wiederholter Applikation (↑) einer „gewöhnlichen" Formulierung (gestrichelte Linie) und der Applikation einer „idealen" Formulierung (durchgezogene Linie) (modifiziert nach Edlund 2002)

von Wochen bis Jahren durch kontrollierte Wirkstofffreisetzung aus einer parenteralen Depotarzneiform geschehen. Solche Systeme sind in Form von kristallinen Steroidsuspensionen, Insulin-Zink-Suspensionen oder öligen Systemen schon seit längerer Zeit bekannt. Die Wirkstofffreisetzung erfolgt bei diesen Systemen zwar in kontinuierlicher Weise über Stunden bis Tage, aber eine Kontrolle der Freisetzung ist selbst über diesen kurzen Zeitraum nur begrenzt möglich.

Eine wesentlich besser kontrollierte Steuerung der Wirkstofffreisetzung und verlängerte Freisetzungszeit kann durch Einbettung der Wirkstoffe in bioabbaubare Polymermatrizes erfolgen, bei denen die Freisetzung vom Abbauverhalten des Polymers bestimmt wird. Eine Möglichkeit für Depotarzneiformen stellen Implantate (Zoladex®, Profact® Depot) dar, bei denen es sich um stäbchenförmige Gebilde handelt, die unter die Bauchdecke eingebracht werden. Als Alternative bietet sich in vielen Fällen die Applikation von mikropartikulären Depotarzneiformen an, die ebenfalls relativ konstante Plasmaspiegel über mehrere Monate ermöglichen können.

Der bedeutendste Vorteil dieser Formulierungen ist in der infusionsähnlichen Freisetzung des Wirkstoffs zu suchen, die für konstante und verlängerte therapeutische Plasmaspiegel sorgt. Dadurch können Nebenwirkungen vermindert und die Applikationsabstände erhöht werden, was zu einer Verbesserung der Therapietreue und -bequemlichkeit („patient compliance and convenience") führt. Als weiterer Vorteil kann eine Dosisreduktion aufgeführt werden, die im Vergleich zu herkömmlichen Darreichungsformen ein beträchtliches Ausmaß annehmen kann. In der Gruppe der LHRH-Agonisten beträgt sie beispielsweise 50 bis 80 %.

Einige Beispiele werden im folgenden Abschnitt das Potenzial mikropartikulärer Depotarzneiformen als Systeme für die kontrollierte Wirkstofffreisetzung illustrieren.

5 Marktpräparate

Trotz der fortschreitenden Popularität und der unzweifelhaften Vorteile haben diese modernen Arzneiformen bis heute nicht die relevante Stellung im Arzneimittelmarkt eingenommen, die ihnen zusteht. Sie gewinnen aber zunehmend an Bedeutung, sodass zurzeit einige Produkte auf dem Markt angeboten werden ▸ **Tab. 15.3**.

5.1 Decapeptyl® Depot

Die Einführung der ersten mikropartikulären Depotarzneiform auf Basis bioabbaubarer Polymere, Decapeptyl LP®, erfolgte bereits 1986 in Europa. Sie ist als galenische und therapeutische Revolution in der Behandlung hormonabhängiger Erkrankungen wie der Endometriose oder zur palliativen Behandlung des Prostatakarzinoms zu sehen. Nach einmaliger Applikation der mikropartikulären Depotarzneiform kann eine kontrollierte Wirkstofffreisetzung über einen Monat garantiert werden. Dazu wird der peptidische LHRH-Agonist, Triptorelin, in eine bioabbaubare PLGA-Matrix mikroverkapselt. Heute steht neben der Einmonats- auch eine Dreimonatsdepotarzneiform zur Verfügung.

Die Mikrokapselherstellung, in der Triptorelin zu etwa 2 % in ein Copolymer aus D,L-Milchsäure und Glykolsäure (50 : 50, *MW* ca. 54 000 Da) eingeschlossen wird, erfolgt in einem Phasentrennprozess.

▼ **Tab. 15.3** Auswahl an mikropartikulären Handelsprodukten auf Basis bioabbaubarer Polymere

Präparat	Pharmazeutischer Unternehmer	Wirkstoff	Polymer	Herstellungsverfahren
Decapeptyl® SR[1)]	Debiopharm Ipsen	Triptorelin	PLGA 50:50	Phasentrennung
Lupron Depot®[2)]	Takeda-Abbott-Pharma (TAP)	Leuprorelin	PLGA 75:25 PLA	W/O/W-Methode
Suprecur® MP	Sanofi-Aventis	Buserelin	PLGA 50:50	Sprühtrocknung
Sandostatin® LAR®	Novartis	Octreotid	Glu-PLGA 55:45	Phasentrennung, Sprühtrocknung
Risperdal® Consta®	Janssen Alkermes	Risperidon	PLGA 75:25	O/W-Methode

1) Der Wirkstoff Triptorelin ist in einer Reihe von mikropartikulären Depotarzneiformen enthalten. In den USA sind Trelstar® LA und Trelstar® Depot (Watson), in Deutschland Pamorelin® LA (Ipsen) bzw. Decapeptyl® N und Decapeptyl® Gyn (Ferring) im Handel. Die Präparate unterscheiden sich teilweise deutlich in ihrer Zusammensetzung! Im Text wird die Bezeichnung Decapeptyl® Depot verwendet.

2) In Japan wird das Präparat unter dem Handelsnamen Leuplin®, in Deutschland unter dem Handelsnamen Enantone® und Trenantone® von Takeda angeboten. Auf dem US-amerikanischen Markt wird das Präparat unter der Handelsbezeichnung Lupron Depot® von TAP vertrieben.

Der bei der Herstellung ablaufende Phasentrennprozess lässt sich schematisch am besten durch ein Dreikomponentendiagramm veranschaulichen, in dem jeder Punkt ein genaues prozentuales Verhältnis der enthaltenen Komponenten, also Methylenchlorid, PLGA und Silikonöl, angibt. In diesem Dreikomponentendiagramm lässt sich dann der Einfluss der drei Komponenten auf den Verlauf der Desolvation des Wandmaterials ablesen. Der Desolvatationsprozess lässt sich in vier Phasen unterteilen, die den Bereichen 1 – 4 in ▸**Abb. 15.18** entsprechen.

Phase 1: Die Menge an zugegebenem Phasentrennmittel (Silikonöl) liegt bei 1 – 5 % (V/V). Das Silikonöl bildet in der organischen Phase eine „Pseudoemulsion".

Phase 2: Die Zugabe größerer Mengen Silikonöl löst die Phasentrennung aus. Es bilden sich erste Tröpfchen, die das Wandmaterial (PLGA) enthalten.

Phase 3: Die zugesetzte Menge an Silikonöl erlaubt die Bildung einer stabilen Dispersion der PLGA-Tröpfchen („stability window").

Phase 4: Ein Überschuss an Phasentrennmittel führt zur Aggregation der PLGA-Tröpfchen und zur Präzipitation des Polymers.

Die Größe und Lage des „stability windows" hängt stark von den Eigenschaften der eingesetzten Komponenten wie Typ, Molekulargewicht und Hydrophobie des Wandmaterials oder Viskosität des Phasentrennmittels ab. So sollte beispielsweise strengstens auf einen niedrigen Gehalt an oligomeren Bestandteilen im Polymer geachtet werden, denn dies garantiert ein großes „stability window".

In das System eingebrachter Wirkstoff wird nun während der Phasentrennung mikroverkapselt. Nach Abschluss des Phasentrennprozesses werden die entstandenen Primärmikropartikel durch Zugabe von aliphatischen

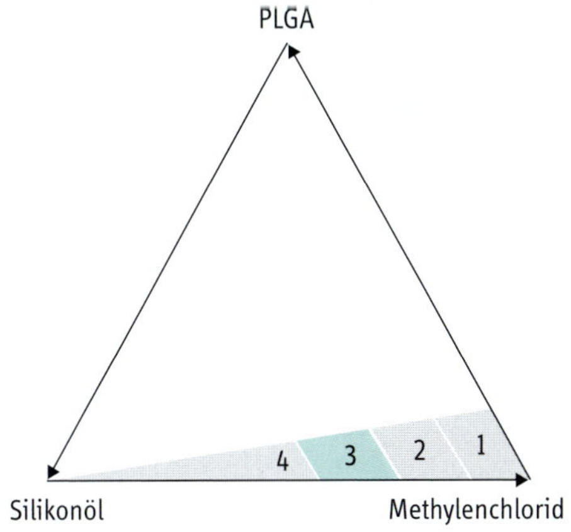

▲ **Abb. 15.18** Dreikomponentendiagramm der Phasentrennung (Erklärung im Text) (modifiziert nach Ruiz 1989)

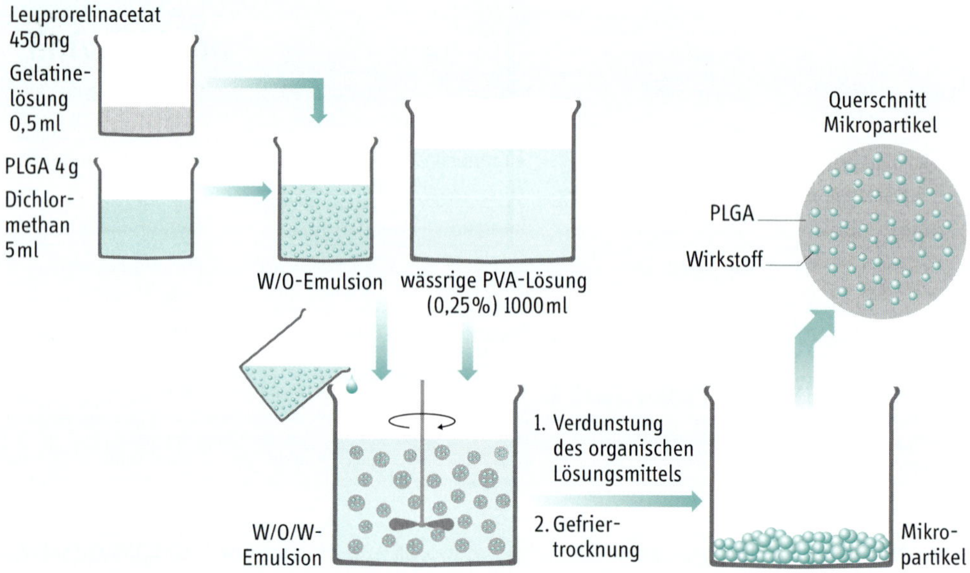

▲ **Abb. 15.19** Herstellung von Lupron Depot® nach der W/O/W-Emulsionsmethode (modifiziert nach Okada 1997)

Kohlenwasserstoffen (Heptan) gehärtet. Anschließend werden die Mikropartikel mechanisch abgetrennt, gewaschen und getrocknet.

Auf diese Weise entstehen sphärische Partikel mit glatter Oberfläche, deren mittlerer Partikeldurchmesser unterhalb von 50 µm liegt. Die Sterilität der Zubereitung wird durch eine terminale γ-Sterilisation (siehe Kap. 20) im Rahmen der Herstellung gewährleistet. Die biologische Aktivität des Wirkstoffs wird dadurch nicht beeinflusst, aber die Eigenschaften der Polymermatrix.

Die Wirkstofffreisetzung wird in der Literatur als mehrphasig beschrieben und ist eng mit den Polymereigenschaften verknüpft. Einer initialen Freisetzung des in der Oberfläche befindlichen Wirkstoffs („burst release") schließt sich eine Latenzperiode von etwa ein bis zwei Wochen an. Nach dieser Zeit sind die hydrolytischen Veränderungen des Polymers so weit fortgeschritten, dass eine erhöhte Freisetzungsrate des Wirkstoffs zu beobachten ist.

Es wurde bereits oben beschrieben, dass der Wirkstoff Triptorelin weltweit in einer Reihe von mikropartikulären Depotarzneiformen enthalten ist, die sich zum Teil deutlich in ihrer Zusammensetzung unterscheiden. Es sind des Weiteren eine große Anzahl von Patenten veröffentlicht worden, die sich mit der Mikroverkapselung von verschiedenen Triptorelinsalzen befassen, darunter sind vor allem O/W-Emulsionsverfahren und Tieftemperatur-Mahlverfahren zu nennen. Deshalb ist anzunehmen, dass nicht für alle Produkte die hier beschriebene Herstellungsmethode Verwendung findet.

5.2 Lupron Depot®

Mit Lupron Depot® wurde 1989 das zweite mikropartikuläre LHRH-Depotpräparat zur Behandlung von hormonabhängigen Erkrankungen eingeführt, wodurch die tägliche Anwendung der Injektionslösung Lupron® größtenteils ersetzt werden konnte.

Primäres Ziel bei der Entwicklung von Lupron Depot® war die kontrollierte Freisetzung des peptidischen Wirkstoffs Leuprorelin über eine Zeitspanne von einem Monat. Dazu wurde frühzeitig auf die Verwendung von bioabbaubaren Polymeren, in die der Wirkstoff mikroverkapselt wurde, zurückgegriffen. Als geeignetes Polymer für eine Einmonatsdepotarzneiform erwies sich das Copolymer Poly(D,L-milchsäure-co-glykolsäure) (75 : 25, M_W ca. 14 000 Da).

Um nun das äußerst hydrophile Nonapeptid in einer Konzentration von etwa 10 % in die PLGA-Matrix verkapseln zu können, wurde eine W/O/W-Emulsionsmethode entwickelt, die hier kurz erläutert werden soll ▸**Abb. 15.19**.

In einer kleinen Menge erwärmten Wassers werden der Wirkstoff und Gelatine gelöst. Daneben ist eine Lösung des polymeren Wandmaterials in Methylenchlorid herzustellen. Die wässrige Phase wird nun in der organischen Phase emulgiert. Die W/O-Emulsion wird auf ca. 15 bis 18 °C abgekühlt und in die ebenfalls gekühlte wässrige PVA-Lösung gegeben, um eine W/O/W-Emulsion zu bilden. Der Lösungsmittelverdunstungsvorgang führt nach zwei bis drei Stunden zur Bildung von „halbtrockenen" Mikropartikeln, die nun von Aggregaten durch einen Siebungsschritt abgetrennt werden. Nach mehreren Waschschritten werden die Mikropartikel durch Zentrifugation erhalten, in einer Mannitollösung resuspendiert und anschließend einem finalen Gefriertrocknungsschritt unterzogen. Bei sorgfältiger Abstimmung des Mikroverkapselungsprozesses sind Verkapselungseffizienzen an Leuprorelin von >95 % möglich. Die großtechnische Mikropartikelherstellung wird unter aseptischen Bedingungen in Reinräumen durchgeführt.

Die sphärischen Mikropartikel, deren mittlerer Teilchendurchmesser ca. 20 µm beträgt, weisen eine glatte, mit vielen Poren versehene Oberfläche auf. Der Querschnitt durch ein Mikropartikel lässt eine feste, monolithische Matrix erkennen ▸**Abb. 15.20**.

Die Peptidfreisetzung aus den Mikropartikeln erfolgt in zwei Phasen. Die initiale Freisetzung von etwa 20 % der Dosis wird durch die Diffusi-

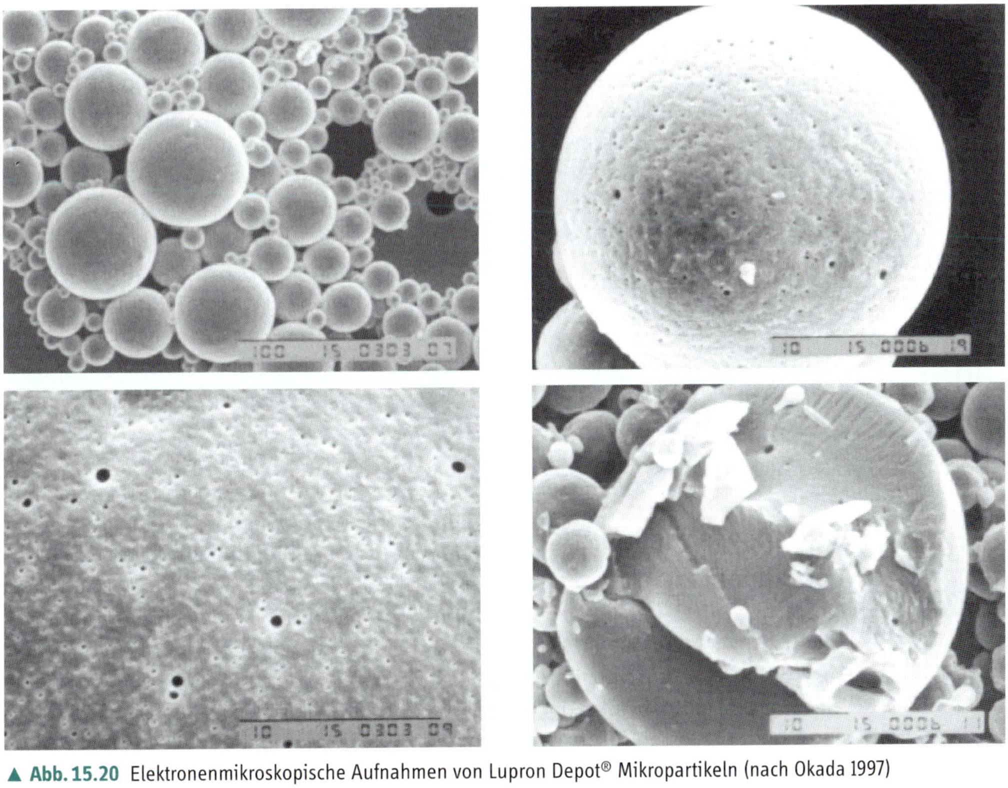

▲ **Abb. 15.20** Elektronenmikroskopische Aufnahmen von Lupron Depot® Mikropartikeln (nach Okada 1997)

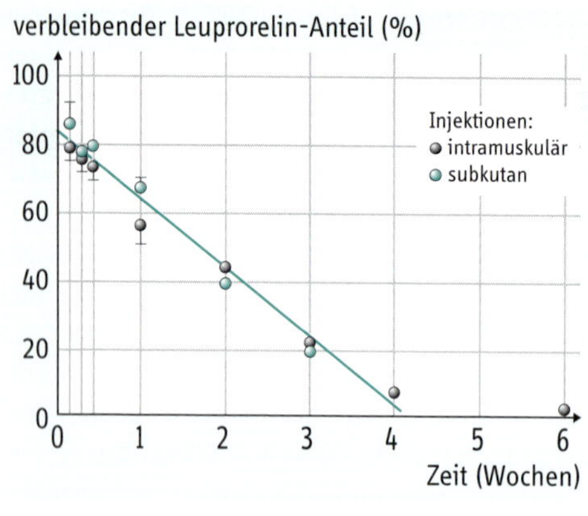

▶ **Abb. 15.21** Verbleibendes Leuprorelin nach Mikropartikelinjektion in Versuchstieren (modifiziert nach Ogawa 1989)

on des in der Oberfläche befindlichen Wirkstoffs bedingt. Danach folgt die Freisetzung des Wirkstoffs nahezu einer linearen Kinetik, die durch den Abbau des Polymers gesteuert wird. Die Freisetzungsrate liegt in der zweiten Phase bei etwa 2,8 % der Dosis pro Tag ▸**Abb. 15.21**.

Verfolgt man das Freisetzungsprofil anhand von Blutspiegelkurven, so erkennt man nach einer durch den „burst release" verursachten Plasmaspiegelspitze einen konstanten Plasmaspiegel über einen Zeitraum von etwa vier Wochen.

Mittlerweile sind neben einer Reihe verschiedener Einmonatsdosierungen auch Dreimonats- und eine Viermonatsdepotarzneiform auf dem Markt erhältlich.

5.3 Suprecur® MP

Neben Triptorelin und Leuprorelin steht noch eine Vielzahl weiterer peptidischer LHRH-Agonisten in verschiedenen Formulierungen zur Behandlung hormonabhängiger Erkrankungen zur Verfügung. So bietet Sanofi-Aventis verschiedene buserelinhaltige Zubereitungen wie Injektionslösung, Nasenspray und Implantat an, die in Deutschland unter dem Handelsnamen Profact® zur palliativen Behandlung des Prostatakarzinoms eingesetzt werden. Auf dem japanischen Markt hat sich in den vergangenen Jahren die mikropartikuläre Depotarzneiform Suprecur® MP etabliert, die durch Einbettung des Buserelins in eine bioabbaubare PLGA-Matrix nach Injektion konstante Blutspiegel über einen Monat sicherstellt.

Die Herstellung der Mikropartikel erfolgt durch einen patentierten Sprühtrocknungsprozess. Dazu wird das Buserelin in einer organischen Polymerlösung dispergiert und anschließend die Mikropartikelbildung durch Versprühen dieser Dispersion eingeleitet. Der Wirkstoff wird zu etwa 6 % im bioabbaubaren Copolymer aus D,L-Milchsäure und Glykolsäure (50 : 50) dispers eingeschlossen. Die Partikelmorphologie, Partikelgrößenverteilung und mittlere Partikelgröße sind in ▸**Abb. 15.22** zu sehen.

Die In-vitro-Freisetzung des Wirkstoffs aus der mikropartikulären Depotarzneiform ist in

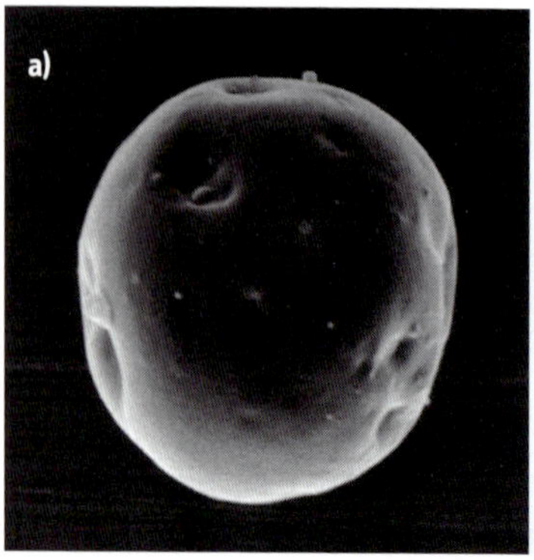

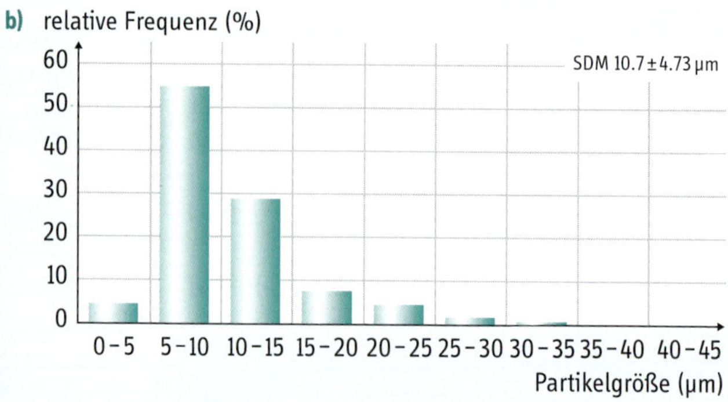

▲ **Abb. 15.22** Elektronenmikroskopische Aufnahme **(a)**, Partikelgrößenverteilung und mittlere Partikelgröße **(b)** von Suprecur® MP Mikropartikeln (SDM: Standarddispergiermethode) (modifiziert nach Usami 2007)

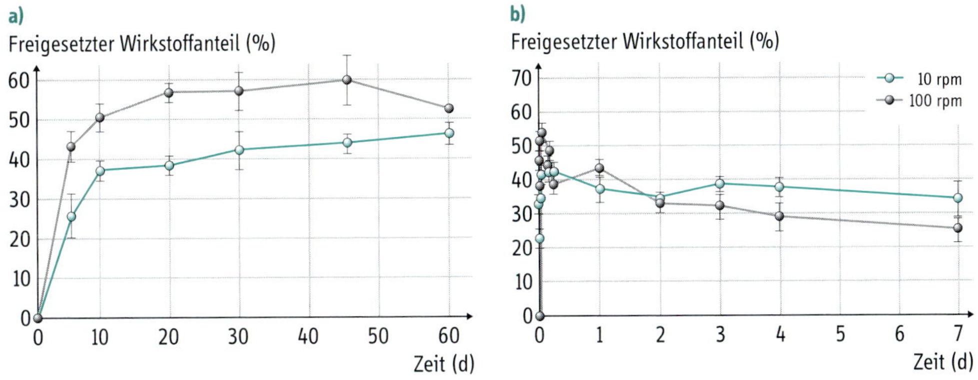

▲ **Abb. 15.23** In-vitro-Freisetzung aus Suprecur® MP Mikropartikeln über die Zeit bei verschiedenen Rührgeschwindigkeiten (modifiziert nach Usami 2007)

▸ **Abb. 15.23** dargestellt. Der initialen Freisetzung des Wirkstoffs, die bereits nach weniger als einer Stunde abgeschlossen ist, folgt eine Latenzperiode für mindestens eine Woche, in der kaum Wirkstoff freigesetzt wird.

Der Latenzperiode schließt sich dann eine zweite Phase höherer Wirkstofffreisetzung an, die etwa zwei Wochen nach Inkubation beginnt. Die in vitro erzielten Ergebnisse lassen sich durch In-vivo-Befunde bestätigen. So sind nach subkutaner Injektion von buserelinhaltigen Mikropartikeln initial und nach etwa zwei Wochen erhöhte Plasmaspiegel zu beobachten, die innerhalb der ersten Woche und bis zum Ende des Dosierungsintervalls wieder abfallen.

5.4 Sandostatin® LAR®

Das Oktapeptidanalogon des Somatostatins, Octreotid (Sandostatin®), wird in der Langzeitbehandlung der Akromegalie, einer Erkrankung, die durch endokrin-aktive Tumoren der Hypophyse verursacht wird, eingesetzt. Um ausreichend hohe Plasmaspiegel zu gewährleisten, muss es den Patienten zwei- bis dreimal täglich injiziert werden. Eine Depotarzneiform, die konstante, infusionsähnliche Wirkstoffspiegel über einen Zeitraum von etwa einem Monat garantiert, wäre demnach ein großer Therapievorteil. Um diesen therapeutischen Bedarf decken zu können, wurde von Novartis eine Einmonatsdepotarzneiform entwickelt und unter dem Warennamen Sandostatin® LAR® eingeführt.

In der Literatur sind zur Herstellungstechnik der Mikropartikel unterschiedlichste Angaben zu finden. Es scheint aber sicher zu sein, dass ein Standardverfahren wie Phasentrennung oder Sprühtrocknung Verwendung findet. Dieses Standardverfahren erlaubt die Einbettung des Octreotids zu etwa 4,2 % in bioabbaubare Mikropartikel, die eine mittlere Größe von etwa 50 µm aufweisen.

Das eigentlich Besondere der Depotarzneiform stellt das bioabbaubare Polymer dar, das sich das „long acting repeatable depot injection"-Prinzip (LAR®) zunutze macht. Es erlaubt neben der kontinuierlichen Freisetzung des Wirkstoffs über einen Monat auch die wiederholte Applikation der Depotarzneiform im Monatsrhythmus. Beim LAR®-Polymer handelt es sich nicht um ein lineares Fadenmolekül, sondern um ein Polymer mit sternartiger Verzweigungsstruktur (Sternpolymer), in dessen Zentrum ein Molekül D-Glucose (Glu) zu finden ist. Die freien Hydroxylgruppen des Zuckers sind mit Milchsäure- und Glykolsäuremolekülen (PLGA) in einem molaren Verhältnis von 55 zu 45 verestert. Die Struktur der Glu-PLGA-Sternpolymere beschleunigt die Bioabbaubarkeit unter Beibehaltung anderer vorteilhafter Eigenschaften.

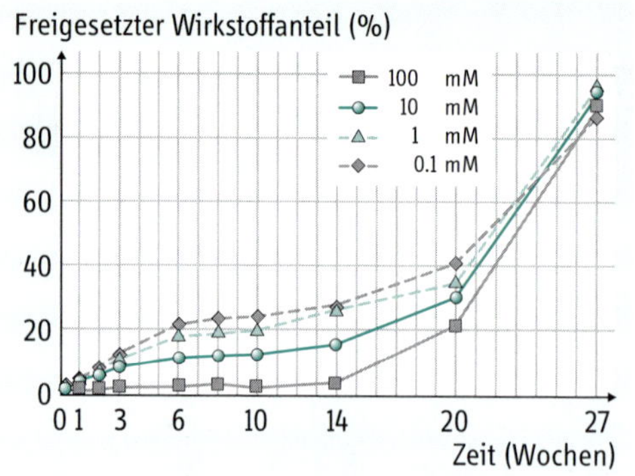

▲ **Abb. 15.24** In-vitro-Freisetzung von Octreotid-beladenen Mikropartikeln bei verschiedenen Salzkonzentrationen (modifiziert nach Bodmer 1992)

Das In-vitro-Verhalten der mikropartikulären Depotarzneiform wird in ▸ **Abb. 15.24** illustriert.

Nach 27 Tagen sind mehr als 90 % des Wirkstoffs in das Freisetzungsmedium entlassen. Man erkennt ebenfalls einen Einfluss des Freisetzungsmediums auf das Freisetzungsprofil.

Dass sich aus einem In-vitro-Freisetzungsprofil nicht immer das In-vivo-Freisetzungsverhalten der Depotarzneiform voraussagen lässt, wird aus ▸ **Abb. 15.25** deutlich.

Die Freisetzung des Wirkstoffs führt in den Versuchstieren zu einem dreiphasigen Resorptionsprofil. Nach einer initialen Freisetzung von nur etwa 5 % folgt eine Lag-Phase von etwa 14 Tagen. Erst danach wird der Hauptteil des Wirkstoffs freigesetzt, was sich durch ein Anfluten im Plasma bemerkbar macht. Die Freisetzung ist *in vivo* erst nach etwa 40 Tagen abgeschlossen.

Auch bei pharmakokinetischen Untersuchungen am Menschen kam man zu ähnlichen Ergebnissen wie in den Tierstudien. Nach intramuskulärer Injektion der Depotarzneiform ist ein zügiger Anstieg der Octreotidplasmaspiegels zu beobachten. Danach fällt der Plasmaspiegel auf ein Niveau, auf dem er für ca. 14 Tage verharrt. Erst danach ist wieder ein Anstieg messbar. Die Freisetzung ist auch beim Menschen erst nach ca. 40 Tagen abgeschlossen.

In vitro ist die Wirkstofffreisetzung nach etwa 30 Tagen abgeschlossen, wohingegen sie in vivo noch etwa 40 Tage nach Applikation messbar ist. Mangelnde In-vitro-/In-vivo-Korrelation macht es äußerst schwierig, auf Grundlage von In-vitro-Ergebnissen Voraussagen über das In-vivo-Verhalten der Depotarzneiform zu treffen.

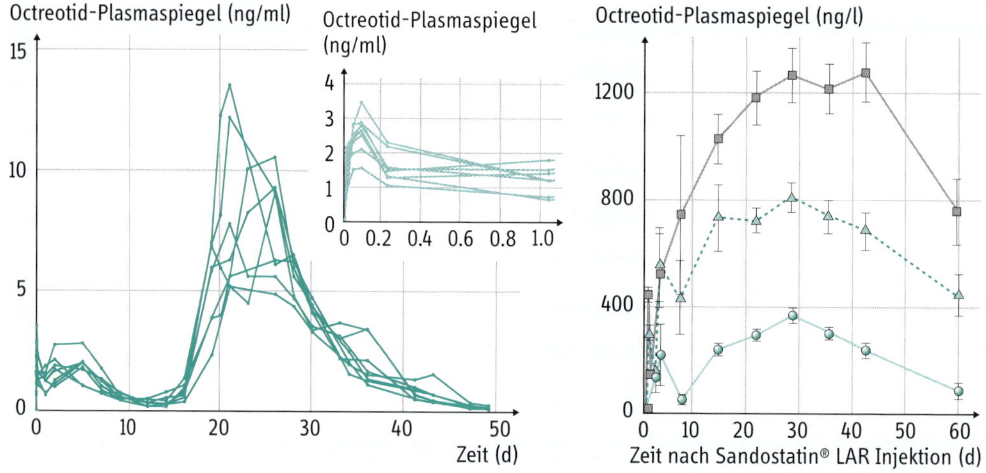

▲ **Abb. 15.25** Pharmakokinetisches Profil von Octreotid-haltigen Depotformulierungen bei Versuchstieren (links; Einschub zeigt Plasmaspiegelverlauf über den ersten Tag) und am Menschen (rechts; verschiedene Dosierungen) (modifiziert nach Comets 1999 und Lancranjan 1995)

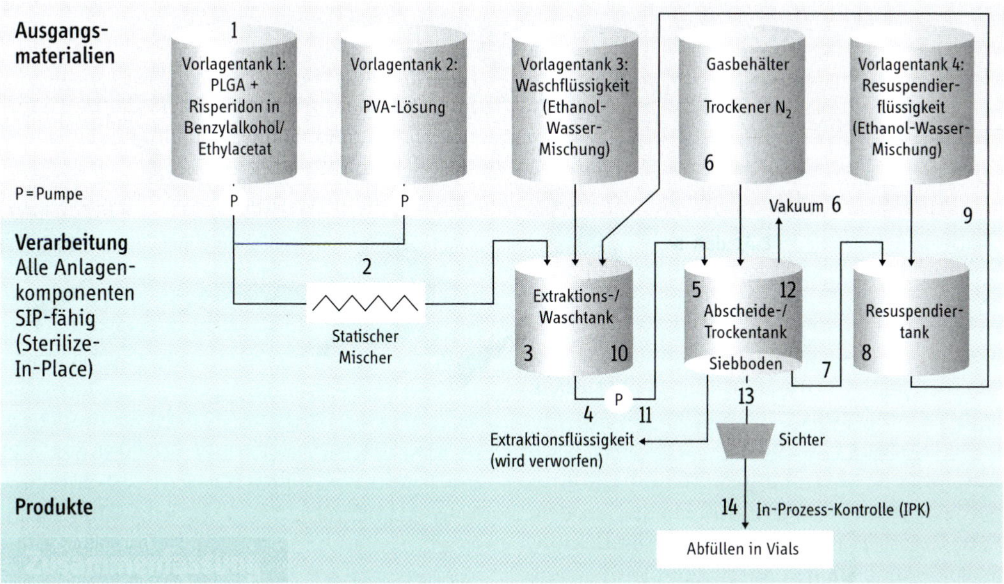

▲ **Abb. 15.26** Apparatur zur großtechnischen Herstellung von Mikropartikeln nach der Medisorb®-Technologie (nach Lyons 1998 modifiziert von Weidenauer 2008)

5.5 Risperdal® Consta®

Die kontrollierte Wirkstofffreisetzung war in der Erhaltungstherapie und Rezidivprophylaxe schizophrener Psychosen bislang öligen Systemen vorbehalten. Vor wenigen Jahren wurde mit Risperdal® Consta® eine innovative mikropartikuläre Darreichungsform auf dem deutschen Markt eingeführt.

Das atypische Neuroleptikum Risperidon wird dazu in das bioabbaubare Polymer PLGA mikroverkapselt. Vor der Applikation wird das mikropartikelhaltige Pulver in dem beigefügten Lösungsmittel suspendiert. Die intramuskuläre Injektion der erforderlichen Dosis erfolgt in einem Rhythmus von zwei Wochen. Die besondere Freisetzungskinetik aus der Arzneiform bedingt, dass nach der ersten Injektion noch für die Dauer von ca. drei Wochen eine Supplementierung mit dem bisher verwendeten Antipsychotikum erfolgen sollte. Die wiederholte Injektion der Depotarzneiform führt nach sechs bis acht Wochen zur Ausbildung von Steady-State-Plasmaspiegeln.

Risperdal® Consta® wurde in Zusammenarbeit zwischen Janssen und Alkermes entwickelt, die sich zur Mikroverkapselung des Wirkstoffs in das bioabbaubare Polymer der Medisorb®-Technologie bedienen. Risperidon wird dazu in einem Lösungsmittelextraktionsprozess, der ohne den Einsatz von halogenierten Kohlenwasserstoffen auskommt, in einer Konzentration von etwa 38 % in das Copolymer Poly(D,L-laktid-co-glykolid) (75 : 25) homogen eingebettet. Man erhält Mikrosphärulen vom Typ „feste Lösung“, mit einer Partikelgröße zwischen 25 und 150 µm.

Eine geeignete Apparatur zur großtechnischen Herstellung von Mikropartikeln nach der Medisorb®-Technologie ist in ▸**Abb. 15.26** dargestellt.

Im Vorlagetank 1 wird eine Lösung des Polymers (Medisorb®, PLGA, 75 : 25) in einem organischen Lösungsmittelgemisch (Benzylalkohol, Ethylacetat) hergestellt. Ist das Polymer vollständig gelöst, wird der Wirkstoff (Risperidon) in der organischen Polymerlösung gelöst (1). Im Vorlagetank 2 wird ein stabilisatorhaltiges wässriges Medium (Polyvinylalkohol) bereitgestellt, in dem anteilig organische Lösungsmittel der O-Phase enthalten sein können. O-Phase (Vorlagetank 1) und W-Phase (Vorlagetank 2) werden mithilfe der Pumpen in einem geeigneten Verhältnis in einen statischen Mischer eingebracht und zu einer O/W-Emulsion vereinigt (2). Die O/W-Emulsion wird anschließend in ein großes Volumen an Extraktionsflüssigkeit (Extraktions-/Waschtank) überführt, das der O/W-Emulsion unter Rühren über mehrere Stunden die organischen Lösungsmittel entzieht (3). Als Extraktionsflüssigkeit kann ein stabilisatorhaltiges wässriges Medium (Polyvinylalkohol) verwendet werden. Um eine kontrollierte Extraktion der organischen Lösungsmittel zu garantieren, ist es von Vorteil, die Extraktionsflüssigkeit mit dem in ihr besser löslichen organischen Lösungsmittel zu versetzen (stufenweise Extraktion). Nach Abschluss der Extraktion werden die Mikropartikel und die Extraktionsflüssigkeit aus dem Extraktions-/Waschtank abgelassen und mithilfe einer Pumpe in den Abscheide-/Trockentank überführt (4). Hier werden die Mikropartikel von der Extraktionsflüssigkeit durch ein Sieb abgetrennt und die Extraktionsflüssigkeit wird verworfen (5). Die zurückgehaltenen Mikropartikel können in dem Abscheide-/Trockentank in einem Stickstoffgasstrom oder durch Anlegen eines Vakuums getrocknet werden (6).

Im nächsten Schritt werden die Mikropartikel in den Resuspendiertank überführt (7), dort werden sie in einer Ethanol-Wasser-Mischung aus dem Vorlagetank 4 resuspendiert (8). Diese Mikropartikelsuspension wird erneut in den Extraktions-/Waschtank gefördert (9) und einem Waschschritt mit einer Ethanol-Wasser-Mischung aus Vorlagetank 3 unterzogen (10).

Je nach Produkt können als Resuspendier- (Vorlagetank 3) und Waschflüssigkeit (Vorlagetank 4) Ethanol-Wasser-Mischungen verschiedener Temperaturen verwendet werden, die die effektive Entfernung der organischen Lösungsmittel aus dem Mikropartikelprodukt erlauben. Nach Abschluss des Waschschritts im Extraktions-/Waschtank werden die Mikropartikel mit der Waschflüssigkeit erneut unter Verwendung der Pumpe in den Abscheide-/Trockentank überführt (11). Hier werden die Mikropartikel von der Waschflüssigkeit abgetrennt und einem finalen Trocknungsschritt unterzogen (12).

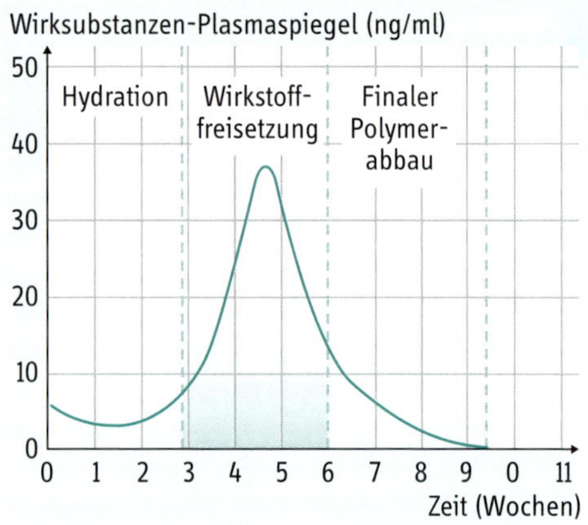

▲ **Abb. 15.27** Pharmakokinetisches Profil von Risperdal® Consta® (50 mg) nach einmaliger Injektion bei 26 Probanden (Wirksubstanzen-Plasmaspiegel (ng/ml) = Risperidon + 9-Hydroxyrisperidon) (modifiziert nach Lasser 2002)

Das getrocknete Mikropartikelprodukt kann nun über den Sichter entlassen werden (13). Eine Größenfraktionierung erfolgt vor der Abfüllung in Vials (14) oder der Entnahme von Proben zur In-Prozess-Kontrolle. Alle Teile der Apparatur, innerhalb derer die Verarbeitung der Mikropartikel stattfinden, können mit gespanntem, gesättigtem Wasserdampf sterilisiert werden (Sterilize-in-Place, SIP).

Die Hydrolyse des Copolymers garantiert die kontrollierte Freisetzung des Risperidons. Auf Grundlage von In-vitro-Analysen wird innerhalb der ersten 24 Stunden nur ein kleiner Teil der Wirkstoffdosis (<3,5 %) freigesetzt. Erst nach einer Latenzperiode von etwa drei Wochen schließt sich die Freisetzung des Wirkstoffs über weitere drei Wochen an. Die *in vitro* erzielten Ergebnisse ließen sich *in vivo* bestätigen ▸**Abb. 15.27**.

Nach intramuskulärer Injektion werden initial weniger als 1 % der Wirkstoffdosis freigesetzt, gefolgt von einer Latenzperiode von etwa drei Wochen. Ein Anstieg des Plasmaspiegels an Risperidon sowie seinem pharmakologisch aktiven Metaboliten 9-Hydroxyrisperidon konnte erst drei Wochen nach der Injektion registriert werden. Die erhöhten Plasmaspiegel waren danach für etwa drei weitere Wochen detektierbar.

Zusammenfassung und Ausblick

An der Optimierung und Entwicklung mikropartikulärer Handelsprodukte ist weltweit eine Vielzahl von Wissenschaftlern in Forschung und Industrie beteiligt. Die Einbettung von Wirkstoffen in Mikropartikel auf Basis bioabbaubarer Polymere ist nicht nur ein interessantes, sondern auch praxisrelevantes Gebiet der pharmazeutischen Wissenschaft, bedenkt man, dass sie heute ein weltweites Marktvolumen von mehreren Milliarden Euro erreicht haben. Als bioabbaubare Polymere kommen in mikropartikulären Handelspräparaten bisher ausschließlich die Homo- und Copolyester der α-Hydroxycarbonsäuren Milch- und Glykolsäure vor. Dies kann einerseits durch die gute Bioverträglichkeit und andererseits durch die kommerzielle Verfügbarkeit dieser Polymere erklärt werden. Dennoch weisen diese Materialien einige Nachteile auf, über die ausführlich berichtet wurde. Die Entwicklung alternativer Materialien mit steuerbaren Eigenschaften ist in vollem Gang und in Sandostatin® LAR® schon teilweise verwirklicht.

Eine Vielzahl an Herstellungstechniken erlaubt heute die Mikroverkapselung der verschiedensten Wirkstoffe im industriellen Großmaßstab. Die Einbettung von Proteinen und Gentherapeutika in parenterale Depotarzneiformen ist aber weiterhin als eine große Herausforderung anzusehen. Sie unterscheiden sich in vielerlei Hinsicht von niedermolekularen Substanzen, wie nicht-peptidischen oder peptidischen Wirkstoffen. Ihre biologische Aktivität hängt in starkem Maße von ihrer räumlichen Struktur ab, die während des Verkapselungsprozesses erhalten bleiben muss.

Durch die Anpassung der Prozessparameter sowie den Einsatz von Hilfsstoffen kann die physikalische und/oder chemische Veränderung minimiert oder verhindert werden. Dies konnte für Nutropin Depot® in beeindruckender Weise gezeigt werden. Mit dessen Rücknahme im Jahr 2004 verschwand aber die bisher einzige im Humanbereich erhältliche proteinhaltige Depotarzneiform. Eine Begründung für die Rücknahme ist sicherlich in den hohen Produktionskosten zu suchen, aber schwerwiegender war wohl die schwankende Performance am Menschen. Gerade aus diesem Grund wäre es wünschenswert, über zuverlässige In-vitro-Methoden zu verfügen, die das Schicksal der Mikropartikel *in vivo* simulieren.

Voraussichtlich wird in den nächsten Jahren nicht mit proteinhaltigen mikropartikulären Depotarzneiformen auf Basis bioabbaubarer Polymere zu rechnen sein. Trotzdem befindet sich gegenwärtig eine große Anzahl von mikropartikulären Depotarzneiformen auf Basis bioabbaubarer Polymere in Forschung und Entwicklung oder steht kurz vor der Markteinführung ▸ **Tab. 15.4**.

▼ **Tab. 15.4** Auswahl an mikropartikulären Depotarzneiformen auf Basis bioabbaubarer Polymere, die sich im fortgeschrittenen Entwicklungsstadium befinden

Präparat	Pharmazeutischer Unternehmer	Wirkstoff	Status	Indikation
Exenatide® LAR	Alkermes Amylin & Eli Lilly	Exendin-4	Phase III	Diabetes-Typ-II
Naltrexone 1 Month	Brookwood Pharmaceuticals	Naltrexon	Phase III	Alkoholentwöhnung
Sanvar® SR	Debiopharm	Vapreotid	Phase III	Akromegalie

Literatur

Albertsson AC. Advances in Polymer Science 157, Degradable Aliphatic Polyester. Springer, 2002

Anderson et al. Biodegradation and biocompatibility of PLA and PLGA microspheres. Adv. Drug Del. Rev. 28: 5 - 24, 1997

Arifin et al. Mathematical modeling and simulation of drug release from microspheres: Implications to drug delivery systems. Adv. Drug Del. Rev. 58: 1274 - 1325, 2006

Benita S. Microencapsulation: Methods and Industrial Applications. Marcel Dekker, 2005

Fahr A, Kissel T. Mikropartikel und Implantate: Arzneiformen zur parenteralen Applikation. In: Müller RH, Hildebrand GE. Pharmazeutische Technologie: Moderne Arzneiformen. WVG, Stuttgart: 243 - 258, 1998

Jain RA. The manufacturing techniques of various drug loaded biodegradable poly(lactide-co-glycolide) (PLGA) devices. Biomaterials 21: 2475 - 2490, 2000

Lill et al. Injizierbare Arzneiformen auf Basis biodegradabler Polymere, Teil 2: Charakterisierung. PZ Prisma 3: 60 - 68, 1996

Shi et al. Current advances in sustained-release systems for parenteral drug delivery. Expert. Opin. Drug Deliv. 2: 1039 - 1058, 2005

Sinha et al. Biodegradable Microspheres for Parenteral Delivery. Crit. Rev. Ther. Drug Carrier Syst. 22: 535 - 602, 2005

Lea Ann Dailey

Inhalative Verabreichung von Proteinen und Peptiden

16

Pressespiegel

01. 02. 2006 – Lungenzug gegen Diabetes
„Insulin zum Inhalieren: Achtzig Jahre nach der Einführung der Insulininjektion ist die erste neue Darreichungsform für dieses lebenswichtige Hormon zugelassen worden." FAZ

03. 08. 2007 – Meilenweit vom erhofften „Blockbuster" entfernt
„Das in Frankfurt-Höchst hergestellte inhalierbare Insulin Exubera® verkauft sich viel schlechter als gedacht. Angesichts dessen startet der Pharmakonzern Pfizer, der große Hoffnungen mit Exubera® verbindet, eine Werbeoffensive in Amerika." FAZ

19. 10. 2007 – Pfizer stoppt Diabetesmittel
„Mangels Akzeptanz bei Ärzten und Patienten stoppt die Nummer eins der Pharmabranche den Vertrieb ihres inhalierbaren Insulins Exubera®." Das Handelsblatt

09. 04. 2008 – Pfizer-Warnung: Lungenkrebs beim inhalativen Insulin
„Klinische Studien mit dem inhalierbaren Insulin Exubera® zeigten eine erhöhte Anzahl von Lungenkrebsfällen ..." Reuters

Knapp 21 Monate nach der Einführung des ersten inhalierbaren Peptids auf dem Weltmarkt wurde Exubera® am 18. 10. 2007 vom Markt genommen. Verantwortlich für die Produktion und Vermarktung war der weltgrößte Pharmakonzern Pfizer, als Hauptgrund für den Rückzug wurden die enttäuschenden Verkaufszahlen genannt. Nach Angaben der Wirtschaftspresse standen Gesamtinvestitionen von 2,8 Milliarden US Dollar gerade einmal Umsätzen von 12 Millionen US-Dollar in den ersten drei Quartalen 2007 gegenüber. Den Exubera®-Patienten wurde durch weitere drei Monate Vermarktung Zeit gegeben, sich auf ein geeignetes Injektionspräparat umzustellen.

Am 9. 04. 2008 sorgten Exubera®-Schlagzeilen wieder für unerwarteten Aufruhr. Unter den so behandelten Patienten waren sechs Fälle von Lungenkrebs aufgetreten, allesamt bei ehemaligen Rauchern. Als Konsequenz wurde der Packungsbeilage eine Warnung hinzugefügt. Experten rechnen jetzt damit, dass weitere Bestrebungen, ein inhalatives Insulin auf den Markt zu bringen, an der Zulassungshürde scheitern werden. Tatsächlich haben die meisten Firmen ihre Entwicklungsprogramme im Bereich des inhalierbaren Insulins gestoppt.

1 Zukunft der Inhalationstechnologie

Dieses Kapitel wird Exubera® näher unter die Lupe nehmen und einige Fragen beantworten: Was war Exubera®? Warum ist es wichtig, über Exubera® weiter zu diskutieren, obwohl das Medikament nicht mehr existiert? Die Vor- und Nachteile des Produkts sowie die der Konkurrenzpräparate werden vorgestellt. Vor allem werden die beeindruckenden Errungenschaften der Inhalationstechnologie zum zentralen Thema gemacht.

Die offenen Fragen zum Nutzen und zur Sicherheit von inhalativen Protein- bzw. Peptidtherapeutika sind nach Exubera® immer noch nicht geklärt. Aus diesem Grund soll das Kapitel auch über die wissenschaftlichen und ökonomischen Debatten über dieses Thema informieren sowie zur Teilnahme an solchen Diskussionen anregen.

Abschließend werden einige Beispiele therapeutischer Proteine und Peptide angeführt, deren Verabreichung über die Lunge viele Vorteile versprechen. Welchen Einfluss wird der Exubera®-Vorfall voraussichtlich auf die inhalative Verabreichung anderer Biotherapeutika haben – und auf dem Gebiet der Inhalationstherapie allgemein?

2 Hilfsstoffe

Bei der Inhalationstechnologie sollte keine isolierte Diskussion zu Hilfsstoffen geführt werden, da die Formulierung und das Inhalationsgerät eine Einheit bilden. Die eingesetzten Hilfsstoffe werden unter Abschn. 3.2 besprochen.

3 Inhalationstechnologie

3.1 Was ist Exubera®?

Exubera® ist ein Pulverinhalatorsystem, das sich aus zwei gleich wichtigen Bestandteilen zusammensetzt: der Insulinformulierung und dem Inhalationsgerät. Die Entwicklung beider Komponenten brachte signifikante technologische Fortschritte auf dem Gebiet der pulmonalen Applikation eines Biotherapeutikums.

3.2 Die Exubera®-Formulierung

Das Trockenpulver zur Inhalation besteht zu 60 % aus rekombinantem Humaninsulin. Humaninsulin ist ein relativ kleines Peptid mit einem Molekulargewicht von 5808 Da. Es besteht aus zwei Ketten unterschiedlicher Länge, die über zwei Disulfidbrücken kovalent verbunden sind. Die A-Kette enthält 21 Aminosäuren und weist eine interne Disulfidbrücke auf, während die B-Kette aus 30 Aminosäuren besteht und keine interne Disulfidbrücke enthält.

Um Humaninsulin in industriellem Maßstab zu produzieren, wird ein biotechnologisches Verfahren angewendet. Mittels Plasmid-DNA wird die Aminosäuresequenz, die Humaninsulin kodiert, in die DNA eines nicht pathogenen Stamms des Darmbakteriums Escherichia coli (K12) eingeschleust. Unter streng kontrollierten Bedingungen produzieren diese E. coli Humaninsulin in großen Mengen, das anschließend abgetrennt und mithilfe der Chromatographie gereinigt wird.

Um daraus ein Pulver zur Inhalation herzustellen, wird das hoch gereinigte Insulin sprühgetrocknet. Das von der Firma Nektar Therapeutics (früher: Inhale Therapeutic Systems) entwickelte Sprühtrocknungsverfahren stellt eine der ersten großen Innovationen im Zusammenhang mit Exubera® dar.

Die Herausforderung des Verfahrens besteht hauptsächlich darin, ein Insulinpulver herzustellen, das keine Aktivitätsverluste aufweist. Außerdem muss das Peptid für eine kommerzielle Vermarktung über einen Zeitraum von mindestens zwei Jahren bei Raumtemperatur stabil sein. Um den gewünschten therapeutischen Effekt zu erzielen, muss das Pulver hervorragende aerodynamische Eigenschaften besitzen, damit eine reproduzierbar hohe Deposition im alveolaren Bereich erreicht wird.

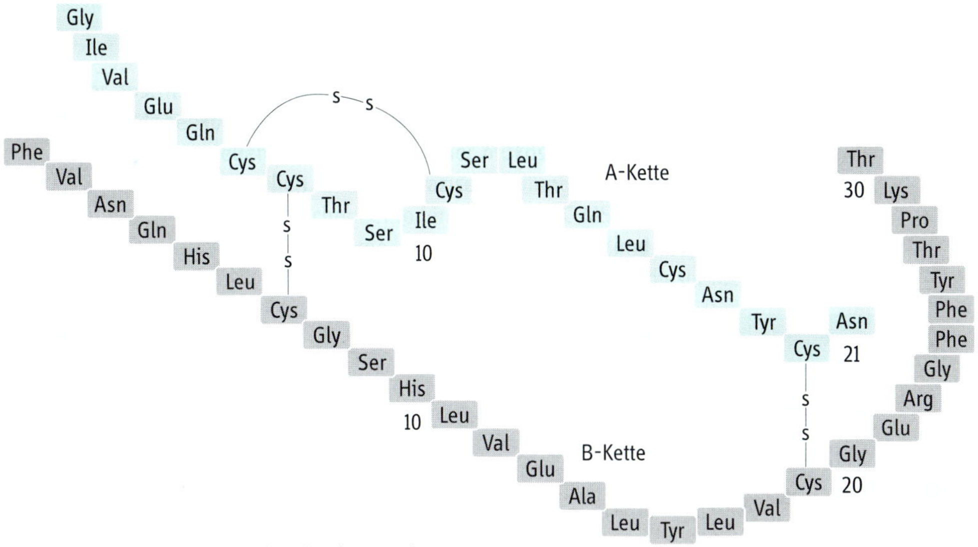

▲ **Abb. 16.1** Struktur des Humaninsulins (5808 Da)

Die Herstellung eines stabilen Pulvers mit den oben genannten Eigenschaften ist nicht ohne den gezielten Zusatz von Hilfsstoffen möglich. Zur Herstellung der inhalativen Formulierung werden die Hilfsstoffe Natriumcitrat, Natriumhydroxid, Mannitol und Glycin verwendet. Natriumcitrat und Natriumhydroxid werden zur Pufferung und damit zur Stabilisierung der Sprühtrocknungslösung eingesetzt.

Merke

Glasstabilisatoren bilden für Proteine und Peptide eine schützende Hülle, welche die wirksamkeitsbestimmende Struktur stabilisiert und die Aktivität über Jahre erhalten kann.

Die beiden Hilfsstoffe Mannitol und Glycin sind entscheidend für die Stabilisierung des trockenen Zustands des Wirkstoffs Insulin. Die Sprühtrocknung der reinen Peptidlösung würde zu einem Aktivitätsverlust durch Aggregation und irreversiblen Veränderungen in der Sekundärstruktur des Biomoleküls führen. Aus diesem Grund wurde die Stabilität des Insulins während und nach der Sprühtrocknung durch den Zusatz von Glasstabilisatoren wie Mannitol und Glycin gewährleistet.

Glasstabilisatoren sind kleine inerte Moleküle, meistens Zucker oder Aminosäuren, die bei sehr hohen Konzentrationen nicht auskristallisieren, sondern zur Bildung von supersaturierten Lösungen neigen. Wenn solche Lösungen weitergetrocknet werden wie bei der Sprühtrocknung, entstehen amorphe Feststoffe. Diese besitzen keine geordnete (kristalline) Molekülstruktur. Getrocknete Proteine und Peptide sind im amorphen Zustand stabil, dabei bilden die Glasstabilisatoren für die einzelnen Biomoleküle eine schützende Hülle aus amorphem Material. Dies verhindert eine Aggregation oder Zerstörung der Sekundärstruktur. Solange die entstandenen amorphen Partikel bei Raumtemperatur und ausreichend geschützt gegen Feuchtigkeit gelagert werden, bleiben sie über Jahre hinweg stabil.

Für Exubera®-Pulver wird eine zweijährige Lagerstabilität bei Temperaturen zwischen 15 und 30 °C angestrebt. Die Lagerstabilität wird von zwei Faktoren maßgeblich bestimmt:

16

Merke

Die Exubera®-Formulierung enthält zur Stabilisierung Natriumcitrat, Natriumhydroxid, Mannitol und Glycin, um die Peptidaktivität zu erhalten.

Erstens ist es wichtig, Glasstabilisatoren mit Glasübergangstemperaturen (T_g) weit über der Raumtemperatur zu wählen. Ein unbeabsichtigtes Überschreiten der T_g würde zur Teilkristallisation einzelner Komponenten, zur Peptiddegradierung oder sogar zum Partikelkollaps führen.

Zweitens ist es äußerst wichtig, das Pulver mit einem undurchlässigen Primärpackmittel vor Feuchtigkeit zu schützen, weil das amorphe Material eine wesentlich größere Hygroskopizität aufweist als ein kristallines Material. Die aufgenommene Feuchtigkeit würde als Weichmacher fungieren und die T_g des amorphen Materials erniedrigen, was den Degradationsprozess beschleunigen würde. Deshalb wurde die Exubera®-Formulierung so entwickelt, dass sie eine T_g von ca. 80 °C besitzt. Als Primärpackmittel wurde ein Aluminium-Aluminium-Blister gewählt.

Die günstigen aerodynamischen Eigenschaften des Exubera®-Pulvers wurden primär vom geometrischen Partikeldurchmesser und von der Pulverdichte bestimmt. Diese Beziehung kann aus der Gleichung des aerodynamischen Partikeldurchmessers eines einzelnen Pulverpartikels abgeleitet werden:

$$d_a = d_g \cdot (\rho / X)^{1/2}$$

d_a: aerodynamischer Partikeldurchmesser
d_g: geometrischer Partikeldurchmesser
ρ: Pulverdichte
X: Formfaktor des Partikels (bei sphärischen Partikeln ist $X = 1$, ansonsten ist dieser kleiner)

Da ein Pulver zur Inhalation aus Tausenden einzelner Partikel besteht, spricht man meistens vom Mass Median Aerodynamic Diameter (MMAD), dem aerodynamischen Durchmesser eines Pulvers. Beim MMAD sind 50 % der Masse aller Partikel kleiner und 50 % größer als dieser Wert. Um eine möglichst hohe pulmonale Bioverfügbarkeit zu erzielen, müssen sehr viele Partikel den Alveolarbereich mit der größten Resorptionsfläche erreichen.

Aus der Literatur ist bekannt, dass Pulver zur Inhalation mit einem MMAD zwischen 1 und 5 µm die maximale pulmonale Bioverfügbarkeit aufweisen. Die Exubera®-Partikel besitzen einen optimalen MMAD von 1 bis 2 µm. Die reproduzierbare Herstellung solch kleiner Partikel stellt eine weitere Innovation dar und wird durch eine genaue Einstellung der Sprühtrocknungsbedingungen sowie durch den Zusatz der Glasstabilisatoren erreicht.

> **Merke**
>
> Pulver zur Inhalation sollten einen MMAD von idealerweise 1 bis 5 µm aufweisen, um eine optimale Bioverfügbarkeit zu ermöglichen. Bei Exubera® ist es gelungen, Partikel mit einem MMAD von 1 bis 2 µm mittels Sprühtrocknung reproduzierbar herzustellen.

Wie aus ▸ **Abb. 16.2c** ersichtlich ist, weisen Insulinpartikel, die nach diesem Verfahren hergestellt werden, eine rosinenartige Form auf. Die tiefen Furchen der Partikeloberfläche und der amorphe Zustand vermindern die Gesamtkontaktfläche zwischen den Partikeln. Dies verringert wiederum die interpartikulären Kohäsionskräfte. Die niedrigen Kohäsionskräfte verleihen dem Pulver nicht nur ein sehr gutes Fließverhalten, sondern erleichtern auch die Dispersion der einzelnen Pulverpartikel im Inhalator.

Die Exubera®-Insulinformulierung wurde in zwei verschiedenen Dosierungen angeboten: 1 bzw. 3 mg Insulin pro Blisterpackung, dies entspricht ca. 3 bzw. 8 Internationalen Einheiten (I. E.) subkutan injiziertes Insulin. Die äußerst kleinen Dosierungen und die dadurch bedingte winzige Masse an Pulver, die genau in jede Blisterpackung eingewogen und abgefüllt werden muss, stellten ebenfalls eine enorme technologische Herausforderung dar.

Bis zum Zeitpunkt der Exubera®-Entwicklung gab es keine ausreichend entwickelte Technologie, die im industriellen Maßstab in der Lage war, derart kleine Pulvermassen genau abzumessen und in eine Primärpackung abzufüllen. Deshalb musste neben der Entwicklung der Formulierung gleichzeitig eine Vorrichtung für die automatisierte Abfüllung des Pulvers entwickelt

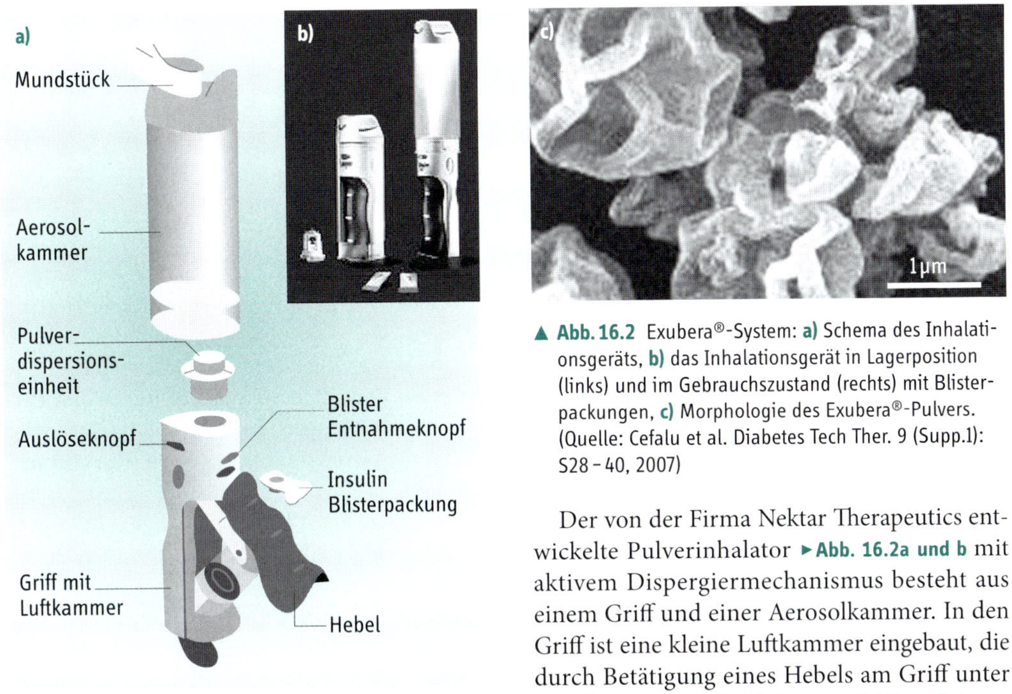

▲ **Abb. 16.2** Exubera®-System: **a)** Schema des Inhalationsgeräts, **b)** das Inhalationsgerät in Lagerposition (links) und im Gebrauchszustand (rechts) mit Blisterpackungen, **c)** Morphologie des Exubera®-Pulvers. (Quelle: Cefalu et al. Diabetes Tech Ther. 9 (Supp.1): S28–40, 2007)

werden. Zu diesem Zweck muss die Pulverformulierung ein hervorragendes Fließverhalten aufweisen, um eine exakte Dosierung innerhalb der zulässigen Grenzen zu ermöglichen.

3.3 Das Exubera®-Inhalationsgerät

Pulverinhalatoren können je nach Dispersionsmechanismus in passive oder aktive Geräte unterteilt werden. Bei den passiven wird das zu inhalierende Pulver durch den Atemzug des Patienten aus der Primärpackung gesogen und im Luftstrom dispergiert. Dieser Mechanismus hängt einzig von der Atemzugstärke des Patienten ab, womit auch die bioverfügbare Dosis direkt bestimmt wird. Bei Arzneimitteln mit einem breiten therapeutischen Index ist eine gewisse Dosierungsschwankung innerhalb der Toleranzgrenzen akzeptabel, bei Insulin können solche Schwankungen jedoch zu einer lebensgefährlichen Über- oder Unterzuckerung führen. Deshalb wurde ein Pulverinhalator mit aktivem Dispergiermechanismus für Exubera® entwickelt.

Der von der Firma Nektar Therapeutics entwickelte Pulverinhalator ▸**Abb. 16.2a und b** mit aktivem Dispergiermechanismus besteht aus einem Griff und einer Aerosolkammer. In den Griff ist eine kleine Luftkammer eingebaut, die durch Betätigung eines Hebels am Griff unter Druck gesetzt wird. Zwischen Griff und Aerosolkammer gibt es eine schlitzförmige Öffnung, in die eine Insulinblisterpackung eingeschoben wird. Darüber befindet sich eine spacerartige Aerosolkammer mit ca. 300 ml Luftvolumen.

Bei der Bedienung des Pulverinhalators wird der Hebel angehoben und heruntergedrückt, um die Luftkammer damit unter Druck zu setzen. Danach wird eine Blisterpackung in den Schlitz gesteckt, wobei mehrere kleine Löcher in die Verpackung gestochen werden. Bei Betätigung des Auslöseknopfs am Griff wird die Luftkammer geöffnet. Die unter Druck gesetzte Luft entweicht explosionsartig durch die Blisterpackung und befördert die enthaltene Insulindosis in die Aerosolkammer.

Die Turbulenz der entweichenden Luft dispergiert das Insulinpulver mit einer sehr hohen reproduzierbaren Effizienz. Bei diesem Vorgang können bis zu 55 % des Pulvers bei einer 1-mg-Dosierung bzw. 75 % des Pulvers bei einer 3-mg-Dosierung aus der Blisterpackung herausbefördert werden. Der Patient kann auch sehen, wie die Aerosolwolke in der Kammer entsteht und so das Insulinaerosol

> **Merke**
>
> Der Exubera®-Pulverinhalator verfügt über einen aktiven Dispergiermechanismus für die sprühgetrocknete Insulinformulierung, mit einer spacerartigen Aerosolkammer. Somit ist die inhalierte Dosis unabhängig von der Stärke und der Anzahl der Atemzüge des Patienten.

durch das Mundstück einatmen. Durch diesen ausgeklügelten Mechanismus ist es unwichtig, wie kräftig der Patient einatmet oder wie viele Atemzüge er dazu benötigt hat, weil die Aerosolkammer dabei als Spacer fungierte. Diese einzigartige Kombination des aktiven Dispergiermechanismus mit der Aerosolkammer ermöglicht die Inhalation von 70 bis 80 % der jeweiligen Dosis.

4 Therapievorteile – Therapienachteile: eine kritische Betrachtung von inhalativem Insulin

4.1 Warum ist Exubera® wichtig?

Trotz Einstellung der Vermarktung von Exubera® und der nachfolgenden Entwicklungen handelt es sich historisch betrachtet um ein äußerst innovatives Produkt. Durch seine internationale Zulassung hat es Rekorde gebrochen. Es ist weltweit das erste zugelassene systemisch wirkende Peptid zur Inhalation. Dies kann sicherlich als die wichtigste Innovation angesehen werden. Interessanterweise ist Exubera® auch das erste Arzneimittel, das so kurz nach der Zulassung aus rein wirtschaftlichen Gründen vom Markt genommen wurde.

4.2 Warum ist Exubera® gescheitert?

In der Dezemberausgabe des British Medical Journal 2007 (Vol. 335, S. 1156) stellten sich die Kliniker Clifford J. Bailey und Anthony H. Barnett die folgenden Fragen:

- War die Bedienung des Inhalationsgeräts doch zu kompliziert?
- Waren die unterschiedlichen Dosierungseinheiten verwirrend?
- War das Produkt zu teuer?
- Hatte es überhaupt den großen positiven Effekt auf die Patientencompliance gegeben, wie es ursprünglich erwartet wurde?
- Waren nationale Richtlinien zur Nutzung zu restriktiv?
- Waren die Nebenwirkungen (hauptsächlich ein leichter Reizhusten) zu irritierend?
- Gab es noch Ungewissheiten zum Sicherheitsprofil über längere Zeit?
- Hat die Firma Pfizer einfach zu früh aufgegeben?

Das wirtschaftliche Scheitern von Exubera® war sicherlich eine Mischung aus allen diesen genannten Faktoren. Um die jeweiligen Standpunkte von Patienten, Ärzten, den Zulassungsbehörden und den beteiligten Firmen besser verstehen zu können, werden die wichtigsten Aspekte dieser Geschichte analysiert.

4.3 War Exubera® aus Sicht des Patienten zu kompliziert und zu teuer?

Patientenbefragungen, die im Rahmen der klinischen Studien durchgeführt wurden, zeigten, dass Exubera® gut angenommen wurde. In einem von Pfizer durchgeführten Pilotversuch aus dem Jahre 2004 wurde jeweils 70 bzw. 50 Typ-I- und Typ-II-Diabetiker zwölf Wochen lang entweder Exubera® oder subkutanes Insulin verabreicht. Am Ende der zwölf Wochen wurden die Wirksamkeit der Therapie und die Patientenzufriedenheit untersucht.

In Bezug auf die Wirksamkeit waren keine signifikanten Unterschiede zwischen Exubera® und subkutanem Insulin festzustellen. Angaben zur Zufriedenheit mit dem Produkt zeigten jedoch, dass Patienten das inhalierbare Insulin deutlich bevorzugten.

Exubera®-Patienten berichteten von stetigen Verbesserungen während der Therapiezeit in

Bezug auf die Einfachheit der Einnahme (43 % vs. <1 % in der subkutanen Gruppe), die Behaglichkeit bei der Einnahme in der Öffentlichkeit (39 % vs. 10 % in der subkutanen Gruppe) und eine allgemeine Zufriedenheit (38 % vs. 3 % in der subkutanen Gruppe). Nach zwölf Wochen entschieden sich 85 % der Exubera®-Patienten für eine Weiterführung der Therapie, während 75 % der Patienten in der subkutanen Insulingruppe zu Exubera® wechselten. Patientenbefragungen nach einem Jahr zeigten eine weitere Steigerung der Zufriedenheit innerhalb der Exubera®-Gruppe im Vergleich zu der subkutanen Gruppe. Weitere unabhängige Studien haben diese Ergebnisse bestätigt.

Bei solch vielversprechenden Berichten wird die Frage aufgeworfen, wie Exubera® am Arzneimittelmarkt scheitern konnte. Ein Kommentar aus der Zeitschrift Nature Biotechnology (Mack, GC. Vol. 12, Dec. 2007, S. 1332) stellt zum einen die These auf, dass eine falsche Marketingstrategie zum Absturz des Produkts geführt habe. Es wird behauptet, dass Ärzte, Krankenschwestern, Apotheker und vor allem Diabetes-Spezialisten nicht ausreichend und flächendeckend über das Produkt informiert waren. Außerdem sei nicht genügend Probematerial für Schulungen bereitgestellt worden. Unterschiede in der Betreuung zwischen den Exubera®-Patienten, die erst nach der Markteinführung auf das Produkt umgestellt wurden, und denen aus den klinischen Studien mogen eine Erklärung dafür bieten, warum eine in klinischen Studien hochgepriesene innovative Arzneiform so schlecht bei Ärzten und Patienten ankam.

Nach der Markteinführung von Exubera® sind vermehrt Einzelberichte aus Quellen wie Apotheken, Patientenblogs und Diabetesforen in die öffentliche Diskussion gerückt. Aus ihnen geht hervor, dass die Anwendung von Exubera® vielen Patienten Schwierigkeiten bereitete. Das Inhalationsgerät erwies sich als zu groß und zu klobig, es passte kaum in eine herkömmliche Handtasche. Eine diskrete Einnahme des Insulins in der Öffentlichkeit (z. B. vor der Mahlzeit im Restaurant) war ebenfalls wegen der Größe des Geräts nicht einfach. Zusätzlich fehlte vor allem älteren Patienten die Kraft, den Hebel am Griff zu betätigen. Andere Patienten wurden durch die Exubera®-Dosierungseinheiten verwirrt, weil sie nicht genau mit den subkutanen Insulineinheiten übereinstimmten. Letztlich war die Einnahme von Exubera® für alle Patienten sehr kostspielig, weil die Therapie nur selten von den Krankenkassen übernommen wurde.

4.4 Gab es Therapievorteile gegenüber der subkutanen Insulintherapie?

Um Diabetesfolgeschäden weitgehend zu verhindern, wird in einem neueren Therapieregime versucht, die Insulintherapie an die physiologische Freisetzung des körpereigenen Insulins anzugleichen. Dies wird als intensivierte Insulintherapie bezeichnet.

Das intensivierte Insulintherapieregime besteht aus der Gabe eines Basal- und eines Bolusinsulins. Beim gesunden Menschen befindet sich zu jedem Zeitpunkt im Körper eine niedrige Menge zirkulierenden Basalinsulins; es ist unabhängig von der Essenszufuhr und wird von den B-Zellen in den Langerhans-Inseln der Bauchspeicheldrüse sezerniert. Der Basalinsulinspiegel reguliert die Glucoseproduktion in der Leber und reagiert äußerst empfindlich gegenüber kleineren Veränderungen des Glucosespiegels.

Als Reaktion auf eine Nahrungszufuhr schüttet die Bauchspeicheldrüse größere Mengen Bolusinsulin aus. Dessen Aufgabe besteht darin, die Metabolisierung der zugeführten Glucose zu regulieren. Das Bolusinsulin wird normalerweise innerhalb von 2 bis 3 Stunden aus dem Blutkreislauf eliminiert. Typ-I- und zunehmend auch Typ-II-Diabetiker nehmen im Rahmen einer intensivierten Therapie einmal täglich am Abend ein lang wirkendes Insulin ein, z. B. Insulin NPH oder Lente (Wirkungsdauer 16 – 24 Stunden). Mittlerweile gibt es auch Basalinsulinanaloga, die über eine noch längere Wirkungsdauer von 24 bis 36 Stunden verfügen (Insulin Glargine und Insulin Detemir). Vor jeder Mahlzeit werden zudem kurz wirkende Insulinanaloga (z.B. Insulin Lispro, Aspart oder Glulisine) als Bolusinsulin subkutan injiziert. Bolusinsuline fluten schnell an und werden innerhalb von 2 bis 3 Stunden nach der Verabreichung wieder eliminiert.

Aufgrund der enormen Resorptionsfläche und der hohen Durchblutung der Lungenmukosa erfolgt die Resorption von Insulin nach Inhalation extrem schnell. Deshalb eignet sich die inhalative Einnahme des Insulins sehr gut für die Bolusgabe. Zurzeit ist es aber nicht möglich, ein Basalinsulin inhalativ zu verabreichen, weshalb die nadelfreie Insulintherapie mit Exubera® oder mit einem der Konkurrenzpräparate nicht möglich war. Zusätzlich zum injizierten Basalinsulin mussten Diabetiker immer noch ihre Blutzuckermessungen mit der Nadel durchführen, sodass letztendlich bei der Anwendung von Exubera® ein Typ-I-Diabetiker maximal 2 bis 3 der täglichen Injektionen einsparen konnte.

Durch fortschrittliche Entwicklungen in der Pentechnologie, die eine subkutane Insulinverabreichung sehr bequem gemacht haben, wurde der Vorteil von inhalativem Insulin bei den Typ-I-Diabetikern relativiert. Im Gegenteil: Eine Inhalation mit dem unhandlichen Pulverinhalator wurde eher als belastend empfunden, wenn man sie mit der eleganten Injektion mit dem kleinen Insulin-Pen vergleicht. Zudem wurden für inhalierbare Insulinpräparate signifikant größere Mengen Wirkstoff benötigt, weil nur ein Bruchteil des Insulins tatsächlich in dem tiefen Bereich der Lunge angekommen ist. Schon allein deshalb stellte die inhalative Insulintherapie die teurere Option bei gleicher Wirksamkeit dar. Es ist somit nicht verwunderlich, dass das Deutsche Institut für Qualität und Wirtschaftlichkeit im Gesundheitswesen (IQWiG) Exubera® nicht empfohlen hat.

Vorteile bei der inhalativen Insulintherapie wurden bei den Typ-II-Diabetikern beobachtet, die orale Antidiabetika einnahmen. Diese sperrten sich häufig gegen die Einführung einer Insulintherapie wegen einer gewissen Nadelphobie. Bei dieser Patientengruppe sind die relativen Vorteile etwas größer. Allerdings zögerte das IQWiG auch bei dieser Indikation, eine positive Empfehlung für Exubera® auszusprechen. Einer der Hauptgründe hierfür waren die wenigen Daten zum Langzeitsicherheitsprofil des Produkts, die zum Zeitpunkt der IQWiQ-Berichterstellung (veröffentlicht am 2. 4. 2006) vorlagen.

Bezüglich der Langzeitsicherheit von inhalativem Insulin waren hauptsächlich drei Schwerpunkte von zentralem Interesse:

- das Risiko von vermehrten hypoglykämischen Ereignissen
- die erhöhte Bildung von Insulinantikörpern
- die negative Beeinflussung von Lungenfunktionsparametern

Ein erhöhtes Lungenkrebsrisiko durch inhalatives Insulin wurde erst mit der Pressemitteilung von Pfizer im April 2008 bekannt.

4.4.1 Das Auftreten von hypoglykämischen Ereignissen

Die Bewertung der Angaben zum Auftreten von hypoglykämischen Ereignissen wird im Fall von Exubera® durch mangelnde bzw. uneinheitliche Definitionen erheblich erschwert. Einige Studienergebnisse berichteten von einem signifikant höheren Risiko der Hypoglykämie bei der subkutanen Insulinverabreichung, während in anderen Studien ein erhöhtes Risiko bei der Verwendung von Exubera® ausgewiesen werden konnte.

Nach Analyse sämtlicher veröffentlichter Studienergebnisse bis 2006 kam das IQWiG zu dem Schluss, dass bei der Einnahme des inhalativen Insulins von einem leicht erhöhten Risiko für ein hyperglykämisches Ereignis ausgegangen werden muss. In diesem Zusammenhang ist die Tatsache erwähnenswert, dass alle hypoglykämischen Ereignisse aus den klinischen Studien leicht therapierbar waren und in keinem der Fälle zu einem Abbruch der Therapie geführt haben. Zudem konnte gezeigt werden, dass die Häufigkeit der Ereignisse während der Studienperioden abgenommen hat. Dies erlaubt den Schluss, dass das Risiko einer Hypoglykämie bei der Exubera®-Therapie mit zunehmender Erfahrung geringer wurde.

4.4.2 Die Bildung von Insulinantikörpern

Als Insulin noch aus Rinder- oder Schweinebauchspeicheldrüsenextrakten gewonnen wurde, war die Bildung von Insulinantikörpern und das Auftreten von Immunreaktionen eine sehr häufige Begleiterscheinung der Diabetestherapie. Mit der Entwicklung von rekombinanten Technologien und der Herstellung von Humaninsulin in industriellem Maßstab wurde beobachtet, dass die Anzahl von Patienten mit Insulinantikörpern stark zurückgegangen ist. Trotzdem wurde noch in einigen seltenen Fällen eine Insulinantikörperbildung beobachtet.

Die gebildeten Insulinantikörper vom Typ IgG scheinen keine klinisch relevanten Effekte zu haben. Sie verursachen keine Immunreaktion und vermindern auch nicht die Wirksamkeit des zugefügten Insulins. Interessanterweise zeigten Untersuchungen mit lang und kurz wirkenden Insulinanaloga keinerlei signifikante Unterschiede in Bezug auf Antigenität zum rekombinanten Humaninsulin. Bemerkenswert ist aber, dass der Applikationsweg eine erhebliche Rolle bei der Ausbildung von Insulinantikörpern spielte.

In klinischen Studien wurden 29 % der Exubera®-Gruppe positiv auf Insulinantikörper getestet, während nur 3 % der Patienten in der Subkutan-Insulin-Gruppe Antikörper ausbildeten. Typ-I-Diabetiker zeigten im Allgemeinen einen stärkeren Anstieg in der Prävalenz zur Bildung von Insulinantikörpern als Typ-II-Diabetiker. Nach dem Abbruch der Therapie ging der Antikörpertiter bei den meisten Patienten wieder zurück.

Die Ursache dieses Anstiegs der Antikörperbildung nach inhalativer Gabe von Insulin ist noch nicht bekannt. Die Insulinformulierung spielte hierbei offensichtlich keine Rolle, denn bei allen inhalativen Insulinpräparaten, die bereits klinisch untersucht worden sind, zeigten sich ähnliche Ergebnisse wie bei Exubera®. Da die Antikörperbildung aus klinischer Sicht keine akute therapeutische Relevanz hatte, wurde das Phänomen lediglich beobachtet und keine weiteren Maßnahmen ergriffen.

4.4.3 Die Beeinflussung von Lungenfunktionsparametern

Die pulmonale Sicherheit war ein wichtiges Thema bei der Zulassung von Exubera®. Bei Patienten mit gesunder Lungenfunktion verursacht die Einnahme eine geringfügige Senkung der Ein-Sekunden-Kapazität (forced expiratory volume in 1 second; FEV_1) sowie der Kohlenstoffmonoxid-Diffusionskapazität (DL_{CO}). Die Veränderung dieser Lungenfunktionswerte hatte keine klinische Relevanz und zeigte ebenfalls keine weiteren Senkungen während einer Therapiedauer von bis zu vier Jahren. Der Effekt war nach Abbruch der Therapie reversibel. Computertomographische Bilder der Lunge zeigten ebenfalls keine morphologischen Veränderungen über die gesamte Versuchsdauer.

Trotz Zulassung des Produkts blieben manche Experten in Bezug auf die Langzeitsicherheit weiterhin skeptisch. Eine Langzeitstudie über fünf Jahre mit 5000 Patienten wurde gestartet, um den Effekt einer mehrmals täglichen Gabe von Exubera® auf die Lungenphysiologie zu untersuchen. Nach Einstellung der Vermarktung des Produkts wurde diese Studie abgebrochen. Aus heutiger Sicht ist es höchst unwahrscheinlich, dass diese Frage jemals beantwortet werden kann.

4.4.4 Ein erhöhtes Risiko von Lungenkrebs?

Am 9. April 2008 teilte die Firma Pfizer der amerikanischen Lebensmittel- und Arzneimittel-Überwachungsbehörde (FDA) Folgendes mit:

Seit Beginn der klinischen Studien sind sechs Fälle von Lungenkrebserkrankungen aus einer Gruppe von 4760 Exubera®-Anwendern aufgetreten. In der Kontrollgruppe von 4292 Patienten ist nur einen Fall von Lungenkrebs beobachtet worden. Ein Postvermarktungsbericht über Exubera® beschreibt ebenfalls einen Fall von Lungenkrebs unter Exubera®-Anwendern. Alle Patienten, die an Lungenkrebs erkrankt sind, waren ehemali-

ge Raucher. Aufgrund der niedrigen Anzahl der Fälle ist es derzeit nicht möglich, eine Verbindung zwischen der Einnahme von Exubera® und der Entwicklung von Lungenkrebs herzustellen.

Unter Endokrinologen war die Diskussion um das Langzeitsicherheitsprofil von inhalativem Insulin seit einigen Jahren bereits ein zentrales Thema. Weil Insulin aufgrund seiner Bindungsaffinität zu Typ-I-Insulin-ähnlichen Wachstumsfaktor-Rezeptoren einen schwach wachstumsfördernden Effekt hat, wurde befürchtet, dass das inhalative Insulin möglicherweise das Wachstum von Alveolar- oder Bronchialkarzinomen begünstigen könnte. Studien an isolierten Bronchialepithelzellen haben gezeigt, dass die Anwesenheit hoher lokaler Insulinkonzentrationen alleine keine krebserzeugende Wirkung besitzt. Jedoch begünstigte eine Insulinzugabe die Proliferationsraten von Zellen, die zuvor mutagenen Stoffen ausgesetzt wurden.

Obwohl die tägliche Anwendung von inhalativem Insulin offensichtlich keine krebserzeugende Wirkung hat, gingen Endokrinologen davon aus, dass das Krebsrisiko bei bereits gefährdeten Patienten (z.B. Rauchern) erhöht ist. Weil das Auftreten bzw. die Diagnose von Lungenkrebs bei Rauchern und auch bei ehemaligen Rauchern in der Regel sehr spät erfolgt, ist das frühere Rauchverhalten ausschlaggebend, um ein persönliches Risikoprofil zu erstellen. Deshalb dauert es schätzungsweise 10 bis 12 Jahre, bis verlässlich feststellt werden kann, ob Exubera® tatsächlich einen relevanten Einfluss auf die Entwicklung von Lungenkrebs hat.

5 Gibt es ganz sichere Technologien, um Insulin inhalativ zu verabreichen?

Die Antwort der meisten Experten auf diese Frage lautet nein. Gleich nach der Exubera®-Rücknahme haben die Firmen Eli Lilly/Alkermes und NovoNordisk/Aradigm ihre inhalativen Insulinprogramme gestoppt, obwohl ihre Produkte kurz vor der Zulassung standen. Als Motiv wurden in beiden Fällen wirtschaftliche Gründe genannt. Nach der April-Veröffentlichung von Pfizer gab auch die kalifornische Biotechfirma Nektar Therapeutics alle Bestrebungen auf, ein Exubera® der zweiten Generation (mit einem verbesserten Inhalationsgerät) zu vermarkten. Die letzte verbliebene Firma auf diesem Sektor, Mannkind Corp., hat zwar noch nicht aufgegeben, allerdings zweifeln viele Experten, dass ein weiteres inhalatives Insulinprodukt eine Zulassung erhalten wird.

Ähnlich wie bei der Entwicklung von Exubera® haben die oben erwähnten Firmen durch ihre inhalativen Insulinprogramme einige innovative Fortschritte im Bereich der Inhalationstechnologie hervorgebracht. Die wichtigsten Aspekte ihrer Technologien werden im Folgenden dargestellt.

5.1 AERx® iDMS

Das AERx® iDMS (Insulin Diabetes Management System) der Aradigm Corporation und von Novo Nordisk hat es bis zur Phase III der klinischen Studien geschafft, bevor das Programm im Januar 2008 eingestellt wurde. Im Gegensatz zu Exubera® ist das AERx® iDMS kein Pulverinhalatorsystem, sondern ein kleiner, hoch entwickelter Vernebler. Das Insulin wird als sterile Lösung in Blisterstreifen abgefüllt, die beim Gebrauch in das Gerät eingesteckt werden.

Der flache Vernebler ▸ **Abb. 16.3** hat etwa die Größe eines Sandwichs und besteht aus einem Mundstück, einem kleinen Display und einem raffinierten elektronischen Überwachungssystem. Dieses System ist in der Lage, die Atemzuggeschwindigkeit des Patienten zu messen. Sie wird auf dem Display angezeigt; gleichzeitig wird angegeben, ob der Patient schneller oder langsamer einatmen soll. Durch die Steuerung des Atemzugs, gekoppelt mit der Generierung eines optimalen Aerosols (MMAD des Aerosols ist 2 – 3 µm), kann das Gerät eine sehr hohe reproduzierbare Depositionseffizienz von über 57 % erreichen, etwa doppelt so hoch wie bei einem herkömmlichen Treibgasaerosol-Inhalator.

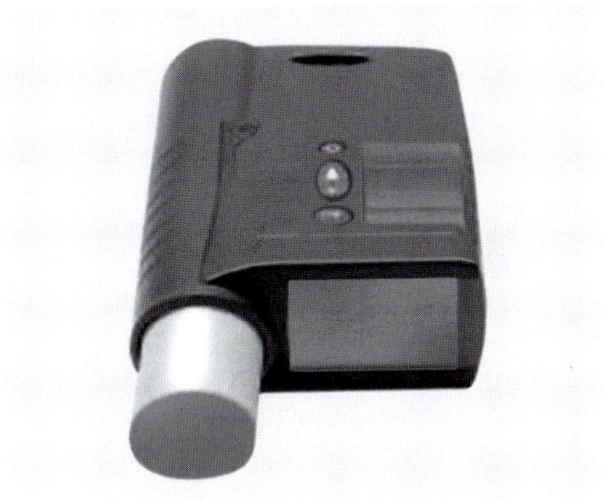

▲ **Abb. 16.3** AERx® iDMS-System (Quelle: Wollmer et al. Diabetes Tech Ther. 9 (Suppl. 1): 57 – 64, 2007)

Eine weitere fortschrittliche Eigenschaft von AERx® iDMS war das raffinierte Dosierungssystem. Mit dem elektronisch gesteuerten Gerät kann jede beliebige Dosis zwischen 2 und 10 I. E. Insulin pro Blisterstreifen verabreicht werden. Die Angabe der Dosierungseinheiten in I. E. ist ein enormer Vorteil, weil sie mit den herkömmlichen Insulineinheiten (z. B. beim subkutanen Basalinsulin) genau übereinstimmen.

Ein weiterer Vorteil besteht darin, dass die AERx® iDMS-Insulinlösung keine Hilfsstoffe zur Stabilisierung benötigt. Es wird behauptet, dass AERx® iDMS aus diesem Grund keine Erniedrigung der Lungenfunktion (FEV_1) verursacht und dadurch ein besseres Sicherheitsprofil aufweist. Allerdings bedeutete der Verzicht auf Hilfsstoffe, dass die AERx® iDMS-Blisterstreifen nur eine kurze Haltbarkeit von 6 bis 12 Monaten haben und im Kühlschrank gelagert werden müssen.

Der größte Nachteil des AERx® iDMS liegt in den voraussichtlich hohen Anschaffungs- und Instandhaltungskosten. Wegen des hohen Anteils an elektronischen Komponenten im Inhalator wäre das System vermutlich wesentlich teurer als Exubera® vermarktet worden. Weitere gravierende Nachteile des AERx® iDMS sind die Größe und das Gewicht des Inhalators. Laut Patientenbefragungen wurde dies als störend empfunden.

↺ Merke

Bei dem AERx® iDMS handelt es sich um einen hoch entwickelten Vernebler, der präzise elektronisch gesteuert eine definierte Dosis einer sterilen Insulinlösung abgibt.

5.2 AIR® Inhaled Insulin System

Ebenfalls vor Abbruch des Programms im März 2008 befand sich das AIR® Inhaled Insulin System von Alkermes und Eli Lilly in Phase III der klinischen Studien. Als Pulverformulierung hat das AIR®-System eine große Ähnlichkeit zu Exubera®. Die AIR®-Formulierung besteht ebenfalls aus sprühgetrocknetem rekombinantem Insulin. Allerdings wird zur Peptidstabilisierung das Phospholipid Dipalmitylphosphatidylcholin (DPPC) in größeren Mengen eingesetzt.

DPPC eignet sich ebenso gut zur Stabilisierung von Insulin wie die Glasstabilisatoren auf Basis eines Kohlenhydrats bzw. einer Aminosäure, weil es ebenfalls die einzelnen Insulinmoleküle in einer stabilen amorphen Matrix einzubetten vermag. Zudem ist DPPC ein Hauptbestandteil des natürlichen Lungensurfactants und damit besonders gut physiologisch verträglich. Tatsächlich konnte in Phase II der klinischen Studien keine Erniedrigung des FEV_1-Wertes festgestellt werden, obwohl eine leichte reversible Erniedrigung in der Diffusionskapazität von Kohlenstoffmonoxid beobachtet wurde.

Das sprühgetrocknete AIR®-Pulver besteht aus relativ großen, runzligen Partikeln ($d_g >$ 5 µm) von geringer Dichte. Gerade diese Kombination aus Größe, Dichte und Morphologie verleiht dem Pulver besonders vorteilhafte Eigenschaften: ein hervorragendes Fließverhalten, bedingt durch eine relativ hohe Partikelgröße, eine äußerst hohe Dispersionseffizienz, bedingt durch die geringe interpartikuläre Kontaktfläche, und optimale aerodynamische Eigenschaften, bedingt durch die niedrige Dichte. Das AIR®-Insulinpulver wird in herkömmliche

16

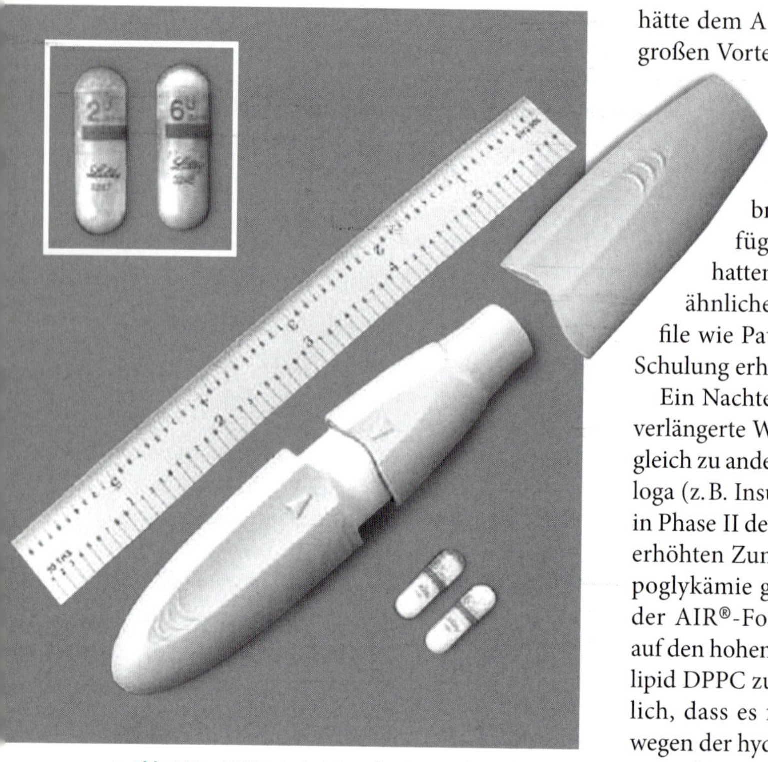

▲ **Abb. 16.4** AIR® Inhaled Iinsulin-System (Quelle: Muchmore et al. Diabetes Tech Ther. 9 (Suppl. 1): 41–47, 2007)

Cellulosekapseln abgefüllt, die entweder 2 oder 6 I. E. Insulin enthalten und zum Schutz vor Feuchtigkeit in einen Blister verpackt werden. Die Formulierung kann bei Raumtemperatur gelagert werden und hat eine ähnliche Haltbarkeit wie Exubera®.

Aufgrund der hohen Dispersionseffizienz des Pulvers bei niedrigen Kräften kann ein Pulverinhalator mit passivem Dispersionsmechanismus für die AIR®-Formulierung verwendet werden. Der AIR®-Pulverinhalator hat ungefähr die Größe und Form eines Buntstifts ▸**Abb. 16.4**, damit ist er recht klein, handlich und extrem kostengünstig.

Eine patentgeschützte Innengeometrie des AIR®-Pulverinhalators sorgt dafür, dass eine reproduzierbare Dosis an Insulinpulver bei jedem Atemzug geliefert wird, weitgehend unabhängig von der Atemzuggeschwindigkeit des Patienten. Das preisgünstige Inhalationsgerät hätte dem AIR®-System voraussichtlich einen großen Vorteil auf dem Arzneimittelmarkt verschafft. Ein weiterer Vorteil wäre die sehr einfache Anwendung des Systems gewesen. Versuchspersonen, die keine weitere Gebrauchsanweisung als die der beigefügten Packungsbeilage bekommen hatten, erzielten bei der ersten Nutzung ähnliche pharmakokinetische Insulinprofile wie Patienten, die bereits eine intensive Schulung erhalten hatten.

Ein Nachteil des AIR®-Systems ist die etwas verlängerte Wirkung der Formulierung im Vergleich zu anderen schnell wirkenden Insulinanaloga (z. B. Insulin Lispro). Diese Eigenschaft hat in Phase II der klinischen Studien zu einer leicht erhöhten Zunahme von Fällen nächtlicher Hypoglykämie geführt. Die verlängerte Wirkung der AIR®-Formulierung war möglicherweise auf den hohen Anteil an amphiphilem Phospholipid DPPC zurückzuführen. Es ist wahrscheinlich, dass es für DPPC-reiche Insulinpartikel wegen der hydrophoben Seitenketten des DPPC etwas länger dauert, sich in der Lungenflüssigkeit aufzulösen. Ebenfalls zeigt DPPC bei Kontakt mit Wasser die Tendenz, mehrschichtige Liposomen zu bilden. Solche spontan gebildeten Liposomen können eventuell als Depot für einen Teil des Insulins fungieren, der langsam freigesetzt wird und bei nächtlicher Karenz eine Hypoglykämie verursacht.

Merke

Die AIR®-Formulierung besteht aus einer sprühgetrockneten Matrix von Insulin in DPPC, die mittels Pulverinhalator verabreicht wird.

5.3 Technosphere®-Insulin

Die von der Mannkind verwendete Technosphere®-Technologie wurde ebenfalls zur inhalativen Insulinverabreichung entwickelt und befindet sich noch in Phase III der klinischen Studien. Technosphere®-Insulin ist ebenfalls ein trockenes Pulver zur Inhalation.

Die Formulierung besteht aus zwei Komponenten: einem mikropartikulären Träger und Humaninsulin. Das Trägermaterial Fumaryldiketopiperazin (FKDP) ist eine inerte niedermolekulare organische Substanz, die unter geeigneten Reaktionsbedingungen zu 2 bis 3 µm großen porösen Mikropartikeln auskristallisieren kann ▸ **Abb. 16.5a**. Das Humaninsulin wird in einem weiteren Schritt kontrolliert zu einer Mikropartikelsuspension gegeben, dabei werden die Insulinmoleküle an den Partikeloberflächen adsorbiert. Diese Adsorption von molekularem Insulin an der Partikeloberfläche verhindert die Peptidaggregration und stabilisiert die Sekundärstruktur. Die relativ große Oberfläche der Trägerpartikel kann relativ viel Insulin aufnehmen. Um ein Pulver zur Inhalation herzustellen, wird die Insulin-Mikropartikelsuspension anschließend lyophilisiert und in kleine Kartuschen gefüllt.

Der MedTone® Dry Powder Inhaler ▸ **Abb. 16.5b** wurde gleichzeitig entwickelt. Dieser kleine, handliche Pulverinhalator besteht aus klarem Kunststoff und hat in etwa die Größe und Form eines kleinen Mobiltelefons. Durch kräftiges und schnelles Einatmen am Mundstück wird das Technosphere®-Pulver dispergiert und inhaliert.

Das System erreicht eine reproduzierbare Deposition des Pulvers im alveolaren Raum. Beim physiologischen pH-Wert der Lunge lösen sich die Mikropartikel schnell auf und geben das adsorbierte Insulin frei. Die t_{max} wird ca. 15 min nach Einnahme erreicht; dies ist erheblich schneller als bei jedem schnell wirkenden subkutanen Insulinanalogon (t_{max} ca. 45 min) und den meisten anderen inhalativen Insulinpräparaten (t_{max} 45 – 60 min). Es wird behauptet, dass das schnelle Anfluten von Technosphere®-Insulin eher die physiologische Ausschüttung des körpereigenen Insulins nachahmt, was zu einer verbesserten Therapie führen soll. Außerdem soll eine schnellere Elimination des zugeführten Insulins nach der Mahlzeit erreicht werden, wodurch die Anzahl von hypoglykämischen Ereignissen vermindert werden kann.

Nach der Pfizer-Warnung vor Lungenkrebs hat Mannkind eine Stellungnahme veröffentlicht. Ihre Daten aus einer zweijährigen Karzinogenitätsstudie in Ratten zeigten kei-

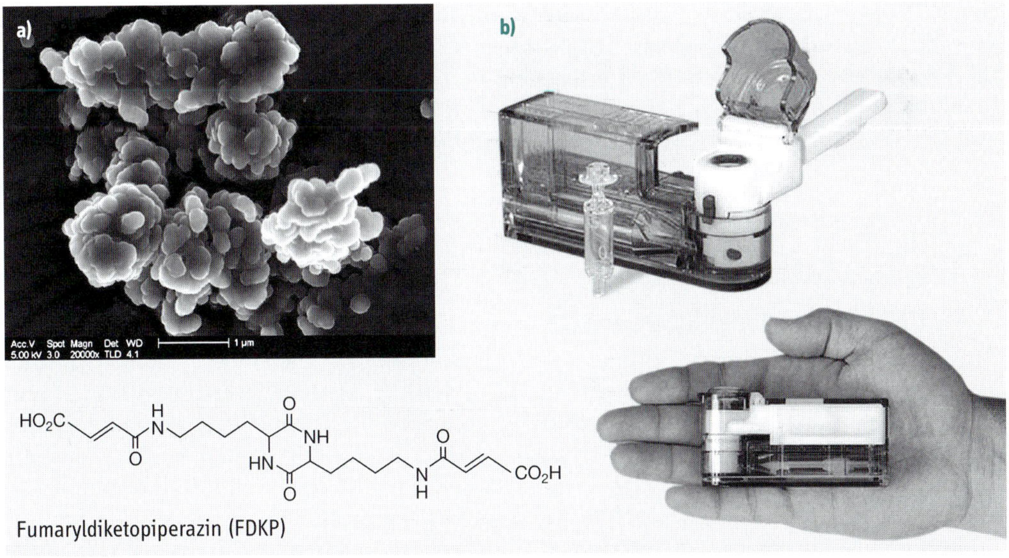

▲ **Abb. 16.5** Technosphere® Insulin-System: **a)** Morphologie der Technosphere® Insulin-Mikropartikel mit Strukturformel des Trägermaterials FDKP. **b)** MedTone® Inhalationsgerät (Quelle: Richardson et al. Diabetes Tech Ther. 9 (Supp.1): S65 – 72, 2007)

Merke

Bei der Technosphere®-Formulierung ist Insulin an FKDP-Mikropartikel adsorbiert, die mittels des MedTone®-Pulverinhalators verabreicht wird.

nerlei krebsauslösende oder zellproliferative Effekte nach täglicher Einnahme über 104 Wochen von Technosphere®-Insulin oder dem Technosphere®-Trägersystem. Ebenfalls wurde eine sechsmonatige Karzinogenitätsstudie durchgeführt, in der transgene Mäuse, die besonders krebsanfällig sind, täglich über 26 Wochen Technosphere®-Insulin oder dem Technosphere®-Trägersystem verabreicht bekommen haben. Aus der Studie wurden ebenfalls keine auffälligen Beobachtungen gemacht.

Aus bisherigen klinischen Studien mit Technosphere®-Insulin ist keine erhöhte Krebserkrankungsrate festzustellen sowie keine Beeinträchtigung der Lungenfunktion. Aus diesem Grund hat ein unabhängiges Gremium zur Überwachung der Patientensicherheit der Firma Mannkind empfohlen, die klinischen Studien weiterzuführen. Es bleibt abzuwarten, ob die Sicherheitsdaten zum Technosphere®-Insulin den Zulassungsbehörden genügen werden und ob Mannkind dem enormen ökonomischen Druck standhalten kann.

6 Gibt es eine Zukunft für inhalative Protein- bzw. Peptidtherapeutika?

Diese Frage ist nicht leicht zu beantworten. Aus der Exubera®-Erfahrung hat man viele wertvolle Lehren gezogen, die in vier Punkten zusammengefasst werden können:

1. Die richtige Auswahl des therapeutischen Moleküls und ein eindeutiger Therapievorteil gegenüber dem herkömmlichen Applikationsweg sind die entscheidenden Faktoren für den Erfolg eines Inhalationsprodukts.
2. Die Formulierung muss nicht nur sicher und wirksam sein, sondern sich auch wirtschaftlich rechnen.
3. Das Inhalationsgerät muss von den Patienten akzeptiert werden und die Kosten müssen vertretbar sein.
4. Die Patientenpopulation muss groß genug sein, um die erheblichen Entwicklungskosten einzubringen.

▸ Tab. 16.1 gibt eine Übersicht über die therapeutischen Proteine und Peptide, deren Applikation über die Lunge zurzeit untersucht wird.

Eine kritische Betrachtung der Tabelle zeigt folgende Erkenntnisse:

- **Therapievorteil?** Die Mehrheit der inhalativen Proteine oder Peptide in Entwicklung werden zur lokalen Therapie eingesetzt, begründet durch den meist klaren Vorteil gegenüber einer systemischen Applikation. Eine Ausnahme bildet die Klasse der Mab-Asthma-Therapeutika wie Omalizumab, deren therapeutische Effizienz nach Inhalation niedriger ist als nach subkutaner Injektion.
- **Alternative Applikationswege?** Oft bestehen alternative, nichtinvasive Applikationswege, z. B. intranasale oder orale Formulierungen. Falls diese Darreichungsformen eine ausreichende Wirksamkeit zeigen, besteht aus Sicherheitsgründen kein Anlass, eine pulmonale Darreichungsform zu entwickeln.
- **Blockbuster?** Im Gegensatz zu Diabetes mellitus schließen die meisten Indikationen der vorgestellten Biotherapeutika kleinere Patientenpopulationen ein. Nach den enttäuschenden Verkaufszahlen von Exubera® ist anzunehmen, dass die wirtschaftlichen Risiken, die mit der Entwicklung und Vermarktung eines Inhalationsprodukts verbunden sind, vielen Arzneimittelherstellern zu groß sein werden. In Zukunft ist davon auszugehen, dass die Entwicklung solcher Produkte nur im Rahmen einer Förderinitiative, wie z. B. Orphan-Drug-Programme der USA und der EU, vorgenommen wird.
- **Darreichungsform?** In den meisten aufgezählten Fällen wurde eine vernebelte Protein- bzw. Peptidlösung verabreicht. Obwohl diese

▼ **Tab. 16.1**: Ausgewählte Proteine und Peptide zur inhalativen Verabreichung

Protein/Peptid (M_r)	Wirkmechanismus und Indikation	Therapievorteile durch Inhalation?	Darreichungsform	Forschung und Entwicklungsstand (06/2008)
Proteine und Peptide zur lokalen Therapie in der Lunge				
Lusulpultid (SP-C) (3,5 kDa)	Surfactantprotein-Ersatztherapie bei ARDS; akute Lungenverletzung; Aspirationspneumonitis	ja	vernebelte Lösung	Vermarktet; Venticute™ (Altana)
DNase I oder Dornase Alfa (37 kDa)	Auflösung von DNA-Filamenten im Lungenschleim bei Mukoviszidose	ja	vernebelte Lösung	Vermarktet; Pulmozyme™ (Genentech)
α1-AT (54 kDa)	Serinprotease-Inhibitor bei Mukoviszidose; Bronchietase; α-1-Antitrypsindefizienz	noch nicht bewiesen	vernebelte Lösung	Phase I abgeschlossen; Phase II u. III in 2008 (Kamada/PARI Pharma)
SLPI (12 kDa)	Serinprotease-Inhibitor (höhere Stabilität als α1-AT) bei Mukoviszidose; Bronchietase; α-1-Antitrypsindefizienz	noch nicht bewiesen	vernebelte Lösung	Vorklinische Studien
Ciclosporin (1,2 kDa)	Immunosuppression bei Lungentransplantation	FDA verlangt mehr Daten über Vorteile des inhalativen Applikationswegs (Stand: 07/2005).	vernebelte Lösung	Neue Phase III zu Beginn 2008; Pulminiq™ (APT Pharmaceuticals)
IFN-γ 1b (34 kDa)	Antibiotikum bei mykobakteriellen Infektionen; Immunmodulation bei Lungenkrebs und idiopathischer Lungenfibrose	noch nicht bewiesen	vernebelte Lösung	Diverse vorklinische und Phase-I-Studien
IL-2 (15,5 kDa)	Immunmodulation bei Lungenkrebs	noch nicht bewiesen	vernebelte Lösung	Beweis eines therapeutischen Effekts steht noch aus.
Sargramostim oder G-CSF (20 kDa)	Stimuliert die Ausbildung von Monozyten und dendritische Zellen; angewendet bei Lungenkrebs und idiopathischer PAP	noch nicht bewiesen	vernebelte Lösung	Diverse vorklinische und Phase-I-Studien
Humanisierte Mab: ▪ Omalizumab gegen IgE (149 kDa) ▪ AMG 317 gegen IL-4 und IL-13 (k. A.) ▪ CAT-354 gegen IL-13 (k. A.) ▪ Mab gegen IL-9 (k. A.)	Proinflammatorische Cytokin-Inhibitoren bei steroidresistentem Asthma	Nein; Inhaliertes Omalizumab (Xolair™, Genentech) war weniger effektiv als s.c. Injektion; keine Studien zur inhalativen Applikation der anderen Mab.	Xolair™: vernebelte Lösung	Inhalatives Xolair™ wird nicht entwickelt; Daten zur therapeutischen Effizienz der anderen Mab bei s.c. Injektion stehen noch aus.

Protein/Peptid (M_r)	Wirkmechanismus und Indikation	Therapievorteile durch Inhalation?	Dar-reichungs-form	Forschung und Entwicklungsstand (06/2008)
IFN-β (18,5 kDa)	Antiinfektive Wirkung gegen virale Asthma-Exazerbation	noch nicht bewiesen	vernebelte Lösung	Beweis eines therapeutischen Effekts steht noch aus.
BCG (Zellen*)	Impfstoff gegen Mycobacterium tuberculosis	ja	Pulver zur Inhalation	Vorklinische Studien
Catalase (60 kDa)	Antioxidans bei hypoxischen Lungenschäden	noch nicht bewiesen	vernebelte Lösung	Beweis eines therapeutischen Effekts steht noch aus.
Superoxid Dismutase (32 kDa)	Antioxidans bei hypoxischen Lungenschäden	noch nicht bewiesen	vernebelte Lösung	Beweis eines therapeutischen Effekts steht noch aus.
Adrenomedullin (6 kDa)	Vasodilatation bei pulmonaler Hypertonie	ja	vernebelte Lösung	Vorklinische Studien
Proteine und Peptide zur systemischen Therapie				
Calcitonin (3,4 kDa)	Prävention des Knochenverlusts bei Osteoporose; Morbus Paget und maligne Hyperkalzämie	nein; keine Vorteile der Inhalation gegenüber intranasaler bzw. oraler Applikation	–	k. A.
Parathyroid-hormon-Analoga (3,7 kDa)	Prävention des Knochenverlusts bei Osteoporose	Der Beweis eines Therapievorteils gegenüber s. c. Applikation steht noch aus.	Pulver zur Inhalation	Phase I klinischer Studien werden mit Ostabolin-C™ (Nektar/Telos) und Forteo™ (Eli Lilly/Alkermes) durchgeführt.
Somatropin (HGH) (22 kDa)	Hormonersatztherapie bei Wachstumshormondefizienz bei Kindern	voraussichtlich Probleme wie bei Exubera®; Gefahr des Missbrauchs (Doping)	k. A.	Phase I klinischer Studien werden mit AIR® HGH (Eli Lilly/Alkermes) und ein inhalierbares pegyliertes HGH (Nektar/Pfizer) durchgeführt**.
Synfusion™ Fusionsproteine ▪ IFN-β:Fc (≈112 kDa); ▪ EPO:Fc (k. A.) ▪ FSH:Fc (k. A.)	▪ IFN-β:Fc – Immunmodulation bei MS ▪ EPO:Fc – Bildung von roten Blutkörperchen bei Anämien ▪ FSH:Fc – ovarielle Stimulation bei Unfruchtbarkeit	Der Beweis eines Therapievorteils gegenüber intranasaler bzw. oraler Applikation steht noch aus.	k. A.	Diverse vorklinische und Phase-I-Studien (Syntonix, verschiedene Partner)
Sargramostim oder G-CSF (20 kDa)	Stimuliert die Ausbildung von Stammzellen zu Monozyten und dendritische Zellen; angewendet bei Neutropenie	noch nicht bewiesen	vernebelte Lösung	k. A.

Protein/Peptid (M_r)	Wirkmechanismus und Indikation	Therapievorteile durch Inhalation?	Darreichungsform	Forschung und Entwicklungsstand (06/2008)
Leuprolid und andere LHRH-Analoga (1,2 kDa)	Agonist des LHRH-Rezeptors; angewendet bei Prostatakrebs und Endometriose	noch nicht bewiesen	k. A.	k. A.
Desmopressin oder dDAVP	Antidiurektikum bei Diabetes insipidus oder nächtlicher Inkontinenz; auch angewendet bei Hämophilie A und Morbus von Willebrand Typ I	nein; wahrscheinlich keine Vorteile der Inhalation gegenüber intranasaler Applikation	k. A.	k. A.

* Obwohl das BCG-Vakzin nicht aus reinem Protein bzw. Peptid besteht, ist die Erhaltung der Proteinstruktur auf der Zelloberfläche während der Formulierung von größter Bedeutung für die Antigenizität des Vakzins. Aus diesem Grund wurde das Beispiel mit aufgenommen.

** Seit der Warnung der Fa. Pfizer vor einer möglichen Verbindung zwischen Exubera® und Lungenkrebs ist keine Pressemeldung über die Zukunft der inhalativen HGH-Programme von Eli Lilly/Alkermes oder Nektar/Pfizer veröffentlicht worden.

k. A. = keine Angabe

einfache und günstige Inhalationstechnologie im Rahmen von klinischen Studien zum Beweis der therapeutischen Wirksamkeit ausreichend ist, wäre sie nicht für jede Therapieart geeignet. Je nach Indikation, Häufigkeit der Dosierung und Therapiedauer könnte die Entwicklung eines Inhalationspulvers mit einfachem handlichem Passivinhalator eher von Vorteil sein.

Zusammenfassung

Die Beiträge über die Exubera®-, AERx®-iDMS-, AIR®- und Technosphere®-Insulin-Systeme zur Entwicklung der Inhalationstechnologie sind sehr zahlreich. Es ist nicht nur gelungen, ein Peptid im trockenen und amorphen Zustand über Jahre hinweg bei Raumtemperatur zu lagern, sondern auch die reproduzierbare Lungendeposition durch optimale aerodynamische Eigenschaften zu gewährleisten. Es können genaue Dosen eines hochaktiven Peptids systemisch über die Lunge verabreicht werden. Die Weiterentwicklung dieser raffinierten Formulierungen und patientenfreundlichere Inhalationsgeräte können die Inhalationstherapie zu einer realistischen Alternative zur Injektion von Biotherapeutika machen.

Als Kehrseite ist es deutlich geworden, dass die offenen Fragen zur Langzeitsicherheit von inhalativen Biotherapeutika noch lange nicht geklärt sind und dass auch in Zukunft viel Vorsicht geboten ist. Nicht zu unterschätzen ist das wirtschaftliche Scheitern von Exubera®, das zu großer Unsicherheit bei den entwickelnden Firmen im Bereich der Inhalationstherapie gesorgt hat. Es bleibt abzuwarten, ob die inhalative Verabreichung von Proteinen und Peptiden in der Zeit nach Exubera® eine Zukunft hat.

Literatur

Banga A. Therapeutic Peptides and Proteins: Formulation, Processing, and Delivery Systems, 2. Aufl., CRC Press, Baton Rouge, USA, 2006

Cryan SA. Carrier-based strategies for targeting protein and peptide drugs to the lung. The AAPS Journal 7, Article 4, 2005

Institut für Qualität und Wirtschaftlichkeit im Gesundheitswesen. Rapid Report IQWiG-Berichte – Inhalatives Insulin (Exubera®), Bericht Nr. 6, Auftrag A05 – 22, Version 1.0, Stand: 02. 04. 2006, 2006

Pulmonary Insulin Delivery – State of the Art 2007. Diabetes Tech. Ther. 9: S1 – S114, 2007

Shoyele SA, Slowey A. Prospects of formulating proteins/peptides as aerosols for pulmonary drug delivery. Int. J. Pharm. 314: 1 – 8, 2006

Thipphawong J. Inhaled cytokines and cytokine antagonists. Adv. Drug Del. Rev. 58: 1089 – 1105, 2006

von Wichert G, von Wichert P. Möglichkeiten und Probleme der Applikation von systemisch wirksamen höhermolekularen Wirkstoffen mittels Inhalation. Med. Klinik 101: 718 – 723, 2006

Katja Schmid,
Wolfgang Frieß

17

Pulmonal applizierte Therapeutika – ein Blick in die Pipeline

Das Kapitel 16 „Inhalative Verabreichung von Proteinen und Peptiden“ beschäftigt sich mit der pulmonalen Applikation von Proteinen und Peptiden. Das nun folgende Kapitel gibt einen Überblick über die zahlreichen möglichen pulmonalen Applikationen zur lokalen, aber auch systemischen Therapie. Hierbei werden die anatomischen und physiologischen Besonderheiten der Lunge beschrieben.

In der Pipeline der forschenden Arzneimittelhersteller sind pulmonale Therapeutika für die verschiedensten Therapiegebiete wie Asthma bronchiale oder COPD (engl. *chronic obstructive pulmonary disease*, chronisch obstruktive Lungenerkrankung), verschiedene Antiinfektiva (einschließlich Impfstoffe) sowie unterschiedliche niedermolekulare Wirkstoffe und rekombinante Proteine. Die Applikation dieser innovativen Wirkstoffe erfolgt mit klassischen Inhalationsgeräten wie Verneblern, Dosieraerosolen oder Pulverinhalatoren oder mit modernen Systemen wie dem eFlow®-Vernebler, dem Mystic™-Inhaler oder dem Respimat® Soft Inhaler sowie dem AKITA®-Inhalationssystem.

1 Inhalativtherapie – anatomisch physiologische Aspekte der Lunge

Inhalative Heilverfahren mit ätherischen Ölen zur Behandlung von Atemwegserkrankungen werden bereits seit Jahrtausenden praktiziert. Auch aus der modernen Therapie von pulmonalen Krankheiten sind inhalative Arzneimittel nicht wegzudenken. Bronchodilatierende und entzündungshemmende Wirkstoffe, die mithilfe von Dosieraerosolen, Pulverinhalatoren oder Verneblern eingeatmet werden, stellen die wichtigsten Eckpfeiler in der Therapie von Asthma bronchiale und COPD dar.

Die inhalative Therapie soll jedoch auch in zunehmendem Umfang für die Applikation von systemisch wirkenden Therapeutika genutzt werden, weil die Lunge aufgrund ihrer großen Oberfläche und ihrer guten Durchblutung einen idealen Resorptionsort für Wirkstoffe darstellt. Mit Antibiotika, Analgetika und Impfstoffen seien nur einige der Wirkstoffgruppen genannt, deren pulmonale Applikation intensiv erforscht wird.

Bei inhalativem Insulin wurde bereits ein Erfolg erzielt: Seit 2006 stand Exubera® zur Therapie von Diabetes mellitus Typ I und Typ II zur Verfügung, bevor die Vermarktung mangels befriedigender Absatzzahlen wieder eingestellt wurde. Zudem ist ein Zusammenhang zwischen gehäuft auftretenden Lungenkrebsfällen bei ehemaligen Rauchern und der pulmonalen Applikation von Insulin nicht vollständig auszuschließen. Dieses Kapitel stellt die aktuellen Entwicklungen in der inhalativen Therapie zusammen und gibt einen Blick in die „Pipeline" der Arzneimittelforschung.

Als Basis für das Verständnis der inhalativen Therapie ist das Wissen um strukturelle und funktionelle Eigenschaften der Lunge essenziell. Ausgehend von diesen anatomisch-physiologischen Gegebenheiten werden die Möglichkeiten und die Probleme der inhalativen Therapie deutlich.

Definition

Bei *Inhalanda* handelt es sich nach dem Europäischen Arzneibuch um Zubereitungen zur Inhalation in flüssiger oder fester Darreichungsform, die als Dampf oder Aerosol angewendet werden, um in der Lunge eine lokale oder systemische Wirkung zu erzielen. Die Zubereitungen enthalten einen oder mehrere Wirkstoffe, die in einem geeigneten Vehikel gelöst oder dispergiert sein können.

Die Lunge lässt sich funktional in eine konvektive und eine respiratorische Zone unterteilen ▸Abb. 17.1. Die konvektive Zone besteht aus insgesamt 17 Atemwegsgenerationen, beginnend mit der Trachea (Generation 0), die sich zu Bronchien (enthalten Knorpel in den Wänden) und schließlich zu Bronchiolen (ohne Knorpel) verzweigt. Von der Trachea bis hinunter zu den terminalen Bronchiolen dienen diese Verzweigungen dem effizienten Lufttransport vom Nasopharynx in die respiratorische Zone. Da die konvektive Zone jedoch mangels Alveolen nicht zum Gasaustausch fähig ist, wird sie auch als anatomischer Totraum bezeichnet.

Die respiratorische Zone hingegen besteht aus allen am Gasaustausch beteiligten Geweben. Sie beginnt mit den respiratorischen Bronchiolen, die sich zu Alveolargängen und dann Alveolarsäcken verzweigen. Diese Atemwegsgenerationen (17 – 23) besitzen insgesamt etwa 300 Millionen Alveolen, deren Durchmesser während Inspiration und Exspiration zwischen 250 und 50 µm schwankt. Die Gesamtoberfläche der Alveolen wird auf 100 bis 150 m^2 geschätzt.

Die unterschiedliche Funktion der beiden Zonen spiegelt sich auch im Gesamtquerschnitt der Atemwege wider. Innerhalb der konvektiven Zone vergrößert sich der Gesamtquerschnitt nur mäßig (von 2,5 auf 180 cm^2), sodass die Strömung der Atemluft bestehen bleibt. In der respiratorischen Zone erhöht er sich jedoch auf 10 000 cm^2. Hierdurch kommt die Strömung der Atemluft praktisch zum Stillstand und die in der Luft enthaltenen Moleküle bewegen sich

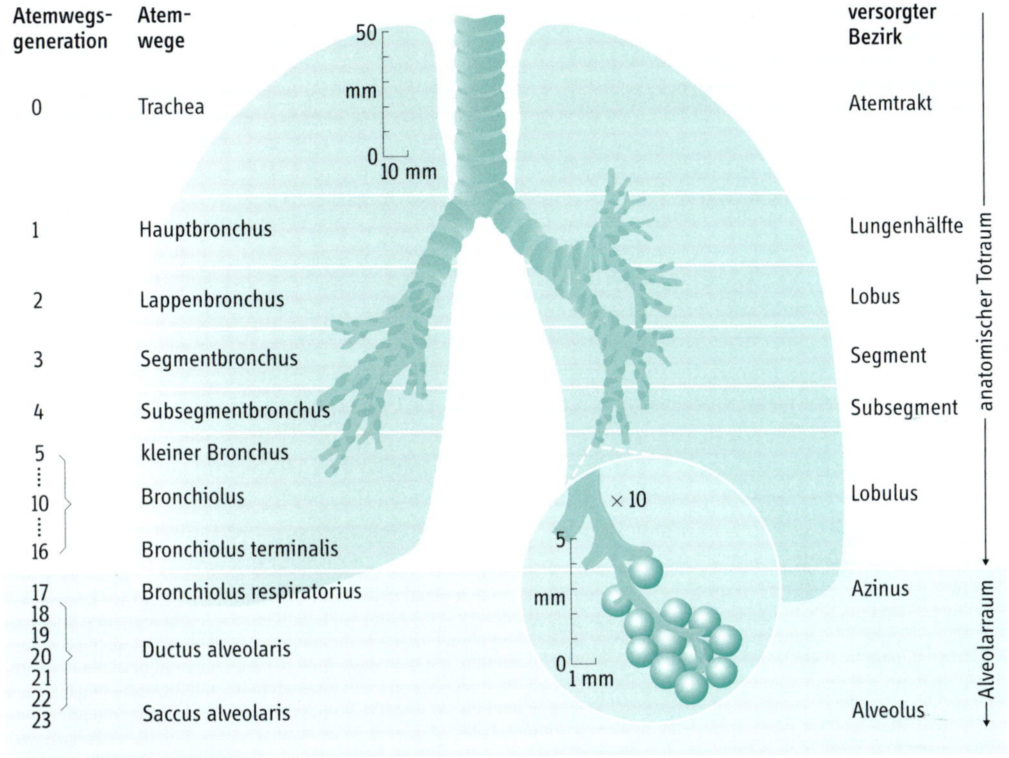

▲ **Abb. 17.1** Die Lunge ist funktional in eine konvektive und eine respiratorische Zone unterteilt. Die Atemwegsgenerationen 0 – 16 werden zur konvektiven Zone gezählt und dienen dem Lufttransport bis zur respiratorischen Zone. Die Atemwegsgenerationen 17 – 23 bilden die respiratorische Zone und sind mit ca. 300 Millionen Alveolen besetzt.

innerhalb der Alveolen nur noch durch Diffusion.

In der konvektiven Zone produzieren die sog. Becherzellen und subepithelialen Drüsenzellen eine Schleimschicht, die das darunter liegende Lungenepithel schützt und feucht hält. Dieser sog. Mucus ist ein komplexes Gemisch aus Proteinen, Proteoglykanen, Glykoproteinen und Lipiden. Der Mucus wird kontinuierlich durch Epithelzellen mit Zilienbesatz in Richtung Trachea abtransportiert. Nahezu die Hälfte aller Epithelzellen besitzen Zilien (ca. 200 pro Zelle), die mit ihren rhythmischen Bewegungen (ca. 1000 pro min) für die Reinigung der Atemwege sorgen.

Das Epithel der Alveolen wird von Pneumozyten Typ I und Typ II gebildet. Sie sind über „tight junctions" (engl.: dichte Verbindung, lat. *Zonula occludens*) miteinander verbunden und bilden einen dichten Monolayer, der den Wasserverlust des Körpers über die Atemluft minimiert. Pneumozyten Typ I nehmen etwa 80 % der alveolaren Oberfläche ein und sind aufgrund ihrer geringen Dicke (<0,2 µm) für den raschen Gasaustausch zwischen Atemluft und Blut verantwortlich. Pneumozyten Typ II produzieren den Surfactant, ein Lipid-Protein-Gemisch, das ein Kollabieren der Alveolen verhindert (Antiatelektasefaktor).

Dipalmitoylphosphatidylcholin stellt etwa 50 % der Lipidfraktion und ist hauptverantwortlich für die Herabsetzung der Grenzflächenspannung zwischen Atemgas und Flüssigkeit. Im alveolaren Epithel finden sich auch Makrophagen, die durch Phagozytose und Produktion von Entzündungsmediatoren die

Merke

Die *Lunge* besteht aus einer konvektiven, Luft leitenden Zone und einer respiratorischen Zone, in der die Atemgase ausgetauscht werden. Diese unterschiedlichen Funktionen spiegeln sich sowohl im anatomischen Aufbau als auch im zellulären Besatz wider.

effektive Abwehr von Krankheitserregern organisieren. Aktuelle Forschungsergebnisse haben gezeigt, dass die Phagozytoseaktivität alveolarer Makrophagen maßgeblich an der Inaktivierung von pulmonal applizierten Makromolekülen beteiligt ist. Diese Phagozytose mithilfe von chemischen oder physikalischen Mitteln zu verhindern, wird als eine Möglichkeit diskutiert, die Bioverfügbarkeit von inhalierten Proteinwirkstoffen zu erhöhen.

Die systemische Bioverfügbarkeit von Wirkstoffen nach pulmonaler Applikation ist auch abhängig von deren Resorption über das Lungenepithel. Eine weitere Barriere stellt hier die Anwesenheit von membranassoziierten Transportern dar. P-Glykoprotein, Multidrug Resistance-Related Protein (MRP1) und Lung Resistance-Related Protein (LRP) gehören zu den zellulären Effluxsystemen und sind für die Sezernierung und Inaktivierung von Therapeutika in der Lunge verantwortlich.

2 Allgemeine Aspekte der inhalativen Therapie

Die inhalative Therapie wird sowohl zur lokalen Behandlung von Atemwegserkrankungen als auch zur Verabreichung von systemischen Wirkstoffen verwendet. Für eine erfolgreiche lokale Therapie sollte der Wirkstoff entweder vornehmlich in der konvektiven Zone appliziert, wie beispielsweise bei der Asthmatherapie, oder aber bis in die Lungenperipherie befördert werden. Letzteres trifft beispielsweise auf die COPD-Therapie zu, da die pathologischen Veränderungen dieser Krankheit eher die alveolare Region betreffen. Die Applikation von

Merke

Lokale *Bronchialtherapeutika* sollten je nach Wirkungsort überwiegend in die konvektive oder in die respiratorische Zone gelangen. Systemisch wirkende Wirkstoffe sollten hauptsächlich in der respiratorischen Zone appliziert werden.

Wirkstoffen mit dem Wunsch der systemischen Wirkung sollte überwiegend in der respiratorischen Zone erfolgen, da hier die große alveolare Oberfläche für eine rasche Wirkstoffresorption zur Verfügung steht.

Die Lunge bietet noch weitere Vorteile, die eine inhalative Therapie mit systemischer Wirkung ermöglichen. Die Aktivität der metabolisierenden Enzyme und Effluxtransporter der Lunge ist, verglichen mit denen von Leber oder Gastrointestinaltrakt, eher gering. Die inhalativ applizierten Wirkstoffe können somit schneller systemisch verfügbar gemacht werden. Dies ist vor allem bei Wirkstoffen interessant, für die ein schneller Wirkungseintritt wichtig ist.

Der Erfolg einer inhalativen Therapie ist entscheidend von der Deposition des Wirkstoffs in der Lunge abhängig, d.h. von der Dosis, die nach der Applikation in der Lunge verbleibt. Diese Deposition im Respirationstrakt wird von der Größe der Wirkstoffpartikel und vom Atemverhalten des Patienten beeinflusst.

Inhalative therapeutische Aerosolpartikel sind normalerweise so konzipiert, dass sie einen mittleren aerodynamischen Durchmesser von 1 bis 5 µm aufweisen. Solche Partikel besitzen die Fähigkeit, mit dem inhalierten Luftstrom durch den Mund-Rachen-Raum zu gelangen und sich dann in den Atemwe-

Merke

Der optimale aerodynamische *Partikel- oder Tröpfchendurchmesser* für die inhalative Applikation liegt bei 1 bis 5 µm. Wirkstoffe dieser Größe lagern sich durch Sedimentation in der Lunge ab.

gen niederzuschlagen. Liegt die durchschnittliche Partikelgröße eher bei 5 µm, lagern sich die Partikel hauptsächlich in der konvektiven Zone ab. Liegt sie hingegen eher bei 1 µm, reichern sich die inhalierten Partikel vor allem in der respiratorischen Zone an.

Partikel, deren aerodynamischer Durchmesser größer als 5 µm ist, können aufgrund ihres Trägheitsmoments dem Atemgasstrom bei der Inhalation nicht folgen und werden durch Aufprall an Hindernissen, wie dem Kehlkopf, deponiert (Impaktion). Teilchen mit einem aerodynamischen Durchmesser kleiner 1 µm werden aufgrund ihres geringen Gewichts nicht abgeschieden, sondern wieder ausgeatmet.

Die Clearance von inhalierten Partikeln durch die Makrophagen in den distalen Lungenbereichen und Alveolen verhindert einen Langzeiteffekt der inhalierten Wirkstoffe. Deshalb wurden große, stark poröse Partikel entwickelt, die im Gegensatz zu den gewöhnlichen 1 bis 5 µm großen Mikropartikeln mit Standarddichte die Möglichkeit zur verlängerten Freisetzung bieten. Obwohl diese Partikel größer als 5 µm sind, werden sie bei der Inhalation dennoch in den distalen Lungenbereichen abgelagert, da sie durch die verminderte Dichte ähnliche aerodynamische Eigenschaften wie die Standardpartikel besitzen. Sie verbleiben nach einer Inhalation länger in der Lunge, weil sie wegen ihrer Größe der Phagozytose durch Makrophagen länger entkommen. Deshalb ermöglichen große, poröse Partikel die Entwicklung einer Depotformulierung für die Applikation in der Lunge.

3 Entwicklungen in der Therapie von Asthma bronchiale und COPD

3.1 Asthma bronchiale

In den Industrienationen ist die Inzidenz von Asthma bronchiale in den letzten Jahrzehnten deutlich gestiegen. Schätzungen zufolge sind bereits 4 Millionen Deutsche, besonders Kinder und Jugendliche, von dieser chronischen Krankheit betroffen. Asthma bronchiale ist eine entzündliche Erkrankung der Atemwege mit reversibler anfallsartiger Atemwegsobstruktion und bronchialer Hyperreaktivität auf Allergene und andere Stimuli.

Bei persistierendem Asthma empfiehlt das Stufenschema der Deutschen Atemwegsliga die regelmäßige Inhalation von Glucocorticoiden und lang wirksamen β_2-Sympathomimetika. Glucocorticoide wirken stark antiinflammatorisch, reduzieren die bronchiale Hyperreaktivität und vermindern Symptome und Exazerbationen des Asthmas. Derzeit stehen Budesonid, Beclomethason, Fluticason, Mometason und Ciclesonid als inhalative Glucocorticoide zur Verfügung. Entgegen möglicher Befürchtungen sind unerwünschte systemische Effekte einer kontinuierlichen Gabe inhalativer Glucocorticoide im Vergleich zu einer oralen Glucocorticoidtherapie minimal. Inhalative Glucocorticoide weisen einen ausgeprägten First-pass-Metabolismus auf, wodurch systemische Effekte beim Verschlucken von Wirkstoff im Rahmen der Inhalation reduziert werden. Durch die inhalative Applikation werden hohe Wirkstoffkonzentrationen am Wirkungsort erreicht, ohne den Körper unnötig zu belasten.

Eine weitere Reduktion von systemischen Nebenwirkungen erwartet man sich von der Inhalation des Prodrugs Ciclesonid, das erst in der Lunge zum wirksamen Desisobutyryl-Ciclesonid metabolisiert wird. Dieser aktive Metabolit weist gegenüber Ciclesonid eine 100-fach höhere Affinität zum Glucocorticoidrezeptor auf.

Merke

Ein *ideales Glucocorticoid* zur inhalativen Therapie verbindet eine hohe Wirkstoffkonzentration in der Lunge und eine geringe systemische Exposition. Neuere Substanzen wie Fluticason, Mometason oder Ciclesonid werden diesen Anforderungen eher gerecht als ältere.

Ein weiterer Ansatz zu besser verträglichen Glucocorticoiden besteht darin, die antiinflammatorische von der endokrinen Wirkstoffkomponente zu trennen, sog. dissoziative Glucocorticoide. Dies ist zumindest theoretisch möglich, da die antiinflammatorischen Effekte überwiegend auf der Inhibition von Transkriptionsfaktoren beruhen („Transrepression"). Die endokrinen Effekte und damit auch die systemischen Nebenwirkungen werden aber vor allem durch die Bindung des Glucocorticoidrezeptors an die DNA vermittelt („Transaktivierung"). Solche dissoziativen Glucocorticoide wie RU24858 oder RU40066 sind in der Erprobung.

β_2-Sympathomimetika sind die stärksten Bronchodilatatoren. Man unterscheidet die kurz wirkenden Reliever (Salbutamol, Fenoterol, Terbutalin) von den lang wirkenden Controllern (Salmeterol, Formoterol). Lang wirksame β_2-Sympathomimetika und inhalative Glucocorticoide stehen heute auch in Form von Fixkombinationen für die Therapie zur Verfügung: Symbicort® und Symbicort® Smart (Formoterol/Budesonid), Viani® und Atmadisc® (Salmeterol/Fluticason), Foster® und Inuvair® (Formoterol/Beclomethason). Durch diese feste Kombination von Bronchodilatator und inhalativem Glucocorticoid in einem Inhalationssystem soll die Adhärenz der Asthmapatienten zur kontinuierlichen antiinflammatorischen Therapie sichergestellt werden.

Allerdings wird der Zusatznutzen dieser Fixkombinationen noch kontrovers diskutiert. Für die Deutsche Atemwegsliga steht die leichtere Anwendung für die Patienten und damit die verbesserte Behandlungsqualität im Vordergrund. Das Deutsche Institut für Qualität und Wirtschaftlichkeit im Gesundheitswesen (IQWiG) sieht in der erhöhten Patientencompliance jedoch keinen Grund für eine Verordnungsfähigkeit der Fixkombinationen.

In der inhalativen Asthmatherapie wird neben den etablierten Wirkstoffen auch der Einsatz innovativer Prinzipien erforscht. Hoffnungsträger sind hier beispielsweise die „Toll-like receptor 9"-Liganden (TLR9-L), die durch Bindung an den Toll-like Rezeptor 9 eine Reduktion der immunologischen Sofort- und Spätreaktion des Asthma bronchiale bewirken. In Phase-II-Studien zeigten „Toll-like receptor 9"-Liganden eine ähnlich hohe Effektivität wie inhalative Glucocorticoide und eine gute Verträglichkeit.

Merke

Nach dem Motto „β2 – better two: besser zwei" werden *β_2-Sympathomimetika und Glucocorticoide* zusammen entweder in Form des jeweiligen Monopräparats oder als fixe Kombination eingesetzt. Für die gleichzeitige Anwendung beider Wirkstoffgruppen spricht auch ein interessanter pharmakodynamischer Mechanismus: Glucocorticoide verstärken die Expression von β_2-Rezeptoren und wirken damit einer Toleranzentwicklung unter β_2-Sympathomimetika-Behandlung entgegen. Umgekehrt verstärken β_2-Sympathomimetika den antiinflammatorischen Effekt der Glucocorticoide, indem sie die Phosphorylierung der Glucocorticoidrezeptoren erleichtern und damit ihre Effektivität steigern.

Als weiterer therapeutischer Ansatz wird die Unterbindung der Mastzellaktivierung verfolgt. Hierzu werden Kinaseinhibitoren wie Imatinib oder R112 im Tiermodell erforscht. Bei nasaler Applikation in Humanstudien verminderte R112 erfolgreich das Auftreten von Heuschnupfen. Er birgt jedoch wie alle Kinaseinhibitoren ein hohes Potenzial an Nebenwirkungen, sodass die Entwicklung lokal wirksamer inhalativer Applikationsformen forciert wird.

Ebenfalls interessant für die Asthmatherapie sind die adenosinvermittelten Effekte auf Muskelkontraktion und Atemwegsobstruktion. Theophyllin ist ein Ligand der Adenosinrezeptoren und vermittelt vermutlich einen Teil seiner antientzündlichen Aktivität über den A3-Rezeptor. Zur möglichen therapeutischen Verwendung stehen außerdem selektive Rezeptorliganden für A1-, A2A- und A2B-Rezeptoren bereit. EPI-2010, ein A1-selektives Antisense-Nukleotid, wurde bereits als inhalatives Präparat in einer Phase-II-Studie angewendet. Der inhalierbare A2A-Rezeptoragonist GW-328267 ist in klinischer Erprobung.

3.2 Chronisch obstruktive Lungenerkrankung – COPD

Die Prävalenz für COPD schwankt in den europäischen Ländern zwischen 4 und 10 %. Jährlich sterben in Europa etwa 200 000 bis 300 000 Menschen an den Folgen dieser Krankheit.

COPD manifestiert sich in chronischer Bronchitis und Lungenemphysem und ruft eine irreversible progressive Atemwegsobstruktion hervor. Außerdem ist die Erkrankung mit einer abnormalen Entzündungsreaktion der Lunge assoziiert, hervorgerufen durch externe Noxen wie beispielsweise Zigarettenrauch. Nahezu alle COPD-Patienten sind aktive oder ehemalige Raucher oder dem Passivrauch ausgesetzte Menschen. Das Aufgeben des Rauchens stellt heute die einzige Möglichkeit dar, ein Fortschreiten der Krankheit zu verhindern. Die Pharmakotherapie kann die Symptome minimieren, die Häufigkeit und Schwere von Exazerbationen reduzieren und die Belastungstoleranz erhöhen. Jedoch existiert bis heute noch kein Arzneimittel, das die Langzeitverschlechterung der Lungenfunktion verhindern kann.

Zusätzlich zu den bei Asthma bronchiale verwendeten Wirkstoffen werden in der COPD-Therapie auch Anticholinergika wie Ipratropium und Tiotropium eingesetzt. Das lang wirkende Tiotropium ist das Mittel der ersten Wahl, da täglich eine einmalige Inhalation ausreichend ist. Auch die inhalative Applikation eines Antibiotikums zur Behandlung von bakteriellen Exazerbationen stellt eine interessante Perspektive dar. Sehr häufig kommen in der COPD-Therapie die klassischen Asthmasprays als Inhaliergeräte zum Einsatz, die den Wirkstoff vor allem in die konvektive Zone der Lunge applizieren. Jedoch betreffen die pathologischen Veränderungen der COPD vor allem die peripheren Lungenabschnitte. Mit Inhaliergeräten, die diesem Umstand Rechnung tragen und Partikel mit geringerem Durchmesser liefern, könnte die Effektivität der COPD-Pharmakotherapie gesteigert werden.

Merke

Die Diagnose *COPD* ergibt sich aus der Anamnese: Die Patienten sind/waren Raucher oder anderen inhalativen Noxen ausgesetzt; sie klagen über Atemnot unter körperlicher Belastung (Leitsymptom der COPD). Die einzige Möglichkeit, die Progression der COPD zu verlangsamen, ist die Ausschaltung der inhalativen Noxe und damit in den meisten Fällen die Aufgabe des Rauchens. Pharmakologische Interventionen können ein Fortschreiten der COPD nicht verhindern.

4 Inhalierbare Antiinfektiva und Impfstoffe

4.1 Inhalierbare Antiinfektiva

4.1.1 Antibiotika

Bereits 1998 wurde mit TOBI® (Tobramycin Inhalation Solution, USP) das erste inhalierbare Antibiotikum zur Therapie der Pseudomonas aeruginosa-Infektion bei Mukoviszidose (zystische Fibrose) zugelassen. Die inhalative Applikation dieses Aminoglykosid-Antibiotikums erfolgt zweimal täglich über einen Vernebler. Im Gegensatz zur intravenösen Gabe von Tobramycin kann durch die Inhalation eine wesentlich höhere Wirkstoffkonzentration in der Lunge erreicht werden, ohne das Risiko für schwere Nebenwirkungen wie Ototoxizität und Nephrotoxizität zu erhöhen. Neue Entwicklungen in der Therapie mit Tobramycin versuchen die Handhabung der Inhalatoren zu erleichtern und die Inhalationsdauer zu verkürzen. Ein Tobramycin-DPI (engl. *dry powder inhaler*) befindet sich hierzu in Phase III der klinischen Studien (Kooperation der Firmen Nektar und Novartis).

Blickt man in die Pipeline forschender Arzneimittelhersteller, werden den Mukoviszidose-

Definition

Mukoviszidose (lat. *mucus*: Schleim; *viscidus*: zäh, klebrig) oder zystische Fibrose (engl. *cystic fibrosis*, CF) ist eine genetisch bedingte, autosomal-rezessive Stoffwechselerkrankung. Bei Menschen mit Mukoviszidose ist durch eine Fehlfunktion von zellulären Chloridkanälen der Wassergehalt aller Sekrete exokriner Drüsen erniedrigt. In Lunge, Bauchspeicheldrüse, Dünndarm, Gallenwegen und Schweißdrüsen werden daher zähflüssige Sekrete gebildet, die nur erschwert vom Körper abtransportiert werden können. Dadurch kommt es in den betroffenen Organen zu Funktionsstörungen unterschiedlicher Art. Die pulmonalen Symptome äußern sich in chronischem Husten, Bronchiektasien, häufig wiederkehrenden Lungeninfekten und schweren Lungenentzündungen.

Patienten bald weitere inhalative Antibiotika gegen Pseudomonas aeruginosa zur Verfügung stehen. Eine Phase-III-Studie untersucht die Anwendung von Aztreonam-Lysin, das mit dem eFlow®-Vernebler verabreicht wird (Kooperation der Firmen CorusPharma und Pari). Als neue Therapieoption wird auch Ciprofloxacin in Form eines DPI getestet (Kooperation der Firmen Nektar und Bayer).

Des Weiteren wird die Inhalation von Antibiotika auch für andere Indikationen als Alternative zur intravenösen Gabe erforscht. Patienten, die an einer „Hospital-acquired" Pneumonia oder einer „Ventilator-associated" Pneumonia erkranken und eine künstliche Beatmung benötigen, können demnächst mit inhalierbarem Amikacin behandelt werden, wenn die Phase-II-Studie Erfolg versprechend verläuft (Kooperation der Firmen Nektar und Bayer). Dank des pulmonalen Wirkstoffträgersystems von Nektar kann Amikacin während der künstlichen Beatmung über eine Mikropumpe pulmonal appliziert werden. So werden vergleichsweise hohe Konzentrationen bei guter Verträglichkeit erreicht. Auch bei einer anderen Form der Pneumonie, ausgelöst durch die Infektion mit *Pneumocystis carinii*, wird die Inhalation des Antiprotozoikums Pentamidin (Pentacarinat®) angewendet. Durch die pulmonale Applikation können schwere Nebenwirkungen wie Anämie, Hypoglykämie und Arrhythmien vermieden werden.

4.1.2 Virustatika und Antimykotika

Auch für virale Infektionen und Mykosen der Lunge möchte man den Vorteil der Inhalation nutzen und den Wirkstoff direkt an den Ort der Erkrankung befördern. Relenza® (Zanamivir) wurde 1999 als erstes inhalatives Virustatikum zur Behandlung der Influenza eingeführt. Der Neuraminidasehemmer wird zweimal täglich fünf Tage lang in Form eines DPI angewendet, um Schwere und Dauer der Grippesymptome zu reduzieren. Der Einsatz einer inhalativen Formulierung des Antimykotikums Amphotericin B zur Therapie der pulmonalen Aspergillose bei immunsupprimierten Patienten wird momentan in einer Phase-I-Studie untersucht (Firma Nektar).

4.2 Impfstoffe

Im Bereich der Impfstoffe steht die Entwicklung inhalativer Darreichungsformen noch am Anfang. Etwa die Hälfte aller heute zugelassenen Impfstoffe richtet sich gegen Infektionen des Respirationstrakts, jedoch sind bisher keine Vakzine für die pulmonale Applikation verfügbar. Inhalative Impfstoffe sind aus mehreren Gründen wünschenswert. Zum einen würde die nadelfreie Applikation gerade bei den jungen Impfpatienten die Impfung erleichtern. Zum anderen würde eine Inhalation im Vergleich zu einer intramuskulären Injektion eine stärkere lokale Immunreaktion auslösen. Die Immunisierung über die Schleimhaut wird heute als vielversprechende und rationale Strategie gesehen, um Infektionen, die den Körper über die Schleimhaut befallen, zu vermeiden. Die Lunge wäre demnach der bevorzugte Ort der Immunisierung gegen Erreger, die über die Atemwege eindringen. Ein von einem Vernebler erzeugtes Impfstoffaerosol zeigte sich in mehreren Studien zur Prävention von Masern

Merke

Impfstoffe stellen aufgrund ihrer komplexen makromolekularen Struktur (attenuierte Erreger, virale Proteine, etc.) und ihrer Empfindlichkeit gegenüber äußeren Einflüssen (Temperatur, Luftfeuchte, etc.) eine große Herausforderung für die Entwicklung einer inhalativen Arzneiform dar.

Erfolg versprechend. Momentan koordiniert das sog. Measles Aerosol Project der Weltgesundheitsorganisation (WHO) die Entwicklung einer optimierten Darreichungsform und eines pulverförmigen Impfstoffs.

Die Zulassung des nasalen Grippeimpfstoffs FluMist® in den USA erhöhte die Hoffnungen auf ein pulmonales Vakzin gegen Influenza und andere Infektionen. Der attenuierte Lebendimpfstoff in FluMist® zeigte im Vergleich zum konventionellen intramuskulär applizierten Totimpfstoff eine überlegene Wirkung. Durch die Verwendung der nasalen Vakzine traten bei Kindern im Alter von 6 bis 59 Monaten etwa 55% weniger Grippeerkrankungen auf.

5 Inhalierbare niedermolekulare Wirkstoffe mit lokaler oder systemischer Wirkung

5.1 Pulmonale Hypertonie

Seit September 2003 ist Ventavis® (Iloprost) als erste inhalative Therapie der primären pulmonalen Hypertonie (idiopathische und familiäre pulmonale arterielle Hypertonie) in allen EU-Staaten zugelassen. Bei Iloprost handelt es sich um ein stabiles Analogon des endogenen Prostazyklins und potenten Vasodilatator mit antithrombotischer und antiinflammatorischer Wirkung. Die selektive Deposition von Iloprost in der Lunge gewährleistet schnelle Wirkung, gute Verträglichkeit und eine nachhaltige Verbesserung von körperlicher Leistungsfähigkeit und Lebensqualität.

5.2 Bronchialkarzinom

Das Bronchialkarzinom als dritthäufigste Tumorart in Deutschland ist für die Mehrzahl aller Krebssterbefälle bei Männern verantwortlich. Die relative 5-Jahres-Überlebensrate mit Bronchialkarzinom ist mit 12% bei Männern und 14% bei Frauen für beide Geschlechter ähnlich gering. Damit gehört Lungenkrebs zu den prognostisch ungünstigsten Tumorarten. Eine obwohl häufig nur palliativ durchgeführte Chemotherapie beeinträchtigt die Lebensqualität der Patienten durch schwere Nebenwirkungen. Die pulmonale Applikation von Zytostatika würde ihre unerwünschten Effekte minimieren und dabei gleichzeitig eine hohe zytotoxische Wirkstoffkonzentration in der Lunge gewährleisten. Die inhalative Chemotherapie stellt daher ein bevorzugtes Therapiekonzept bei Lungentumoren dar. Jedoch ist bis heute noch kein entsprechendes Produkt zugelassen.

Die Forschung auf diesem Gebiet befasst sich mit der Inhalation von bewährten Zytostatika (Doxorubicin, Paclitaxel, 5-Fluorouracil) und neueren Substanzen wie beispielsweise inhalierbarem Interleukin-2 als Immunstimulator bei Lungenmetastasen. In einer multizentrischen Phase-II-Studie wird Resmycin™, eine inhalierbare Doxorubicinlösung, erforscht. Mit der Inhalation von Resmycin™ werden Doxorubicinkonzentrationen im Lungentumor erreicht, die die Werte nach konventioneller intravenöser Gabe um ein Vielfaches übersteigen.

Merke

Auch in der Therapie von *Lungenkrebs* sollen zwei wichtige Vorteile der inhalativen Therapie zum Tragen kommen:
1. lokal hohe Wirkstoffkonzentrationen in der Lunge, verglichen mit einer oralen oder intravenösen Darreichungsform
2. daraus folgend eine geringere systemische Belastung und verminderte Nebenwirkungen

5.3 Lungentransplantation

Auch in der Transplantationsmedizin versucht man die hohe pulmonale Deposition von Wirkstoffen bei der Inhalation zu nutzen. Nach einer Lungentransplantation beträgt die mittlere 5-Jahres-Überlebensrate weltweit etwa 50 %. Die Hauptursache für Morbidität und Mortalität nach einer Lungentransplantation ist das Bronchiolitis-obliterans-Syndrom. Dabei kommt es zu einer entzündlichen und fibrotischen Obstruktion der kleinen Atemwege und letztlich zur Abstoßung des transplantierten Organs. Um diese chronische Abstoßungsreaktion zu verhindern, erhalten die Patienten regelmäßig immunsupprimierende Wirkstoffe wie beispielsweise Ciclosporin.

Hierzu existieren zahlreiche Forschungsprojekte und Studien. Hoffnungsträger sind u. a. das inhalierbare Ciclosporin Pulminiq™ (Firma Novartis), das sich in der Phase-III-Studie befindet, und ein liposomales Ciclosporin, das mithilfe des eFlow®-Verneblers (Firma Pari) verabreicht wird.

Definition

Ciclosporin (Sandimmun®) revolutionierte seit seinem ersten Einsatz 1978 das Gebiet der Transplantationsmedizin. Es hemmt selektiv die Bildung von Zytokinen (Interleukin-2), die bei der Aktivierung von T-Lymphozyten induziert wird. Folglich wird die zelluläre Immunantwort unterdrückt, ohne jedoch die Bildung von Antikörpern zu beeinträchtigen. Eine Organtransplantation macht die lebenslange Einnahme von Ciclosporin oder anderen Immunsuppressiva notwendig. Aufgrund der schwankenden Bioverfügbarkeit nach oraler Gabe und der engen therapeutischen Breite von Ciclosporin sind regelmäßige Blutspiegelkontrollen notwendig.

Obwohl als orale Formulierung unkompliziert in der Anwendung, führen die zahlreichen Nebenwirkungen von Ciclosporin zu einer relativ niedrigen Patientencompliance und infolgedessen häufig zum Bronchiolitis-obliterans-Syndrom. Eine inhalative Gabe von Ciclosporin wäre vorteilhaft, da die systemischen Nebenwirkungen reduziert und gleichzeitig die wirksame Konzentration in der Lunge erhöht werden könnten.

5.4 Schmerzen und Migräne

In der Therapie von Tumorschmerzen ist Fentanyl ein gebräuchliches Opioidanalgetikum. Über die Hälfte aller onkologischen Schmerzpatienten benötigt neben der Dauermedikation auch eine Bedarfsmedikation zur Behandlung von Durchbruchschmerzen. Dies sind überwiegend Verschlimmerungen (Exazerbationen) von Ruheschmerzen. Nach Ergebnissen verschiedener Studien sind 40 – 80 % der Tumorpatienten trotz ansonsten effektiver Opioidtherapie davon betroffen.

Eine rasche Schmerzlinderung ist mit dem oral-transmukosalen therapeutischen System Actiq® zu erreichen. Es besteht aus einem stäbchenförmigen Applikator mit einer verpressten Wirkstoffpulvermatrix, die beim Bestreichen der Mundschleimhaut Fentanyl abgibt. Die schmerzlindernde Wirkung tritt innerhalb von 5 min und damit genauso schnell wie bei intravenös verabreichtem Morphin ein. Derzeit befindet sich noch kein inhalatives, opioidhaltiges Fertigarzneimittel zur Therapie von Durchbruchschmerzen auf dem Markt. Jedoch beendete das inhalative Fentanyl AeroLEF® (Firma YM BioSciences) die Phase-II-Studien erfolgreich. AeroLEF® enthält eine Mischung aus freiem und liposomal gebundenem Fentanyl, die

Merke

Durch die Kombination von zwei unterschiedlichen Wirkstoffträger-Formen für Fentanyl wurde *AeroLEF®* für die Schmerztherapie optimiert: Frei vorliegendes Fentanyl wird schnell resorbiert und flutet rasch an – die Schmerzlinderung tritt innerhalb von Minuten ein. Ein zweiter Anteil des Fentanyls, der an Liposomen gebunden vorliegt, wird hingegen nur langsam, aber kontinuierlich freigesetzt, sodass der schmerzlindernde Effekt über mehrere Stunden anhält.

eine schnelle und gleichzeitig lang andauernde Schmerzlinderung gewährleistet. Die vorgesehene Indikation für AeroLEF® umfasst mittlere bis schwere Tumor- und postoperative Schmerzen.

Die Anwendung von Dronabinol (Delta-9-Tetrahydrocannabinol) wird mittlerweile für eine Vielzahl von Indikationen diskutiert: Appetitsteigerung bei Aids- und Tumorpatienten, Hemmung von Übelkeit und Erbrechen bei Chemotherapie, Reduzierung muskulärer Krämpfe und Spastiken bei Multipler Sklerose, Behandlung chronischer und therapieresistenter Schmerzen und Therapie akuter Migräneanfälle. Pulmonales Dronabinol als Dosieraerosol (Kooperation der Firmen Solvay und Nektar) wird in einer Phase-II-Studie zur Behandlung von Migräneanfällen mit und ohne Aura sowie zur Schmerztherapie bei Tumoren und Aids evaluiert. Die inhalative Applikation von Dronabinol wirkt im Vergleich zu der in den USA zugelassenen oralen Dronabinol-Formulierung MARINOL® innerhalb von Minuten und bietet den Patienten eine gute Alternative zur schnellen Symptomlinderung, die auch wünschenswert ist.

Zur Therapie des akuten Migräneanfalls ist in Europa seit 2002 auch das Nasenspray Zomig® (Firma AstraZeneca) verfügbar. Es enthält Zolmitriptan, das als nasale Formulierung insbesondere für Migränepatienten mit starker Übelkeit und Erbrechen geeignet ist. In einer Metaanalyse von 53 Studien zeigte sich nasales Zolmitriptan der oralen Gabe deutlich überlegen. So trat die Schmerzlinderung bereits 15 min nach der Anwendung ein und noch zwei Stunden später waren 70 % der Patienten schmerzfrei. Bei oralen Triptanen dauerte es durchschnittlich 30 min, bis ein Effekt spürbar war, und nur 29 % aller Migränepatienten waren noch zwei Stunden nach der Einnahme schmerzfrei. Eine inhalative Triptanformulierung könnte ähnlich gute Ergebnisse liefern.

5.5 Osteoporose

Für die Therapie der Osteoporose sind mehr als 30 Wirkstoffe in der Entwicklung. Bereits etabliert haben sich Calcitonin, Parathormon (PTH), Bisphosphonate und Selective Estrogen Receptor Modulators (SERM). Da es sich bei der Osteoporosebehandlung um eine Dauertherapie handelt, sind alternative Darreichungsformen für die Patientencompliance besonders wünschenswert. Nasale Formulierungen waren in der Vergangenheit bereits erfolgreich und sind wegweisend für die pulmonale Wirkstoffapplikation.

1995 wurde das Calcitonin-Nasenspray Miacalcin® in den USA zugelassen und löste damit die Injektion von Calcitonin ab. Ein weiterer Schritt in Richtung inhalativer Darreichungsformen ist AIR®PTH (Kooperation der Firmen Eli Lilly und Alkermes). Mit AIR®PTH soll ein pulmonal verfügbares Parathormon auf den Markt gebracht werden, womit die ansonsten notwendige tägliche Injektion bald der Vergangenheit angehören könnte. Zelos Therapeutics entwickelte mit dem Parathormonanalogon Ostabolin-C™ ein PTH-Therapeutikum der zweiten Generation. Es stimuliert im Gegensatz zu PTH nicht die Knochenresorption und führt deshalb auch nicht zu Hypercalcämie. Eine inhalative Formulierung dieses Wirkstoffs befindet sich in Phase I der klinischen Studien.

5.6 Sexuelle Dysfunktion

Auch das Gebiet der sexuellen Störungen wird als Chance für die pulmonale Therapie gesehen. Das Marktpotenzial von Wirkstoffen gegen erektile Dysfunktion und Ejaculatio praecox wird für 2008 auf etwa 5 Milliarden Dollar geschätzt. Die momentan verfügbaren Substanzen lassen jedoch Spielraum für Verbesserungen, da sie nach oraler Gabe einen vergleichsweise langen Zeitraum bis zum Wirkungseintritt aufweisen. Inhalatives Apomorphin zur Behandlung von leichten bis schweren Formen der erektilen Dysfunktion wird derzeit mit Aspirair®-Pulverinhalator getestet (Firma Vectura).

5.7 Thromboembolie

Die subkutane Gabe von niedermolekularen Heparinen (low-molecular weight heparins;

> **Merke**
>
> Durch die *Applikation in der Lunge* kann die Pharmakokinetik eines Wirkstoffs verändert werden. Bezogen auf die intravenöse Gabe ist der Wirkstoff eventuell verzögert oder vermindert bioverfügbar. Diese Effekte müssen bei der Entwicklung eines inhalativen Arzneimittels berücksichtigt werden. Inhalative LMWH sind beispielsweise für die Heparinisierung im Notfall (z. B. bei einem akuten Myokardinfarkt) ungeeignet, jedoch bei der regelmäßigen Anwendung zur postoperativen Thromboseprophylaxe durchaus wünschenswert.

LMWH) zur Thromboseprävention nach operativen Eingriffen ist heute Standard. Auch die inhalative Applikation von LMWH wurde bereits in mehreren Studien untersucht. Reviparin und Dalteparin wurden mit dem Pari®-Vernebler, Certoparin mit dem AKITA®-Inhalationssystem verabreicht. Im Gegensatz zur konventionellen subkutanen Gabe konnte keine schnelle Anflutung gezeigt werden, aber die Inhibition der Blutgerinnung hielt über einen längeren Zeitraum an (bis zu 48 Stunden). Der Grund für die veränderte Pharmakokinetik liegt in einer verzögerten Resorption nach pulmonaler Gabe, wodurch die Halbwertszeit der LMWH verlängert wird. Inhalative LMWH stellen deshalb eine Alternative zur Vermeidung thromboembolischer Ereignisse dar.

5.8 Mukoviszidose

Der noch nicht zugelassene Wirkstoff Denufosol (2'-Desoxycytidintetraphosphouridin) ist ein P2Y2-Rezeptor-Antagonist zur inhalativen Anwendung bei Mukoviszidose. Denufosol aktiviert in den Epithelzellen der Lunge einen alternativen Chloridkanal, sodass der bei Mukoviszidose durch den defekten CFTR-Kanal gestörte Salz- und Wassertransport zumindest teilweise korrigiert wird. Dadurch wird der dehydrierte Sekretfilm normalisiert, die Zilienschlagfrequenz erhöht und die mukoziliäre Clearance verbessert. Denufosol soll insbesondere im Frühstadium der Lungenbeteiligung den Verlauf günstig beeinflussen. Die Phase III-Studien begannen 2006 und sollen innerhalb von drei Jahren abgeschlossen sein.

6 Inhalation von rekombinanten Proteinen

6.1 Allgemeine Aspekte

Zu den therapeutisch eingesetzten rekombinanten Proteinen gehören unterschiedliche Vertreter wie Stoffwechselhormone, Wachstumsfaktoren, Enzyme, Immunglobuline, Zytokine (Interferone, Interleukine, Tumornekrosefaktor) und Gerinnungsfaktoren. Allen gemeinsam ist die Komplexität ihrer molekularen Struktur und die sich daraus ergebende Sensitivität gegenüber äußeren Einflüssen.

Die Bioaktivität und Wirksamkeit der rekombinanten Proteine beruht nicht nur auf ihrer Primärstruktur, der Aminosäuresequenz, sondern insbesondere auf der Sekundär- und Tertiärstruktur. Deshalb müssen irreversible Veränderungen der Proteinstruktur während Herstellung und Lagerung der Arzneimittel vermieden werden.

Einen negativen Einfluss auf die Proteinstruktur haben jedoch viele Faktoren, z. B. Scherstress, Adsorption an Oberflächen und Grenzflächen, stark basische oder saure Milieus, hohe Temperaturen, Frier-Tau-Stress, Oxidation oder Dehydrierung. Diese Faktoren können

> **Merke**
>
> Proteine sind besonders sensible Wirkstoffe, da sie bei ungenügender Stabilisierung zur Bildung von Aggregaten neigen. Dies kann insbesondere beim Zerstäuben durch Anlagerung an der neu gebildeten Grenzfläche der Tröpfchen eintreten oder beispielsweise bei Lagerung der Proteine durch Feuchtigkeit induziert werden. Aggregation kann Wirkungsverlust oder Nebenwirkungen wie Immunogenitätsreaktionen bedeuten.

die Proteinstruktur reversibel oder irreversibel verändern. Das entstehende denaturierte Protein verliert nicht nur seine Wirksamkeit, sondern kann auch immunogene Reaktionen auslösen. Deshalb stellen rekombinante Proteine eine besondere Herausforderung in der Entwicklung von inhalativen Darreichungsformen dar.

Verglichen mit der parenteralen Gabe von rekombinanten Proteinen kann eine pulmonale Applikation von rekombinanten Proteinen aus mehreren Gründen von Vorteil sein. Viele Patienten empfinden es als angenehmer, einen Wirkstoff zu inhalieren, als ihn injiziert zu bekommen, vor allem wenn die Injektion von den Patienten selbst vorgenommen werden muss. Unzählige Nadelstichverletzungen des medizinischen Personals, die auch das Risiko einer HIV- oder Hepatitisinfektion bergen, könnten durch eine Inhalation vermieden werden. Bei chronischen Injektionen treten lokal oft Lipohypertrophie und Lipatrophie auf, besonders wenn die Injektionsstelle nicht häufig genug gewechselt wird. Weitere Vorteile sind die reduzierten Nebenwirkungen und die verbesserte Wirksamkeit, die aus der lokalen Applikation und der geringen systemischen Verfügbarkeit resultieren.

Die Formulierung von Proteinen als trockene, pulverförmige Zubereitungen ermöglicht unter Umständen einen Verzicht auf die lückenlose Kühlkette während Transport und Lagerung. Im Gegensatz zu lyophilisierten Pulvern zur parenteralen Anwendung ist vor einer inhalativen Gabe keine Rekonstitution mit Wasser für Injektionszwecke notwendig.

Andererseits müssen auch die Nachteile der pulmonalen Applikation erwähnt werden. Standardapplikationssysteme, wie man sie von der parenteralen Gabe kennt (Pens, Fertigspritzen), sind für eine Inhalation von Proteinen bis auf wenige Ausnahmen nicht verfügbar. Für Hersteller von Proteinarzneimitteln ergibt sich hieraus ein höherer Zeit- und Kostenaufwand, da parallel zur Entwicklung der Proteinformulierung auch das passende Applikationssystem entworfen werden muss.

Hinsichtlich einer systemischen Anwendung ist die Bioverfügbarkeit eines therapeutischen Proteins wesentlich von der Art der Inhalation abhängig. Wird das Inhalationsverfahren verändert oder treten starke interindividuelle Schwankungen auf, ergeben sich deutlich variierende Bioverfügbarkeitsprofile. Die teilweise sehr niedrige Bioverfügbarkeit von Proteinen nach pulmonaler Applikation kann ein treibender Faktor für die Therapiekosten darstellen. Auch konnten die Bedenken einer chronischen Inhalation hinsichtlich der Auswirkungen auf die Struktur und Funktion der Lunge nicht vollständig ausgeräumt werden, da Langzeitstudien (>10 Jahre) hierzu noch ausstehen. Man befürchtet eine gesteigerte Bildung von Antikörpern in der Lunge und die Entwicklung von allergischen Reaktionen.

6.2 Beispiele aus der Praxis

Das α1-Antitrypsin (AAT) ist ein Akute-Phase-Protein und spielt eine wichtige Rolle bei der Inhibition von Proteasen. Ein angeborener Proteaseinhibitormangel (Laurell-Eriksson-Syndrom) führt zu Leberzirrhose und Lungenemphysem. Um diesen erblich bedingten α1-Antitrypsinmangel auszugleichen, muss einmal wöchentlich AAT infundiert werden. Eine inhalative Applikation würde eine effizientere und angenehmere Therapie ermöglichen. Das inhalierbare AAT wird in einer Phase-I-Studie für die Therapie des kongenitalen Emphysems und der Mukoviszidose erprobt (Kooperation der Firmen Kamanda und Pari).

Syntonix Pharmaceuticals beschreitet mit der Entwicklung der sog. SynFusion™-Wirkstoffe neue Wege in der Therapie mit rekombinanten Proteinen. Diese Wirkstoffe sind Fusionsproteine, die aus der Fc-Region eines IgG_1-Antikörpers und einem therapeutisch wirksamen Protein bestehen. Sie binden an den neonatalen Fc-Rezeptor, der, anders als sein Name vermuten lässt, auch im adulten humanen Epithelgewebe der Lunge, der Leber und des Gastrointestinaltrakts exprimiert wird. Die physiologische Funktion des Fc-Rezeptors ist der Transport von Immunglobulinen über das Epithel hinweg und der Schutz der zirkulierenden Immunglobuline vor dem Abbau.

SynFusion™-Wirkstoffe machen sich diesen körpereigenen Transportweg zunutze. Nach der inhalativen Applikation wird das Fusionsprotein verstärkt resorbiert und zirkuliert im Kreislauf. Das Ergebnis ist ein lang wirkendes Proteinarzneimittel mit hoher Bioverfügbarkeit. Die inhalative Gabe von SynFusion™-Wirkstoffen über existierende inhalative Geräte ist möglich. In der Pipeline befindet sich ein Fusionsprotein aus Fc-Rezeptor und Blutgerinnungsfaktor IX zur Therapie der Hämophilie B (Kooperation der Firmen Syntonix und Biovitrum). Zusammen mit Merck Serono entwickelt Syntonix ein inhalierbares Beta-Interferon zur Anwendung bei Multipler Sklerose. Auch die Ergebnisse einer Phase-I-Studie eines Erythropoietin-Fc-Fusionsproteins zur Therapie der Anämie klingen vielversprechend. Mit der Inhalation des Fusionsproteins über einen Vernebler konnten vergleichbare Effekte in der Retikulozytenaktivierung erzielt werden wie mit der Injektion von Erythropoietin.

Zur Inhalation von Insulin siehe Kapitel 16.

7 Verschiedene Inhalationsgeräte

Voraussetzung für eine erfolgreiche inhalative Therapie ist die Generierung eines Wirkstoffaerosols mit entsprechender Partikel- oder Tröpfchengröße. Bei den bisher entwickelten Inhalationsgeräten handelt es sich um die drei grundsätzlichen Gerätetypen Vernebler, Dosieraerosole und Pulverinhalatoren ▸Tab. 17.1.

7.1 Vernebler

In der Regel erzeugen Vernebler aus einer Wirkstofflösung mithilfe von kompressorbetriebener Druckluft oder Ultraschall ein feines Aerosol, das der Patient über ein Mundstück kontinuierlich einatmet. Unterschiedliche Vernebler erzeugen unterschiedlich feine Aerosole. Diese Unterschiede werden bewusst genutzt, weil zur Inhalationstherapie mit Antibiotika meist feinere Aerosole nötig sind als zur Behandlung eines akuten Asthmaanfalls.

Alle zur Inhalation mit elektrischen Inhalationsgeräten zugelassenen Wirkstofflösungen können vernebelt werden. Da Vernebler meist relativ große Geräte sind, werden sie typischerweise bei der Therapie im Krankenhaus oder bei Patienten, die nicht in der Lage sind, einen anderen Inhalatortyp zu verwenden (Säuglinge, Kleinkinder etc.), eingesetzt. Vernebler erzeugen meist ein Aerosol mit relativ breiter Größenverteilung und sind in der Dosierung, also der tatsächlich in der Lunge applizierten Wirkstoffmenge, eher unpräzise. Die Behandlungszeit reicht von wenigen Minuten bis zu einer halben Stunde, wodurch die Anwendung von Verneblern normalerweise auf bestimmte Erkrankungen oder Wirkstoffe beschränkt ist.

7.2 Dosieraerosole

In Dosieraerosolen (Metered Dose Inhalers; MDIs) werden Treibgase verwendet, um aus der Wirkstofflösung oder -suspension ein Aerosol zu gewinnen. Da das Montrealer Protokoll von 1989 die Verwendung von FCKW-Treibgasen scharf begrenzte, wurden MDIs entwickelt, die mit Hydrofluoralkanen (HFAs) betrieben werden. Die für pharmazeutische Dosieraerosole üblicherweise verwendeten HFAs sind Tetrafluorethan (HFA 134a) und Heptafluorpropan (HFA 227).

Das HFA-Treibgas presst die Wirkstofflösung durch eine schmale Öffnung und dispergiert sie zu einem feinen Aerosol, das vom Patienten inhaliert wird. MDIs sind besonders patientenfreundlich, da sie klein und handlich sind. Ihr großer Nachteil liegt in der fehlenden Synchronisation zwischen Auslösung des Sprühstoßes und Inhalation des Patienten. Durch mangelnde Abstimmung dieser beiden Vorgänge kommt es zu einem nicht unerheblichen Verlust von Wirkstoff, der sich im Mund-Rachen-Raum niederschlägt. Die Verwendung von Spacern reduziert zwar diese Problematik, jedoch leidet die Anwenderfreundlichkeit unter der Vergrößerung des Geräts.

7.3 Pulverinhalatoren

Pulverinhalatoren (Dry Powder Inhalers; DPIs) sind Inhalatoren, die einen Wirkstoff in Form eines trockenen Pulvers pulmonal applizieren. Sie enthalten entweder mehrere Dosen eines Wirkstoffpulvers oder sind so konzipiert, dass der Patient eine einzelne Dosis in Form einer Kapsel vor der Inhalation in das Gerät einlegt. Um das Pulver zu dispergieren und ein Aerosol zu generieren, müssen die kohäsiven und adhäsiven Kräfte in der Pulvermischung überwunden werden.

Für diesen Energieeintrag wurden zwei Arten von Pulverinhalatoren entwickelt: Passive DPIs nutzen die Energie, die durch den Atemzug des Patienten bei der Inspiration entsteht, um das Wirkstoffpulver zu dispergieren. Die Freisetzung des Aerosols ist bei passiven DPIs deshalb mit der Atmung des Patienten synchronisiert. Die Bildung des Aerosols ist jedoch stark von Atemzugstärke und -volumen des Patienten abhängig. Im Gegensatz dazu verwenden aktive DPIs eine externe Energiequelle, um das Aerosol zu bilden. Für beide Systeme gilt, dass die Formulierung des entsprechenden Wirkstoffpulvers komplex und teuer ist (siehe Kap. 16).

7.4 Moderne Systeme

7.4.1 eFlow®-Vernebler

Gerade im Bereich der Vernebler gibt es neue Entwicklungen. Die Firma Pari brachte 2005 mit dem Vernebler eFlow® eine Innovation auf den Markt ▸Abb. 17.2.

Der eFlow® ist ein tragbarer elektronischer Vernebler, der ähnlich wie ein Ultraschallvernebler aufgebaut ist, sich jedoch in der Funktionsweise von diesem unterscheidet. Ein Ultraschallvernebler basiert auf folgendem Prinzip: Am Boden des Medikamentenbehälters befindet sich ein Piezokristall, der pro Sekunde 1 bis 2 Millionen Mal hin und her schwingt. Durch

▼ **Tab. 17.1** Vor- und Nachteile von Verneblern, Dosieraerosolen und Pulverinhalatoren

Gerät	Vorteile	Nachteile
Vernebler	▪ sehr feines Partikelspektrum ▪ auch für Säuglinge und Kleinkinder geeignet	▪ lange Inhalationsdauer ▪ meist nur stationär anwendbar ▪ relativ teuer
Dosieraerosole	▪ handlich ▪ hohe Dosiergenauigkeit	Synchronisation von Sprühstoß und Inhalation notwendig
Pulverinhalatoren	keine Synchronisation von Sprühstoß und Inhalation notwendig, da Aerosolerzeugung mit Inhalation erfolgt	▪ z. T. geringe Dosiergenauigkeit ▪ z. T. feuchtigkeitsempfindlich

diese Bewegung versetzt er die Wirkstofflösung in Schwingung und es entsteht eine Wellenbewegung. Ähnlich wie bei der Meeresbrandung bilden sich dadurch an der Oberfläche winzige Tröpfchen, die sich aus der Flüssigkeit ablösen. Tröpfchen, die zu groß sind, werden mithilfe von Prallplatten herausgefiltert ▸Abb. 17.3. Tröpfchen mit der richtigen lungengängigen Größe gelangen zum Patienten und werden inhaliert. Ein Nachteil des Ultraschallverneblers ist die hohe Schwingungsfrequenz, die beispielsweise bei Proteinwirkstoffen zu Deaktivierung und Verlust der Wirksamkeit führen kann.

Der eFlow® hingegen gehört zu den Membranverneblern. Auch diese Systeme arbeiten mit einem Piezokristall. Im Gegensatz zum Ultraschallvernebler wirkt die Bewegung des Kristalls jedoch nicht direkt auf die Wirkstofflösung, sondern auf eine Membran aus Edelstahl ein ▸Abb. 17.4. Diese Membran hat mehrere Tausend Löcher einer ganz bestimmten Größe. Die Schwingungen des Kristalls bewirken, dass die Wirkstofflösung durch die Poren der Membran hindurchtritt und sehr effizient dispergiert wird. Diese schonende Methode der Aerosoler-

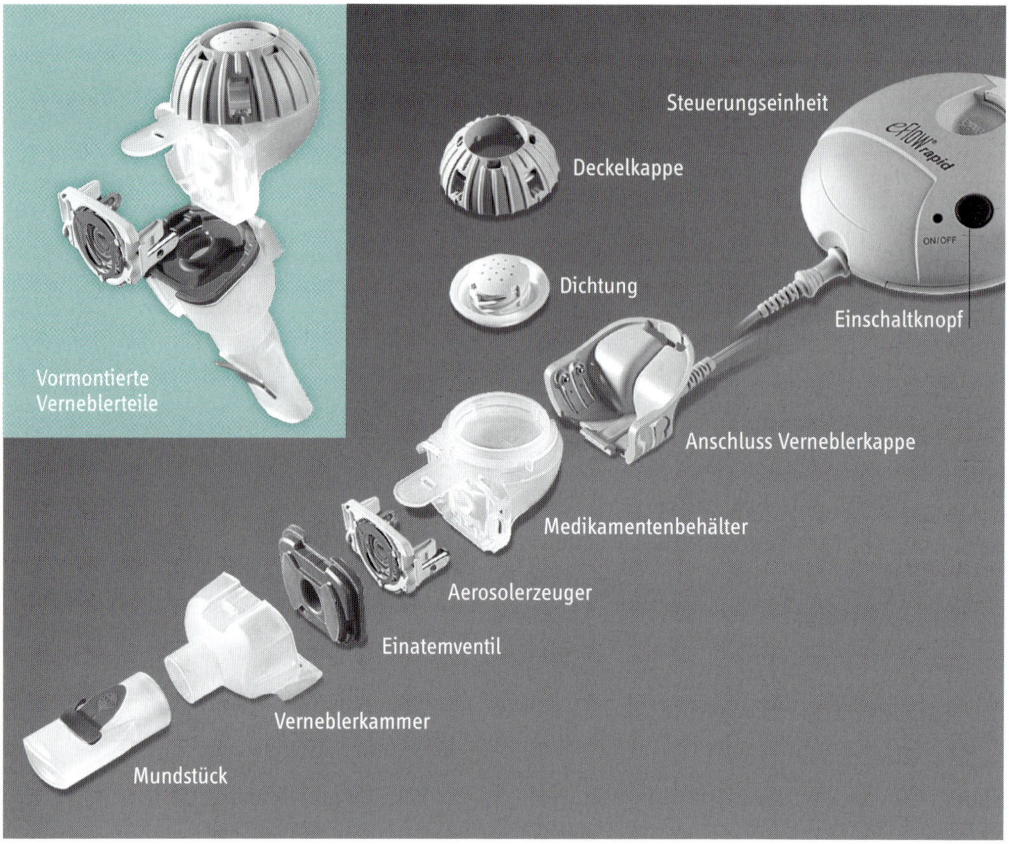

▲ **Abb. 17.2** Der eFlow®-Vernebler besteht aus einer Vielzahl funktionaler Komponenten, die in diesem Sprengbild dargestellt sind.

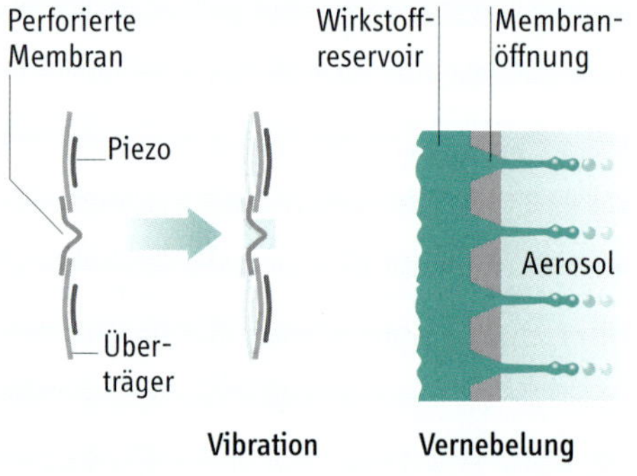

▲ **Abb. 17.3** Beim eFlow®-Vernebler wird die Bewegung des Piezokristalls nicht direkt auf die Wirkstofflösung, sondern auf eine Membran aus Edelstahl übertragen. Die Wirkstofflösung wird durch die Poren der Membran zum Aerosol dispergiert.

zeugung bewirkt nur geringe Scherkräfte, keine zusätzliche Wärme und minimiert oder verhindert das Risiko einer Schädigung des Wirkstoffs, was vor allen Dingen bei Proteinen von Bedeutung ist. Verglichen mit anderen Verneblern kann der eFlow® Aerosole erzeugen, die eine sehr hohe Wirkstoffdichte und eine präzise definierte Tröpfchengröße aufweisen.

Diese Effizienz ermöglicht eine Verkürzung der Inhalationszeit, wie am Beispiel der Inhalation von Dornase alfa bei Mukoviszidose deutlich wird. Die übliche Dosis von 2,5 ml Dornase-alfa-Lösung kann innerhalb von nur 4 min vernebelt werden, wodurch sich die Dauer der Inhalation auf ein Drittel reduziert. Für Patienten bietet der eFlow® noch weitere Vorteile. Gemeinsam mit der geräuscharmen Betriebsweise,

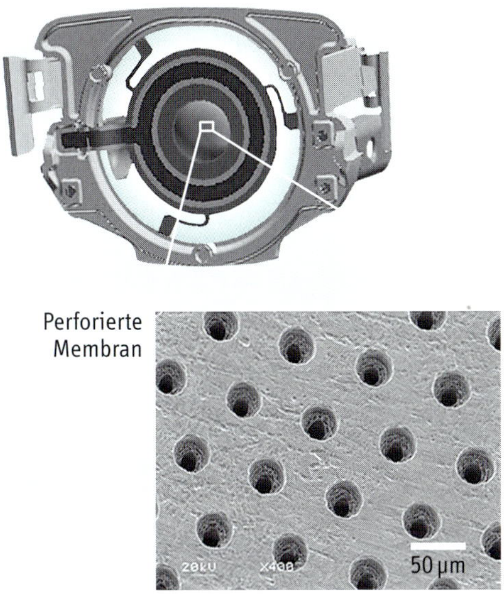

▲ **Abb. 17.4** Detailaufnahme der eFlow®-Membran zur Erzeugung feiner Aerosoltröpfchen

dem kleinen, handlichen Format, dem geringen Gewicht und dem praktischen Batteriebetrieb hilft der eFlow® die Unannehmlichkeiten der täglichen Inhalation zu reduzieren. Pari evaluiert in Kooperationsprojekten die Verwendung des eFlows® zur Behandlung von Mukoviszidose, Asthma, COPD, Lungentransplantationen, Infektionen mit dem humanen respiratorischen Synzytial-Virus (RSV) und zur Verabreichung von Impfstoffen. Die Entwicklung einer Ciclosporin-eFlow®-Kombination durch Pari wird von der EMEA (European Agency for the Evaluation of Medicinal Products) unterstützt.

7.4.2 Mystic™ Inhaler

Der Mystic™-Inhaler von Ventaira und Battelle Pharma ist ein kleines, handliches Inhalationsgerät, das elektrische Energie zur Dispergierung von Wirkstofflösungen verwendet. Durch Anlegen eines elektrischen Feldes wird die Oberflächenspannung der Lösung überwunden, wodurch Tröpfchen mit einer Größe von 1 bis 5 µm geformt werden. Dieses Verfahren, auch als elektrohydrodynamischer Prozess bezeichnet, liefert eine Sprühwolke ohne die Notwendigkeit von Treibgas oder Druckkompression. Des Weiteren ist der Mystic™-Inhaler batteriebetrieben, robust gegenüber Temperaturschwankungen sowie unabhängig von der Atemzuggeschwindigkeit des Patienten und der Orientierung des Geräts im Raum. Die Applikation des Aerosols wird vom Atemzug des Patienten gesteuert und ist deshalb ideal für Säuglinge, Kleinkinder, Senioren und Patienten mit eingeschränkter Funktion der Atemwege, da er keine gleichmäßig tiefe Atmung voraussetzt.

7.4.3 Respimat® Soft Inhaler

Eine weitere Neuentwicklung auf dem Gebiet der Inhalationsgeräte stellt der Respimat® Soft Inhaler dar. Er arbeitet rein mechanisch, also ohne Treibgas. Die Energie zur Erzeugung des Wirkstoffaerosols wird durch die Spannung einer Feder erzeugt ▸**Abb. 17.5**.

Durch eine 180°-Drehung des Geräteunterteils wird diese Feder komprimiert und gleich-

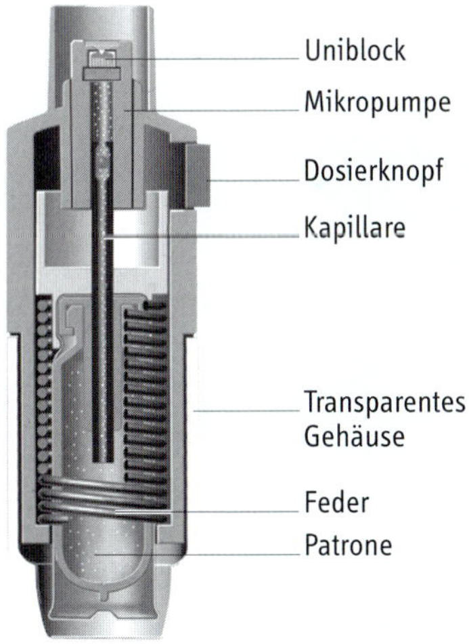

▲ **Abb. 17.5** Der Respimat® Soft Inhaler wird ohne Treibgas betrieben. Beim Drehen des Geräteunterteils wird die Feder gespannt und drückt die Patrone mit dem enthaltenen Aerosol zusammen, woraufhin sich darin Druck aufbaut. Nach dem Drücken des Dosierknopfs kann eine definierte Aerosolmenge durch die Düsen des Uniblocks austreten.

17

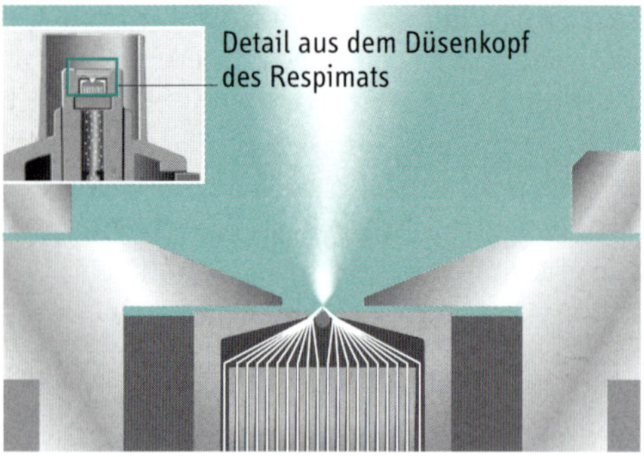

▲ **Abb. 17.6** Beim Austritt der Zubereitung durch die Düsen des Uniblocks des Respimat® Soft Inhalers bildet sich durch Zweistrahlimpaktion ein feines Aerosol.

zeitig eine Einzeldosis der Wirkstofflösung in eine Dosierkammer transportiert. Beim Auslösen des Respimat® Soft Inhalers wird durch die in der Feder gespeicherte Energie die Wirkstofflösung durch den Uniblock gedrückt. Der Uniblock ist das Kernstück des Geräts und stellt eine Einheit aus Feinfilter und Zweistrahlimpaktdüse dar. Der Austritt der Flüssigkeit aus dem Uniblock erfolgt über zwei Kanäle. Die Flüssigkeitsstrahlen treffen in einem genau definierten Winkel aufeinander und erzeugen so die Sprühwolke. Das Resultat ist eine sanfte, lang anhaltende Sprühwolke ▸**Abb. 17.6**, die einen hohen Anteil an feinen und damit lungengängigen Tröpfchen besitzt.

Die entstehende Aerosolwolke ist ca. 1,5 Sekunden lang stabil, also bis zu siebenmal länger als bei handelsüblichen Dosieraerosolen. Dadurch hat der Patient einerseits mehr Zeit für den Inhalationsvorgang, andererseits wird die Koordination zwischen Auslösen und Einatmen deutlich vereinfacht. Durch dieses Prinzip wird eine dreimal höhere Lungendeposition des Wirkstoffs erreicht und es verbleibt im Vergleich zu einem Dosieraerosol weniger Wirkstoff im Mund-Rachen-Raum. Durch seine einzigartige Mikrotechnologie besitzt der Respimat® Soft Inhaler Eigenschaften, die ihn als effektives und fortschrittliches Inhalationssystem ausweisen: Einfache Handhabung (Inhalation in nur drei Schritten), Umweltfreundlichkeit (rein mechanische Energiequelle) und hohe Lungendeposition (lang anhaltende Sprühwolke mit lungengängigen Tröpfchen).

7.4.4 AKITA® Inhalationssystem

Ein moderner, dem neuesten Stand der Technik entsprechender Vernebler stellt auch das AKITA®-Inhalationssystem dar. Mit diesem Vernebler wird das Problem in Angriff genommen, dass die Lungendeposition der inhalierten Partikel nicht nur von deren Größe und Morphologie abhängt, sondern auch vom individuellen Atemverhalten des einzelnen Patienten beeinflusst wird. Zusammen mit der Smart-Card®-Technologie bietet das AKITA®-Inhalationssystem die volle Kontrolle über das Atemmuster des Patienten.

Vor Beginn der inhalativen Therapie wird mit dem Patienten ein Lungenfunktionstest durchgeführt, dessen Ergebnisse auf der Smart Card® gespeichert werden. Die Smart Card® wird vor der ersten Inhalation in den AKITA®-Vernebler eingeschoben und so das für den Patienten optimierte Atemmuster individuell eingestellt. Der Patient muss sich nicht länger auf die richtige Atemtechnik konzentrieren, denn das Gerät lässt nur das optimale Atemmanöver zu. Der AKITA®-Vernebler übernimmt die Kontrolle über die Einatmung, standardisiert Inhalationsgeschwindigkeit und -volumen, Atempausen und Zahl der Atemzüge. Dadurch wird eine präzise reproduzierbare Dosis pulmonal appliziert und gleichzeitig die Inhalationszeit auf ein Minimum reduziert. Auf einem Display werden dem Patienten aktuelle Statusinformationen angezeigt.

Zudem ermöglicht die Smart-Card®-Technologie eine einfache Complianceanalyse. Während der Inhalation werden die Behandlungsdaten auf der Smart Card® des Patienten gespeichert und können bei Bedarf, z. B. im Rahmen klinischer Studien, analysiert und ausgewertet werden. Die besondere Wirkungsweise des AKITA®-Verneblers schafft Ausblicke in die Zukunft: Mit dieser hohen Effizienz wird die Darreichungsform „Inhalation“ an Bedeutung gewinnen, auch bei Indikationen, die bisher keine inhalative Medikation zuließen.

Literatur

Bechthold-Peters K, Luessen H. Pulmonary Drug Delivery – Basics, Applications and Opportunities for Small Molecules and Biopharmaceutics. APV Pharma Reflexions, 2.Aufl., Editio Cantor, 2007

Dumont JA, Bitonti AJ, Clark D. Delivery of an Erythropoietin-Fc Fusion Protein by Inhalation in Humans through an Immunoglobulin Transport Pathway. J. Aerosol Med. 18: 294 – 303, 2005

Klinke R, Pape HC, Silbernagl. Physiologie. 5. Aufl., Georg Thieme, Stuttgart 2005

Funktionsweise des eFlow® von Pari 2005 http://www.paripharma.com/technologies1.htm

Funktionsweise des Mystic™ Inhaler von Ventaira und Battelle Pharma http://www.ventaira.com/pubs/Ventaira-Pub.Mystic-EHD.pdf

Funktionsweise des Respimat® Soft Inhalers von Boehringer Ingelheim http://www.respimat.de/de/homepage.jsp

Funktionsweise des AKITA® Inhalationssystems http://www.activaero.de/index_Produkte_AKITA.php

Michael Horstmann,
Sandra Wiedersberg

Transdermale therapeutische Systeme

18

Transdermale therapeutische Systeme (TTS) haben sich in den letzten Jahren als eine moderne Arzneiform fest etabliert. Der Aufbau solcher mehrschichtigen Systeme, die verwendeten Polymere (klebend und nicht klebend) sowie die jeweilige Funktionsweise werden in diesem Kapitel detailliert beschrieben. Darüber hinaus werden thermodynamische und kinetische Steuermechanismen der Wirkstoffresorption erklärt. Auf therapierelevante Vorteile dieser Arzneiform sowie Besonderheiten bei der Anwendung und Entwicklung wird ebenfalls hingewiesen.

1 Dermale Applikation von Wirkstoffen

Anknüpfend an die bis weit in die Antike zurückreichende pharmazeutische Erfahrung in der dermalen Zufuhr von Wirkstoffen haben sich in den letzten 30 Jahren transdermale therapeutische Systeme (TTS) als innovative Arzneiformen fest etabliert.

Durch die transdermale Darreichungsform können die applizierten Wirkstoffdosen gegenüber der oralen Gabe verringert werden, da durch die Umgehung des First-pass-Effekts in der Leber die Wirkstoffmetabolisierung reduziert wird. Zudem wird die Akzeptanz beim Patienten durch geringere Einnahmeintervalle verbessert. Die Wirkung eines TTS erfolgt im Regelfall weit vom Applikationsort entfernt. Im Gegensatz dazu wird bei den topischen Pflastern (vgl. Ph. Eur. Halbfeste Zubereitungen zur kutanen Anwendung) eine therapeutische Wirkung im direkten Applikationsbereich angestrebt (z. B. bei Hauterkrankungen, Gelenkbeschwerden).

Über ein Dutzend Wirkstoffe sind mittlerweile in den europäischen Märkten eingeführt. Weitere Präparate sind in den USA (Clonidin, Selegilin, Methylphenidat) und Japan (Isosorbiddinitrat, Tulobuterol) auf dem Markt. Scopolamin, Nitroglycerin, Nicotin und Estradiol waren gewissermaßen die „Wirkstoffe der ersten Stunde“. Viele dieser TTS-Produkte sind mittlerweile von verschiedenen Herstellern und Vertreibern erhältlich, häufig im Design der zweiten oder dritten Generation.

Eine Verbesserung der Hormon-TTS erfolgte durch die Verwendung der Gestagene Levonorgestrel, Norethindronacetat und Norelgestromin, die in der Regel zusammen mit Estradiol zur zyklusgerechten menopausalen Therapie kombiniert werden. Weiterhin wurde mit der Kombination Ethinylestradiol und Norelgestromin das erste kontrazeptive TTS (Evra®) möglich. Nach der Erschließung der starken Analgetika für die transdermale Therapie (Buprenorphin, Fentanyl) sind in den letzten Jahren Marktzutritte vor allem zentralnervös wirksamer vergleichsweise neuerer Wirkstoffe vermehrt zu beobachten. Neben Oxybutynin (Kentera®) ist hier Rotigotin (Neupro®) zu erwähnen, das ausschließlich in TTS-Form zur Behandlung von Morbus Parkinson verfügbar ist, aber auch Rivastigmin (Exelon®) zur Therapie der Alzheimer-Erkrankung.

Definition

Unter dem Begriff **transdermale therapeutische Systeme** (TTS) werden wirkstoffhaltige, pflasterartige pharmazeutische Formulierungen verstanden, die nach Applikation auf der Haut in vorher bestimmbarer Weise wirksame Blutspiegel über einen längeren Zeitraum (einige Stunden bis zu einer Woche) ermöglichen.

2 Hilfsstoffe für TTS

Merke

Ein TTS stellt ein mehrschichtiges System dar, das im einfachsten Fall aus folgenden Komponenten aufgebaut ist (siehe Abb. 18.1):

- Abdeck- oder Rückschicht
- Wirkstoffhaltige Matrixschicht
- Ablösbare Schutzfolie

Die Abdeckschicht und die Schutzfolie bestehen aus wirkstoffundurchlässigen, nicht klebenden Folien, während die Matrixschicht klebend ist und unter Umständen aus mehreren separaten wirkstoffdurchlässigen Schichten bestehen kann.

Für die transdermale Therapie sind gängige pharmazeutische Lipidhilfsstoffe halbfester Zubereitungen ebenso einsatzfähig wie z. B. einige Polymere der oralen Arzneiformulierung. Aus der traditionellen Verwendung in dermalen Medizinprodukten und topisch wirksamen Pflastern ist aber insbesondere die Verwendung von Spezialpolymeren notwendig, de-

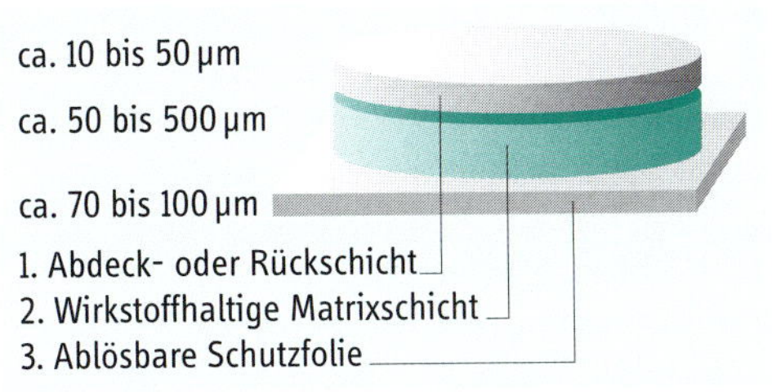

▲ **Abb. 18.1** Aufbau eines Transdermalen therapeutischen Systems (TTS)

ren Grundeigenschaften Migrationsfähigkeit, Kohäsivität und Klebrigkeit ausschlaggebend für ihren Einsatz sind. Nicht zu vergessen sind auch schichtbildende Materialien, ebenfalls meist Polymere, die als Membran, Schutzfolie oder auch textile Abdeckung eine Rolle spielen. Aus verfahrenstechnischen Gründen werden zur Herstellung leicht flüchtige Lösungsmittel (z.B. Benzin, Ethylacetat) eingesetzt, deren zuverlässige Entfernung im Dünnschichttrockenprozess obligatorisch ist und durch Validierung belegt sein muss.

2.1 Polymere als Folienbildner

Die Zahl der zur Verfügung stehenden Grundmaterialien ist beschränkt und erschließt sich aus verwandten Pharmaanwendungen (Verpackung, Infusionslösungen).

Merke

Folienmaterialien sind im Anwendungsbereich der funktionalen Schichten zunächst bewusst wasserdampfsperrend und wirkstoffundurchlässig. Dies gilt vor allem für die Rückschichten, aber auch für die in der Regel mit einer dehäsiven (Kleber abweisenden) Oberfläche ausgerüsteten Schutzfolien (Release Liner), die vor Gebrauch von der klebrigen Oberfläche des TTS abgezogen werden.

Von dieser Funktionalität zu unterscheiden sind Membranen oder auch semiokklusive Rückschichtfolien, die bewusst eine gewisse Grunddurchlässigkeit für den Wirkstoff, bestimmte Formulierungsbestandteile oder auch Hautfeuchtigkeit besitzen können oder sollen. Ist die Kontrollfunktion des Wirkstoffflusses erklärtermaßen Eigenschaft einer solchen Membran, sind an solche Folien erhöhte Ansprüche in Bezug auf die Konstanz der Dicke sowie die diffusiblen und thermodynamischen Eigenschaften des eingesetzten Polymers zu legen. Im Gegensatz zu Sperrschichten, die in der Regel aus PET (Polyethylenterephthalat), eventuell auch aus Hart-PVC (Polyvinylchlorid) bestehen, sind Folien mit Grunddurchlässigkeit in der Regel auf der Grundlage niedrig schmelzender Thermoplaste gefertigt, wie Polyethylen (PE), Ethylenvinylacetat (EVA), Polypropylen (PP) und andere.

Eine Sonderstellung nehmen Gewirke, Vliese und textile Verbünde ein, da diese selbst auf Basis schwer diffusibler Kunststoffe immer eine gut durchlässige Textur für Wirk- und Hilfsstoffe besitzen. Neben dem Einsatz als sich dehnbare Pflasterrückschichten sind vliesartige Texturen zur kohäsiven Verstärkung von Matrixinnenstrukturen geläufig; gelegentlich dienen sie auch der Aufnahme von Wirkstoffzubereitungen und der bequemeren flächenbezogenen Dosierung.

Aufgrund seiner Kristallinität und seines hohen Erweichungspunkts weist PET unter den technisch üblichen Folienbildnern die geringstmögliche Absorptions- und Lösetendenz für die überwiegend lipophilen TTS-Wirkstoffe auf. Für den Einsatz als Rückschicht wird es typischerweise in Schichtdicken zwischen 10 und 50 µm eingesetzt. Selbst in dieser niedrigen Materialstärke wird es allerdings als recht starres Grundmaterial wahrgenommen, das bei größeren TTS Einschränkungen im Tragekomfort aufweist. In der überwiegend herangezogenen lebensmittelverpackungskonformen Qualität sind die Folien wasserklar und hochtransparent. Ihre Oberfläche ist stark glänzend, was selbst völlig transparente TTS durch den unterschiedlichen Glanz leicht von der umgebenden Haut abhebt.

Aus diesem Grund sind TTS-Rückschichten häufig mit sehr dünnen Farblackschichten ausgestattet, die das Aussehen entscheidend beeinflussen können. Sofern eine opake, völlig lichtundurchlässige Lackierung gewünscht wird, kann diese durch vorab aufgetragene Aluminiumbedampfungen oder deckende Grundlacke unterstützt werden.

2.2 Polymere als Matrixbestandteile

Merke

In den funktionalen Schichten von TTS sorgen Polymere in erster Linie für eine ausreichend kohäsive, den Wirkstoff und andere Bestandteile lösende und mindestens im unmittelbaren Hautkontaktbereich ausreichend klebrige Grundtextur.

Der kohäsive Beitrag der Polymere hängt nicht allein vom Molekulargewicht ab, auch die Verzweigungsstruktur und die Neigung zu physikalischen oder chemischen Quervernetzungen spielen eine wichtige Rolle. Mischungen von Polymeren führen nur im Ausnahmefall zu tatsächlich molekulardispersen echten Lösungen. Im Regelfall entstehen begrenzt kompatible Mikrostrukturen, die aber einer stabilen, reproduzierbaren und kohäsiven Textur keinen Abbruch tun.

Grundsätzlich ist zwischen inhärent klebrigen Polymeren wie den Acrylestercopolymeren und nicht inhärent klebrigen Polymeren wie z. B. den Synthesekautschuken zu unterscheiden. Letztere erscheinen im Ausgangszustand gummiartig fest und erhalten erst durch Weichmacherzusatz klebende Eigenschaften.

Inhärent klebrige Polymere werden zur leichteren Handhabung in der Regel als Lösung ausgeliefert. Oft ist der wesentliche Lösungsmittelbestandteil das Synthese-Polymerisationslösungsmittel. Dagegen werden nicht inhärent klebrige Polymere in Form von Pellets, kleinperligen Strukturen, Pulvern oder sogar in großen Blöcken ausgeliefert. Für Blöcke muss der Verarbeitungsbetrieb über geeignete Einrichtungen zur Zerkleinerung unmittelbar vor Beginn des Auflöseverfahrens sorgen. Hierzu werden Schneidanlagen, Kalandrierwerke (Walzwerke) und Kneteinrichtungen eingesetzt, dabei dauert die Polymeraufarbeitung oft länger als die eigentliche Wirkstoffmassenfertigung.

2.2.1 Polyisobutylen

Polyisobutylen (PIB), ein Homopolymer des Isobutylens ▸**Abb. 18.2**, besitzt abhängig vom Molekulargewicht verschiedene Konsistenzen und liegt als feste plastische Masse bis hin zur niedrig viskosen Flüssigkeit vor. Diese verschiedenen Viskositätsbereiche ermöglichen durch gezielte Formulierung mit hoher und niedriger Kettenlänge die Bildung gelartiger Strukturen mit selbstklebenden Eigenschaften, die jedoch meist mit Haftvermittlern verbessert werden müssen. Der Mangel an funktionellen Gruppen ist zudem mit dem Nachteil verbunden, keine sehr dauerhaften Gelgerüste zu erzeugen; die entstandenen Massen weisen fast immer einen ausgeprägten kalten Fluss auf. Verarbeitungstechnisch sehr ähnlich einzustufen ist Polybutylen, das in kommerziellen Produkten als niedermolekulare Zuschlagskomponente eine gewisse Rolle spielt.

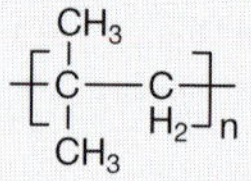

◂ **Abb. 18.2**
Polyisobutylen (PIB)

PIB und Polybutylene weisen nur selten Inkompatibilitäten auf, andererseits weisen sie relativ geringe Löse- und Diffusionskapazität für die meisten pharmazeutischen Wirkstoffe auf. Auch die Löslichkeit für Wasser ist relativ gering, sodass eine PIB-Matrix unabhängig von der Abdeckschicht schon alleine okklusive Eigenschaften besitzt.

PIB können in Lösungen von Kohlenwasserstoffen verarbeitet werden. Dabei bedürfen sie speziell bei den höheren Molekulargewichten eines aufwendigen Löseprozesses. Dieser verlangt nach Kalandrierung und Quellzeit eine lange Vorverarbeitungszeit in speziell ausgelegten Knetern.

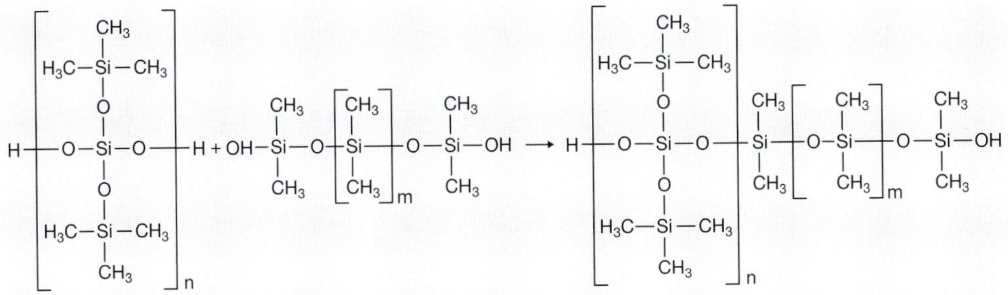

▲ **Abb. 18.3** Kondensation eines Harzes und eines Dimethylsiloxans zu einer Silikonklebemasse

2.2.2 Silikonpolymere

Neben den dreidimensional quer vernetzten Silikonkautschuken und den aus Salbenzubereitungen bekannten Silikonölen werden für TTS hauptsächlich speziell synthetisierte Klebemassen auf Silikonbasis eingesetzt. Solche Silikonklebemassen ▸**Abb. 18.3** werden durch Kondensation aus Polydimethyl- oder Polydimethyldiphenylsiloxan (sog. Polymerkomponenten) und einem Harz (dreidimensionales Silikat), das hochgradig mit Trimethylsiloxygruppen versehen wurde (endcapping), erhalten. Die vorhandenen Siloxan- und Silanolgruppen verleihen diesem Kleber eine hohe Flexibilität. Durch Variation des Harzanteils kann die Kohäsionskraft zulasten der Sofortklebrigkeit erhöht werden.

Da in den Anfängen der transdermalen Systeme durch die katalytische Wirkung aminhaltiger Wirkstoffe mit verbliebenen freien Silanolgruppen nicht selten unerwartete Nachhärtungsprozesse während der TTS-Lagerung stattfanden, sind moderne Silikon-PSA (engl. *Pressure Sensitive Adhesives*: druckempfindliche Klebemassen) noch einmal einer Nachbehandlung mit Trimethylsilylgruppen unterworfen worden. Der etwas höhere Preis von Silikonklebemassen ist dann gerechtfertigt, wenn bei geringer Wirkstofflöslichkeit eine hohe Diffusionsfähigkeit erreicht werden soll. Wie Acrylestercopolymere sind auch Silikonklebemassen intrinsisch selbstklebend.

Primär erfolgt die Anpassung der Klebeeigenschaften durch die Wahl des Ausgangspolymers. Durch nachträglichen Zusatz von Silikonöl oder auch durch Mischung verschiedener Ausgangspolymere kann eine weitere Optimierung erreicht werden.

2.2.3 Acrylestercopolymere

Acrylestercopolymere ▸**Abb. 18.4**, häufiger einfach als Acrylatklebemassen oder ungenauer als Polyacrylate bezeichnet, stellen wegen ihres inhärenten Klebeverhaltens, ihrer guten Verträglichkeit und günstigen Löseeigenschaften für sehr viele Wirkstoffe und Rezepturbestandteile die am meisten verwendeten Matrixpolymere bei der TTS-Formulierung dar. Im Vergleich zu anderen Polymeren besitzen „Polyacrylate" eine weit größere Polaritäts- und Kohäsionsvielfalt, da zahlreiche Basismonomere und funktionale Monomere einsetzbar sind. Durch sie können sogar „maßgeschneiderte" Moleküle durch Copolymerisation synthetisiert werden.

Derzeit häufig genutzte Monomere umfassen z. B. Methylacrylat, Vinylacetat, Isooctylacrylat, Butylacrylat, freie Acrylsäure, 2-Ethylhexylacrylat, Vinylpyrrolidon, 2-Hydroxyethylacrylat und Acrylamid. Ein praktischer Vorteil ist, dass die Polymerisationslösungsmittel auf Kohlen-

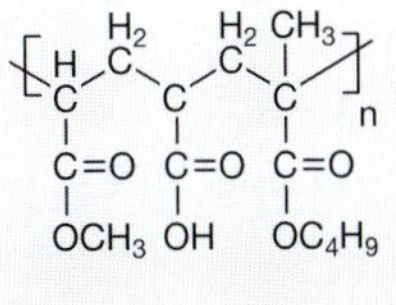

◂ **Abb. 18.4** Acrylestercopolymer

18

wasserstoffen und Ethylacetat basieren – Lösungsmittel, die gleichzeitig günstig für die weitere Formulierung und abschließende Entfernung über Trocknungsprozesse sind.

Acrylatpolymeremulsionen sind wasserbasiert und wegen der höheren erreichbaren Molekulargewichte vorteilhaft. Die notwendige Verwendung von Emulgatoren und anderen Zuschlagstoffen schränkt jedoch ihre Formulierbarkeit ein. Unter Zusatz bestimmter Metallionen sind mit funktionellen Gruppen ausgestattete Polyacrylate durch Koordinativbindungen vernetzbar. Andere nicht vernetzende Polyacrylate erreichen die gewünschte Gelbildung bzw. Kohäsion über Wasserstoffbrückenbindungen oder aufgrund ihres höheren Molekulargewichts.

Auch die aus der oralen Arzneiformulierung bekannteren Polymethacrylate sind als transdermale Rezepturbestandteile nützlich, da sie zum Anheben der Kohäsion und somit zum Ausgleich weich machender Eigenschaften von Wirkstoffen und anderen weich machenden Komponenten dienen können. Enthalten diese Methacrylate Aminfunktionen, lässt sich sogar eine Umwandlung von Wirkstoffsalzen in die entsprechenden Basen erreichen.

2.2.4 Kautschukartige Polymere

Naturkautschuke auf Basis von Polyisopren werden seit dem ausgehenden 19. Jahrhundert in dermalen Fixierpflastern eingesetzt. Durch Zusätze fettsaurer Ester und Naturharze werden sie erst zu einer Klebemasse, deren Polarität und Diffusivität somit in gewissen Grenzen einstellbar sind. Aus heutiger Sicht ist Naturkautschuk aufgrund seines potenziell allergenen Restproteinanteils weniger geeignet. Deshalb ist es weitgehend durch Synthesekautschuk ersetzt.

Eine gute Alternative sind Blockcopolymere, die z. B. aus außen liegenden Polystyroldomänen und innen liegenden Polybutylen- oder Polyisoprenstrukturen bestehen (S-B-S bzw. S-I-S). Diese Konfiguration erzeugt eine physikalische Quervernetzung über das aromatische System. Es verleiht dem reinen Stoff eine Gummielastizität, dem mit Harzen und Lipiden verschnittenen Hilfsstoffkomplex aber ebenfalls eine gute Kohäsion. Styrolcopolymere gehören zu den wenigen für TTS verwendeten Komponenten, die für eine Fertigung im Heißschmelzverfahren geeignet sind. Auch zum Zweck der höheren Wärmestandzeit enthalten sie meist schon vom Hersteller einen geringen Anteil an Stabilisatoren (z. B. Butylhydroxytoluol).

2.2.5 Klebeharze

Der Einsatz von Klebeharzen, die bei alleiniger Verwendung von nicht klebrigen Polymeren zur Komplettierung des Klebemassencharakters eingesetzt werden, ist in den letzten Jahren deutlich zurückgegangen. Der Begriff Harz charakterisiert mehr die technischen als die chemischen Eigenschaften dieser Substanzen. Es handelt sich meist um fettlösliche, spröde Feststoffe, nur in seltenen Fällen um hochviskose Flüssigkeiten.

Unter den pharmazeutisch eingesetzten Harzsubstanzen wird noch Kolophonium verwendet, vor allem aber seine Derivate. Die Hauptkomponenten des Kolophoniums sind Harzsäuren, die eine Mischung verschiedener trizyklischer monobasischer Kohlenwasserstoffsäuren darstellen. Die Hydrogenierung und vor allem Veresterung mit Glycerin oder Glycin führt zu stabilen, wasserhellen Naturstoffderivaten, die sich u. a. zur Einstellung der Klebkraft in Acrylatsystemen eignen.

2.2.6 Ölkomponenten

Im größeren Umfang verwendete niedermolekulare lipophile Komponenten dienen insbesondere zur Einstellung der Klebkraft als Ergänzung der Klebepolymere, z. B. Paraffin bei Polyisobutylenen oder Dimeticon bei Silikonklebemassen. Wegen des guten Lösevermögens der Acrylestercopolymere werden dort Esterlipide, z. B. Glycerinmonododecanoat, Glycerinmonooleat, Lauryllactat, Methyllaurat, Isopropylmyristat, eingesetzt, aber auch freie Alkohole wie 4-Oxaheptan-2,6-diol, Ethanol und Glycerin. Freie Fettsäuren wie 4-Oxopentansäure oder Ölsäure bieten die Möglichkeit, basische Wirkstoffe durch Ionenpaareffekte besser zu lösen. Die genauere Funktionalität dieser Stoffe ist nur für jede einzelne Formulierung wegen des erheblichen Einflusses der Konzentration und der polymeren Umgebung zu ermitteln – das ist bei TTS nicht anders als bei Salben und Cremes.

In den meisten Fällen dürfte die beeinflussende Wirkung auf Klebkraft und Kohäsion im Vordergrund stehen. Nicht selten gelingt es aber auch, die Löslichkeit und damit die Konzentration des Wirkstoffs in der Formulierung durch den Zusatz von Ölkomponenten zu erhöhen, um damit die TTS kleinflächig und dünn zu halten.

Unabhängig von diesem Effekt können die Ölkomponenten auch die Barrierefunktion der Haut beeinflussen. Einer der wirksamsten niedermolekularen Stoffe zur Verringerung der Hautbarrierewirkung ist jedoch das reine Wasser, das seltener direkt der Formulierung zugesetzt, sondern eher indirekt durch die okklusive Wirkung der Folienmaterialien als körpereigene Substanz genutzt wird. Der Einsatz speziell für die Anwendung auf der Haut konzipierter Permeationsverstärker (Enhancer) wie Azone® oder Dimethylsulfoxid (DMSO) spielen bei den derzeit vertriebenen transdermalen Systemen noch keine Rolle.

2.2.7 Sonstige Bestandteile

Zur Einstellung der Konsistenz können vliesartige Texturen eingelegt werden. Alternativ finden hydrophile Polymere wie Polyvinylpyrrolidon (PVP) oder Cellulosederivate Anwendung.

Weiterhin können Metalle oder ihre Chelate zugesetzt werden, um bei Trocknung des Polymers durch Bildung koordinativer Bindung die Festigkeit zu erhöhen. Teilweise sind sie jedoch in den lösungsmittelgebundenen Klebemassen enthalten. Zur Verminderung der Oxidation des Wirkstoffs oder seltener der übrigen Formulierungsbestandteile können Antioxidanzien wie z. B. Natriummetabisulfit, Ascorbylpalmitat oder Tocopherol zugesetzt werden.

Eine Sonderrolle spielen die Lösungsmittel, die zur Erzeugung einer gleichmäßig beschichtbaren Mischung nötig sind, da sie während des Beschichtungs- und Trocknungsprozesses das Produkt vor Fertigstellung wieder verlassen. Zu den meistverwendeten Lösungsmitteln gehören niedrig siedende Benzine, Ethylacetat, Isopropanol, Ethanol, 2-Butanon und Aceton.

3 Technologie und Aufbau von TTS

3.1 Allgemeines

Merke

Mittlerweile existieren zahlreiche Systemvarianten transdermaler therapeutischer Systeme, deshalb ist die bisher übliche strenge Trennung in Membran- und Matrixsysteme nicht mehr zulässig. Nur noch wenige Systeme sind am Markt, die die klassische Funktionalität eines Membrankonzepts aufweisen. Andere membranhaltige Systeme zeigen hiervon abweichende Eigenschaften, die mehr durch die „Matrix"-Systemkomponenten bestimmt sind. Aber auch die Matrixsysteme sind mittlerweile heterogen geworden. Neuere TTS beschränken sich nur noch selten auf einen gelösten Wirkstoff in einer einzigen Matrixschicht.

Statt schematischer Grundeinteilungen erscheint es daher zweckmäßig, wichtige und häufig auch kombiniert auftretende Aspekte, Prinzipien und Systemlösungen der TTS-Technologie im Folgenden aufzuzeigen. Oft gelingt es nur mit komplexen Problemlösungen, einen bisher transdermal nicht eingesetzten Wirkstoff überhaupt in nennenswerter Menge durch die Haut zu bringen. Lipophilie und hohe Wirksamkeit sind dabei unabdingbare Voraussetzungen für die verwendeten Wirkstoffe.

Für die schon auf dem Markt befindlichen Wirkstoffe erweisen sich bei gleicher Verträglichkeit diejenigen Systeme als vorteilhaft, die kleiner und schlanker sind. Für einige Wirkstoffe mussten technologische Lösungen und/oder spezielle Hilfsstoffe gefunden werden, die die

▼ **Tab. 18.1** Beispiele für TTS-Handelspräparate, den Wirkstoff, das Klebesystem der Hautschicht, den Wirkstoffausnutzungsgrad und die Tragedauer

Handelsname	Wirkstoff	Klebesystem der Hautschicht	Wirkstoffausnutzungsgrad [%]	Tragedauer [d]
Cutanum®	Estradiol	Acrylat	9	7
Deponit® NT	Glyceroltrinitrat	Acrylat	27	1
Durogesic® SMAT	Fentanyl	Acrylat	43	3
Estalis® sequi	Estradiol/Norethisteronacetat	Acrylat/Silikon	33/18	3,5
EVRA®	Ethinylestradiol/Norelgestromin	PIB/Polybuten	23/18	7
Exelon®	Rivastigmin	Silikon	53	1
Fem7®	Estradiol	SIS/Harz	23	7
Fem7® Conti	Estradiol/Levonorgestrel	SIS/Harz	23/9	7
Intrinsa	Testosteron	Acrylat	4	1
Kentera®	Oxybutynin	Acrylat	11	1
Matrifen®	Fentanyl	Silikon	65	3
MinitranS®	Glyceroltrinitrat	Acrylat	27	1
Neupro®	Rotigotin	Silikon	44	1
Nicorette®	Nicotin	PIB	60	16 h
Nicotinell®	Nicotin	Acrylat	40	1
Nitroderm TTS®	Glyceroltrinitrat	Silikon	19	1
Norspan®	Buprenorphin	Acrylat	17	7
Scopoderm TTS®	Scopolamin	PIB	67	3
Transtec PRO®	Buprenorphin	Acrylat	17	4
Ionsys® (iontophoret. TTS)	Fentanyl	Polybuten	33	1

PIB = Polyisobutylen, SIS = Polyisopren

Hautgängigkeit verbesserten. Bei teuren Wirkstoffen ist der Nutzungsgrad oft entscheidend, wenn es um den Vermarktungspreis der TTS-Arzneiformen geht. Auch heute noch kann der Wirkstoffausnutzungsgrad zwischen wenigen Prozent und mehr als drei Vierteln der ursprünglichen Wirkstofffracht liegen ▸**Tab. 18.1**.

Nicht mehr so entscheidend wie zu Beginn der Wiedereinführung der transdermalen Therapie in den 1970er-Jahren ist die Sorge vor einer ungeregelten Zufuhr. Immerhin wird bei einigen Indikationen und Wirkstoffen mit geringer therapeutischer Breite auch heute noch vom TTS erwartet, dass die Substanz auch bei unphysiologisch variablen Hauteigenschaften noch eine Abgaberate in eng definierten Grenzen sicherstellt.

Eine gleichmäßig hohe Klebkraft bei allen Patienten ist ein wichtiges, wenn auch nie vollständig erreichbares Ziel. Da in einer monolithischen Matrix viele Anforderungen (Diffusivität, Reservoirfunktion, Kohäsivität, Adhäsivität) nicht optimal gelöst werden können, sind mangelhafte erste Klebkraftergebnisse aus ersten Probandenstudien oft der Anlass dafür, das Systemdesign z. B. durch ein Überpflaster oder durch eine zweischichtige Matrix mit einer Formulierungsrevision zu verändern.

Chemische wie physikalische Inkompatibilitäten oder Instabilitäten sind ein anderes Motiv für eine stärkere Kompartimentierung, die mit schichtförmiger Separierung oder durch Mikroreservoire bzw. irreguläre Phasengrenzen erreicht werden kann. Nicht zuletzt haben auch Herstellungsprobleme zu sehr speziell formulierten, häufig kompliziert aussehenden Pflastern geführt. Wenn der Wirkstoff flüchtig oder sogar hitzelabil ist, kann er nicht in einem offenen Trocknungsverfahren verarbeitet werden. Daneben dienen viele Aufbaueigenarten heutiger TTS der Erreichung eines unauffälligen, verbraucherfreundlichen Designs und einer erleichterten Anwendung.

3.1.1 Historischer Abriss

Die Anfänge der Pflastertherapie reichen weit in die Antike zurück. Opium, Tollkirsche und Spanische Fliegen erfreuten sich noch im 19. Jahrhundert großer Beliebtheit. Nachdem das Deutsche Arzneibuch im Jahre 1865 noch 28 „Emplastra" (alle wirkstoffhaltig) führte, waren es im DAB 2 (1882) nur noch neun!

Die traditionelle Pflastertherapie wurde also zum „Verlierer" gegenüber dem Umgang mit den aufkommenden synthetischen Wirkstoffen, die überwiegend oral oder als Injektionslösung gegeben wurden. Kein Wunder, dass sich auch der Pflasterbegriff wandelte. Mit der Erfindung von Zinkoxid und Kautschuk enthaltenden Pflastermassen um die Jahrhundertwende klebten diese erstmalig so stark, lange und verlässlich, dass sie vor allem als Fixierhilfen eingesetzt wurden.

Die früheren Jahrhunderte hatten Arzneipflaster mit einer Matrix aus Wachsen, Lösungsmitteln (ätherischen Ölen), Harzen, Gummi, aber auch im Mittelalter schon Zink- oder Bleioxid hervorgebracht. Auch das Bleipflaster, Emplastrum Lithargyri, noch im DAB 6 enthalten, war ein aus Schweineschmalz, Erdnussöl und gelbem Bleioxid unter Hitze hergestellter (Schmelz-)Kleber. Man kann dieses Gemisch aus durch Schwermetalle vernetzten Fettsäuren als funktionalen Vorläufer der Polymere einstufen. In den folgenden Jahren wurde das Bleipflaster schnell und unaufhaltsam durch naturkautschukhaltige Pflaster verdrängt.

Wenn auch topische Pflaster (Salicylsäure, Capsaicin) in der Zeit nach dem Zweiten Weltkrieg fortbestanden, war doch die Wiedereinführung der systemischen Pflaster, verbunden mit der Einführung des Begriffs TTS in den 1970er-Jahren eine Revolution. Aus Sorge vor zu hoher Resorption waren damals die meisten Produkte Membran-Reservoir-Systeme mit oft unnötig großer Fläche und geringer Wirkstoffausnutzung. Seit den frühen 1980er-Jahren sind bei den meisten Wirkstoffgruppen Membranpflaster von anderen Systemkonzepten abgelöst worden.

3.1.2 Thermodynamische und kinetische Faktoren

Die Haut ist mit etwa 2 m^2 Fläche das größte Organ des menschlichen Körpers und übt in erster Linie eine sehr effiziente Schutzfunktion aus. Sie verhindert das Eindringen von Fremdstoffen und Mikroorganismen sowie den Verlust lebenswichtiger endogener Stoffe wie Wasser und Elektrolyte. Der transdermale Wasserverlust kann so auf rund 0,5 l Wasser pro Tag begrenzt werden (über Perspiratio insensibilis). Die äußerste Hautschicht, das 10 bis 20 µm dicke Stratum corneum, stellt dabei die eigentliche Permeationsbarriere dar. Die anschließende Diffusion in tiefere Hautschichten und den Blutkreislauf verläuft meist relativ schnell. Die Haut ist somit kein typisches Resorptionsorgan, sondern primär eine sehr effiziente Barriere. Der Wirkstofffluss durch das Stratum Corneum lässt sich aus dem 1. Fick'schen Diffusionsgesetz ableiten ▸ Abb. 18.5.

Merke

So lange die Wirkstoffkonzentration im TTS nicht nennenswert abfällt, ist unter der Annahme, dass *D*, *VK* und *d* konstant sind, auch ein gleichbleibender Wirkstofffluss festzustellen. Einflussfaktoren auf die Wirkstoffkonzentration als „treibender Faktor" ergeben sich aus der thermodynamischen Aktivität des Wirkstoffs. Hier gibt es abhängig davon, ob der Wirkstoff gelöst oder kristallin suspendiert vorliegt, besondere Chancen und Risiken.

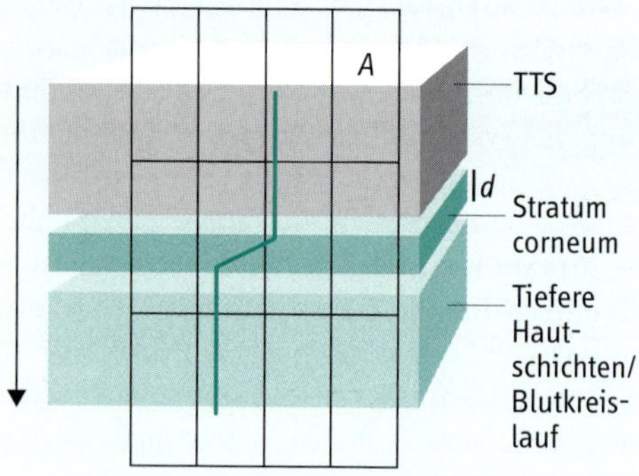

$$\text{Fluss} = \frac{dM}{dt \times A} = \frac{D \times VK}{d} \times C_{TTS} = \frac{D \times C_{S,SC}}{d} \times \frac{C_{TTS}}{C_{S,TTS}}$$

▲ **Abb. 18.5** Schematische Darstellung des Wirkstoffflusses durch das Stratum corneum (SC): *D* Diffusionskoeffizient; *VK* Verteilungskoeffizient SC/TTS; *d* Diffusionsweg; $C_{S,SC}$, $C_{S,TTS}$ Sättigungskonzentration des Wirkstoffs im SC bzw. TTS; *A* Fläche

Im Gleichgewicht mit der kristallinen Phase eines Wirkstoffs wird aufgrund des schnellen Nachlösens des Wirkstoffs immer ein hoher, gleichmäßiger „Antrieb" (thermodynamische Aktivität) erzeugt. Eine weitestgehende Verhinderung des Kristallwachstums (Ostwald-Reifung) gelingt durch Verwendung von Kristallen mit möglichst enger Korngrößenverteilung sowie durch den Wirkstoff gering lösender und diffusiver Matrizes. Liegt der Wirkstoff im TTS gelöst vor, nimmt die thermodynamische Aktivität während der Freisetzung mit der Zeit ab und somit auch der Wirkstofffluss.

TTS-Matrizes neigen jedoch aufgrund des Herstellungsprozesses und des Polymergehalts zur Übersättigung des Wirkstoffs. Solche übersättigten Systeme zeigen zwar gegenüber kristallin suspendierten Systemen einen höheren Wirkstofffluss, sie bergen jedoch erhebliche Stabilitätsrisiken, da eine unter bestimmten Lager- und Transportumständen einsetzende Rekristallisation zu stark verminderter Wirkstofffreisetzung führen kann. Weiterhin ist bei der Entwicklung von TTS zu beachten, dass bestimmte Komponenten die Barriereeigenschaften des Stratum corneum beeinflussen (*D*, *VK*) und somit den Wirkstofffluss erhöhen können.

3.2 Systemkontrolle durch Membranen

Zur Kompensation muss gegenüber einem Matrixsystem mit z. B. 10 cm^2 Fläche ein mit der gleichen Matrix als Reservoir arbeitendes Membransystem doppelt so groß ausgelegt werden, also 20 cm^2, wenn die Membran nur die gleiche Barrierewirkung wie die Haut selbst hat. Nur bei sehr gut hautgängigen Wirkstoffen lassen sich Membransysteme mit relativ kleiner Fläche entwickeln. Die Systemkontrolle kann zwar durch Erhöhung der Permeationsfähigkeit der Haut, z. B. durch den Enhancer wie Ethanol (realisiert in Estraderm®), erreicht werden. Solche Mehrkomponentensysteme sind aber in der Interaktion sehr schwer einzuschätzen. Fast immer bedeutet das Verwenden eines zusätzlichen Lösungsmittels, das das System über die Membran verlässt, dass sich die thermodynamischen Eigenschaften des Wirkstoffreservoirs über die Tragedauer verändern.

Bei Membransystemen kann es einen Blutspiegelanstieg unmittelbar nach dem täglichen TTS-Wechsel geben ▸**Abb. 18.6**. Dieser Effekt ist darauf zurückzuführen, dass sich während der Lagerung des TTS die Klebschicht aufgrund des Diffusionsausgleichs über die Membran

Merke

Klassische Membransysteme besitzen eine an die Abdeckschicht anschließende Reservoirschicht. In dieser liegt der Wirkstoff in gelöster oder kristalliner Form vor. Die nächste Schicht ist eine Kontrollmembran und auf diese ist eine polymere Klebschicht aufgebracht, die den Hautkontakt ermöglicht. Die Kontrollmembran stellt neben der Haut eine zweite Barriere im Diffusionsverlauf dar. Je restriktiver die Membran ausgelegt wird, desto weniger thermodynamische Aktivität erreichen Klebschicht und Haut im dynamischen Gleichgewicht, d. h., desto geringer ist der Steueranteil der Haut.

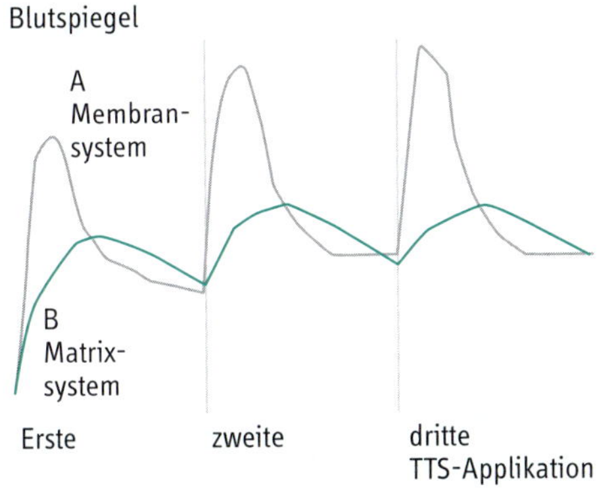

▲ **Abb. 18.6** Beispielhafte Blutspiegelkurven nach Applikation eines Membransystems (A) und eines Matrixsystems (B). Eine durch hohen Initialdosisanteil bedingte überschießende Abgaberate kann anfänglich hohe Blutspiegel erzeugen.

mit einer relativ hohen Wirkstoffkonzentration anreichert, die weit über derjenigen liegt, die sich nach einigen Stunden Tragen als dynamische Wirkstoffkonzentration in der Klebschicht einstellt. Die Folge ist, dass der Wirkstofffluss in den ersten Stunden nach der Applikation eines TTS deutlich höher liegt.

Die Wirkung einer Kontrollmembran (meist sind es separat hergestellte Folien aus EVA oder PE) kann bei mehrschichtigen Matrixsystemen auch durch entsprechend dicke Schichten eines klebenden Matrixpolymers erfolgen. So kann die der Haut nächstliegende Matrixschicht auch eine membrananaloge Diffusionsbarriere bilden, die die Freisetzung kontrolliert.

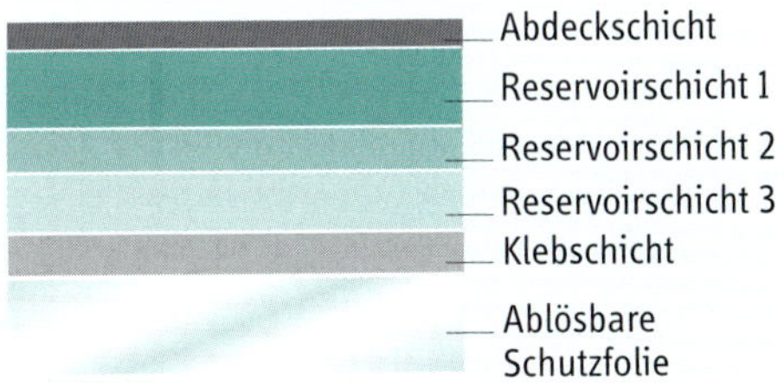

▲ **Abb. 18.7** Mehrschichtiges Matrixsystem mit abnehmendem Wirkstoffkonzentrationsprofil von Reservoirschicht 1 zu Reservoirschicht 3

Ist der Wirkstoff in den Polymerschichten an adsorptive Träger gebunden oder liegt er kristallin suspendiert vor, lässt sich sogar ein vielschichtiges Matrixsystem herstellen, in dem jede Schicht sowohl Membran- als auch Reservoireigenschaften aufweist ▸**Abb. 18.7**. Natürlich weist die hautfernste Schicht mit größeren eingebetteten Wirkstoffmengen den stärksten Reservoirbeitrag auf und die hautnächste Schicht, die auch wirkstofffrei sein kann, die größte membrananaloge Funktionalität.

3.3 Matrixschichten mit „innerer Phase“

Merke

Kompartimentierungen sind auch innerhalb der Polymerphasen jeder Schicht von Matrixsystemen möglich. Die einfachste innere Phase kann die festkristalline oder flüssige Wirkstoffphase sein. Möchte man einen relativ lipophilen Wirkstoff aus Rekristallisationsgründen nicht suspendiert einsetzen, so lässt sich eine Lösung in einem geeigneten Lösungsmittel in die Polymerphase emulgieren.

In einer Variante dieser Technik werden physiologisch verträgliche Lösungsmittel mit einer gewissen Eigenresorption in die Haut verwendet. Man vermeidet so die gefürchtete Rekristallisation der Systeme während der Lagerzeit, ermöglicht aber beim Tragen auf der Haut die Nutzung von zeitweise durch Entzug des Lösungsmittels auftretenden Übersättigungserscheinungen.

Andererseits ist es nicht unüblich, in Matrixschichten auch feste, polymere, wasserquellbare Strukturen einzubetten. Neben dem pragmatischen Ansatz, Hautfeuchtigkeit zu binden und so die Klebkraft etwas zu unterstützen, lassen sich in solchen Innenphasen schwer lösliche Wirkstoffe als „feste Lösungen“ einsetzen: Erst auf der Haut unter Wirkung der Hautfeuchte werden solche wirkstoffhaltigen Polymerpartikel wieder Teil des diffusiven Geschehens. Durch die Sättigung des Systems mit Wasser und die

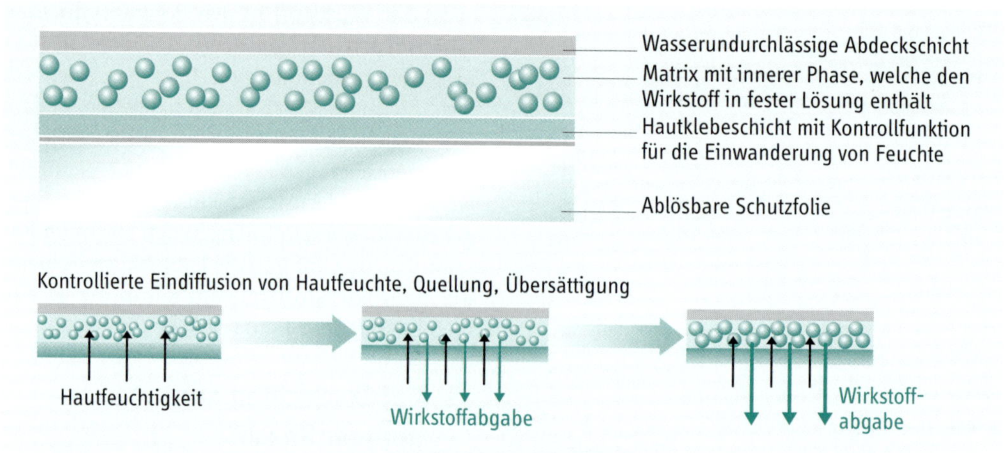

▲ **Abb. 18.8** Matrixschicht mit quellbarer Innenphase (feste Lösung): Verstärkung der thermodynamischen Aktivität nach Applikation infolge Wasseraufnahme, Quellung und Übersättigung des Systems

dadurch reduzierte Löslichkeit entsteht schnell eine Übersättigung des Wirkstoffs ▸**Abb. 18.8**.

Zur Erzielung optimaler Kompromisse zwischen Klebkraft und Löslichkeitseigenschaften lassen sich auch inkompatible Polymere mischen, wobei sich oft submikroskopische Phasengrenzen ergeben. Beispiele hierfür sind das Gemisch PVP–Silikonpolymere oder auch Acrylate–Silikonpolymere.

3.4 Verfahrensbedingte Aufbauvarianten

Die Herstellung einschichtiger Matrixsysteme aus lösungsmittelhaltigen und wirkstoffhaltigen Polymermassen durch direkte Beschichtung und Trocknung in Großanlagen ist aufwendig. Es setzt viel Erfahrung voraus, ist jedoch langfristig gesehen das ökonomischste Verfahren.

Wirkstoffhaltige Lösungen und Gele lassen sich dagegen schon in Laboratorien herstellen und mit den in Kleinserien-Maßstäben anwendbaren Techniken der volumetrischen Dosierung, Stanzung und Siegelung ist der Anlaufaufwand erster klinischer Prüfmuster sehr viel geringer. Leider entstehen dabei oft Kleinseriendesigns ohne die Möglichkeit zur ökonomischen Aufskalierung zu einschichtigen Matrixsystemen (s. o.).

Wegen der Lösungsmitteltrocknung erzwingen auch Herstellungsprobleme bei leicht flüchtigen Wirkstoffen oft Sonderlösungen. So sind die Aufbauten aller drei derzeitig auf dem deutschen bzw. europäischen Markt anzutreffenden Nicotin-TTS-Rezepturen als Vermeidung der Direkttrocknung anzusehen (Nicotin ist relativ leicht flüchtig). Dabei lösen zwei der Systeme das Problem durch flächenbezogen genaues Auftragen einer Nicotinlösung auf eine geeignete Vliesschicht mit anschließendem Aufkaschieren (Laminieren) entsprechend wirkstofffrei vorgefertigter klebender Polymerschichten. Die dritte genutzte Möglichkeit liegt in der Laminierung von extrudierten Massen ohne Lösungsmitteltrocknung.

Dass heutige TTS relativ dünn sind, ist nicht nur eine Forderung des Pharmamarketings. Die lösungsmittelgebundene Trocknung von Schichtdicken deutlich über 200 µm ist problematisch, weshalb dickere Systeme durch wiederholtes Laminieren dünner Schichten entstehen. Mehrschichtigkeit von Matrixsystemen kann daher auch herstellungstechnisch bedingt sein. Alternativ lassen sich dickere Schichten direkt durch Heißschmelzextrusion erzeugen. Hier sind aber die Kompatibilitäten des Wirkstoffs mit den wenigen hierzu geeigneten Klebemassen zu bedenken.

3.5 Klebkraft- und okklusionsbedingte Aufbauten

Okklusion, wie sie insbesondere durch weitgehend wasserdampfundurchlässige Abdeckschichten erzeugt wird, beeinträchtigt grundsätzlich immer die Klebkraft, da die Corneozyten quellen und so leichter ablösbar werden. Da zur ausreichenden Wirkstoffpermeation jedoch Okklusion benötigt wird, ist bei einigen Systemen eine über die wirkstoffhaltigen TTS-Grenzen hinausreichende Überpflasterkonstruktion(Fixierhilfe) realisiert worden ▸Abb. 18.9.

Werden diese Überpflaster auf textiler Basis hergestellt, kann oft im Außenbereich die Okklusion vermieden und dadurch die erwünschte Dauerklebrigkeit auch bis zu 7 Tagen erreicht werden. Die andere Möglichkeit, nicht okklusive Gesamtabdeckschichten für das TTS zu wählen, kommt nur bei sehr gut permeablen Wirkstoffen infrage. In den meisten Fällen nimmt die Permeation bei nicht okklusiven Rückschichtmaterialien auf meist weniger als ein Viertel ab.

3.6 Aktivierung von Wirkstoffen, Einzelverpackung

Oft muss aus Kompatibilitätsgründen und zur Erzielung einer möglichst langen Lagerfähigkeit der Wirkstoff in Salzform in die Formulierung eingebracht werden. Durch physiologisch verträgliche Basen oder Säuren in separat vorgefertigten Schichten kann eine Laminierung mit der wirkstoffsalzhaltigen Schicht erfolgen. Bei Inkompatibilität kommt die Wirkung nach Umwandlung in die Base nicht während der Lagerung, sondern erst während des Tragens zur Geltung. In anderen Fällen, in denen nur die Flüchtigkeit umgangen werden soll, kann das Systemkonzept eine schnelle Umwandlung vorsehen.

Die vorstehend genannten Techniken erfordern eine entsprechend vor dem Zutritt von Feuchtigkeit und unter Umständen Sauerstoff schützende Einzelverpackung. Dies gelingt üblicherweise in Vierrandsiegelbeuteln. Die Zugabe von Trockenmitteln und/oder Inertbegasung (Edelgase, in der Regel aber reiner Stickstoff) ist dabei seit Jahren in der Industrie üblich.

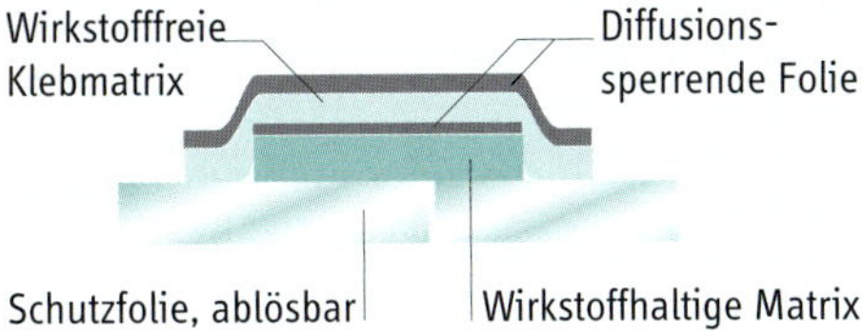

▲ **Abb. 18.9** Aufbau einer Überpflasterkonstruktion

3.7 Integration von Sondertechniken

Es ist schon seit Langem bekannt, dass durch gleichzeitiges Anlegen elektrischer Spannung oder durch Ultraschall die Hautbarriere beeinflusst und dadurch die Wirkstoffpermeation verstärkt werden kann. Auch durch mechanische, elektrische oder chemisch-physikalische Vorbehandlung der Haut kann die Barrierefunktion kurz- oder längerfristig reduziert werden. Hier muss jedoch nach erfolgter Gabe des barrierebrechenden Elements in der Regel ein konventionelles TTS auf die vorbehandelte Fläche aufgelegt werden.

Nachdem in den 1990er-Jahren physikalische Techniken der Permeationserhöhung (z. B. Iontophorese, Elektroporation, Ultraschall, Mikronadeln) wenig Beachtung fanden, wird in den letzten Jahren wieder zunehmend an solchen Hightechsystemen mit gezielter Vor- oder Behandlung der Haut gearbeitet. Die Iontophorese ist eine nichtinvasive Methode, die ein nicht wahrnehmbares schwaches elektrisches Feld nutzt, um den Wirkstoff aktiv durch die Haut in den Blutkreislauf zu transportieren. Es sind Systeme mit Fentanyl (Ionsys®) und Lidocain (LidoSite®) auf dem Markt. Beim Ionsys® kann der Patient durch Knopfdruck selbst bestimmen, wie oft der Wirkstoff freigesetzt wird. Das iontophoretische System ist dabei nicht größer als eine Kreditkarte.

Im Gegensatz dazu wird bei einer Perforation der Permeationsbarriere, z. B. durch Mikronadeln oder gerasterte thermische, elektrostatische oder laserinduzierte Vorbehandlung, das Stratum corneum partiell durchbrochen und somit bei anschließender Applikation eines TTS die Permeationsrate signifikant erhöht.

4 Therapievorteile

4.1 Allgemeines

Merke

Ähnlich einer Dauerinfusion werden bei Applikation von TTS plateauähnliche Plasmaspiegelverläufe erreicht, deren Dauer bei einigen Wirkstoffen oft bis zu 7 Tagen aufrechterhalten werden kann. Die Retardierfähigkeit von Tabletten und anderen oralen Arzneiformen ist dagegen aufgrund des gastrointestinalen Transports und der Ausscheidung wesentlich kürzer und variabler (<1 d). Eine Entkopplung von der Abbaukinetik des Wirkstoffs gelingt mit TTS in einzigartiger Weise in einer auf die Therapieerfordernisse abgestimmten Blutspiegel-Sollwert-Kurve. Gleichzeitig sind die TTS aufgrund ihrer Anwendungsfreundlichkeit dem Patienten leicht zu erklären. Dies wiederum unterscheidet sie deutlich von in der Regel vom Arzt zu applizierenden Alternativbehandlungen, z. B. Implantaten oder Infusionssystemen.

4.2 Medizinisch-therapeutische Vorteile

Schon mit der Schöpfung des Begriffs Transdermale therapeutische Systeme in den 1970er-Jahren wurde auf das spezifische Eingehen therapeutischer Erfordernisse eines Wirkstoffs, das durch diese pflasterähnlichen Systeme möglich ist, explizit hingewiesen. Diese Erkenntnis wurde durch die Erfahrung der vergangenen fast 40 Jahre TTS-Therapie am Markt bestätigt. Wirkstoffe, die dieser Arzneiform zugänglich sind, haben andere, wirkstoffgleiche Arzneiformen in der Regel abgelöst.

Beispielhaft sei auf die nun breit angewandte Hormontherapie hingewiesen, die oft die Dauerpräsenz eines Wirkstoffs bei gegebener sehr kurzer Halbwertszeit erfordert. Ein weiteres Beispiel ist Nitroglycerin, das zuvor nur zur Akutanfallbehandlung der Angina pectoris zur Verfügung stand und nun durch die TTS-Formulierung zu einem kontinuierlich präventiv einsetzbaren Produkt wurde. Orale Blutdruckpräparate, deren Compliance besonders gering ist, fanden ihre Form als Clonidin-TTS in einem nur einmal wöchentlich aufzuklebenden bequemen Produkt.

Wichtige Vorteile sind bei Wirkstoffen im zentralnervös wirksamen Bereich erkennbar: Früh wurde die Fähigkeit eines TTS erkannt, durch kontinuierliche Präsenz von Nicotin die zentralnervösen Rezeptoren zu sättigen und durch eine Art kontinuierlicher Tachyphylaxie den „Nicotinhunger“ so lange zu stillen, bis psychologische Maßnahmen der Raucherentwöhnung griffen. Es scheint sogar, als könne die TTS-Applikation bei starken Analgetika durch Entkopplung von der tablettentypischen akuten Bedarfsbefriedigung die Gefahr einer psychologischen Abhängigkeitsbildung etwas reduzieren. Zumindest sichert diese Therapieform die dauerhafte Schmerzkontrolle, ohne dass der Patient sich mehrmals am Tag mit der emotionalen Assoziation der Schmerzbekämpfung auseinandersetzen muss.

Bemerkenswerte Therapievorteile sind auch bei Indikationen erkennbar, bei denen eine einschleichende Dosierung erfolgen muss. Der steil ansteigende Wirkstoffspiegel einer niedrig dosierten oralen Arzneiform ist häufig höher als der adäquate Reiz für zentralnervöse Nebenwirkungen. Das moderate Einschwingen durch die transdermale Wirkstoffgabe in die letztendlich therapeutisch erforderliche Wirkstoffkonzentration wird durch den Retardeffekt der Haut noch schonender ermöglicht als bei der Dauerinfusion. Ein gutes Beispiel hierfür ist das Parkinson-Medikament Rotigotin-TTS (Neupro®).

Natürlich gibt es eine Reihe von Wirkstoffen, bei denen TTS ihre Vorteile nicht zum Einsatz bringen können – hohe Dosierungen und mangelnde physikalisch-chemische Eignung schließen ohnehin den Großteil der pharmazeutischen Wirkstoffe von der transdermalen Gabe aus. Einige Wirkstoffgruppen, die nur für kurze Zeit in hoher Dosierung appliziert werden, wie bestimmte Antibiotika und andere Akutmedikamente, sind aus den genannten Gründen für die transdermale Gabe nicht attraktiv.

4.3 Pharmakokinetische Vorteile und Besonderheiten

Zum anderen kann durch TTS oft eine erhebliche Wirkstoffdosisreduktion erreicht werden. So steht einer täglich gegebenen oralen 2-mg-Dosis von Estradiol eine vergleichbar wirksame 50- bis 100-µg-Tagesdosis eines TTS gegenüber. Auch bei Nicotin ist die Einsatzeffizienz des Wirkstoffs gegenüber einer denkbaren Tablette deutlich gesteigert, weil rund die Hälfte des oral aufgenommenen Wirkstoffs verstoffwechselt wird, bevor er das Nervensystem erreicht.

Ein weiterer pharmakokinetischer Vorteil von TTS ist die Vermeidung von Blutspiegelspitzen, wie sie z. B. infolge häufig wiederholter oraler Gabe, aber auch durch Besonderheiten des Entleerungszyklus im Gastrointestinaltrakt auftreten können. Basische Wirkstoffe werden meist eine Zeit lang im Magen zurückgehalten, bevor eine plötzlich eintretende Magenentleerung über den Pylorus schnelle Resorptionsspitzen zur Folge haben kann. Die robuste Regelung der Zufuhrrate des TTS in Kombination mit der barrierebedingten Steuerfunktion der Haut vermeidet solche rapiden Anstiege und ebenso gut auch Abfälle in der Wirkstoffkonzentration.

Ein dritter pharmakokinetischer Vorteil betrifft die Entkopplung der Eliminationskinetik von der wirkstoffbedingten biologischen Halbwertszeit. Durch die nahezu kontinuierliche Zufuhrrate werden die Einflüsse auch kürzester biologischer Halbwertszeiten der Wirkstoffe überspielt. Selbst beim Abnehmen eines TTS wird in der Regel eine virtuell verlängerte Eliminationszeit beobachtet, bedingt durch den Depoteffekt in der Haut. ▸ **Abb. 18.10** illustriert den typischen Verlauf einer Blutspiegelkurve nach einmaliger und kontinuierlicher TTS-Applikation. Die durch Zwischenspeichereffekte im Stratum corneum bedingten Phänomene der verzögerten Aufnahme („Lag-Time-Effekt" und „Depoteffekt") gleichen sich bei wiederholter Applikation von TTS weitgehend aus und führen zu einer gleichmäßig fortgeführten Konzentrationslinie. Dabei ist in der Regel davon auszugehen, dass das Folge-TTS auf einer anderen, benachbarten Hautstelle aufgeklebt wird als das vorhergehende TTS.

Merke

Ein sehr wichtiger Vorteil der TTS liegt in der Vermeidung des Leber-First-pass-Effekts durch Umgehung des gastrointestinalen Pfortadersystems. So erreicht man bei vielen Wirkstoffen eine effektivere Nutzung der Wirkstoffdosis. Hierdurch sind die Plasmaspiegel-Zeit-Profile im Vergleich zur peroralen Gabe weniger variabel und nicht zuletzt ist mit ihrer Umgehung auch eine Entlastung der Leber verbunden.

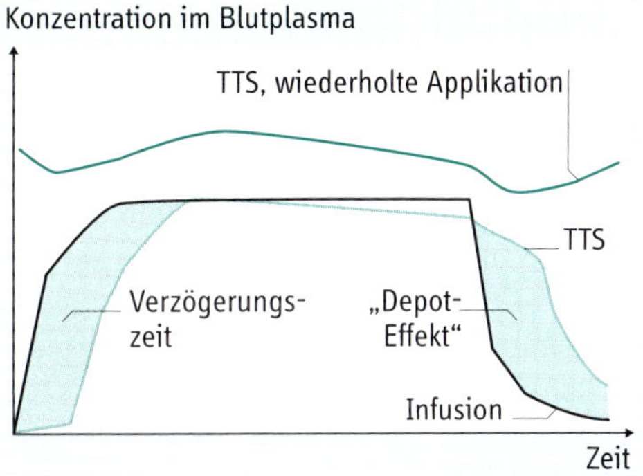

▲ **Abb. 18.10** Vergleich der Plasmaspiegelprofile nach Applikation einer Dauerinfusion und eines TTS. Abweichend vom bekannten Plasmaspiegelprofil einer Dauerinfusion (schwarz) steigt der Blutspiegel eines einmal applizierten TTS (hellgrün) mit Verzögerungszeit an und bleibt auch noch einige Zeit nach dem Abnehmen des TTS auf höherem Niveau („Depoteffekt"). Bei wiederholter Applikation der meisten TTS-Systeme gleichen sich diese Einflüsse weitgehend aus, sodass es nur zu moderaten Blutspiegelschwankungen kommt (grün).

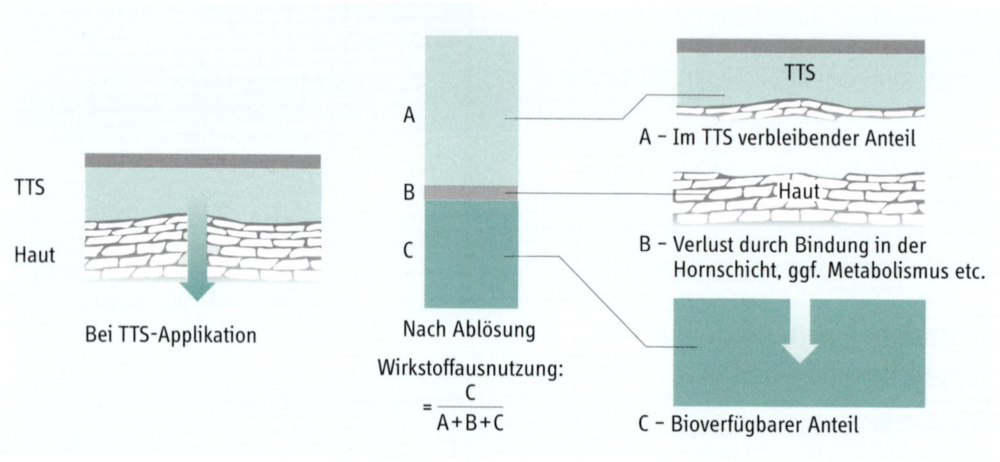

▲ **Abb. 18.11** Verbleib des Wirkstoffs während und nach TTS-Applikation

Die nach dem Entfernen des TTS im Stratum corneum verbleibende Wirkstoffmenge steht jedoch nicht mehr vollständig zur Verfügung, da insbesondere die permeationsfördernde Okklusion nach Abnehmen des TTS entfällt. Ein Teil der in der Haut verbleibenden Wirkstoffe wird dann allerdings durch Abschuppung des Stratum corneum den Körper wieder verlassen ▸**Abb. 18.11**.

Die besonderen pharmakokinetischen Eigenschaften transdermaler Arzneiformen ermöglichen weit besser als bei der oralen Therapie die Kombination von Wirkstoffen mit deutlich verschiedenen biologischen Halbwertszeiten. Beginnend mit der postmenopausalen Kombinationstherapie von Estradiol und Norethisteronacetat sind zunächst in diesem Therapieumfeld weitere Kombinationen hinzugekommen (Estradiol–Levonorgestrel, hier auch als 7-Tage-TTS, und als kontrazeptives Produkt Ethinylestradiol–Norelgestromin). Pharmakokinetisch einmalig ist die Möglichkeit, hormonell wirksame Substanzen in einem an den täglichen (zirkadianen) Rhythmus angepassten Konzentrationsverlauf anzubieten. Diese Vorteile werden insbesondere bei den Testosteron-TTS genutzt.

Die Tatsache, dass das physiologische Estrogen Estradiol nicht in 1-Tages-TTS verfügbar ist, sondern nur als Wochen- oder Halbwochen-TTS vermarktet wird, unterstreicht allerdings das Überwiegen von Complianceaspekten in der heutigen Pharmakotherapie.

4.4 Praktische Vorteile

Einzigartig ist die Kombination der (nach Implantaten) größtmöglichen Retardierung von Wirkstoffen mit der (nach Tabletten) größtmöglichen Verbraucherakzeptanz einer Arzneiform. TTS müssen bei Übelkeit nicht wie Tabletten unter Umständen entgegen einem Würgereiz eingenommen werden. Bei psychisch eingeschränkten Patienten erlauben sie auch die Applikation etwa durch Verwandte oder Pflegepersonal.

Gleichzeitig besteht durch die Erkennbarkeit des TTS immer die Sichtkontrolle, ob ein oder versehentlich zwei Dosen appliziert worden sind, und die unmittelbare Korrekturmöglichkeit eines versehentlichen Anwendungsfehlers. Auch eine Unterbrechung der Zufuhr etwa aufgrund unerwartet starker systemischer Reaktionen des Patienten ist durch sofortige Abnahme des TTS jederzeit gegeben. Moderne TTS ermöglichen gewöhnlich das Baden und Duschen, sofern nicht übermäßige Wärme oder übermäßig lang intensive Feuchtigkeit einwirkt. In schwierigeren galenischen Fällen wird häufig die einmal tägliche Neuapplikation nach dem täglichen Duschen vorgenommen, wobei das Aufbringen des TTS stets auf durchgetrocknete, saubere Haut erfolgen soll.

4.5 Pharmakoökonomische Aspekte

TTS stehen in dem Ruf, vergleichsweise teure Arzneiformen zu sein und einen höheren Wirkstoffvorrat zu erfordern als orale Formen. Diese Annahme hat sich insbesondere durch in den letzten Jahren verstärkt auf den Märkten erscheinenden „schlanken" Aufbaukonzepten relativiert. Die Wirkstoffausnutzungsrate ▸Tab. 18.1 hat sich in den letzten Jahrzehnten bei vielen Wirkstoffen deutlich auf bis zu 80 % der im TTS enthaltenen Dosis erhöht. Ein auf hohe Wirkstoffnutzung hin optimiertes TTS zeigt in der Regel allerdings nur eine über einen kürzeren Zeitraum gleichmäßig hohe Freisetzungsrate. In Abschnitt 3 sind einige Technologien erläutert, wie hohe Nutzungsraten mit relativ konstanten Wirkstoffspiegeln in Einklang gebracht werden können. Bei oral schlecht verfügbaren Wirkstoffen wie z. B. Estradiol wird gegenüber einer oralen Gabe sogar herstellerseitig Wirkstoff eingespart, auch wenn nur etwa maximal 20 bis 30 % des im TTS enthaltenen Wirkstoffs genutzt werden können.

Die transdermale Therapie ermöglicht in vielen Fällen die Anpassung bekannter, nicht mehr patentgeschützter und somit preiswerterer Wirkstoffe auf therapeutische Anwendungsfelder, die sonst nur mit neuen, pharmakokinetisch maßgeschneiderten Wirkstoffen zugänglich wären. Aufwendigere Eingriffe des Arztes (etwa Injektionen) werden oft vermieden, da sie die Compliance senken und die Kosten erhöhen können. So ist z. B. die transdermale Testosterongabe gegenüber entsprechenden Injektionen auch pharmaökonomisch von Vorteil. Schon länger gilt dies für die transdermale Nitroglyceringabe, eine Therapieform, die gleichwertig weder mit Zerbeißkapseln noch mit anderen oralen Nitraten erreicht werden kann.

4.6 Biopharmazeutische Konzepte und pharmakokinetische Modellbildung

Die TTS der ersten Stunde waren nahezu ausschließlich Membransysteme. Aus heutiger Sicht ist der Übergang zwischen Membran- und Matrixsystemen technologisch und biopharmazeutisch fließend. Ausschlaggebend für ein therapiegerechtes Design sind neben dem Ausmaß der tatsächlichen Systemkontrolle vielmehr die Verlässlichkeit und auch die erreichbare Permeationsrate des Wirkstoffs sowie die optimale Dimensionierung von Wirkstoffkonzentration, Kompartimentierung und Phasenstrukturen der einzelnen TTS-Schichten. So lassen sich aufeinanderfolgend die Kompartimente Reservoir, Klebschicht und Blutplasma unterscheiden, die durch als Fick'sche Barrieren fungierende, imaginäre Membranen getrennt sind: TTS-Kontrollelement und die körpereigene Hautbarriere.

Die bei den meisten TTS über einen recht langen Zeitraum aufrechterhaltene gleichmäßige Zufuhrrate wird dadurch erreicht, dass die Hautbarriere mit der anliegenden Wirkstoffkonzentration zum geschwindigkeitsbestimmenden Schritt wird. Nur bei solchen Systemen, die durch Erhöhung der Hautpermeation (durch Enhancer) oder durch entsprechend großflächiges Design eine Systemkontrolle ermöglichen, liegt der geschwindigkeitsbestimmende Schritt dieser Anwendung im TTS-Kontrollelement. Bei Matrixschichten muss man sich das Diffusionskontrollelement über das Gesamtsystem lokalisiert vorstellen.

Näherungsweise Modellierungen dieser Systeme sind durch entsprechende Annahmen für Reservoirfunktion (Löslichkeit), Konzentration und Diffusionskoeffizienten erstellbar. Sie erleichtern in jedem Fall das Verständnis des zugrunde gelegten Systemdesigns. Allerdings lassen sich die Modellierungsparameter nur mit Mühe experimentellen In-vitro-Systemen entnehmen und Artefakte bei der Bestimmung der entsprechenden biopharmazeutischen Größen sind leicht möglich.

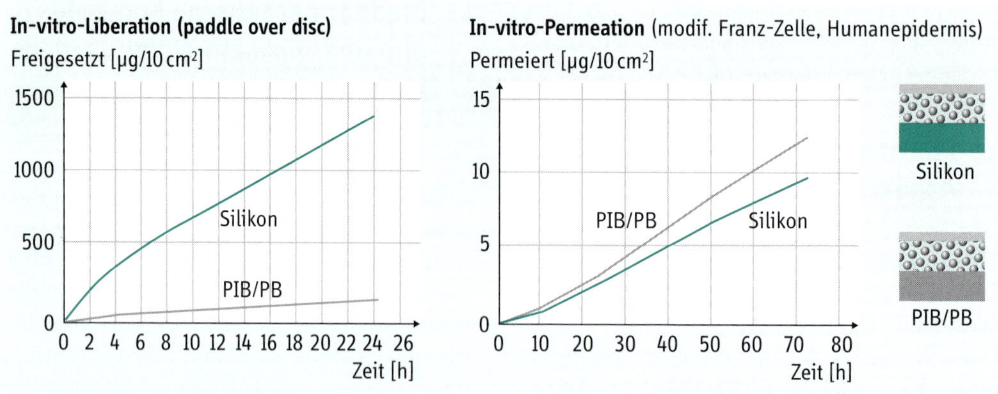

▲ **Abb. 18.12** Vergleich der In-vitro-Liberation und der In-vitro-Permeation eines TTS mit einer Silikonklebschicht (grün) und einer Polyisobutylenklebschicht (grau)

Neben der im dynamischen Gleichgewicht ständig abfallenden Konzentration des Wirkstoffs im Reservoir sind Sondereffekte zu berücksichtigen, wie der Verlust von löslichkeitsunterstützenden Hilfsstoffen und das Eindiffundieren von Hautfeuchtigkeit in das TTS. Beide Prozesse setzen meist die Wirkstofflöslichkeit herab, was in der Regel zu einer erhöhten Wirkstoffverfügbarkeit aufgrund der erhöhten thermodynamischen Aktivität führt. Eine als Folge der Übersättigung auftretende Kristallisation des Wirkstoffs, die zu einer erheblichen Verminderung der Freisetzungsrate führen würde, kann oft durch gutes Rezepturdesign vermieden werden.

4.7 Methoden der In-vitro-Freisetzung

Auch die In-vitro-Freisetzungstests für TTS bedienen sich der für andere pharmazeutische Formen üblichen Tests. Bei konstanter Temperatur, unter definierter Anströmung und in einem definierten Volumen (meist gepufferter wässriger Flüssigkeit) wird die abgegebene Wirkstoffmenge nach mindestens drei festgelegten Zeitpunkten bestimmt. In der Regel verwendet man die Zylindermethode, bei der das TTS mit der Freisetzungsseite nach außen an der Oberfläche eines konstant rotierenden Zylinders fixiert ist. Eine weitere Option ist die „paddle over disc"-Methode, bei der in Analogie zur Blattrührermethode (engl. *paddle method*) für orale Arzneiformen das TTS gegenüber einem konstant rotierenden Rührkörper in der Lösung angebracht ist und der Wirkstoff in die anströmende Flüssigkeit freigesetzt wird.

Wie bereits ausgeführt, hängt es stark von der Konstruktion des TTS ab, ob unter diesen Umständen die In-vitro-Freisetzungskurve Ähnlichkeit mit der In-vitro-Permeationskurve hat. Dies ist allenfalls bei solchen Membransystemen der Fall, bei denen die Membran des TTS (und nicht das Stratum corneum) die tatsächlich diffusionsgeschwindigkeitsbestimmende Barriere darstellt. Für diese kinetisch gesteuerten Systeme kann eine gewisse Aussagekraft für die Korrelation mit In-vivo-Verfügbarkeiten angenommen werden.

Bei den heute auf dem Markt befindlichen Systemen ist dies jedoch durchweg nicht der Fall. Die meisten TTS zeigen mit einer entwickelten In-vitro-Freisetzungsmethode zumindest anfänglich oft eine fünf- bis zehnfache Freisetzungsrate, als dies auf der menschlichen Haut der Fall ist ▸**Abb. 18.12**. Diese künstlich ermittelte Freisetzungsrate hängt nämlich nicht mehr von der tatsächlich relevanten thermodynamischen Aktivität des Wirkstoffs auf der Haut ab, sondern vom eher zufällig zustande kommenden „Ersatzkontrolleffekt" der nun auch diffusionsmoderierend wirkenden Matrixschichten.

Das Modell zeigt mithin die Tendenz zur Überempfindlichkeit. Für eine In-vitro-/In-vivo-Korrelation sind daher solche Verfahren weniger geeignet. Vielmehr steht hier ein Frühindikator für Veränderungen der Formulierung zur Verfügung, der für Stabilitätsstudien, aber auch für Vergleiche zwischen verschiedenen Chargen sehr wertvoll ist. Soll über diesen Test hinaus die für die Konstanz der Wirkstofffreisetzung relevantere thermodynamische Aktivität im System bestimmt werden, lassen sich eher diffusivkontrollierende Testmembranen auf die Systeme auflegen, die in der Größenordnung der In-vivo-Abgaberate auch die In-vitro-Freisetzung moderieren und so ein realistischeres Bild vermitteln. Solche Tests haben bisher leider noch nicht in die Arzneibücher Eingang gefunden.

4.8 Klebeeigenschaften

Kennzeichnend für alle transdermalen Systeme ist ihre Hautklebrigkeit. Mit dieser Eigenschaft sind Therapievorteile wie leichte Zugänglichkeit der Applikationsstelle, jederzeitige Entfernbarkeit und Beobachtungsmöglichkeit der Applikationsstelle untrennbar verbunden. Gleichzeitig wird das Klebeverhalten von TTS aber auch zum wichtigen Qualitätsmerkmal, dem während der Entwicklung, aber auch bei der fortlaufenden Qualitätsprüfung von Marktprodukten Beachtung geschenkt wird.

Zur Erzielung ausreichender Klebrigkeit muss eine Klebschicht die Merkmale Adhäsion, Fließfähigkeit und Kohäsion wohl abgestimmt aufweisen. Mithin sind es lipophile und gleichzeitig hochviskose Stoffe, die in der Erfahrungswelt des Menschen als klebrig wahrgenommen werden: frischer Teer, frisches Baumharz, Kaugummi. Makroskopische und mikroskopische Tiefen müssen durch Fließfähigkeit rasch überwunden werden, die Klebemassen müssen der Bewegung der menschlichen Haut und ihren mikroskopischen Strukturen folgen können. Stoffe wie Polyethylen, festes Kerzenwachs und Gummi sind durch Kristallisation oder Quervernetzung dreidimensional fixiert (kohäsiv), nicht fließfähig und somit auch nicht klebrig. Kohäsion und

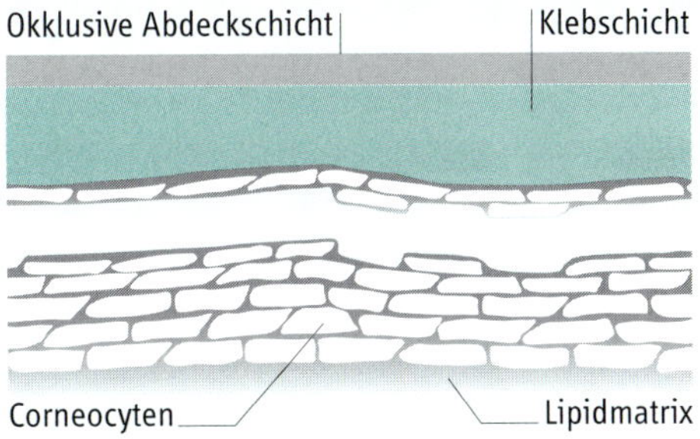

▲ **Abb. 18.13** Schematische Darstellung eines TTS nach Entfernen von der Haut

Fließfähigkeit sind also Antipoden, die es für jede Formulierung zu optimieren gilt.

Anders als bei den nicht biologischen Oberflächen wie Glas oder Metall ändert sich auf der Haut schon kurz nach dem Aufkleben die Natur der Verklebung durch Wechselwirkungen mit dem Stratum corneum. Lipidbestandteile und niedermolekulare Stoffe diffundieren in den Kleberfilm; nach einigen Minuten bis Stunden beginnt die Okklusion und auch die eindiffundierende Hautfeuchtigkeit ändert die Kohäsions- und Klebeeigenschaften der Klebschicht. Nach Stunden bis Tagen des Tragens werden die oberen Stratum-corneum-Schichten Teil des Klebeverbunds. Zieht man jetzt das TTS ab, stellt man in der Regel erstaunt fest, dass die Klebschicht nicht mehr klebrig wirkt, da sie mit Stratum-corneum-Anteilen flächig belegt ist ▸**Abb. 18.13**.

Die Klebkraft hängt also insbesondere bei längeren Tragezeiten oft stärker von individuellen Hauteigenschaften des Probanden oder Patienten ab als von der Formulierung selbst. Dennoch lässt sich in frühen klinischen Studien relativ leicht belegen, dass die gewählte Formulierung ausreichend klebrig ist. Idealerweise ist sie auch nicht so fließfähig, dass sie nach einigen Tagen des Tragens Ränder um das TTS hinterlässt, die von der Adhäsion von Textilfasern herrühren. Diese unerwünschte Eigenschaft zu „weicher" Polymermassen, häufig auch als kalter Fluss bezeichnet, kann bei der Langzeitlagerung Probleme machen, da TTS im Siegelrandbeutel verkleben können.

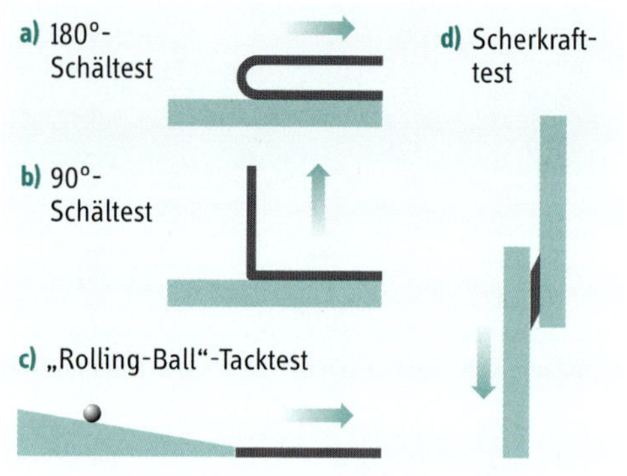

▲ **Abb. 18.14** Schematische Darstellung verschiedener Methoden zur Messung der Klebeigenschaften

Die Adhäsions- bzw. Kohäsionseigenschaften eines TTS können durch Kleb- bzw. Scherkraftmessungen charakterisiert werden. Solche In-vitro-Prüfungen zur Adhäsions- und Kohäsionsbeurteilung ▸**Abb. 18.14** spielen jedoch wegen der mangelnden Korrelation mit dem In-vivo-Trageverhalten bei der Formulierungsentwicklung nur noch eine untergeordnete Rolle. Nützlicher ist die systematische Aufnahme solcher Messwerte bei der Chargenkonformitätsprüfung und der Untersuchung der Langzeitstabilität, da sie sensible Frühindikatoren für Veränderungen sein können. Bei diesen Untersuchungen wird zusätzlich auch die Trennkraft (Kraft, die nötig ist, um das TTS von der Schutzfolie abzuziehen) routinemäßig gemessen. Auch für körperlich schwächere Anwender muss ein bequemes Abziehen des TTS von der Schutzfolie vor Anwendung über die gesamte vorgesehene Verwendbarkeitsdauer möglich sein.

Aussagen zum Adhäsionsverhalten eines TTS erhält man aus Messungen der Klebkraft. Sie wird üblicherweise über die Kraft definiert, die nötig ist, um ein TTS mit definierter Breite von einer Stahlplatte im Winkel von 180° oder 90° „abzuschälen".

Die unveränderte Kohäsion kann mit viskoelastischen Methoden (z. B. Platte-Platte-Verfahren) oder aber mit einem einfachen Scherkrafttest geprüft werden. Bei ausgefeilter Prüfung der Rohstoffe, insbesondere der Polymere, auf viskoelastische Eigenschaften und Molekulargewichte wird diese Prüfung allerdings in der Regel entfallen können.

Unter dem Begriff „Tack" versteht man die Sofortklebrigkeit einer selbstklebenden Schicht. Der Tack einer Klebschicht kann über den Weg bestimmt werden, den eine definiert beschleunigte Kugel zurücklegt. Je länger die Wegstrecke, desto geringer ist der Tack. Für TTS spielt der Tack jedoch eine eher untergeordnete Rolle; aus diesem Grund entfällt diese Prüfung in der Routine oft. Sie besitzt eine größere Bedeutung für technische Klebebänder.

5 Marktpräparate

In ▸**Tab. 18.1** sind Beispiele der in Deutschland vertriebenen transdermalen Systeme zusammengestellt.

Da schon in Abschnitt 3 ausführlich auf beispielhafte spezielle Technologien der Marktpräparate eingegangen worden ist, folgen an dieser Stelle einige allgemeinere Erläuterungen, die für die pharmazeutische Praxis hilfreich sind: Für die praktische Beurteilung z. B. in der Offizinpharmazie ist die Kenntnis des hier aufgeführten Klebesystems der hautberührenden Schicht nützlich. Da sich gelegentlich individuelle Klebkraftunterschiede in den drei Domänen Acrylatkleber, Polyisobutylenkleber und Silikonklebemassen ergeben können, kann der Apotheker bei zu starkem oder zu schwachem Klebeverhalten Arzt oder Patient Empfehlungen für ein Ausweichpräparat geben.

Die eindrucksvolle Präsenz von etwa 130 Ausprägungen (Flächenversion, Handelsbezeichnung) von etwa 30 unterschiedlich zusammengesetzten Rezepturen aus nunmehr 14 Wirkstoffen belegt eindeutig: Transdermale therapeutische Systeme sind eine neuere, aber gut etablierte Arzneiform. Mit einer Systemfläche zwischen 2,5 und 60 cm^2 werden Applikationsintervalle zwischen 16 Stunden und 7 Tagen mit einer für andere Arzneiformen nicht zugänglichen Einfachheit und Verbraucherakzeptanz erreicht.

Zusammenfassung

Transdermale therapeutische Systeme sind heute eine etablierte Arzneiform. Die Rezepturen sind auf die einzelnen Wirkstoffe, die therapeutischen Anforderungen sowie die Patienten- und Markterfordernisse optimiert. Der breiten Akzeptanz bei den Patienten steht in Fachkreisen immer noch gelegentlich Reserviertheit und Unverständnis für die diffusionskinetischen Besonderheiten gegenüber. Dieses Buchkapitel leistet einen Beitrag zur Verbesserung dieses Verständnisses.

Literatur

Fauth C, Wiedersberg S, Neubert RHH, Dittgen M. Adhesive backing foil interactions affecting the elasticity, adhesion strength of laminates, and how to interpret these properties of branded transdermal patches. Drug Dev. Ind. Pharm. 28: 1251 - 1259, 2002

Guy RH, Hadgraft J. Rate control in transdermal drug delivery? Int. J. Pharm. 82: R1 - R6, 1992

Minghetti P, Cilurzo F, Casiraghi A. Measuring adhesive performance in transdermal delivery sytems. Am. J. Drug Deliv. 2: 193 - 206, 2004

Naik A, Kalia YN, Guy RH. Transdermal drug delivery: overcomming the skin's barrier function. PSTT 3: 318 - 326, 2000

Prausnitz MR, Mitragotri S, Langer R. Current status and future potential of transdermal drug delivery. Nature Rev. 3: 115 - 124, 2004

Pascal Furrer,
Robert Gurny

Ophthalmika – neue Formulierungskonzepte

19

Dieses Kapitel behandelt die vier wesentlichen Kriterien, die zur Formulierung von Augenarzneien zu beachten sind: Stabilität, Sterilität, Wirksamkeit und Verträglichkeit. Dabei wird u.a. auf die Isotonisierung und pH-Einstellung eingegangen, die in der logischen Abfolge zur Entwicklung von Ophthalmika wichtige Schritte darstellen. Es werden außerdem die fünf unterschiedlichen Gruppen für Ophthalmika nach dem Europäischen Arzneibuch sowie die auf dem Markt neu erschienenen Produkte auf diesem Gebiet beschrieben.

1 Problematik von Wirkstoffen am Auge

Augenerkrankungen werden meist lokal mit Augentropfen behandelt. Trotz ihrer scheinbaren Einfachheit sind diese Zubereitungen zur Anwendung am Auge nicht so einfach herzustellen, da sie viele Anforderungen erfüllen müssen. Neben Wirksamkeit und Stabilität müssen Sterilität und Reizlosigkeit gesichert sein.

Eine besondere Problematik wässriger Zubereitungen stellen das volumenmäßig geringe Aufnahmevermögen des Auges und eine hohe Abflussrate dar. Durch Reflexaugenblinken erhöht sich die Tränenproduktion, zudem beeinflussen lokal angewendete Wirk- und Hilfsstoffe die Zusammensetzung des Tränenfilms. Somit gelangen meist weniger als 10 % des applizierten Wirkstoffs durch die Hornhaut und entfalten dort einen therapeutischen Effekt. Zahlreiche Strategien wurden entwickelt und werden weiterhin erforscht, um die Verweildauer von Wirkstoffen am Auge zu verlängern und somit deren therapeutische Wirksamkeit zu erhöhen.

1.1 Anatomie und Physiologie des Auges

Das Auge ist ein Sinnesorgan, das das Licht in einen elektrischen Impuls umwandelt, der im Gehirn als Sehinformation weiterverarbeitet wird. Der Augapfel ist in einer Knochenhöhle gut geschützt und nach außen von drei Schichten bedeckt (siehe ▸**Abb. 19.1**):

- eine äußere schützende feste Schicht, die **Lederhaut**, die uns als das Weiß der Augen erscheint, undurchsichtig ist und die äußere Form des Augapfels sichert
- die **Hornhaut**, die durchsichtig und mit dem Objektiv eines Fotoapparats vergleichbar ist
- eine mittlere gefäßreiche Schicht, die **Aderhaut**, die den Flüssigkeitsaustausch sowie die Wärmeabfuhr sicherstellt
- die **Regenbogenhaut**, die die Blende des Auges bildet und sich an die Lichtsituation anpasst

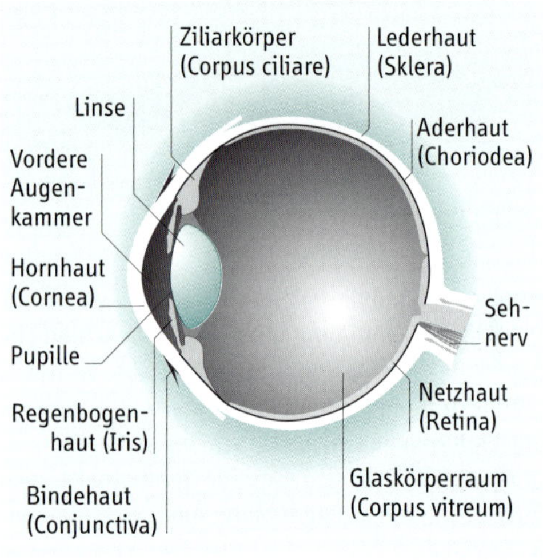

▲ **Abb. 19.1** Waagerechter schematischer Querschnitt durch den Augapfel

- eine innere Nervenschicht, die **Netzhaut**, die durch Fotorezeptoren (Stäbchen und Zäpfchen) Licht in elektrische Signale transformiert.

Die Hornhaut ist ein feines (0,5 mm dick), gefäßfreies Gewebe, das aus folgenden fünf Schichten besteht: Epithel, Bowman-Membran, Stroma, Descemet-Membran und Endothel ▸**Abb. 19.2**. Das Stroma ist die einzige hydrophile Schicht. Grundsätzlich wird das Auge in ein vorderes und ein hinteres Segment aufgeteilt. Das vordere Segment umfasst folgende Strukturen:

- Hornhaut
- Conjunctiva oder Bindehaut, die die Innenseite der Lider bedeckt
- Ziliarkörper, der mit seinen Zonulafasern die elastische Linse in schwebender Stellung hält
- Linse, die den Akkommodationsvorgang – optische Nah- und Ferneinstellung beim Sehen – ermöglicht

Diese Strukturen umgrenzen eine Höhle: die Augenkammer, die mit etwa 0,2 ml Kammerwasser gefüllt ist, das ständig im Ziliarkörper gebildet wird und über den Kammerwinkel abfließt. Das hintere Segment umfasst alle Strukturen zwischen Linse und Sehnerv, die eine zweite Höhle umgrenzen: den Glaskörperraum, der mit etwa 4 ml eines hochviskosen Gels gefüllt ist, das zu 99 % aus Wasser und Hyaluronsäurekomplexen besteht.

1.2 Verabreichung von Arzneimitteln am Auge

Arzneimittel können systemisch verabreicht werden, z. B. als Tabletten. Ihr wesentlicher Nachteil besteht darin, dass aufgrund der geringen Penetration meist nur sehr geringe Wirkstoffkonzentrationen am Auge erreicht werden können, sodass entweder therapeutisch relevante Konzentrationen nicht erreicht werden oder aufgrund der hohen Dosierung Nebenwirkungen auftreten. Auch Injektionen in den Augapfel sind möglich, was vor allem für Erkrankungen der hinteren Augenabschnitte von Bedeutung ist. Allerdings ist die Applikation traumatisch und eine schnelle Verdünnung der applizierten Lösung erfordert oft mehrere Injektionen.

Meistens jedoch werden Augenerkrankungen lokal behandelt, was vor allem die vorderen Augenabschnitte betrifft. Die Nachteile hierin bestehen in dem geringen Aufnahmevermögen des Auges.

1.3 Pharmakokinetik topisch applizierter Ophthalmika

Die Resorption nach topischer Verabreichung von Arzneimitteln am Auge ist gering. Nach Applikation eines Augentropfens, der ein Volumen von 25 bis 50 µl je nach Applikation besitzt, wird

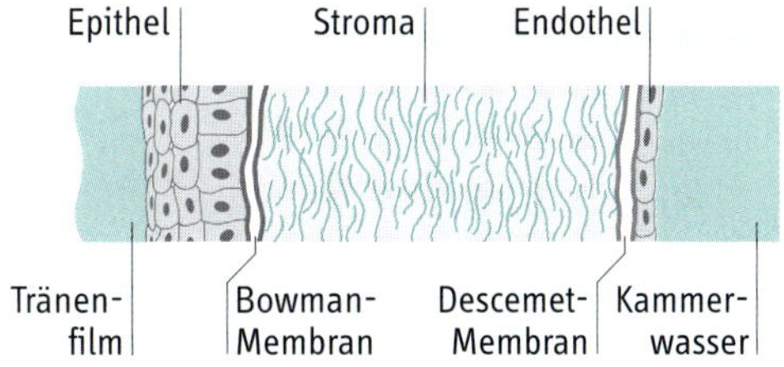

▲ **Abb. 19.2** Struktur der Hornhaut

der Hauptanteil der Wirkstofflösung rasch von der Augenoberfläche gespült, da das Fassungsvermögen des Bindehautsacks nur ca. 30 µl beträgt. Das wirksame Lösungsvolumen reduziert sich auf das normale Tränenvolumen von etwa 7,5 µl.

Danach wird der Wirkstoff mit Tränenflüssigkeit verdünnt. Der normale (basale) Tränenfluss beträgt beim Menschen 1,2 µl/min. Allerdings induzieren viele Wirkstoffe oder Vehikel aufgrund von Irritationen einen stärkeren Tränenfluss, sodass die Wirkstoffverfügbarkeit weiter herabgesetzt wird (siehe Abschnitt Verträglichkeit). ▸**Abb. 19.3** zeigt die möglichen Verlustwege von topisch applizierten Augentropfen.

Der Stofftransport ins Augeninnere erfolgt nicht allein über die Cornea. Die Resorption über die Conjunctiva und die Sklera stellt einen weiteren wichtigen Weg dar ▸**Abb. 19.4**. Die Oberfläche der Conjunctiva ist wesentlich größer als die der Cornea. Damit beträgt ihre Permeabilität für Wirkstoffe, in Abhängigkeit von deren individuellen physikalisch-chemischen Eigenschaften, häufig das 2- bis 30-Fache.

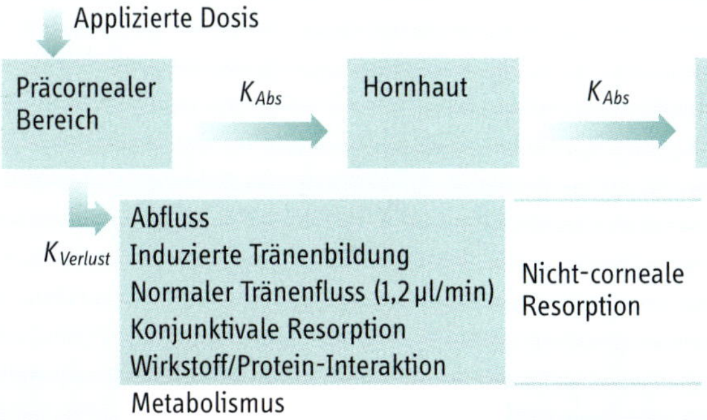

◂ **Abb. 19.3** Mechanismen, die für die geringe lokale Bioverfügbarkeit topisch applizierter Ophthalmika verantwortlich sind

Merke

Im Durchschnitt werden weniger als 10 % eines Wirkstoffs bei topischer Anwendung am Auge resorbiert und sind bioverfügbar.

Resorption und Distribution eines Wirkstoffs werden meistens von passiven Diffusionsvorgängen geregelt, jedoch spielen auch aktive Transportvorgänge im Ziliarkörper oder in der Netzhaut eine Rolle.

Von großer Bedeutung in Bezug auf die lokale Bioverfügbarkeit bei Augentropfen ist das Verhältnis von Wasser- zu Fettlöslichkeit. Lipophilie (Fettlöslichkeit) erleichtert die Aufnahme durch das Hornhautepithel, während Hydrophilie (Wasserlöslichkeit) für die Diffusion durch das Stroma und in das Kammerwasser maßgebend ist. Stoffe mit einem Molekulargewicht unter 500 g/mol diffundieren im Allgemeinen leichter, dagegen ist die Permeabilität für Antibiotika wie z. B. Bacitracin wegen ihres hohen Molekulargewichts erschwert. Eine hohe Konzentration des Wirkstoffs an der Oberfläche erhöht die Aufnahmegeschwindigkeit (Fick'sches Gesetz der Diffusion) und damit, in Abhängigkeit von der Verweildauer, auch die aufgenommene Gesamtmenge. Neben der Hornhaut (Fläche ca. 1 cm^2) kann eine Permeation auch durch Conjunctiva und Sklera (Fläche ca. 17 cm^2) erfolgen. Hierfür sind große, hydrophile Moleküle wie Proteine und Peptide am besten geeignet.

Diffusionsbarrieren wie die Blut-Netzhaut-, die Blut-Kammerwasser- oder die Hornhautepithelschranke lassen sich durch intravitreale Injektion, Abrasion des Hornhautepithels (Verletzung oder Chirurgie) oder durch den Einsatz von oberflächenaktiven Substanzen (Resorptionspromotoren) wie Benzalkoniumchlorid überwinden. Dabei ist jedoch Vorsicht geboten, da die Hornhaut geschädigt werden kann. Bei schweren Entzündungen werden diese Schranken unter Umständen durchlässig, sodass die Permeationsfähigkeit von Medikamenten deutlich ansteigt.

Bestimmte Wirkstoffe (z. B. Atropin) werden vermehrt von pigmentiertem Gewebe (z. B. Regenbogenhaut) gebunden. Dabei wird ein inaktives Depot gebildet, sodass bei Augen mit dunkler Iris der therapeutische Effekt des Wirkstoffs verzögert oder erst nach mehrmaliger Gabe einsetzt, dann aber länger anhält.

An Protein gebundene Wirkstoffe (z. B. Antibiotika) sind meist unwirksam, auch wenn die Gefäßwände bei Entzündungen für Proteine etwas durchlässiger werden. Durch die Verdünnung des Wirkstoffs mit der Tränenflüssigkeit sinkt dessen Konzentration und daher

▶ Abb. 19.4 Resorptionswege topisch applizierter Ophthalmika

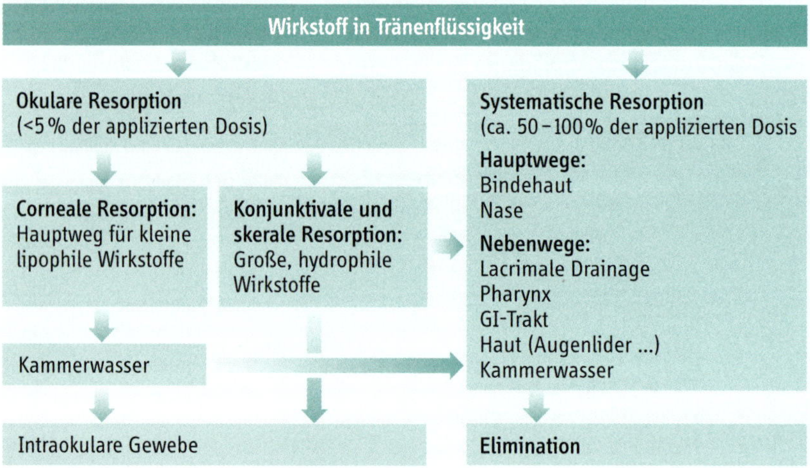

auch dessen Diffusion. Da die Intensität des Tränenflusses weiterhin von äußeren Reizen abhängt, erfolgt bei Verabreichung stark reizender Wirkstoffe eine besonders hohe Verdünnung. Gleichzeitig wird durch die Tränenpumpe mit jedem Lidschlag Flüssigkeit abgeleitet und z. B. über die Nasenschleimhaut systemisch resorbiert. Eine Aufgabe der Entwicklung von Augenarzneien ist deshalb auch die Vermeidung bzw. Verminderung systemischer Nebenwirkungen.

2 Formulierung und Herstellung von Augenpräparaten

Nach den Anforderungen der Arzneibücher und den Kriterien Goldmanns sind Wirksamkeit, Verträglichkeit, Keimfreiheit (Sterilität) und Stabilität ▸**Abb. 19.5** Grundanforderungen an Augenarzneien. Grundsätzlich gilt, dass sämtliche Hilfsstoffe (Tenside, Konservierungsmittel, Puffer etc.) nur in geringstmöglicher Konzentration und nur nach genauer Abwägung der dadurch erzielbaren Vorteile gegen die möglicherweise auftretenden schädigenden Nebenwirkungen eingesetzt werden sollen.

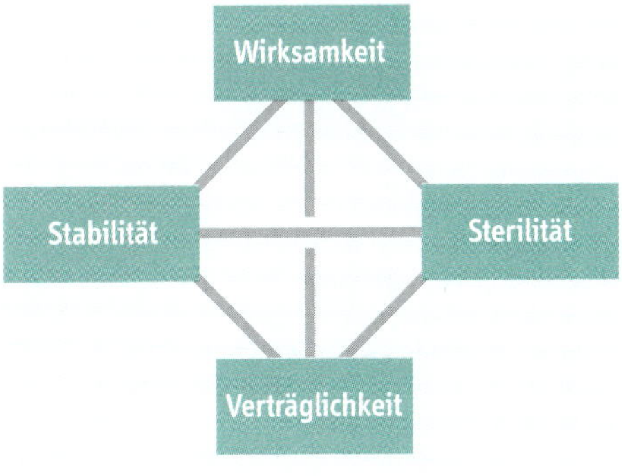

▲ **Abb. 19.5** Goldmanns Kriterien für die Herstellung von Augenarzneien

2.1 Wirksamkeit

Die Pharmakodynamik eines Augenpräparats ist ein wichtiger Aspekt. Ein gut formuliertes Präparat (steril, stabil und gut verträglich) nützt nichts, wenn es unwirksam ist. Einige biologische Effekte wie z. B. Myosis (Verengung der Pupille), Mydriasis (Pupillenerweiterung), Augeninnendruck und bakteriologische Wirkung können leicht quantitativ bestimmt werden.

2.2 Verträglichkeit

Die Verträglichkeit von Augenpräparaten hat eine direkte Auswirkung auf die Patientencompliance, die wiederum den Therapieerfolg beeinflusst: Schlecht vertragene Augentropfen vermehren die Tränenproduktion (also Abtransport von der Augenoberfläche über den Tränen-Nasen-Kanal und Steigerung der Abflussrate) und verursachen Gewebeschäden, was die Compliance vermindert und wiederum eine Verschlechterung der Augenkrankheit sowie Komplikationen zur Folge hat.

Es gibt mehrere In-vivo- und In-vitro-Methoden zur Bestimmung der Reizstärke von Augenpräparaten. Die bekannteste In-vivo-Methode ist der Draize-Test an Albinokaninchen, in dem nach der Applikation der Zubereitung am Auge die klinischen Veränderungen (z. B. Rötung, Schwellung, Trübung, Absonderungen) von Bindehaut, Iris und Hornhaut festgestellt und bewertet werden. Um diesen subjektiven und schlecht reproduzierbaren Test mit wenig Vorhersagekraft zu ersetzen, wurden zahlreiche In-vitro-Alternativmethoden, beispielsweise an isolierten Augengeweben, kultivierten Zellen oder bebrütetem Hühnerei, mit einer höheren Sensitivität entwickelt.

2.3 Sterilität

Zubereitungen zur Anwendung am Auge sind sterile Darreichungsformen, deshalb müssen bei der Herstellung aseptische Bedingungen eingehalten werden. Ideal hierfür ist eine Laminar-Airflow-Arbeitsbank. Andernfalls können schwere Augenschädigungen durch Infektionen entstehen (z. B. *Pseudomonas aeruginosa*). Bei Einhaltung der notwendigen Verfahren zur Verminderung der Keimzahl sind keimfreie Zubereitungen ohne Schwierigkeiten herzustellen. Dabei kommt die Keimfiltration oder bei wegen zu hoher Viskosität nicht filtrierbaren, aber hitzbeständigen Lösungen/Zubereitungen die Autoklavierung bzw. Dampfsterilisation zur Anwendung ▸**Tab. 19.1**. Die Entkeimungsfiltration erfolgt über Membranfilter mit einem Porendurchmesser von 0,22 µm unter Verwendung einer sterilisierten Filtriereinheit. Die hierzu erforderlichen Arbeitsgeräte, Fertigspritze, Membranfilter und Nadel, können als sterile Einmalartikel bezogen werden. Viren werden in der Regel nicht sicher von diesen Filtern eliminiert!

Bei der Entkeimungsfiltration muss die Unversehrtheit des Filters nach dem Abfüllen überprüft werden, z. B. mit der Blasendruckmethode (Bubble-Point-Test).

Der Bubble-Point-Test basiert auf der Tatsache, dass die Flüssigkeit durch Oberflächenspannung und Kapillarkräfte in den Poren des

Durchführung des Bubble-Point-Tests

1. Nach dem Abfüllen Spritze von der Filtereinheit trennen.
2. Spritze bis zur 10-ml-Markierung mit Luft füllen (Kolben zurückziehen).
3. Spritze wieder mit der Filtereinheit verbinden.
4. Kanülenspitze in ein mit Wasser gefülltes Becherglas tauchen.
5. Kolben so weit eindrücken, bis erstmals Luftblasen aus der Kanüle austreten.

6a. Membranfilter für wässrige Augentropfen ist intakt: Luftblasen dürfen erst austreten, wenn die Luft durch Eindrücken des Kolbens auf weniger als 2 ml (2-ml-Markierung) komprimiert wurde.

6b. Membranfilter für ölige Augentropfen ist intakt: Luftblasen dürfen erst austreten, wenn die Luft durch Eindrücken des Kolbens auf weniger als 3 ml (3-ml-Markierung) Luft komprimiert wurde

Quelle: Leitlinie zur Qualitätssicherung bei der Herstellung der Zubereitungen zur Anwendung am Auge. Bundesapothekerkammer 2004

▼ **Tab. 19.1** Methoden zur Herstellung steriler Augenzubereitung nach dem Ph. Eur.

Arzneiform	Sterilisationsverfahren	Besonderheiten
Wässrige Augentropfen und Augenbäder	Filtration durch bakterienzurückhaltende Filter, mit sterilem Filtrationsvorsatz und hydrophilem Membranfilter (0,22 µm Porenweite)	Für thermolabile Wirk- und Hilfsstoffe geeignet
	Dampfsterilisation mit gesättigtem Wasserdampf (Erhitzen im Autoklav) im Endbehältnis: 121 °C, 15 min	Nur für thermostabile Rezepturen geeignet
Ölige Augentropfen	Filtration durch bakterienzurückhaltende Filter, mit sterilem ölresistentem Filtrationsvorsatz und hydrophobem Membranfilter aus Fluorpolymer (0,22 µm Porenweite)	Für thermolabile Rezepturen geeignet; mittlere bis niedrig viskose ölige Grundlagen filtrierbar
	Sterilisation der Zubereitung oder der öligen Grundlage durch trockene Hitze (Trockenschrank): 160 °C, 2 h oder 180 °C, 30 min	Nur für thermostabile Rezepturen geeignet
Hydrophile Augengele	Dampfsterilisation mit gesättigtem Wasserdampf (Erhitzen im Autoklav) im Endbehältnis: 121 °C, 15 min	Nur für thermostabile Rezepturen geeignet
Hydrophobe Augensalben	Sterilisation durch trockene Hitze (Trockenschrank): 160 °C. 2 h oder 180 °C, 30 min	Nur für thermostabile Rezepturen geeignet

Quelle: Leitlinie zur Qualitätssicherung bei der Herstellung der Zubereitungen zur Anwendung am Auge. Bundesapothekerkammer 2004

Filters gehalten wird. Die zum Durchpressen von Flüssigkeit durch die Poren erforderliche Druckdifferenz ist nach der Laplace-Gleichung vom Durchmesser der Poren, der Grenzflächenspannung und dem Kontaktwinkel abhängig:

$$\Delta P = \frac{4k \cdot \gamma \cdot \cos\vartheta}{d}$$

d = Porendurchmesser
ΔP = Druckdifferenz
ϑ = Kontaktwinkel flüssig-fest,
k = Form-Korrekturfaktor
γ = Oberflächenspannung

Unter den verschiedenen Ausgangsstoffen ist Wasser die gefährlichste Quelle für Verunreinigungen. Es darf nur Wasser für Injektionszwecke nach dem Ph. Eur. verwendet werden. Für eine bestmögliche Keimfreiheit nach Anbruch sorgt die Konservierung (vgl. Abschn. 2.4.3).

2.4 Stabilität

Ein Arzneimittel wird als stabil bezeichnet, wenn dessen wichtige Eigenschaften eine angemessene Zeit stabil bleiben oder sich lediglich in einem zulässigen Ausmaß ändern. Hierbei wird vorausgesetzt, dass die vorgeschriebenen oder zulässigen Lagerungsbedingungen hinsichtlich Temperatur, Feuchtigkeit und Licht eingehalten werden und ein geeignetes Behältnis verwendet wird. Bei instabilen Arzneimitteln können neben Stabilisierungsmaßnahmen, z. B. Inertbegasung, Lichtschutz und besondere Verpackung, weitere Maßnahmen einzeln oder kombiniert angewendet werden:

- *Verwendung von Herstellungszuschlägen oder Sicherheitszuschlägen* auf den deklarierten Wirkstoffgehalt, um die Wirkstoffverluste im Verlauf der Herstellung oder während der Lagerung auszugleichen, jedoch ohne die Toxizität des Arzneimittels signifikant zu erhöhen
- *Vorschrift und Anwendung bestimmter Lagerungsbedingungen,* z. B. „vor Frost schützen" oder „nicht direktem Sonnenlicht aussetzen"
- *Verwendung eines bestimmten physikalischen Zustands:* Ist die Stabilität eines Wirkstoffs für die Herstellung einer wässrigen Lösung nicht ausreichend, so bietet eine Suspension unter Verwendung eines anderen geeigneten Lösungsmittels bessere Stabilitätsvoraussetzungen. Eine weitere Möglichkeit besteht in der Gefriertrocknung der Wirkstofflösung. Das Lyophilisat wird dann kurz vor Gebrauch mit einem separaten Lösungsmittel, das Konservierungsmittel, Puffer und Isotonisierungszusätze enthält, gelöst.
- *Verwendung von Stabilisatoren, z. B. Antioxidanzien, Synergisten, Metallkomplexbildner und Konservierungsmittel,* die in wirksamen Konzentrationen anzuwenden sind, jedoch weder pharmokologisch stören noch toxisch wirken.

2.4.1 Antioxidanzien

Zur Vermeidung oder Verzögerung von oxidativen Zersetzungen kann der Einsatz von Antioxidanzien erforderlich sein, die relativ gängige Stabilisatoren in Augenpräparaten sind. Hauptsächlich werden sie in Zubereitungen verwendet, die Epinephrinsalze enthalten.

Zu den Antioxidanzien zählen u. a. für hydrophile Arzneimittel Ascorbinsäure (0,010 – 0,050 %), Natriumhydrogensulfit oder Natriummetabisulfit (beide 0,100 – 0,150 %). In lipophilen Arzneimitteln werden beispielsweise Ascorbinsäureester (0,010 – 0,015 %), Butylhydroxytoluol (0,005 – 0,020 %), Gallussäureester (0,050 – 0,100 %) und Tocopherole (0,050 – 0,075 %) verwendet. Als Synergisten von Antioxidanzien sind Citronensäure (0,005 – 0,010 %), Citraconsäure (0,030 – 0,045 %), Phosphorsäure (0,005 – 0,010 %) und Weinsäure (0,010 – 0,020 %) zu nennen.

2.4.2 Metallkomplexbildner

Metallkomplexbildner wirken als Synergisten, indem sie Spuren von Metallionen binden und damit deren oxidationskatalytische Wirkung blockieren. Vor allem werden die Ethylendiamintetraessigsäure und ihre Salze (z. B. Natriumedetat) in Konzentrationen zwischen 0,025 und 0,100 % verwendet.

2.4.3 Konservierungsmittel

Das Ziel der Konservierung ist nicht, die Zubereitung von Keimen zu befreien. Hierfür sorgt die Sterilisation bei der Herstellung. Die Aufgabe der Konservierung besteht in der Vermeidung der Kontamination von Mehrdosenbehältnissen.

Wendet ein Patient die Zubereitung über einen längeren Zeitraum wiederholt an, so können bei jedem erneuten Öffnen des Behältnisses neue Keime eindringen. Zusätzlich sollte der anwendende Patient einige Hygieneregeln einhalten. So sollte beispielsweise die Spitze der Tropfflasche oder der Tube nicht mit dem Auge in Berührung kommen.

Eine zusätzliche Konservierung ist nicht erforderlich, wenn die Zubereitung aufgrund der Zusammensetzung bereits ausreichende antimikrobielle Eigenschaften hat. Ein Beispiel hierfür sind Polyvidon-Iod-Augentropfen NRF 15.13 (Deutsches Neues Rezeptur-Formularium).

Nicht konserviert werden dürfen Augenarzneimittel, die zur Anwendung am verletzten oder operierten Auge bestimmt sind und wenn eine Unverträglichkeit gegenüber dem Konservierungsmittel bei dem Anwender besteht. Solche Zubereitungen sind vorzugsweise in Einzeldosisbehältnissen abzupacken. In Ausnahmefällen können Mehrdosenbehältnisse verwendet werden, wenn die Füllmenge entsprechend reduziert wird.

Anforderungen an das Konservierungsmittel

- Kompatibel mit sämtlichen Bestandteilen der Zubereitung, also den Wirk- und Hilfsstoffen
- Rasche Wirksamkeit (Keimabtötung möglichst innerhalb einer Stunde)
- Wirksamkeit innerhalb eines möglichst großen pH-Bereichs
- Optimale Verträglichkeit für den Patienten, keine Sensibilisierung
- Ausreichende chemische und thermische Stabilität innerhalb des Anwendungszeitraums
- Breites Wirkungsspektrum
- Ökologisch unbedenklich

Merke

Als Konservierungsstoffe werden v. a. Benzalkoniumchlorid (0,01%), Chlorhexidinacetat (0,01%), Chlorobutanol (0,5%), Phenoxyethanol (0,5%), Phenylethanol (0,5%) und Cetrimoniumbromid (0,005%) verwendet.

Jedoch ist bis heute kein ideales Konservierungsmittel bekannt, das alle Ansprüche erfüllt.

Die Quecksilberverbindung Thiomersal (0,002%) und andere quecksilberhaltige Konservierungsmittel wie Phenylquecksilber(II)-nitrat oder -acetat oder -borat (0,002%) sollten eigentlich aus toxikologischen und ökologischen Gründen nicht mehr verwendet werden. Mangels geeigneter Alternativen finden sie jedoch auch weiterhin Gebrauch.

Die konservierende Wirkung von Benzalkonium- und Chlorhexidinverbindungen beruht auf der Störung der Permeabilitätseigenschaften der bakteriellen Zellmembran durch ihre starke Oberflächenwirkung. Alkohole hingegen beeinflussen die Lipidstrukturen der bakteriellen Zellmembran und verändern dadurch die Permeabilität der Zelle. Quecksilberhaltige Konservierungsmittel blockieren bakterielle Enzyme und inhibieren die Zellatmung. Cetrimoniumbromid, eine quaternäre Ammoniumverbindung, durchbricht die Zellmembran und fällt zytoplasmatische Enzyme aus.

Im Allgemeinen gilt, dass kationische Konservierungsmittel (Benzalkoniumchlorid, Chlorhexidindiacetat und -gluconat) mit kationischen Substanzen und anionische Konservierungsmittel mit anionischen Substanzen kompatibel sind. Inkompatibilitäten wie Trübung und Ausfällungen sind jedoch von der Konzentration der Wirkstoffe abhängig. Makromoleküle wie Cellulosederivate können die Wirkung von Konservierungsmitteln (z. B. Benzalkoniumchlorid) beeinträchtigen.

Zubereitungen zur Anwendung in der Chirurgie dürfen nicht konserviert sein, da sonst Wundheilungsverzögerung auftreten kann. In solchen Fällen werden Einzeldosisbehältnisse verwendet. Ölige Lösungen erfordern keine

Konservierung. Die Aufbrauchfrist nach Anbruch von Augentropfen oder Augenwässern beträgt maximal vier Wochen.

Benzalkoniumchlorid sollte wegen der Resistenz von *Pseudomonas aeruginosa* nur in Kombination mit Natriumedetat (0,1 %) oder Natriumedetat (0,1 %) und Benzylalkohol (0,5 %) oder Phenylethanol (0,4 %) verwendet werden. Zu Thiomersal oder Chlorhexidin sollte man hingegen EDTA nicht hinzugeben, weil diese Kombinationen zu deutlichen morphologischen Veränderungen der Hornhaut führen. EDTA und andere Konservierungsmittel können teilweise auch die Hornhautpermeabilität erhöhen. Dieser Effekt lässt sich jedoch therapeutisch nur schwer nutzen, da das Augengewebe dabei geschädigt werden kann.

Leider besitzen Konservierungsmittel, v. a. Thiomersal und Benzalkoniumchlorid, auch ein erhebliches allergisierendes und reizendes Potenzial und können verzögernd auf die Wundheilung wirken. Vor allem bei der häufigen und langfristigen Anwendung von Augentropfen, wie Tränenersatzmittel, kann sich ein Sicca-Syndrom noch verstärken. Darüber hinaus wirkt Benzalkoniumchlorid auch epithelschädigend.

Es gibt drei prädisponierende Faktoren für eine allergische Reaktion: die individuelle Prädisposition, eine lange Behandlungsdauer und eine bereits bestehende Hauterkrankung des Lides. Das Tragen von weichen Kontaktlinsen erhöht die Prävalenz um 10 %. Weiche Linsen haben eine höhere Adsorptionstendenz der in den Pflegeflüssigkeiten für Kontaktlinsen gelösten Konservierungsmittel als harte Linsen.

Die Sensibilisierung kann Wochen bis Jahre dauern, eine Allergie kann dann jedoch bereits innerhalb von 48 Stunden auftreten. Sie äußert sich in Konjunktivitis (Bindehautentzündung), Blepharitis (Lidrandentzündung), Hyperämie und eventuell Ödemen. Weitere Symptome sind Juckreiz, Fremdkörpergefühl und Fotophobie.

Phenylmercurinitrat und -borat können die Linsenkapsel gelblich braun verfärben. Sie sind weniger löslich als Thiomersal.

Die Einwaage kleiner Mengen Konservierungsmittel wird durch Verwendung konzentrierter Stammlösungen erleichtert. Die entsprechende Menge des Konservierungsmittels wird dann in die Zubereitung eingetropft. Idealerweise wird die Konservierungsmittel-Stammlösung in einer braunen Glaspipettenflasche aufbewahrt. Die Pipette sollte so beschaffen sein, dass das Gewicht eines Tropfens einer wässrigen Lösung 50 mg entspricht. Die Stammlösung wird mit Wasser für Injektionszwecke so angesetzt, dass sie 100-mal stärker ist, als es der Anwendungsbereich erfordert.

Mit Ausnahme von Chlorhexidindiacetat sind diese Lösungen lange haltbar. Vor der Sterilisation oder Keimfiltration gibt man den fertigen Augentropfen die entsprechende Tropfenzahl zu. Bei der Isotonisierung braucht der Konservierungsmittelzusatz nicht berücksichtigt zu werden, da die Menge zu gering ist, um den osmotischen Druck der Augentropfenlösung wesentlich zu beeinflussen.

Moderne Konservierungsmittel. Die Forschung bemüht sich, neue und besser verträgliche Konservierungsmittel zu finden. Polyquad® und Dymed® sind quaternäre Ammoniumverbindungen, die in den 1990er-Jahren entwickelt wurden und vielversprechende Eigenschaften aufweisen. Polyquad® ist eine Verbindung mit hohem Molekülgewicht und wird in Kontaktlinsenflüssigkeiten und Tränenersatzmitteln eingesetzt. Es scheint gut verträglich und effizient im Einsatz gegen mikrobielles Wachstum, speziell gegen Pilze.

Natriumperborat ist eine weitere neue Substanz. Sie bildet im Behältnis Wasserstoffperoxid, das als starkes antimikrobielles Agens gilt. Sobald die Lösung mit dem Auge in Kontakt kommt, wandeln endogene Enzyme des Tränenfilms das Wasserstoffperoxid in Wasser und Sauerstoff um. Purite®, ein Oxychlorokomplex, wirkt ebenfalls antimikrobiell. Die Spaltung des Komplexes in Wasser und NaCl erfolgt bei Kontakt mit Licht.

2.4.4 Moderne Behältnisse

Eine technisch geniale Innovation sind spezielle Multidosisbehältnisse ▸Tab. 19.2, bei denen das Konservierungsmittel nicht mehr nötig wird

▼ Tab. 19.2 Augenpräparate in modernen Behältnissen

Handelspräparate	Indikation	Wichtige Bestandteile
Allergo-COMOD®	gegen Allergien	Natriumcromoglicat
Hylo-COMOD®	künstliche Tränen	Natriumhyaluronat
WET-COMOD®	künstliche Tränen	Povidon
Hyabak®	künstliche Tränen	Natriumhyaluronat

(ABAK®- und COMOD®-Systeme). Sie wurden als Alternativen zum relativ teuren Einzeldosisbehältnis konzipiert, bei dem zudem durch den Öffnungsmechanismus nicht immer eine gleichförmige Dosisentnahme garantiert ist.

Diese neuartigen Multidosenbehältnisse sind mit einem speziellen antimikrobiellen Filter ausgestattet, der vor Kontamination schützt. Die im Tropfer verbleibende Flüssigkeit bzw. Luft wird durch eine antimikrobielle Membran zurückgesogen, was eine Kontamination des Inhalts verhindert. Nach dem Öffnen sind die COMOD®-Systeme 12 Wochen und die ABAK®-Systeme 8 Wochen haltbar.

2.5 Entwicklung von Augenpräparaten

Bei der Entwicklung von Augenpräparaten existieren neben den vier Kriterien Goldmanns ▸Abb. 19.2 weitere spezielle Anforderungen wie Isotonie, Euhydrie, Schwebstofffreiheit und Viskosität. ▸Abb. 19.6 fasst die bei der Formulierung von Ophthalmika wichtigen Parameter und nötigen Hilfsstoffe zusammen.

2.5.1 Isotonisierung (Tonizität, Isoosmose)

Die Hornhaut stellt eine semipermeable Membran dar. Auf beiden Seiten des Hornhautepithels besteht ein bestimmter osmotischer Druck. Wird dieser in der Tränenflüssigkeit durch einen wirkstoffhaltigen Tropfen verändert, erfolgt der Lösungsmitteltransport durch die Membran in Richtung der höher konzentrierten Lösung (Prinzip der Osmose).

Da dies bei größeren Konzentrationsunterschieden zu Schmerzen und Reizerscheinungen führen kann, müssen Augentropfen einen annähernd physiologischen osmotischen Druck haben. Das heißt wiederum, dass sie isotonisch mit der Tränenflüssigkeit bzw. mit einer 0,9%igen NaCl-Lösung vergleichbar sein müssen.

Hypertone Lösungen werden vom Auge besser vertragen als hypotone, weil hypotone Lösungen den Augeninnendruck erhöhen und bei Patienten mit bereits erhöhtem Augeninnendruck zu irreversiblen Schädigungen führen können.

Für die Osmolarität (Tonizität, osmotischer Druck) gelten Grenzbereiche: Lösungen mit einer Osmolarität zwischen 250 und 310 mOsmol/kg werden gut vertragen. Hypertone Tropfen können eine ödematöse Hornhaut entquellen. Hypotone Tropfen haben sich bei bestimmten Zuständen des trockenen Auges bewährt. Im Vorderkammerbereich verursachen stark hypotone Lösungen eine Schädigung des Endothels, während die Netzhaut sehr empfindlich auf hypertone Lösungen reagiert.

Die wirksame Konzentration mancher Wirkstoffe wie Sulfonamide ergibt hypertone Lösungen. Eine exakte Einstellung des osmotischen Drucks ist bei Augenwässern oder bei Tropfen geboten, die am entzündeten Auge appliziert werden. Dies erfolgt meistens durch Zugabe von NaCl, wobei infolge von Inkompatibilitäten auch Kaliumnitrat oder organische Verbindungen wie Glucose verwendet werden können (cave:

↺ Merke

Isotonie = Gefrierpunktserniedrigung von −0,52 °C
= 0,9 % $NaCl/H_2O$ = 290 mOsmol/kg

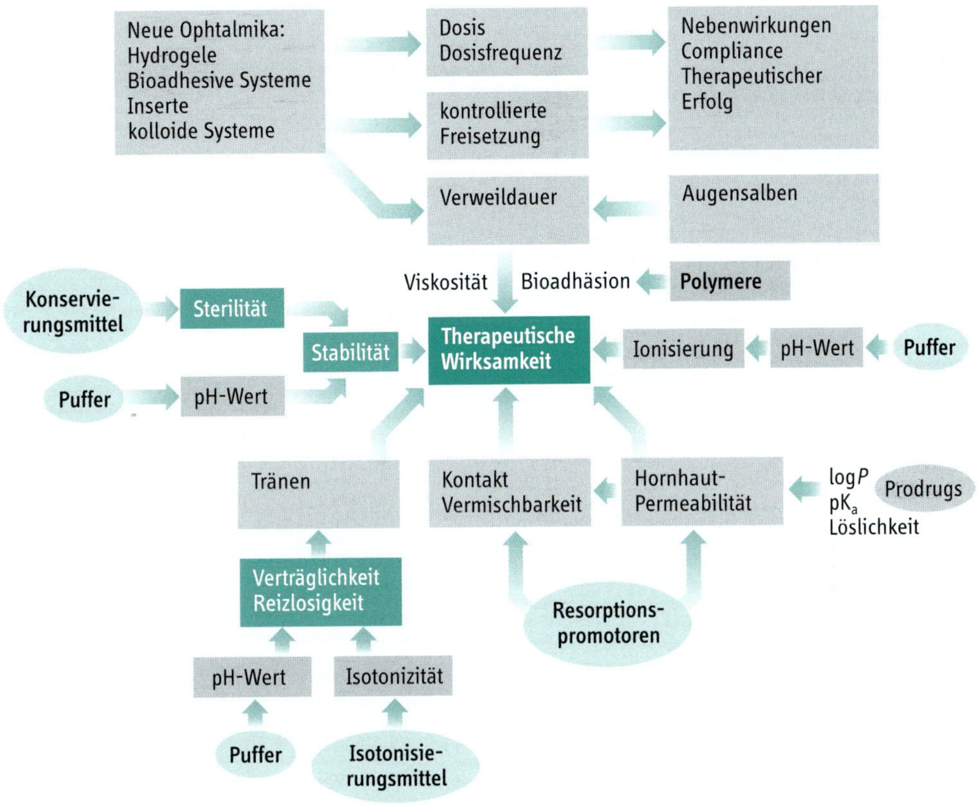

▲ **Abb. 19.6** Entwicklung von Ophthalmika. Die Kriterien Goldmanns erscheinen in den grauen Kästen. Die Hilfsstoffe für die Wirkstoffformulierungen sind fett gedruckt.

Silber wird durch Glucose zu metallischem Silber reduziert, sodass sich ein Silberspiegel auf dem Glas bildet!). Auch bei dauerhafter Anwendung sollte der osmotische Wert nicht zu stark vom physiologischen Wert abweichen.

Das amerikanische Arzneibuch, die USP 30, gibt sogar an, dass eine NaCl-Konzentration zwischen 0,6 und 2 % ohne fühlbare Reizung vom Auge vertragen wird. Die Pharmacopoeia Helvetica VI nennt eine Konzentration zwischen 0,5 und 2 % (d.h. zwischen 172 und 645 mOsmol/kg). Für Augentropfen sind normalerweise Tonizitäten zwischen 250 und 300 mOsmol/kg erforderlich. Der osmotische Druck einer wässrigen Lösung kann mit der Osmolalität in Osmol oder Milliosmol (mOsmol) pro kg, mit der Osmolarität in Osmol oder Milliosmol pro Liter oder mit der Gefrierpunktserniedrigung ΔT der Lösung gegenüber dem reinen Lösungsmittel angegeben werden. Osmolalität und Gefrierpunktserniedrigung sind physikalisch eng miteinander verbunden:

> **Merke**
>
> Der schmerzfreie Tonizitätsbereich liegt zwischen schwach hypoton bis stärker hyperton, dies entspricht NaCl-Konzentrationen zwischen 0,7 und 1,4 %

$$Osmol = \frac{\Delta T}{K}$$

K: molare Gefrierpunktserniedrigung bzw. kryoskopische Konstante des Wassers (1,86 °C)

Die **Berechnung der Menge des erforderlichen Isotonisierungszusatzes** kann nach verschiedenen Verfahren erfolgen:
1. Berechnung der Gefrierpunktserniedrigung der Wirk- und Hilfsstoffe und Ermittlung der zur Isotonisierung benötigten Hilfsstoffmenge (DAC, Anlage B „Angaben zur Isotonisierung")
2. Berechnung des Natriumchloridzusatzes über das Natriumchloridäquivalent (E-Wert)
3. Anwendung von Nomogrammen

Methode 1: Die Gefrierpunktserniedrigung ΔT der zu isotonisierenden Wirkstofflösung kann mit folgender Gleichung errechnet werden:

$$\Delta T = K \cdot \frac{m \cdot 1000 \cdot i}{m_L \cdot M_r}$$

K: molare Gefrierpunktserniedrigung bzw. kryoskopische Konstante des Wassers (1,86 °C)
m: Masse des Wirkstoffs in g
i: van't Hoff'scher Koeffizient = Anzahl der Teilchen bzw. Ionen des isotonisierenden Zusatzes (z. B. NaCl = 2, Glucose = 1)
m_L: Masse des Lösemittels in g
M_r: relative Molekülmasse des Wirkstoffs

Die Menge G in Gramm des zu der Wirkstofflösung zuzusetzenden isotonisierenden Zusatzes ergibt sich aus folgender Gleichung:

$$G = \frac{(0{,}52 - \Delta T) \cdot M_r \cdot m_L}{K \cdot 1000 \cdot i}$$

0,52: Gefrierpunktserniedrigung der Tränenflüssigkeit bzw. des Serums gegenüber reinem Wasser in °C

Methode 2: Das Natriumchloridäquivalent E gibt die NaCl-Menge in Gramm an, die den gleichen osmotischen Wert wie 1 g der zu verarbeitenden Substanz ausübt (jeweils in gleichen Lösungsmitteln gelöst). Diese Methode erlaubt, dass auch neue Wirk- und Hilfsstoffe, deren osmotischer Wert noch nicht empirisch ermittelt wurde, der Berechnung zugänglich sind. Die Berechnung von E erfolgt nach der Gleichung:

$$E = \frac{M_{NaCl} \cdot L}{L_{NaCl} \cdot M_r} = 17 \cdot \frac{L}{M_r}$$

L: molare Gefrierpunktserniedrigung der Substanz
M_r: relative Molekülmasse der Substanz
$M_{NaCl} = 58{,}45$
$L_{NaCl} = 3{,}44$

Zur Berechnung des erforderlichen Natriumchloridzusatzes werden die vorgesehenen Substanzmengen mit ihren E-Werten multipliziert. Durch Subtraktion der erhaltenen Werte von der Natriumchloridmenge, die zur Herstellung einer 0,9%igen Lösung benötigt würde, erhält man den erforderlichen NaCl-Zusatz. Ist die Differenz null oder negativ, braucht nicht isotonisiert zu werden. In einem solchen Fall ist die Rezepturlösung gegenüber der Tränenflüssigkeit bereits iso- oder hyperton.

% NaCl = 0,9 % – (E-Wert$_1$ %$_1$ + E-Wert$_2$ %$_2$ ...)

Der Einfachheit halber soll hier ein Beispiel vorgestellt werden. Folgende Lösung soll mit NaCl isotonisiert werden:

Atropinsulfat	1 %	(E-Wert = 0,13)
Benzalkoniumchlorid	0,02 %	
Dinatriumedetat	0,05 %	
Wasser für Injektionszwecke qs	15 ml	

% NaCl = 0,9 % – (0,13 · 1) = 0,77 %
mg NaCl = 0,77 · (15/100) · 1000 = 115 mg

Die angegebene Rezeptur wird folglich mit 115 mg NaCl isotonisiert.

Sind infolge von Inkompatibilitäten von NaCl mit den jeweiligen Wirkstoffen andere Substanzen zur Isotonisierung notwendig (z. B. Glucose, Dextrose, Natriumacetat oder Kaliumnitrat), dann wird die theoretisch zur Isotonisierung benötigte NaCl-Menge durch den E-Wert des betreffenden Isotonisierungsmittels dividiert:

Kalii nitras $E = 0{,}56$

$$\frac{0{,}115}{0{,}56} = 0{,}205$$

Anstelle von 115 mg NaCl werden 205 mg Kaliumnitrat zur Isotonisierung verwendet.

Bei geringer Wirkstoffkonzentration ist es eventuell vorteilhaft, den Wirkstoff direkt in einer isotonen Trägerflüssigkeit (evtl. Pufferlösung) zu lösen, die steril und gegebenenfalls mit einem Konservierungsmittel zu versehen ist ▸**Tab. 19.3**.

Methode 3 (Nomogramm): Darauf soll hier nicht eingegangen werden (vgl. Hager's Handbuch der Pharmazeutischen Praxis).

> **Tipps zur Isotonie-Einstellung**
>
> - Enthält eine Augentropfenlösung drei oder vier Wirkstoffe, so ist meist bereits annähernde Isotonie vorhanden.
> - Enthält eine Augentropfenlösung eine Gesamtwirkstoffkonzentration von 3 bis 4 %, so ist die Lösung bereits annähernd isoton.
> - Ölige Lösungen brauchen im Allgemeinen keine Einstellung der Tonizität.

2.5.2 pH-Einstellung (Euhydrie)

Der pH-Wert des Tränenfilms beträgt ca. 7,4. Der pH-Wert wässriger Augentropfen, Augenbäder und Augengele ist häufig ein Kompromiss zwischen physiologischer Reizlosigkeit (Verträglichkeit), bestmöglicher Wirkstoffstabilität und Erzielung günstiger Penetrationsraten durch die Hornhaut (therapeutische Wirksamkeit) ▸**Abb. 19.5**.

Augentropfen mit einem pH-Wert von 6,5 bis 8,5 werden als angenehm empfunden. Bei einem Wert unter pH 4 und über 10 tritt eine starke Reizung auf. Der pH-Wert einer Lösung entscheidet, ob das darin enthaltene Arzneimittel in ionisierter oder nichtionisierter Form vorliegt. Letztere ist fettlöslicher und wird demzufolge besser resorbiert (höhere Wirksamkeit). Schließlich kann ein schlecht eingestellter pH-Wert die Stabilität mancher Wirkstoffe gefährden.

> **Definition**
>
> *Euhydrie* ist die unter Berücksichtigung anwendungs- und wirkstoffspezifischer Faktoren bestmögliche Annäherung des pH-Werts wässriger Augentropfen, Augenbäder und Augengele an den pH-Wert der Tränenflüssigkeit von etwa 7,4.

Ein bekanntes Beispiel ist Pilocarpinhydrochlorid, das eine Senkung des Augeninnendrucks hervorruft und daher als Miotikum gegen Glaukom verwendet wird. Es enthält einen Laktonring, der pH-Wert-abhängig in Pilocarpinsäure hydrolytisch degradiert wird. Die hydrolytische Spaltung ist im pH-Bereich zwischen 4 und 5 minimal, daher ist die Verwendung von leicht sauren Puffern für eine hohe Stabilität optimal.

Isotonisierung und Isohydrie bzw. Euhydrie sind wichtige Aspekte der Herstellung (vgl. Abschn. 3). Die Pufferkapazität der Tränenflüssigkeit ist wegen des fehlenden Hämoglobin-/Oxihämoglobinsystems schwächer als die des Blutes. Viele ophthalmologische Wirkstoffe sind beim pH-Wert der Tränenflüssigkeit von 7,4 chemisch instabil. Anstelle der genauen Einstellung auf den physiologischen pH-Wert (Isohydrie) wird deshalb ein annähernd physiologischer pH-Wert (Euhydrie) eingestellt.

Bei Augenwässern und Augenbädern ist immer Isohydrie erforderlich (größere Mengen, die ins Auge gelangen!). Eine Pufferung sollte nur bei stärkeren pH-Abweichungen der Augentropfen erfolgen (unter 6 oder über 8), wobei die Pufferkapazität der Zubereitung wenn möglich niedriger sein soll als die der Tränenflüssigkeit.

Als Puffer werden Phosphat-, Acetat-, Citrat- und Boratpuffer verwendet. Im Allgemeinen gilt die Faustregel, dass im sauren Milieu Acetatpuffer, im alkalischen dagegen Boratpuffer die größte Pufferungskapazität aufweisen. Acetatpufferlösung pH 6,9 und Borsäure-Borat-Puffer pH 7,65 sind isotonisch. Aus neurotoxikologischen Gründen sollten Augentropfen mit Boratpuffer nicht an Kinder unter 30 Monaten verabreicht werden. Einige Puffersysteme sind auch isoto-

1 Problemstellung

Innovative Arzneiformen sind für den permanenten Fortschritt im Bereich der Arzneimitteltherapie wichtig. Sie dienen der Lösung biopharmazeutischer Problemstellungen und führen somit zu einer optimierten Arzneimitteltherapie. Eine innovative Arzneiform muss verschiedene Voraussetzungen erfüllen, damit sie den gewünschten Markterfolg erzielen kann ▸**Abb. 20.1**.

Hierbei haben die Bedürfnisse und Ansprüche des Patienten einen enorm hohen Stellenwert: Der Patient muss die Applikationsform generell akzeptieren, sie sollte vom Patienten selbst appliziert werden können und dabei möglichst unauffällig sein. Ein gutes Beispiel hierfür sind die seit einigen Jahren etablierten Insulin-Pens. Sie finden eine hohe Akzeptanz bei den Diabetikern und können wegen ihrer einfachen Handhabung sogar unauffällig und zuverlässig in der Öffentlichkeit (z. B. im Restaurant) angewendet werden. Dies ist gegenüber der inhalativen Insulintherapie mit einem sehr großen Inhalator ein wesentlicher Vorteil (siehe Kap. 16).

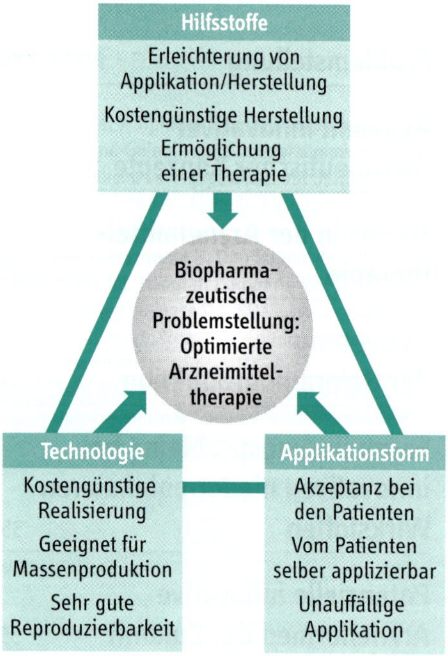

▲ **Abb. 20.1** Innovative Arzneiformen dienen der Lösung einer biopharmazeutischen Problemstellung und führen damit zur optimierten Arzneimitteltherapie. Der Markterfolg wird durch verschiedene Faktoren wesentlich beeinflusst.

Zwei weitere wesentliche Faktoren betreffen in erster Linie die pharmazeutischen Hersteller der innovativen Arzneiform. Die Technologie zur Herstellung muss für die Massenproduktion geeignet und gleichzeitig kostengünstig sein. Um zu reproduzierbaren Ergebnissen zu kommen, müssen die technologischen Prozesse unter Produktionsbedingungen valide sein. Die dabei eingesetzten Hilfsstoffe sollten insofern einen Nutzen haben, indem sie die Applikation oder auch den Herstellungsprozess erleichtern. Unter Umständen kann das so weit gehen, dass die eingesetzten Hilfsstoffe die Therapie überhaupt erst ermöglichen. Ein weiterer wesentlicher Faktor aus Sicht der pharmazeutischen Industrie ist natürlich auch die kostengünstige Herstellung der Hilfsstoffe.

In den vergangenen zehn Jahren wurden verschiedene Innovationen auf dem Gebiet der Pharmazeutischen Technologie in den Markt eingeführt. Im Folgenden wird der Markterfolg einiger Konzepte beispielhaft untersucht. Des Weiteren erfolgen eine Betrachtung der aktuellen Trends und ein Ausblick auf weitere potenzielle neue Arzneiformen in der (frühen) Entwicklung.

2 Auswahl innovativer therapeutischer Konzepte

Im vergangenen Jahrzehnt wurden verschiedene neue Arzneiformen in den Markt eingeführt oder versucht einzuführen. Beispielhaft werden an dieser Stelle Nanosysteme (Nanopartikel, Nanosuspensionen etc.), Therapeutika zur Überwindung der Blut-Hirn-Schranke, pulmonale Systeme, Colon-Freisetzungssysteme sowie elektronisch und biologisch kontrollierte Freisetzungssysteme näher beschrieben.

2.1 Nanosysteme

Die Nanosysteme konnten sich teilweise durchsetzen und sind mittlerweile am Markt erhältlich. Das bisher erfolgreichste Formulierungskonzept stellt die NanoCrystal®-Technologie dar. Sie kommt bei einigen in den USA zugelassenen Handelspräparaten zum Einsatz, die teilweise auch in Deutschland im Handel sind ▸ Tab. 20.1.

Bei der NanoCrystal®-Technologie der Firma Elan werden Wirkstoffkristalle in polymerstabilisierten Suspensionen mittels Polystyrolkugeln nass vermahlen. Nach anschließender Sprühtrocknung werden Mahlprodukte im Nanometerbereich erhalten. Diese Mahlprodukte können in beliebige Arzneiformen, wie Tabletten, Kapseln, Säfte oder Sirupe, weiterverarbeitet werden und bilden nach dem Zerfall der Arzneiformen im Körper Nanosuspensionen. Die Nanosuspensionen haben wesentliche therapeutische und technologische Vorteile: erhöhte Bioverfügbarkeit, unabhängige Resorption von der Nahrungsaufnahme, schnelleres Anfluten im Plasma, Ermöglichung hoher Wirkstoffdosierungen und eine mögliche Kombination mit anderen Drug-Delivery-Technologien (siehe Kap. 4).

2.2 Pulmonale Systeme

Auch in diesem Bereich wurde mit Exubera® ein systemisch wirksames Therapeutikum bis zur Marktreife gebracht, das allerdings wegen fehlender Akzeptanz und der in Kapitel 16 beschriebenen potenziell tumorfördernden Wirkung wieder vom Markt genommen werden musste. Inhalierbares Insulin war unter Experten von Anfang an umstritten, da eine adäquate pulmonale Dosierung zur vollständigen Therapie des Diabetes mellitus Typ I nicht möglich war und die parenterale Therapie deshalb immer weitergeführt werden musste. Zudem war die Bioverfügbarkeit gering. Der Vermarktungspreis war um ein Vielfaches höher als der der gängigen oralen Antidiabetika. Aus diesen Gründen bestand nur wenig Aussicht auf einen Markterfolg bei der Behandlung des Diabetes mellitus Typ II.

Dennoch wurde aus technologischer Sicht eine große Leistung vollbracht. Zahlreiche

▼ **Tab. 20.1** Beispiele für Handelspräparate, die mit der NanoCrystal®-Technologie hergestellt werden und im Gastrointestinaltrakt Nanosuspensionen bilden

Handelspräparat	Arzneiform	Wirkstoff/Therapie	Vorherige Arzneiform	Vorteil der Nano Crystal®-Technologie
Rapamune® (Firma Wyeth, in den USA und Deutschland zugelassen)	Tabletten	Sirolimus/Prophylaxe der Organabstoßung nach Transplantation	orale Lösung, im Kühlschrank zu lagern	Ermöglichung einer Tablettenform; keine Kühlschranklagerung mehr erforderlich
Emend® (Firma Merck Sharp & Dohme, in den USA und Deutschland zugelassen)	Hartkapseln	Aprepitant/Prävention von Übelkeit und Erbrechen bei emetogener Chemotherapie	keine	Ermöglichung einer ausreichenden Bioverfügbarkeit bei dem schwer löslichen Wirkstoff
TriCor® (Firma Abbott, in den USA zugelassen)	Tabletten	Fenofibrat/Primäre Hyperlipoproteinämie	Tabletten	nahrungsunabhängige Wirkstoffresorption
Megace® ES (Firma Par, in den USA zugelassen)	orale Suspension	Megestrolacetat/Palliative Behandlung von fortgeschrittenen Karzinomen	orale Suspension	dünnflüssige Suspension, leichter zu dosieren und zu schlucken

weitere potenzielle Wirkstoffe mit lokaler oder systemischer Wirkung könnten in Zukunft mithilfe der Inhalation appliziert werden, z. B. verschiedene Hormone, Peptide oder Proteine. Einen ausführlichen Blick in die Pipeline liefert Kapitel 17. Die Zukunft wird zeigen, ob sich das eine oder andere therapeutische Konzept in die Tat umsetzen lässt.

2.3 Elektronisch und biologisch kontrollierte Freisetzungssysteme

Solche Freisetzungssysteme stellen interessante Konzepte zur genauen Einstellung therapeutischer Plasmaspiegel dar. Die zunehmende Miniaturisierung elektronischer Steuerkomponenten und Batterien macht es mittlerweile technisch möglich, solche Systeme zu realisieren. Die bisher am Markt erschienenen Systeme bedienen sich der Iontophorese als nichtinvasiver Methode. Mit dem System Ionsys® können Schmerzpatienten das Opioid auf Knopfdruck freisetzen und so ihre Schmerzen unterdrücken. Ein zweites System am Markt ist das Lidocain enthaltende LidoSite®. Beide Systeme werden auch in Kapitel 18 beschrieben.

Bisher ist noch kein allzu großer Markterfolg mit diesen Konzepten erzielt worden. Es bleibt abzuwarten, ob der ein oder andere pharmazeutische Unternehmer in den nächsten Jahren eine weitere Innovation aus diesen Bereichen zur Marktreife bringen wird.

2.4 Fazit

In den letzten zehn Jahren konnten nur wenige neue Arzneiformen in den Markt eingeführt werden. Dabei muss aber bedacht werden, dass die Entwicklung von Arzneimitteln ein sehr langwieriger Prozess ist, der inklusive der Zulassung in der Regel weit über zehn Jahre dauert. Es bleibt zu hoffen, dass in den nächsten Jahren weitere Konzepte neuer Arzneiformen aufgrund des therapeutischen Fortschritts am Markt erscheinen.

3 Trends in der Arzneimitteltherapie

An dieser Stelle wird ein Überblick über die derzeitigen Innovationen gegeben, die bereits am Markt realisiert sind oder sich in der Entwicklungspipeline der pharmazeutischen Unternehmen befinden. Der Schwerpunkt liegt hierbei auf den Technologien zur Herstellung.

Ein Trend, der sich im abgelaufenen Jahrzehnt abgezeichnet hat, ist ein erhöhter Marktanteil an biotechnologisch gewonnenen Wirkstoffen. Diese zeigen häufig große Erfolge bei der Behandlung oder ermöglichen überhaupt erst eine Therapie schwerer Erkrankungen.

Die Betrachtung des Arzneimittelmarkts in Deutschland für den Zeitraum 2000 bis 2007 zeigt einen klaren Trend zu biotechnologisch hergestellten Wirkstoffen. Eine Studie des Verbands der forschenden Arzneimittelhersteller (VfA) und der Boston Consulting Group (BCG) verdeutlicht den mittlerweile enorm hohen Stellenwert der Biotechnologie in der Arzneimitteltherapie. In den vergangenen acht Jahren lag der Anteil an Wirkstoffen biotechnologischer Herkunft in Deutschland zwischen 18 und 33 % aller Neuzulassungen ▸ **Abb. 20.2**. Dies entspricht im Mittel etwa neun neu zugelassenen biotechnologischen Wirkstoffen pro Jahr. Da die Pipeline der pharmazeutischen Unternehmer derzeit über 90 biotechnologische Wirkstoffe in der Phase III der klinischen Studien enthält, ist von einer zunehmenden Bedeutung dieses Sektors auszugehen.

Darüber hinaus ist anzumerken, dass der Jahresumsatzanteil (auf Basis des Herstellerabgabepreises) der biotechnologischen Arzneimittel im Jahr 2007 ca. 15 % des Gesamtarzneimittelmarkts in Deutschland betragen hat (ca. 4 Mrd. € von 26,8 Mrd. €) und in diesem Sektor bereits ca. 34 000 Mitarbeiter in Deutschland angestellt sind. Bei den biotechnologischen Wirkstoffen handelt es sich im Wesentlichen um rekombinante Peptide, Proteine und Antikörper. Eine stabile galenische Form ist die Grundvoraussetzung für die erfolgreiche Einführung in den Markt.

Der Anteil an biotechnologischen Wirkstoffen an den Neuzulassungen in Deutschland betrug in den vergangenen acht Jahren zwischen 18 und 33 Prozent.

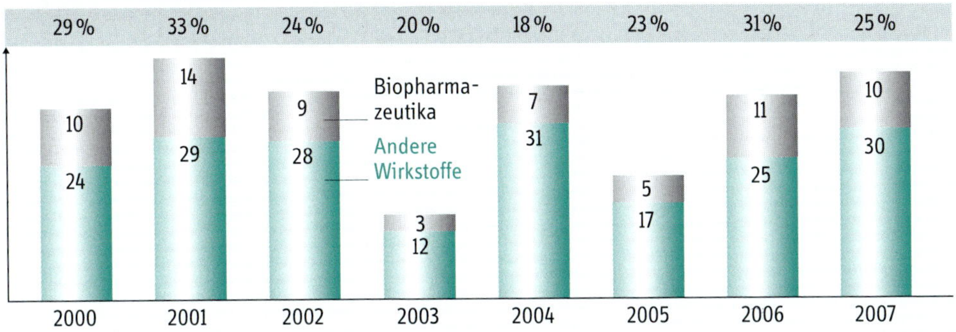

Quelle: Verband forschender Arzneimittelhersteller, The Boston Consulting Group

▲ **Abb. 20.2** Neuzulassungen für Arzneimittel in Deutschland und Darstellung des Anteils an biotechnologisch gewonnen Wirkstoffen

Ein weiterer Trend zeigt sich in der Vielzahl an vielversprechenden Substanzen in der Entwicklung, die der BCS-Klasse II oder IV zuzurechnen sind. Um diese schwer löslichen Substanzen überhaupt und reproduzierbar bioverfügbar einsetzen zu können, muss es gelingen, die potenziellen neuen Wirkstoffe in biologischen Flüssigkeiten löslich zu machen. Nur wenn dies gelingt, ist an einen Einsatz in der Arzneimitteltherapie zu denken und die Markteinführung möglich.

4 Bedeutung der Reinraumproduktion

Jährlich gewinnt der Markt für biotechnologisch gewonnene Wirkstoffe an Stellenwert. Da es sich bei diesen Wirkstoffen in der Regel um empfindliche Substanzen wie Peptide, Proteine oder Antikörper handelt, ist eine perorale Applikation häufig nicht möglich. In den meisten Fällen erfolgt eine parenterale Applikation. Meistens werden die Wirkstoffe in spezielle Wirkstoffträgersysteme (engl. *drug delivery systems*) eingearbeitet. Als Beispiele für solche Wirkstoffträgersysteme seien an dieser Stelle Liposomen, Mikropartikel oder spezielle Implantate genannt. Diese Wirkstoffträgersysteme bedingen häufig auch spezielle Applikationssysteme (engl. *devices*, siehe ▸**Abb. 20.3**), um die Verabreichung durch das medizinische Personal oder die Patienten selbst möglichst effektiv zu gestalten.

In den meisten Fällen müssen die Wirkstoffträger- und Applikationssysteme steril sein. Da sowohl die biotechnologischen Wirkstoffe als auch die Wirkstoffträger- und/oder Applikationssysteme nur selten thermisch sterilisierbar sind (Autoklavieren bei 121 °C oder trockene Hitze bei mindestens 160 °C), müssen sie in Reinräumen mit anschließender Gammasterilisation oder unter aseptischen Bedingungen hergestellt werden.

Reinräume werden in verschiedenen Bereichen der verarbeitenden Industrie benötigt, um Produkte hoher Reinheit und Qualität herzustellen. Typische Industriebereiche mit langjähriger Erfahrung in Reinraumproduktion sind

Merke

Zur Sterilisation empfindlicher biotechnologischer Arzneimittel gewinnt die Gammasterilisation zunehmend an Bedeutung, da die thermischen Methoden des Arzneibuchs hierfür häufig nicht infrage kommen.

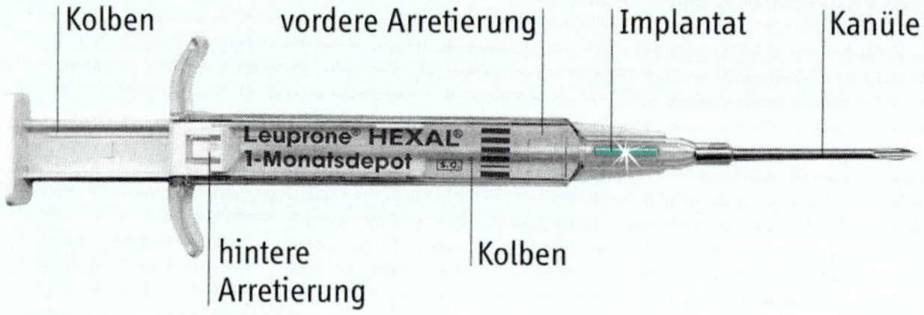

Abb. 20.3 Das Fertigarzneimittel Leuprone® Hexal besteht aus einem Wirkstoffträgersystem (Implantat) und einem Applikationssystem (Fertigspritze). Zur Gewährleistung der Sterilität werden alle Komponenten gammasterilisiert

die Halbleiter-, Raumfahrt- und Lebensmittelindustrie sowie die pharmazeutische Industrie. Die Anforderungen an Reinräume im Bereich der pharmazeutischen Industrie sind in GMP-Regelwerken (GMP: Gute Herstellungspraktiken) sowie in technischen Normen und Standards definiert. Der Einsatz der verschiedenen Reinraumklassen zur Herstellung biotechnologischer Produkte wird in den folgenden Abschnitten beschrieben.

4.1 Sterilität und Reinraumproduktionsprozess

4.1.1 Produkte, die im Endbehältnis sterilisiert werden können

Biotechnologisch gewonnene Wirkstoffe werden in der Regel parenteral appliziert und müssen deshalb steril sein. Ist eine Sterilisation im Endbehältnis möglich, muss sie angewendet werden.

Handelt es sich um Lösungen, werden diese in der Reinraumklasse D oder bei besonders kontaminationsempfindlichen Lösungen in der Reinraumklasse C angesetzt und anschließend unter einem Laminar-Airflow-Bereich der Reinraumklasse A abgefüllt. Anschließend erfolgt die Sterilisation im Endbehältnis. Hierfür kommen die thermischen Verfahren des Arzneibuchs (Autoklavieren oder mit trockener Hitze bei mindestens 160 °C) infrage. Eine chemische Sterilisation ist in der Regel nicht möglich, da die Wirkstoffe dabei inaktiviert werden können und/oder das sterilisierende Agens nicht wieder vollständig aus der Arzneiform entfernt werden kann.

> **Merke**
>
> Sofern eine terminale Sterilisation im Endgefäß bzw. Applikationssystem möglich ist, muss diese erfolgen. Nur wenn alle gängigen Methoden dafür ausscheiden, ist eine aseptische Herstellung zulässig.

Lassen der Wirkstoff und/oder die Arzneiform dies nicht zu, besteht die Möglichkeit der Sterilfiltration vor der Abfüllung, die terminale Gammasterilisation oder eine vollständig aseptische Produktion. Für thermische Sterilisationsmethoden und die Sterilfiltration sei auf die Lehrbücher der pharmazeutischen Technologie verwiesen. Im Folgenden werden die aseptische Produktion und die Gammasterilisationsmethode (siehe Abschn. 4.3) beschrieben.

4.1.2 Aseptische Produktion

Bei der aseptischen Produktion erfolgt die Herstellung der Arzneimittel unter den höchsten Reinraumanforderungen. Zunächst müssen alle Ausgangsmaterialien und Arbeitsgegenstände, d. h. Wirkstoffe, Hilfsstoffe, Packmittel etc., sterilisiert werden. Für Lösungen sind eine Sterilfiltration durch ein Filter mit maximaler Porenweite von 0,22 µm möglich oder die thermischen Verfahren des Arzneibuchs.

Um die herzustellenden Produkte während des Prozesses vor der Kontamination durch Mitarbeiter zu schützen, erfolgt die Herstellung unter den höchsten Reinraumanforderungen. Üblicherweise bewegt sich das Personal in der

Reinraumklasse B und der Herstellungsprozess findet unter Laminar-Airflow-Werkbänken der Reinraumklasse A statt.

Einer zunehmenden Beliebtheit erfreut sich mittlerweile eine Produktion in Isolatoren. Hierbei handelt es sich um abgeschlossene Apparaturen der Reinraumklasse A aus Edelstahl und Glas mit Eingriffsmöglichkeiten in Form von eingeklebten Gummihandschuhen (engl. *glove box*). Die Ausgangsmaterialien und Arbeitsgeräte werden über kleine Schleusen eingebracht. Ein wesentlicher Vorteil der Isolatoren ist ein Betrieb in der Reinraumklasse D, was erheblich kostengünstiger ist als der Aufbau einer kompletten Reinraumkaskade A bis D (s. u.). Außerdem bieten die Isolatoren auch einen effizienteren Schutz für die Produkte und die Mitarbeiter (z. B. bei der Verarbeitung von Zytostatika).

4.2 Produktionsräume

Um eine ausreichende Qualität für die Produkte sicherzustellen, muss die Reinheit der verschiedenen Reinraumklassen definiert und in der operativen Umsetzung überwacht werden. Der Anhang 1 des EG-GMP-Leitfadens definiert die vier Reinraumklassen A, B, C und D im Wesentlichen über drei Parameter ▸ **Abb. 20.4**:

1. maximal definierte Keimzahl pro Luftvolumen bzw. Oberfläche
2. maximal definierte Partikelzahl pro Luftvolumen
3. Überdruck von reiner nach unreinerer Klasse

Um eine qualitativ hochwertige Reinraumproduktion sicherstellen zu können, muss der pharmazeutische Hersteller diese drei relevanten Parameter regelmäßig überwachen (Monitoring). Außerdem muss er weitere Anforderungen erfüllen und Konzepte zur Raumreinigung, Personalhygiene und Bekleidung für seine Mitarbeiter aufstellen sowie die Reinräume mit geeigneten Bauelementen, Schleusen und einer speziellen Lüftungstechnik (HEPA-Luftfilter, unidirektionaler Luftstrom) ausstatten ▸ **Abb. 20.4**.

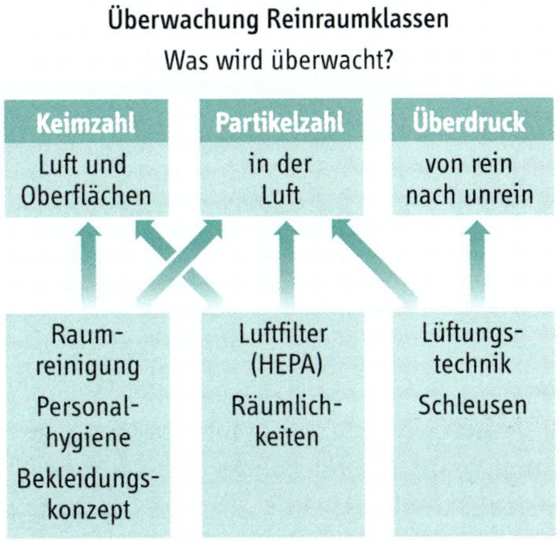

▲ **Abb. 20.4** Die Reinraumklassen (A–D) des EG-GMP-Leitfadens sind über die drei wesentlichen Parameter Keimzahl, Partikelzahl und Überdruck definiert. Um die vorgeschriebenen Grenzwerte zu erreichen, benötigt der pharmazeutische Hersteller Konzepte zur Personalhygiene, Bekleidung und zu den Räumlichkeiten mit geeigneten Bauelementen, Schleusen und Lüftungstechnik, die zur Einhaltung der Parameter beitragen.

4.2.1 Keimzahl in der Luft und auf den Oberflächen

Im Anhang 1 des EG-GMP-Leitfadens sind Grenzwerte für die Keimzahlen in Luftproben, für Oberflächen und für die Handschuhe von Mitarbeitern definiert ▸ **Tab. 20.2**. Die Keimzahlüberwachung der Luft findet mithilfe von Luftkeimsammlern statt, die die Luft durch eine Düse einsaugen und auf halbfeste Nährmedien blasen. Sofern Mikroorganismen enthalten sind, können diese bei anschließender Bebrütung durch Wachstum auf den halbfesten Nährmedien nachgewiesen werden.

Die Angabe der Luftkeimzahl erfolgt durch Extrapolation in kolonienbildende Einheiten pro Kubikmeter (KBE/m³), da üblicherweise kein Kubikmeter Luft untersucht wird. Alternativ oder parallel werden Sedimentationsplatten eingesetzt, die ein halbfestes Nährmedium in Petrischalen enthalten. Die Sedimentationsplatten werden für vier Stunden in kritischen Bereichen der Produktion (z. B. nah an einem Abfüllbereich) aufgestellt. Möglicherweise

▼ **Tab. 20.2** Grenzwerte für Keimzahlen in Luftproben, auf Oberflächen und Handschuhen von Mitarbeitern in den Reinraumklassen A bis D (nach Anhang 1 des EG-GMP-Leitfadens)

Klasse	Luftprobe (KBE/m³)	Petrischalen (ø 90 mm, KBE/4h)	Kontaktplatten (ø 55 mm, KBE/Platte)	Handschuhabdruck 5 Finger (KBE/Handschuh)
A	<1	<1	<1	<1
B	10	5	5	5
C	100	50	25	–
D	200	100	50	–

vorhandene Keime sedimentieren darauf und können nach anschließender Bebrütung nachgewiesen werden.

Bereiche, die in direktem Kontakt mit dem offenen Produkt stehen oder nahe am Produkt sind, werden als kritische Oberflächen bezeichnet. Sie werden mit Kontaktplatten (Petrischalen mit Nährmedium) für einige Sekunden berührt („abgeklatscht"). Eventuell anhaftenden Mikroorganismen können nach anschließender Bebrütung nachgewiesen werden.

Mitarbeiter, die im direkten Bereich der Abfüllung arbeiten, stellen ein enormes Kontaminationsrisiko für die Produkte dar. Deshalb erfolgt bei ihnen ein Abdruck von allen fünf Fingern mittels Petrischale mit halbfestem Nährmedium am Ende eines Arbeitszyklus.

Sofern die Grenzwerte überschritten werden, muss der pharmazeutische Hersteller Gegenmaßnahmen ergreifen, die nachweislich zur einwandfreien Qualität der hergestellten Produkte (korrektive Maßnahmen) führen und die Einhaltung der Grenzwerte für die zukünftige Produktion (präventive Maßnahmen) sicherstellen. Kann dies nicht nachweislich demonstriert werden, so müssen die hergestellten Produkte vernichtet werden. Im Extremfall wird die Produktion in den entsprechenden Reinräumen eingestellt.

4.2.2 Anforderungen an die Partikelzahl in der Luft

Partikuläre Verunreinigungen von sterilen Arzneimitteln können zu unerwünschten Nebenwirkungen führen (z. B. Fieber) und sowohl mikrobiologischer als auch nicht mikrobiologischer Herkunft sein. Um eine Kontamination mit partikulären Verunreinigungen weitestgehend zu verhindern, sind für die Reinraumklassen A bis D maximal erlaubte Partikelzahlen pro Kubikmeter im operationellen und nichtoperationellen Zustand definiert ▸**Tab. 20.3**.

Die Prüfung der Partikelzahl erfolgt mithilfe eines stationären oder mobilen Messgeräts, das ein definiertes Luftvolumen pro Zeiteinheit durch eine isokinetische Düse einsaugt und mit einer optischen Messeinrichtung auf mittlere Größe und Anzahl in den Größenklassen prüft.

▼ **Tab. 20.3** Grenzwerte für Partikelzahlen in Luftproben in nicht operationellem und operationellem Zustand der Reinraumklassen A bis D

Klasse	Nichtoperationell		Operationell	
	Maximal erlaubte Zahl von Partikeln/m³ (gleich oder höher als)			
	0,5 µm	5 µm	0,5 µm	5 µm
A	3520	20	3520	20
B	3520	29	352 000	2900
C	352 000	2900	3 520 000	29 000
D	3 520 000	29 000	Nicht definiert	Nicht definiert

Wie bei der Prüfung auf Keimzahl, muss der pharmazeutische Hersteller bei Überschreiten der Grenzwerte korrektive und präventive Gegenmaßnahmen ergreifen, die nachweislich zu einer einwandfreien Qualität der hergestellten Produkte führen und die zukünftige Einhaltung der Grenzwerte sicherstellen. Wird dies nicht nachweislich demonstriert, werden die Produkte vernichtet und die Produktion kann sogar eingestellt werden müssen.

4.2.3 Anforderungen an den Überdruck

Um die geringste Partikel- und Keimzahl in der reinsten Klasse sicherzustellen, ist eine Druckkaskade innerhalb der Reinräume vorgeschrieben. Grundsätzlich müssen die Reinraumklassen nach dem „Zwiebelschalenprinzip" aufgebaut sein ▸Abb. 20.5. Der Anhang 1 des EG-GMP-Leitfadens schreibt einen Überdruck zwischen 10 und 15 Pa von jeder reineren zur unreineren Reinraumklasse vor. Somit ist sichergestellt, dass Mikroorganismen und Partikel immer von der reineren zur unreineren Reinraumklasse strömen.

4.2.4 Konzepte zur Raumhygiene, Personalhygiene und reinraumgerechten Bekleidung

Die Reinräume müssen nach genau definierten Standardarbeitsanweisungen (SOP) gereinigt und desinfiziert werden, die schriftlich festgelegt sind. Bei der Reinigung ist besonders auf das Wirkungsspektrum der eingesetzten Reinigungs- und Desinfektionsmittel zu achten. Außerdem müssen diese in regelmäßigen Zyklen gewechselt werden, um Resistenzbildungen zu verhindern.

> **Merke**
>
> Eine Standardarbeitsanweisung (engl. *standard operating procedure*, SOP) ist ein dokumentiertes Vorgehen für einen Arbeitsprozess. Mitarbeiter werden regelmäßig darauf geschult und müssen sich streng an die SOPs halten. Insofern davon abgewichen wird, muss dies dokumentiert werden.

Das Produktionspersonal in den Reinräumen stellt eine enorme Kontaminationsquelle dar. Deshalb ist ein wirksames Personalhygienekonzept eine wichtige Voraussetzung für eine qualitativ hochwertige Produktion. Es darf nur die minimal erforderliche Anzahl an Personen in den Reinräumen eingesetzt werden, die zudem regelmäßig geschult werden müssen. Die Schulungen haben zumindest die Bereiche Hygiene und Mikrobiologie abzudecken.

Zur Minimierung des Kontaminationsrisikos ist es dem Personal nicht gestattet, im Reinraumbereich Armbanduhren und Schmuck zu tragen oder Schminke aufzulegen. Zudem muss

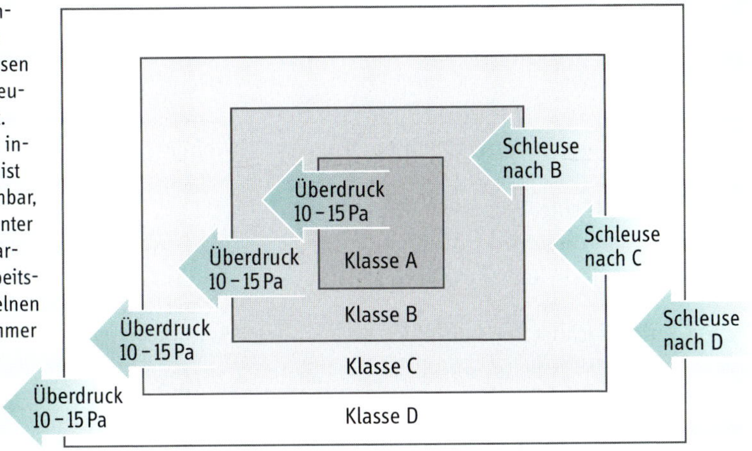

▸ **Abb. 20.5** Zwiebelschalenmodell für die Konzeption von Reinräumen. Die Klassen B – D sind durch drei Schleusen voneinander getrennt. Die Klasse A befindet sich innerhalb der Klasse B und ist üblicherweise nicht begehbar, sondern nur ein abgetrennter Bereich, z. B. eine Laminar-Air-Flow-Kabine oder Arbeitsbank. Zwischen den einzelnen Reinraumklassen muss immer ein Überdruck von 10 bis 15 Pa von der reineren zur unreineren Klasse bestehen.

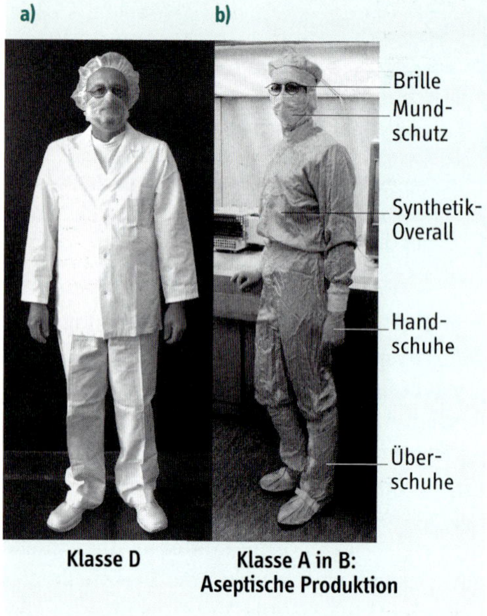

◀ **Abb. 20.6** Typische Bekleidung für die Reinraumklasse D (a) – Baumwollkittel und Hose, spezielles Schuhwerk sowie Haarhaube und evtl. Bartbinde. Typische Bekleidung für Reinraumklasse A in B zur aseptischen Herstellung (b) – Faserarmer Synthetikoverall, Synthetiküberschuhe und Kopfhaube sowie Mundschutz, Handschuhe und Brille

▼ **Tab. 20.4** Eingesetzte HEPA-Filterklassen und Luftwechselzahlen für die Reinraumklassen A bis D

Klasse	HEPA	Integraler Abscheidegrad [%]	Luftwechsel [pro Stunde]
A	H14[1]	99,995	$v = 0{,}45\ ^{m}/_{s}$
B	≥ H13[1]	99,95	≥ 20-fach
C	≥ H13[1]	99,95	≥ 6-fach
D	≥ F9[2]	95<	≥ 6-fach

[1] nach EN 1822
[2] nach EN 779

eine regelmäßige Gesundheitsuntersuchung (halbjährlich oder jährlich) erfolgen. Mitarbeiter mit ansteckenden Krankheiten dürfen generell nicht in den Reinräumen arbeiten.

Ein weiterer wesentlicher Faktor zur Sicherstellung der Produktqualität ist das Bekleidungskonzept. Während in der Reinraumklasse D Baumwollkleidung ▸ **Abb. 20.6 links**, Über- oder Spezialschuhe und Kopfhaube ausreichend sind, erfordert ein Arbeiten in der Reinraumklasse B (bzw. A) einen faserarmen Synthetikoverall mit Kopfhaube, spezielle Überschuhe, Mundschutz, Handschuhe und Brille ▸ **Abb. 20.6 rechts**.

Der pharmazeutische Hersteller muss für die korrekte Reinigung und den Erhalt der Sauberkeit der Kleidung sorgen. Dies geschieht üblicherweise mittels einer Reinigung durch spezielle Dienstleistungsfirmen, die die Kleidung dicht in Folien einschweißen und autoklavieren.

4.2.5 Lüftungstechnik und Luftfilter

Um die geforderten Keim- und Partikelzahlen in den entsprechenden Reinraumklassen sicherstellen zu können, ist der Einsatz spezieller HEPA-Filter (High-efficiency particulate air) und hoher Luftwechselraten notwendig. Der Anhang 1 des EG-GMP-Leitfadens schreibt für die Reinraumklasse A keine Luftwechselzahl vor, sondern eine mittlere Geschwindigkeit für die laminare Luftströmung von 0,45 m/s (0,36 – 0,54 m/s) vor.

Stand der Technik ist die Verwendung eines HEPA-Filters der Klasse H14, der nach der technischen Richtlinie EN 1822 einen integralen Abscheidegrad von 99,995 % besitzt. Für die Reinraumklassen B bis D sind Filterklassen mit ähnlich hohen Abscheidegraden und lediglich Luftwechselzahlen von 6- bis 20-fach pro Stunde empfohlen ▸ **Tab. 20.4**. Die Einhaltung dieser technischen Empfehlungen ist ratsam, da die hohen Anforderungen an Keim- und Partikelzahl ansonsten kaum erfüllt werden können.

4.2.6 Räumlichkeiten und Schleusen

Es gibt keine detaillierten Vorschriften zur Konstruktionsart der Räumlichkeiten und Schleusen von Reinräumen. Der EG-GMP-Leitfaden schreibt vor, dass die Räume geeignet sein müssen, um die Vorgaben zu erfüllen. Nach dem Stand der Technik werden die Böden der Räume gefliest (vornehmlich Klasse D)

Merke

Reinräume besitzen leicht zu reinigende Böden, Wände und Decken. Überdruck von der reineren zur unreineren Reinraumklasse stellen die Erfüllung der steigenden Reinheitsanforderungen der Klassen D nach A sicher.

oder mit einem Pharmaterrazzo (Klasse A bis C) ausgestattet. Sie müssen leicht zu reinigen sein und halbrunde Hohlkehlen bzw. mit Silikon ausgespritzte Fugen aufweisen, damit sich kein Schmutz in den Ritzen festsetzen kann.

Die Wände und Decken in Reinräumen werden üblicherweise mit lackierten Metall- oder polierten Edelstahlpanelen verkleidet, die eine problemlose Reinigung zulassen und eine geringe Rauigkeit aufweisen. Prinzipiell müssen alle Oberflächen leicht und rückstandsfrei zu reinigen sein. Sie dürfen keine unzugänglichen Winkel und rauen Flächen besitzen. Die Räume müssen ausreichend Platz für die entsprechenden Produktionsgeräte bieten und es muss ein logischer Produktfluss in eine Richtung oder z. B. im Kreis möglich sein.

Die Schleusen müssen so konzipiert sein, dass sie eine Kontamination der reineren Raumklasse verhindern. Üblicherweise sind die Schleusen mit zwei Türen ausgestattet, die nicht gleichzeitig geöffnet werden können. Es muss ein Überdruck zwischen 10 und 15 Pa von der reineren zur unreineren Klasse eingehalten werden, was in der Luft befindliche Partikel und Mikroorganismen zur unreineren Klasse strömen lässt. Außerdem darf die Straßenbekleidung des Personals nur in die äußere Schleuse (vor Klasse D) eingebracht werden. Die anderen Schleusen innerhalb der Reinraumkaskade sind mit gereinigter und für die jeweilige Reinraumklasse geeigneter Kleidung bestückt.

4.3 Gammasterilisation

Die Gammasterilisation stellt eine Möglichkeit zur Sterilisation im Endgefäß dar, bei der die Produkte nicht hitzebehandelt werden müssen. Deshalb eignet sich diese Methode besonders für biotechnologische Wirkstoffe und Wirkstoffträgersysteme.

Die Gammabestrahlung kann mit zwei Isotopen erfolgen, Cobalt 60 oder Caesium 137. In der Regel übernehmen spezialisierte Dienstleitungsunternehmen die Sterilisation der Produkte. Der große Vorteil dieser Methode liegt in der guten Durchdringung der Materialien, was eine Sterilisation des fertig verpackten Produkts (im Primär- und Sekundärpackmittel) möglich macht. Zahlreiche am Markt befindliche Produkte werden mit dieser Methode im Endbehältnis sterilisiert, z. B. Zoladex®-Implantate und Enantone®-Mikropartikel.

In Deutschland ist das relativ „enge Bestrahlungsfenster" von 25 bis 32 kGy ein Nachteil. In der Praxis muss der pharmazeutische Hersteller sicherstellen, dass die Arzneiformen eine Bestrahlungsdosis von mindestens 25 kGy (Anforderung des Arzneibuchs) und maximal 32 kGy (Anforderung der AmRadV, Verordnung über radioaktive oder mit ionisierenden Strahlen behandelte Arzneimittel) aufgenommen haben. Sowohl eine zu geringe als auch eine zu hohe aufgenommene Dosis führen dazu, dass das Produkt nicht verwendet werden darf.

Dieses relativ enge Bestrahlungsfenster stellt hohe Anforderungen an die Dienstleistungsunternehmen. Da die Strahlungsdosis innerhalb des Bestrahlungsgutes exponentiell abfällt ▸**Abb. 20.7**, muss das Beladungsschema so gewählt werden, dass an jeder Stelle des Bestrahlungsguts eine aufgenommene Dosis von 25 bis 32 kGy sichergestellt ist.

Bei der Verfahrensvalidierung muss das Packschema (Schichtdicke des Umkartons und Packanordnung der Arzneimittelverpackungen) exakt festgelegt werden. Die Strahlenverteilung wird durch eine räumliche Verteilung von Dosimetern über die gesamte Struktur festgestellt. Außerdem muss die erfolgreiche Inaktivierung eines Indikatorkeims (Ph. Eur.: *Bacillus pumilus*) nachgewiesen werden. Im Routinebetrieb wird dieses Packschema dann beibehalten. Auf den Außenseiten der Umkartons werden die Routinedosimeter aus Alanin oder Plexiglas

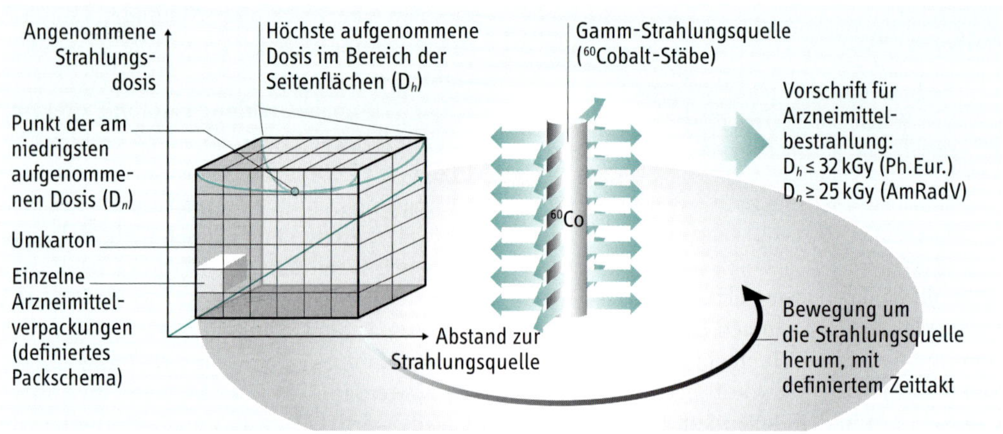

▲ **Abb. 20.7** Bei der Bestrahlung von Arzneimitteln mit Gamma-Strahlung umlaufen Umkartons, gefüllt mit Arzneimittelverpackungen einer definierten Packanordnung, die Strahlungsquelle (^{60}Co-Stäbe). Die Umkartons bewegen sich um die Strahlungsquelle herum, sodass sie außen höhere Strahlungsdosen aufnehmen als im Inneren.

aufgebracht, mit denen die aufgenommene Dosis des Bestrahlungsguts nach Ende jeder Prozedur analytisch erfasst werden kann.

Merke

Bei der Verfahrensvalidierung der Gammabestrahlung wird die räumliche Verteilung der Strahlungsdosis ermittelt. Das angewandte Packschema muss in der Routine beibehalten werden.

5 Formulierungsprobleme bei innovativen niedermolekularen Wirkstoffen

Innovative niedermolekulare Wirkstoffe werden häufig durch ein High-Throughput-Screening in speziellen Lösungsmitteln entdeckt und weisen oft eine unbefriedigende Löslichkeit in wässrigen Medien auf. Häufig sind sie der BCS-Klasse II oder IV zuzurechnen. Da eine Löslichkeit in den wässrigen Medien des Körpers eine Grundvoraussetzung für eine gute Bioverfügbarkeit ist, sind Technologien notwendig, um diese Wirkstoffe bioverfügbar zu machen.

Im Rahmen dieses Buches wurden zahlreiche Formulierungskonzepte für schwer lösliche Wirkstoffe vorgestellt. Diese Technologien sollen an dieser Stelle nicht weiter ausgeführt werden, es erfolgen lediglich eine Aufzählung und der Verweis auf die jeweiligen Kapitel.

Mit einer Mikroemulsion (Bildung erst im Magensaft) ist es im Fall der Sandimmun®-Neoral- bzw. Optoral-Formulierung gelungen, die Bioverfügbarkeit und Varianz der Resorption der Substanz Ciclosporin (BCS-Klasse IV) signifikant zu verbessern (siehe Kap. 5).

Ähnliche physikalisch-chemische Systeme wie die mizellaren Lösungen haben sich im Bereich der Proteaseinhibitoren bewährt. So wurde das Kombinationspräparat Kaletra® mit den beiden Wirkstoffen Ritonavir (BCS-Klasse IV) und Lopinavir (BCS-Klasse II) zunächst in Form einer öligen Lösung in Weichgelatinekapseln in den Markt eingeführt. Diese ölige Lösung bildet im Magensaft eine mizellare Lösung, ein Formulierungsansatz, der auch für Ciclosporin tauglich ist und in dem generischen Produkt Cicloral® realisiert wurde.

Trotz allem zeigt dieser Formulierungsansatz auch erhebliche Nachteile, da diese Arzneiformen teilweise kühlkettenpflichtig sind (z. B. Kaletra®-Weichkapseln) und Stabilitätsprobleme zeigen oder zu erheblichen gastrointestinalen Nebenwirkungen (z. B. Durchfälle) führen. Einige dieser Nachteile können mittlerweile verhindert oder minimiert werden, insofern könnte diese Technologie auch in Zukunft zunehmend an Bedeutung für schwer lösliche Wirkstoffe gewinnen.

In Fall von Kaletra® konnte eine nicht kühlkettenpflichtige Formulierung durch Schmelzextrusion hergestellt werden (siehe Kap. 6). Die Schmelzextrusion schwer löslicher Substanzen in wasserlösliche Polymere, z. B. Polyvinylpyrrolidon und Acrylate/Methacrylate, ist ein vielversprechender Formulierungsansatz, der in den nächsten Jahren das eine oder andere Bioverfügbarkeitsproblem lösen kann.

Ein weiterer Ansatz ist die beschriebene NanoCrystal®-Technologie. Durch die enorme Oberflächenvergrößerung können schwer lösliche Wirkstoffe ausreichend bioverfügbar gemacht werden, wie es z. B. bei Aprepitant (BCS-Klasse II) gelungen ist.

6 Potenzielle innovative Arzneiformen der Zukunft

An dieser Stelle werden die Entwicklungen im frühen Stadium beschrieben. Es sind mögliche Arzneiformen, die in Zukunft intensiv von der pharmazeutischen Industrie beforscht werden könnten und somit in etwa einem Jahrzehnt am Markt erscheinen können.

6.1 Mikrobläschen – winzige Wirkstoffcontainer

Gasgefüllte Mikrobläschen (Microbubbles) werden seit vielen Jahren in der Ultraschalldiagnostik eingesetzt, da Ultraschall von Gasen reflektiert wird. Trifft eine Ultraschallwelle durch das Gewebe auf Mikrobläschen, so reflektieren diese den Ultraschall und geben ein starkes Signal an das Diagnosegerät zurück.

Bei den Mikrobläschen handelt es sich um kleine Vesikel oder Mizellen mit einem Durchmesser von 2 bis 3 µm, die parenteral appliziert werden. Da sie kleiner als Erythrozyten sind, können sie auch kleinste Gefäße durchdringen und sind in der Lage, sich in Organen und Geweben anzulagern. Teilweise werden sie hierfür aus speziellen Hilfsstoffen hergestellt oder mit diesen überzogen.

Bei ausreichend hohen Ultraschallenergien ist es möglich, die Struktur der Mikrobläschen zu stören, diese sogar zum Platzen zu bringen und deren Inhalt freizusetzen. In den letzten fünf Jahren ist deren Einsatz im Bereich der Gentherapie (DNA/RNA-Transfer) von zahlreichen Arbeitsgruppen untersucht worden. Mittlerweile wird auch an einem Einsatz zur Therapie mit Proteinen und niedermolekularen Wirkstoffen geforscht.

6.1.1 Ultraschall zur Steigerung der Wirkstoffaufnahme

Ultraschall kann zur Steigerung der Wirkstoffaufnahme in Zielzellen angewendet werden. Dabei hat der Ultraschall drei verschiedene Mechanismen, die die Wirkstoffaufnahme aus Mikrobläschen steigern:

1. Die Diffusivität der (Wirkstoff-)Moleküle in den beschallten Bereichen wird erhöht.
2. Es kommt zu einer Störung der Membranstrukturen der Mikrobläschen bis hin zum Platzen. Dadurch wird der Wirkstoff aus den Mikrobläschen schneller freigesetzt.
3. Durch die Störung der Strukturen in den Zellmembranen wird das Zielgewebe durchlässiger. Somit können Wirkstoffe leichter in die Zielzellen aufgenommen werden.

6.1.2 Geeignete Hilfsstoffe als Hüllmaterial

Als Hüllmaterialien kommen verschiedene Substanzen infrage. Sehr häufig werden Phospholipide verwendet, wie sie zur Herstellung von Liposomen üblich sind. In der Gentherapie werden kationische Phospholipide eingesetzt. Daneben werden auch verschiedene Proteine wie Albumine und gelegentlich Zucker oder synthetische Polymere benutzt.

6.1.3 Herstellung von Mikrobläschen

Die Herstellung von gasgefüllten Mikrobläschen zur Gentherapie kann durch Mischung

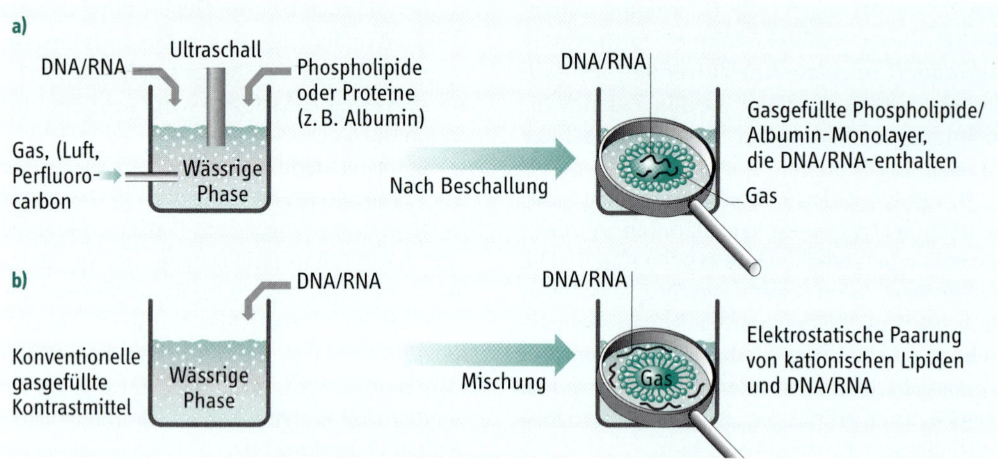

▲ **Abb. 20.8** Schematische Darstellung der Herstellung von Mikrobläschen zur Gentherapie:
(a) Durch Mischung von Phospholipiden oder Proteinen mit dem DNA/RNA-Material entstehen in Gegenwart von Gas bei Ultrabeschallung gasgefüllte und DNA/RNA-beladene Mikrobläschen.
(b) Alternativ können kommerziell erhältliche Ultraschallkontrastmittel mit dem DNA/RNA-Material gemischt werden und es entstehen durch elektrostatische Paarung ebenfalls beladene gasgefüllte Mikrobläschen.

des DNA/RNA-Materials und des entsprechenden Hilfsstoffs (z. B. Phospholipid oder Albumin) in einer gasdurchspülten wässrigen Lösung erfolgen. Als Gas wird hier in der Regel Luft oder Perfluorocarbon verwendet. Bei einer Ultrabeschallung dieser Mischung entstehen Monolayerstrukturen, die Gas und DNA/RNA-Material enthalten ▸**Abb. 20.8a**.

Alternativ können auch kommerziell erhältliche Kontrastmittel mit dem DNA/RNA-Material gemischt werden. Durch Adsorption oder elektrostatische Anziehung (Ionenpaarung) kommt es zur Bindung an die Mikrobläschen ▸**Abb. 20.8b**.

Um die Sterilität dieser Arzneiformen zu gewährleisten, sind eine Sterilfiltration der flüssigen Komponenten und die Herstellung in Reinräumen notwendig.

> **Merke**
>
> Die Beladung von Mikrobläschen kann bei der Herstellung oder durch Adsorption an fertige Mikrobläschen erfolgen. Der Herstellungsprozess muss zur Gewährleistung der Sterilität in Reinräumen erfolgen.

6.1.4 Einsatzmöglichkeiten

Die wirkstoffhaltigen Mikrobläschen könnten in Zukunft Patienten appliziert und dann gezielt in den entsprechenden Organen zum Freisetzen des Wirkstoffs eingesetzt werden. Das Konzept eröffnet zahlreiche therapeutische Möglichkeiten, die derzeit auch intensiv beforscht werden. Im Bereich der Gentherapie wurden Tierversuche zum Gentransfer in kardiales und vaskuläres Gewebe, z. B. zur Therapie von Gefäßerkrankungen, sowie in Tumorgeweben zur Krebstherapie untersucht.

Ein gezielter Wirkstofftransport zum Herzen nach einem Herzinfarkt könnte im akuten Stadium Wirkstoffe in bzw. an das Herz herantransportieren, die dann seine Durchblutung wieder sicherstellen.

Weitere Forschungen erfolgen auf dem Gebiet der Zytostatikatherapie. Hier kann durch den Einschluss von hochtoxischen Zytostatika erreicht werden, dass diese nur in Tumorgewebe freigesetzt werden. Dadurch könnten eine höhere Therapieeffizienz und geringere Nebenwirkungen erzielt werden.

6.1.5 Ausblick

Sicherlich stellen Mikrobläschen eine interessante Arzneiform zur Gentherapie und zum zielgerichteten Wirkstofftransport dar. Neben einem gezielten Transport (sog. *drug targeting*) von DNA, RNA oder auch anderen Wirkstoffen können Substanzen, denen der Weg in die Therapie verschlossen bleiben würde, in Zukunft eingesetzt werden, z. B. hochtoxische Zytostatika mit einem nicht akzeptablen Nebenwirkungsprofil. Problematisch sind sicherlich die Mikrobläschen, die ihren Wirkstoff nicht durch Ultraschall im Zielgewebe freisetzen. Diese zirkulieren weiter im Körper und können daher den Wirkstoff auch in andere Gewebe und Organe transportieren und ihn dort freisetzen. Die Zukunft wird zeigen, ob sich diese neue Arzneiform durchsetzen kann.

6.2 Magnetische Nanopartikel – Nanomagnesole

Verschiedene Lungenerkrankungen können mit lokal wirksamen Substanzen besonders effizient therapiert werden. Zu diesen Krankheiten zählen in erster Linie Asthma und Lungenkrebs. Ein großer Nachteil bei der Inhalation von Zytostatika bei Lungenkrebs ist die großflächige Schädigung des Lungengewebes.

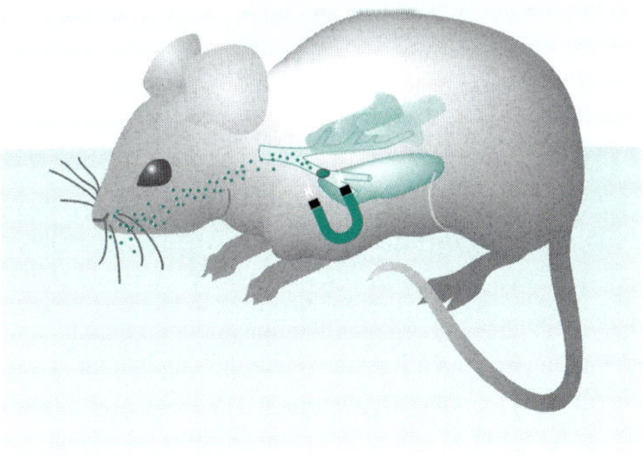

▲ **Abb. 20.9** Durch das Anlegen eines Magneten außerhalb des Körpers können die Aerosoltröpfchen in gezielte Bereiche der Lunge gesteuert werden. Die anderen Lungenbereiche werden so nur minimal getroffen und damit vor z. B. Zytostatika geschützt.

In Deutschland verfolgen verschiedene Arbeitsgruppen aus Berlin und München einen gemeinsamen Ansatz zum zielgerichteten Transport von Zytostatika in die betroffenen Bereiche des Lungengewebes. Durch den Einsatz von superparamagnetischen Eisenoxidnanopartikeln (Superparamagnetic iron oxide nanoparticles, SPIONs) können Aerosole bei der Inhalation in gezielte Bereiche der Lunge gesteuert werden. Das Konzept wurde bereits in Mäusen ▸**Abb. 20.9** und Schweinen erprobt und soll in Kürze in ersten Humanstudien eingesetzt werden.

6.2.1 Generierung und Einsatz von Nanomagnesolen

Die nur unter hundert oder nur wenige Hunderte Nanometer großen SPIONs schlagen sich bei einer Inhalation in der Lunge nieder. Bei der Verabreichung werden sie häufig in wässrige Wirkstofflösungen eingebracht. Diese flüssigen Wirkstoff-SPION-Mischungen können mit handelsüblichen Verneblern zu Aerosolen zerstäubt werden. Ihre Aerosoltröpfchen sind magnetisch und werden als Nanomagnesole bezeichnet.

Merke

Aerosole mit nur wenigen Hundert Nanometern Durchmesser, können auch gute pulmonale Bioverfügbarkeiten erzielen. Dieses Konzept befindet sich zurzeit in der Erforschung (Nanohale).

Zur Therapie inhalieren die Patienten dieses Aerosol, allerdings werden die Nanomagnesole durch das Anlegen eines externen starken Magnetfelds mithilfe eines Elektromagneten (z. B. auf den rechten Brustkorb) in den Lungenbereich eines Tumors oder Infektionsherdes gelenkt und lagern sich vorzugsweise dort ab. Somit kann ein zielgerichteter Wirkstofftransport erreicht werden und die nicht betroffenen Bereiche des Lungengewebes werden kaum belastet.

6.2.2 Einsatzmöglichkeiten und Ausblick

Das Konzept ist zurzeit für den zielgerichteten Wirkstofftransport bei genau zu lokalisierenden Lungentumoren und Infektionsherden gedacht. Denkbar ist darüber hinaus auch ein Einsatz bei Asthma oder sogar zur systemischen Therapie. Die Ergebnisse der ersten Humanstudien sind sicherlich richtungsweisend für zukünftigen Einsatz in der Arzneimitteltherapie.

6.3 Spinnenseiden als neue Hilfsstoffe

Verschiedene Forschergruppen haben in der Natur eine Verbindungsklasse als potenzielle Hilfsstoffe erkannt, die zur Einkapselung von Wirkstoffen geeignet sein könnte. Die Wissenschaftler beschäftigen sich in erster Linie mit Biopolymeren auf Proteinbasis und deren technischer Anwendbarkeit und haben im Rahmen ihrer Arbeit die Spinnenseiden als potenzielle Hilfsstoffe identifiziert.

Spinnenseiden zeigen außergewöhnliche Eigenschaften, die sie als potenzielle Hilfsstoffe für den pharmazeutischen Einsatz interessant machen. Sie weisen eine hohe Zugfestigkeit, eine hohe Bruchdehnung (Verformbarkeit bis zum Bruch oder Abriss) und eine hohe Belastbarkeit (Energiemenge, die aufzubringen ist, um die Fasern zum Reißen zu bringen) auf. Viel wichtiger aber ist die Tatsache, dass Spinnenseiden hypoallergen sind. Diese Eigenschaft ist durch die Raumstruktur zu erklären.

Die Spinnenseidenproteine assemblieren so, dass hauptsächlich nur die Protonen des Glycins nach außen präsentiert werden und somit fast keine anderen funktionellen Gruppen mit der Umgebung in Wechselwirkung treten können. Deshalb ist es bisher noch nicht gelungen, Antikörper für Spinnenseidenproteine herzustellen.

6.3.1 Gentechnologische Herstellung

Um sich die außergewöhnlichen Eigenschaften der Spinnenseiden zunutze machen zu können, musste das Material in großem Maßstab reproduzierbar gewonnen werden. Zunächst wurde versucht, einige ausgewählte Spinnenarten zu züchten und die Seidenproteine zu „ernten“. Bei der Kultivierung der Spinnen ergaben sich jedoch verschiedene Probleme. Aufgrund ihres territorialen Verhaltens fraßen sich die Tiere gegenseitig auf; außerdem war zur Gewinnung der Seidenproteine eine Tötung der Tiere notwendig.

Insofern bot sich eine gentechnologische Gewinnung der Seidenproteine an. Allerdings gestaltete sich die Analyse der genetischen Informationen der Spinnen-DNA als sehr komplex, deshalb bediente man sich der Analyse der Proteinsequenzen und stellte die erforderliche Gensequenz durch reverse Translation her ▸ **Abb. 20.10**. Die entsprechenden kurzen Gensequenzen kodieren lediglich Peptidabschnitte der Spinnenseiden mit unterschiedlichen Eigenschaften.

Mittlerweile ist es gelungen, diese Peptidabschnitte der Spinnseidensequenzen so zu kombinieren, dass die daraus entstehenden Produkte die gewünschten physikalisch-chemischen Eigenschaften aufweisen ▸ **Abb. 20.11**.

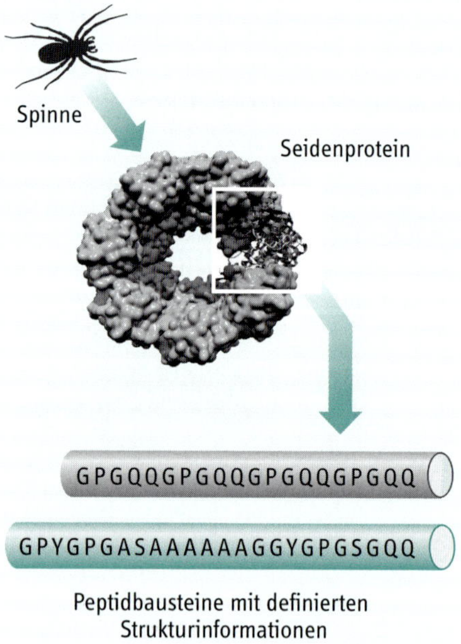

▲ **Abb. 20.10** Darstellung von spinnseidenkodierenden DNA-Abschnitten durch reverse Translation

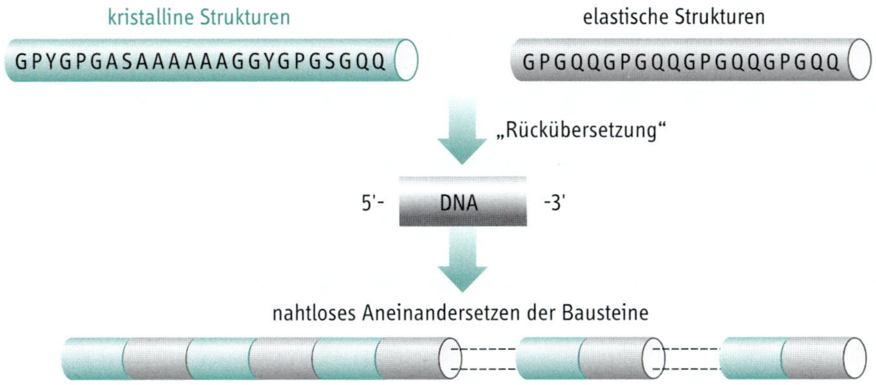

▲ **Abb. 20.11** Nach der reversen Translation werden die peptidkodierenden DNA-Abschnitte so kombiniert, dass ein Spinnenseidenprotein mit den gewünschten physikalisch-chemischen Eigenschaften entsteht.

Merke

Durch Kombination von Peptidabschnitten aus Spinnenseiden können Proteine mit definierten Eigenschaften gezielt hergestellt werden. Dies ermöglicht die Herstellung von Hilfsstoffen für verschiedene Anwendungen.

Die so zusammengestellte DNA-Sequenz wird zusammengebaut und in Escherichia-coli-Bakterien transfiziert, die unter den geeigneten Bedingungen Spinnenseidenproteine mit den notwendigen physikalisch-chemischen Eigenschaften produzieren. Auch die aus künstlich zusammengesetzten Peptidsequenzen entstehenden Seidenproteine zeigen ein nahezu identisches Assemblierungsverhalten und damit auch eine Biokompatibilität wie die natürlichen Spinnenseiden.

6.3.2 Potenzielle Einsatzmöglichkeiten

Die potenziellen Einsatzmöglichkeiten im Bereich der Medizinprodukte oder als pharmazeutischer Hilfsstoff und die daraus resultierenden Innovationen sind zahlreich: im Bereich der Medizinprodukte z. B. zur Herstellung von Wundverbänden oder zur Herstellung von feinem chirurgischem Nahtmaterial, wie es bei Augenoperationen oder in der Neurochirurgie eingesetzt wird; als pharmazeutischer Hilfsstoff zum zielgerichteten Wirkstofftransport, dem Schutz des Wirkstoffs vor therapiehindernden Einflüssen oder zur Einkapselung von Wirkstoffen und zur Verzögerung der Freisetzung (Depotformulierung).

Beim zielgerichteten Wirkstofftransport ist die kovalente Bindung von Antikörpern an die Spinnenseidenkapseln denkbar, die an spezielle Zellen im Körper andocken und eine Anreicherung des eingekapselten Wirkstoffs durch vesikuläre Aufnahme in die Zellen bedingen. Ein weiterer potenzieller Einsatz der Spinnenseiden wäre der Schutz des Wirkstoffs vor therapiehindernden Einflüssen. Da zahlreiche Wirkstoffe nach parenteraler Applikation sehr schnell durch enzymatische oder nicht enzymatische Einflüsse inaktiviert werden, könnte eine Spinnenseideneinkapselung dies verhindern.

Bei der Verzögerung der Freisetzung durch Bildung eines Depots werden die Wirkstoffe in Spinnenseidendepots eingeschlossen, durch Proteasen erfolgt der enzymatische Abbau der Spinnenseidenkapseln und dadurch die verzögerte Freisetzung. Als Depotarzneiformen sind hier Mikrokapseln denkbar, die mittels Emulsionsverfahren hergestellt werden können, oder auch selbstassemblierende Depots, in

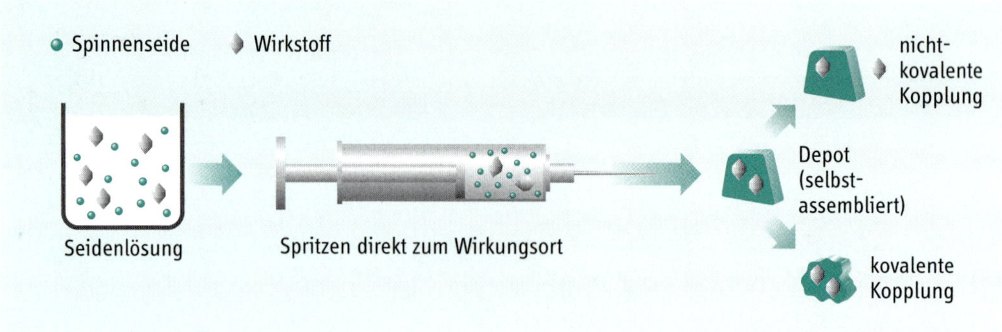

▲ **Abb. 20.12** Mögliche Depotarzneiformen auf Basis von Spinnenseidenproteinen – denkbar ist das direkte Spritzen einer Spinnenseidenlösung mit dem enthaltenen Wirkstoff. Der verzögert freigesetzte Wirkstoff kann nichtkovalent oder kovalent an den Hilfsstoff gebunden sein.

denen der Wirkstoff kovalent oder nichtkovalent an die Spinnenseidenproteine gebunden ist ►**Abb. 20.12**.

6.3.3 Ausblick

Inwiefern dieser Hilfsstoff zur Herstellung von innovativen Arzneimitteln tauglich ist, muss die Zukunft zeigen. Die Spinnenseiden stellen eine neue potenzielle Hilfsstoffklasse dar, die noch nicht zur Herstellung von zugelassenen Arzneimitteln eingesetzt wurde. Deshalb dürfte bisher noch einige Zeit vergehen, bis sie zum pharmazeutischen Einsatz kommen kann.

Hierbei müssen große Hürden genommen werden. Es handelt sich immerhin um einen gentechnologisch hergestellten Hilfsstoff, der unter Verwendung von Bakterien gewonnen und deshalb von den Zulassungsbehörden als sehr kritisch eingestuft wird. Zudem wird die parenterale Applikation eines Fremdproteins sicherlich auch als kritisch angesehen, was einen enormen Aufwand bei den toxikologischen Studien erforderlich macht. Trotzdem bleibt zu hoffen, dass dieser innovative Forschungsansatz weiterverfolgt wird.

Zusammenfassung

Im abgelaufenen Jahrzehnt konnten nur wenige innovative Formulierungskonzepte realisiert werden. Die NanoCrystal®-Technologie hat mittlerweile mehrere wichtige Arzneimittel hervorgebracht, die bei chronischen und schweren Erkrankungen einen festen Stellenwert in der Therapie einnehmen. Pulmonale Systeme haben ihren festen Stellenwert in der Therapie von lokalen Erkrankungen der Lunge. Die systemische Applikation von Insulin über die Inhalation kann als gescheitert betrachtet werden, hat aber einen wertvollen Beitrag für weitere Innovationen in diesem Bereich erbracht. Sicherlich können in der nächsten Dekade neue Therapeutika im Bereich der Inhalation zur systemischen Applikation zu erwarten sein.

Bei einer Betrachtung der Arzneimittel-Neuzulassungen der vergangenen acht Jahre in Deutschland fällt auf, dass die biotechnologisch gewonnenen Wirkstoffe einen zunehmend hohen Anteil ausmachen. Durchschnittlich kommen neun biotechnologisch gewonnene Wirkstoffe pro Jahr auf den deutschen Markt, die in der Mehrzahl empfindliche Substanzen wie Peptide, Proteine und Antikörper darstellen, die in der Regel parenteral appliziert werden müssen. Eine parenterale Applikati-

▶

▶ Zusammenfassung

on setzt die Sterilität der Arzneiform voraus. Dies kann im Produktionsumfeld durch eine aseptische Herstellung oder eine Reinraumherstellung mit anschließender Sterilisation (häufig Gammabestrahlung) sichergestellt werden.

Ein Ausblick in die Zukunft zeigt, dass weitere sehr innovative Konzepte in den Pipelines der Forschungseinrichtungen der pharmazeutischen Industrie stecken. Beispielhaft werden die Applikation von Wirkstoffen mithilfe von Mikrobläschen, die zielgerichtete Therapie der Lunge mit Nanomagnesolen und die Wirkstoffdepots mit Spinnenseiden beschrieben.

Literatur

Dames P et al. Targeted Delivery of Magnetic Aerosol Droplets to the Lung. Nature Nanotechnology July (217): 1 - 5, 2007

EG-GMP-Leitfaden: http://ec.europa.eu/enterprise/pharmaceuticals/eudralex/vol4_en.htm, 2009

Heinemann A. Report: Medizinische Biotechnologie in Deutschland 2008 - Wirtschaftsdaten und Innovationskraft (The Boston Consulting Group), 2008

Müller RH, Hildebrand GE (Eds.). Pharmazeutische Technologie: Moderne Arzneiformen. Wissenschaftliche Verlagsgesellschaft, Stuttgart, 1998

Pitt WG et al. Ultrasonic Drug Delivery - A General Review. Expert Opin Drug Deliv. 1(1): 37 - 56, 2004

Weidenauer U, Scheibel T. Spinnenseidenproteine als pharmazeutischer Hilfsstoff. Deutsche Apotheker Zeitung. 29: 48 - 50, 2008

Anhang

Hilfsstoffe im Europäischen Arzneibuch

(Stand Ph.Eur. 6.0 einschließlich Nachtrag 6.3)

Deutsche Bezeichnung	Englische Bezeichnung
Gummi arabicum	Accacia
Gummi arabicum, sprühgetrocknet	Accacia, spray dried
Agar	Agar
Alginsäure	Alginic acid
Tocopherol	All-rac-α-Tocopherol
Tocopherolacetat	All-rac-α-Tocopherol acetate
Mandelöl	Almond oil
Aluminium-Magnesium-Silicat	Aluminium magnesium silicate
Aluminium-Natrium-Silicat	Aluminium sodium silicate
4-Aminobenzoesäure	4-Aminobenzoic acid
Ammoniummethacrylat-Copolymer Typ A	Ammonio methacrylate copolymer Typ A
Ammoniummethac-rylat-Copolymer Typ B	Ammonio methacrylate copolymer Typ B
Anisöl	Anise oil
Erdnussöl, raffiniert	Arachis oil, refined
Erdnussöl, hydriert	Arachis oil, hydrogenated
Ascorbinsäure	Ascorbic acid
Ascorbylpalmitat	Ascorbyl palmitate
Aspartam	Aspartame
Bienenwachs, weiß	Beeswax, white
Bienenwachs, gelb	Beeswax, yellow
Bentonit	Bentonite
Benzalkoniumchlorid Benzalkoniumchlorid-Lösung	Benzalkonium chloride Benzalkonium chloride, solution
Benzoesäure	Benzoic acid
Benzylalkohol	Benzyl alcohol
Benzylbenzoat	Benzyl benzoate
Betacarotin	Betacarotene
Betacyclodextrin	Betacyclodextrine
Betacyclodextrin, -poly-hydroxypropylether	Beta-Cyclodextrin, poly-(hydroxypropyl)ether
Betacyclodextrin	Betadex
Bitterorangenblütenöl	Bitter-orange-flower oil
Borax	Borax
Borsäure	Boric acid
Butylhydroxyanisol	Butylhydroxyanisole
Butylhydroxytoluen	Butylhydroxytoluene
Butylparahydroxy-benzoat	Butyl parahydroxy-benzoate
Calciumcarbonat	Calcium carbonate
Calciumcarboxymethyl-cellulose	Calcium carboxymethyl-cellulose
Calciumgluconat, Wasserfreies	Calcium gluconate, anhydrous
Calciumgluconat zur Herstellung von Parenteralia	Calcium gluconate for injection
Calciumglycero-phosphat	Calcium glycero-phosphate
Calciumhydrogen-phosphat, wasserfrei	Calcium hydrogen phosphate, anhydrous
Calciumhydrogen-phosphat-Dihydrat	Calcium hydrogen phosphate dihydrate
Calciumstearat	Calcium stearate
Caprylsäure	Caprylic acid
Macrogolglycerol-caprylocaprat	Caprylocaproyl macrogolglycerides
Carbomere	Carbomers
Carmellose-Calcium	Carboxymethylcellulose calcium
Carmellose-Natrium	Carboxymethylcellulose sodium
Carmellose-Natrium, quervernetzt	Carboxymethylcellulose sodium, cross-linked

Deutsche Bezeichnung	Englische Bezeichnung
Carmellose-Natrium, niedrig substituiert	Carboxymethylcellulose sodium, low-substituted
Carmellose-Calcium und mikrocristalline Cellulose	Carmellose sodium and microcrystalline cellulose / Cellulose (microcrystalline) and carmellose sodium
Carnaubawachs	Carnauba wax
Rizinusöl, hydriertes	Castor oil, hydrogenated
Rizinusöl, polyoxyethyliertes	Castor oil, polyoxyl
Rizinusöl, hydriertes, polyoxyethyliertes	Castor oil, polyoxyl hydrogenated
Rizinusöl, raffiniertes	Castor oil, refined
Rizinusöl, natives	Castor oil, virgin
Celluloseacetat	Cellulose acetate
Celluloseacetatbutyrat	Cellulose acetate butyrate
Celluloseacetatphthalat	Cellulose acetate phthalate
Cellulose, mikrokristalline	Cellulose, microcrystalline
Cellulose, gepulvert	Cellulose, powdered
Cetrimid	Cetrimide
Cetylalkohol	Cetyl alcohol
Cetylstearylalkohol	Cetostearyl alcohol
Cetylpalmitate	Cetyl palmitate
Cetylpyridinium-chloride	Cetylpyridinium chloride
Chitosanhydrochlorid	Chitosan hydrochloride
Cholesterol	Cholesterol
Kokosöl, raffiniert	Coconut oil, refined
Cocoylcaprylocaprat	Cocoyl caprylocaprate
Copovidon	Copovidone
Croscarmellose-Natrium	Croscarmellose sodium
Crospovidon	Crospovidone
Decyloleat	Decyl oleate
Dextran 1 zur Herstellung von Parenteralia	Dextran 1 for injection

Deutsche Bezeichnung	Englische Bezeichnung
Dextran 40 zur Herstellung von Parenteralia	Dextran 40 for injection
Dextran 60 zur Herstellung von Parenteralia	Dextran 60 for injection
Dextran 70 zur Herstellung von Parenteralia	Dextran 70 for injection
Dextrin	Dextrin
Dibutylphthalat	Dibutyl phthalate
Diethylphthalat	Diethyl phthalate
Diethylenglycol-monoethylether	Diethylene glycol monoethyl ether
Diethylenglycol-palmitostearat	Diethylene glycol palmitostearate
Di-Natriumphosphat, wasserfrei	Disodium phosphate, anhydrous
Di-Natriumphosphat-Dihydrat	Disodium phosphate dihydrate
Di-Natriumphosphat-Dodecahydrat	Disodium phosphate dodecahydrate
Emulgierender Cetylstearylalkohol (Typ A)	Emulsifying cetostearyl alcohol (type A)
Emulgierender Cetylstearylalkohol (Typ B)	Emulsifying cetostearyl alcohol (type B)
Ethylcellulose	Ethylcellulose
Ethylenglycolmono-palmitostearat	Ethylene glycol mono-palmitostearate
Ethylenglycol-monostearat	Ethylene glycol monostearate
Ethylparahydroxy-benzoat	Ethyl parahydroxy-benzoate
Ethylparahydroxy-benzoat-Natrium	Ethyl parahydroxy-benzoate sodium
Fructose	Fructose
Galactose	Galactose
Gelatine	Gelatin
Glucose, wasserfreie	Glucose, anhydrous
Glucosesirup	Glucose, liquid
Glucosesirup, sprühgetrocknet	Glucose, liquid, spray-dried

Deutsche Bezeichnung	Englische Bezeichnung
Glucose-Monohydrat	Glucose monohydrate
Glycerol	Glycerol
Glycerol 85 %	Glycerol (85 per cent)
Glyceroldibehenat	Glycerol dibehenate
Glyceroldistearat	Glycerol distearate
Glycerolmonocaprylate	Glycerol monocaprylate
Glycerolmonocaprylo-caprat	Glycerol monocaprylo-caprate
Glycerolmonolinoleat	Glycerol monolinoleate
Glycerolmonooleat	Glycerol monooleate
Glycerolmonostearat 40-55	Glycerol monostearate 40-55
Glyceroltriacetat	Glycerol triacetate
Guar	Guar
Guargalactomannan	Guar galactomannan
Hartfett	Hard fat
Hartparaffin	Hard paraffin
Hydriertes Baumwoll-samenöl	Hydrogenated cotton-seed oil
Hydriertes Sojabohnenöl	Hydrogenated soya-bean oil
Wollwachs, hydriertes	Hydrogenated wool fat
Wollwachs, wasserhaltiges	Hydrous wool fat
Hydroxyethylcellulose	Hydroxyethylcellulose
Hydroxyethylmethyl-cellulose	Hydroxyethylmethyl-cellulose
Hydroxypropylbetadex	Hydroxypropylbetadex
Hydroxypropylcellulose	Hydroxypropylcellulose
Hypromellose	Hydroxypropylmethyl-cellulose
Hypromellosephthalat	Hydroxypropylmethyl-cellulose phthalate
Isopropylalkohol	Isopropyl alcohol
Isopropylmyristat	Isopropyl myristate
Isopropylpalmitat	Isopropyl palmitate
Milchsäure	Lactic acid
(S)-Milchsäure	Lactic acid, (S)-
Lactose, wasserfrei	Lactose, anhydrous
Lactose-Monohydrat	Lactose monohydrate
Lauromacrogol 400	Lauromacrogol 400
Flüssiges Paraffin	Light liquid paraffin
Leichtes Magnesium-carbonat	Light magnesium carbonate
Leichtes Magnesium-oxid	Light magnesium oxide
Leinöl, natives	Linseed oil, virgin
Macrogol-15-hydroxy-stearat	Macrogol 15 hydroxy-stearate
Macrogol-20-glycerol-monostearat	Macrogol 20 glycerol monostearate
Macrogol-40-sorbitol-heptaoleat	Macrogol 40 sorbitol heptaoleate
Macrogol-6-glycerol-caprylocaprat	Macrogol 6 glycerol caprylocaprate
Macrogolcetostearyl-ether	Macrogol cetostearyl ether
Macrogolglycerol-cocoat	Macrogolglycerol cocoates
Macrogolglycerol-hydroxystearat	Macrogolglycerol hydroxystearate
Macrogolglycerol-ricinoleate	Macrogolglycerol ricinoleate
Macrogollaurylether	Macrogol lauryl ether
Macrogololeat	Macrogol oleate
Macrogololeylether	Macrogol oleyl ether
Macrogole	Macrogols
Macrogolstearat	Macrogol stearate
Macrogolstearylether	Macrogol stearyl ether
Magnesiumcarbonat, schweres	Magnesium carbonate, heavy
Maiskeimöl, raffiniertes	Maize oil, refined
Maisstärke	Maize starch
Maltitol	Maltitol
Maltitol-Lösung	Maltitol, liquid
Maltodextrin	Maltodextrin

Deutsche Bezeichnung	Englische Bezeichnung
Mannitol	Mannitol
Butylmethacrylat-Copolymer, basisches	Methacrylate copolymer, basic butylated
Methacrylsäure-Ethacrylat-Copolymer (1:1)	Methacrylic acid-ethyl acrylate copolymer (1:1)
Methacrylsäure-Ethacrylat-Copolymer (1:1) Dispersion 30 %	Methacrylic acid-ethyl acrylate copolymer (1:1) dispersion 30 per cent
Methacrylsäure-Methylmethacrylat-Copolymer (1:1)	Methacrylic acid-methyl methacrylate copolymer (1:1)
Methacrylsäure-Methylmethacrylat-Copolymer (1:2)	Methacrylic acid-methyl methacrylate copolymer (1:2)
Methylcellulose	Methylcellulose
Methylhydroxyethylcellulose	Methylhydroxyethylcellulose
Minzöl mit vermindertem Methanolgehalt	Mint oil, partly dementholised
Octyldodecanol	Octyldodecanol
Ölsäure	Oleic acid
Oleylalkohol	Oleyl alcohol
Macrogolglycerololeat	Oleoyl macrogolglycerides
Olivenöl, raffiniertes	Olive oil, refined
Olivenöl, natives	Olive oil, virgin
Omega-3-Säurenethylester 60	Omega-3 acid ethyl esters 60
Omega-3-Säurenethylester 90	Omega-3-acid ethyl esters 90
Omega-3-Säuren-reiches Fischöl	Omega-3 acids, fish oil rich in
Omega-3-Säuren-triglyceride	Omega-3 acid triglycerides
Palmitinsäure	Palmitic acid
Hartparaffin	Paraffin, hard
Paraffin, dünnflüssiges	Paraffin, light liquid
Paraffin, dickflüssiges	Paraffin, liquid
Vaselin, weißes	Paraffin, white soft
Vaselin, gelbes	Paraffin, yellow soft
Erbsenstärke	Pea starch
Pfefferminzöl	Peppermint oil
Polysorbat 20	Polysorbate 20
Polysorbat 40	Polysorbate 40
Polysorbat 60	Polysorbate 60
Polysorbat 80	Polysorbate 80
Poly(vinylacetat)	Poly(vinyl acetate)
Poly(vinylacetate) Dispersion 30 %	Poly(vinyl acetate) dispersion 30 per cent
Poly(vinylalkohol)	Poly(vinyl alcohol)
Kartoffelstärke	Potato starch
Povidon	Povidone
Propylenglykol	Propylene glycol
Propylenglykol-dicaprylocaprat	Propylene glycol dicaprylocaprate
Propylenglykoldilaurat	Propylene glycol dilaurate
Propylenglykol-monolaurat	Propylene glycol monolaurate
Propylenglykol-monopalmitostearat	Propylene glycol monopalmitostearate
Propylenglykol-monostearat	Propylene glycol monostearate
Propylparahydroxybenzoat	Propyl parahydroxybenzoate
Rapsöl, raffiniert	Rapeseed oil, refined
Reisstärke	Rice starch
Saccharin	Saccharin
Saccharin-Natrium	Saccharin sodium
Distelöl, raffiniertes	Safflower oil, refined
Sesamöl, raffiniertes	Sesame oil, refined
Siliciumdioxid, hochdisperes	Silica, colloidal anhydrous
Siliciumdioxid-Hydrat	Silica, colloidal hydrated
Siliciumdioxid zur dentalen Anwendung	Silica, dental type
Siliciumdioxid, hochdisperes, hydrophobes	Silica, hydrophobic colloidal
Natriumalginat	Sodium alginate

Deutsche Bezeichnung	Englische Bezeichnung
Natriumcarboxymethylstärke (Typ A)	Sodium starch glycolate (type A)
Natriumcarboxymethylstärke (Typ B)	Sodium starch glycolate (type B)
Natriumcarboxymethylstärke (Typ C)	Sodium starch glycolate (type C)
Natriumstearat	Sodium stearate
Natriumstearylfumarat	Sodium stearyl fumarate
Sorbinsäure	Sorbic acid
Sorbitanmonolaurat	Sorbitan laurate
Sorbitanmonooleat	Sorbitan oleate
Sorbitanmonopalmitat	Sorbitan palmitate
Sorbitansesquioleat	Sorbitan sesquioleate
Sorbitanstearat	Sorbitan stearate
Sorbitantrioleat	Sorbitan trioleate
Sorbitol	Sorbitol
Sorbitol-Lösung (kristallisierend)	Sorbitol, liquid (crystallising)
Sorbitol-Lösung (nicht kristallisierend)	Sorbitol, liquid (non-crystallising)
Sorbitol-Lösung, partiell dehydratisiert	Sorbitol, liquid, partially dehydrated
Sojaöl, hydriertes	Soya-bean oil, hydrogenated
Sojaöl, raffiniertes	Soya-bean oil, refined
Squalan	Squalane
Stärke, vorverkleisterte	Starch, pregelatinised
Borretschöl, raffiniertes	Starflower (borage) oil, refined
Stearinsäure	Stearic acid
Stearylalkohol	Stearyl alcohol
Saccharose	Sucrose
Saccharosemonopalmitat	Sucrose monopalmitate
Saccharosestearat	Sucrose stearate
Zucker-Stärke-Pellets	Sugar spheres
Sonnenblumenöl, raffiniertes	Sunflower oil, refined

Deutsche Bezeichnung	Englische Bezeichnung
Talkum	Talc
Thiomersal	Thiomersal
Titandioxid	Titanium dioxide
Tocopherol, all-rac-α-	Tocopherol, all-rac-α-
Tocopherol, RRR-α-	Tocopherol, RRR-α-
Tocopherolacetat, all-rac-α-	Tocopheryl acetate, all-rac-α-
α-Tocophorylacetat-Trockenkonzentrat	α-Tocopheryl acetate concentrate (powder form)
Tocopherolacetat, RRR-α	Tocopheryl acetate, RRR-α
Tocopherolhydrogensuccinat, DL-α-	Tocopheryl hydrogen succinate, DL-α-
Tocopherolhydrogensuccinat, RRR-α	Tocopheryl hydrogen succinate, RRR-α
Tragant	Tragacanth
Triacetin	Triacetin
Tributylacetylcitrat	Tributyl acetylcitrate
Triethylcitrat	Triethyl citrate
Triglyceroldiisostearat	Triglycerol diisostearate
Vitamin A	Vitamin A
Vitamin A, ölige Lösung von	Vitamin A concentrate (oily form), synthetic
Vitamin A, Pulver	Vitamin A concentrate (powder form), synthetic
Vitamin A, wasserdispergierbares	Vitamin A concentrate (solubilisate/emulsion), synthetic
Weizenkeimöl, raffiniertes	Wheat-germ oil, refined
Weizenkeimöl, natives	Wheat-germ oil, virgin
Weizenstärke	Wheat starch
Wollwachsalkohole	Wool alcohols
Wollwachs	Wool fat
Wollwachs, hydriertes	Wool fat, hydrogenated
Wollwachs, wasserhaltiges	Wool fat, hydrous

Sachregister

A

D

G

I

J

K

L

N

O

P

T

Die Herausgeber

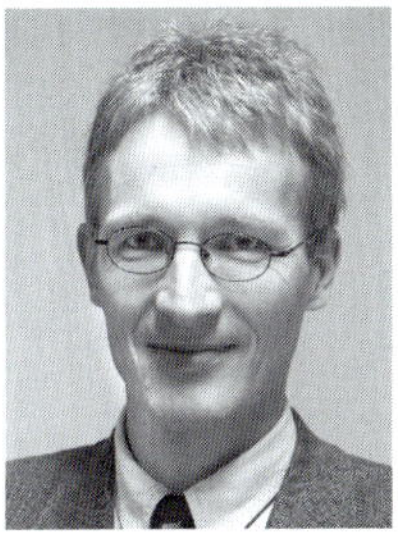

Prof. Dr. Karsten Mäder
Martin-Luther-Universität Halle-Wittenberg
Institut für Pharmazie
Wolfgang-Langenbeck-Straße 4
D-06120 Halle (Saale)
karsten.maeder@pharmazie.uni-halle.de

Kurzvita

Nach Pharmaziestudium und Promotion an der Humboldt-Universität Berlin führte sein Weg als Stipendiat des Deutschen Akademischen Austauschdienstes an die Dartmouth Medical School in den USA. Er habilitierte sich anschließend im Rahmen eines DFG-Förderprogramms an der Humboldt-Universität Berlin. Weitere Postdoc-Aufenthalte waren an der Philipps-Universität Marburg und der Freien Universität Berlin. Nach dreijähriger Industrietätigkeit bei einem der weltweit führenden Arzneimittelhersteller ist er seit 2003 Lehrstuhlinhaber für Pharmazeutische Technologie an der Martin-Luther-Universität zu Halle-Wittenberg. Seine Forschungsschwerpunkte sind nanoskalige Wirkstoffträgersysteme, bioabbaubare Polymere und magnetische Resonanzmethoden (ESR/MRI).

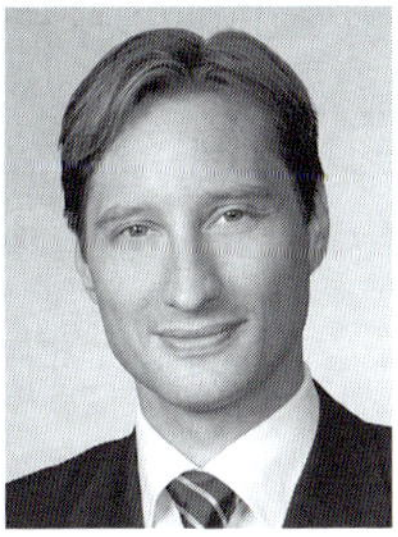

Dr. Uwe Weidenauer
Beethovenstraße 5
D-69469 Weinheim
uwe.weidenauer@gmx.de

Kurzvita

Nach Pharmaziestudium an der Ruprecht-Karls-Universität Heidelberg und Promotion in Pharmazeutischer Technologie an der Philipps-Universität Marburg schlug Uwe Weidenauer eine Industrielaufbahn ein und arbeitete in verschiedenen Positionen in Forschung und Entwicklung sowie als Herstellungsleiter bei mehreren weltweit tätigen Pharmaunternehmen. Er ist Fachapotheker für Pharmazeutische Technologie und als Unternehmensberater für die Pharmazeutische Industrie tätig. Dabei ist er spezialisiert auf Innovation, Strategie, Organisation und operative Themen wie Wertschöpfung und Optimierung der Supply Chain.